妇产科疾病的临床诊疗与护理

位玲霞 等 主编

中国纺织出版社有限公司

图书在版编目（CIP）数据

妇产科疾病的临床诊疗与护理/位玲霞等主编. --
北京：中国纺织出版社有限公司, 2022.8
ISBN 978-7-5180-9750-0

Ⅰ.①妇… Ⅱ.①位… Ⅲ.①妇产科病—诊疗②妇产
科病—护理 Ⅳ.①R71②R473.71

中国版本图书馆 CIP 数据核字（2022）第 139193 号

责任编辑：傅保娣 责任校对：高 涵 责任印制：王艳丽

中国纺织出版社有限公司出版发行
地址：北京市朝阳区百子湾东里 A407 号楼 邮政编码：100124
销售电话：010—67004422 传真：010—87155801
http://www.c-textilep.com
中国纺织出版社天猫旗舰店
官方微博 http://weibo.com/2119887771
三河市宏盛印务有限公司印刷 各地新华书店经销
2022 年 8 月第 1 版第 1 次印刷
开本：787×1092 1/16 印张：21.75
字数：559 千字 定价：98.00 元

本书编委会

主　编　位玲霞　高新珍　阎永芳　王　俭　贾世英　王俊兰

副主编　李　雯　刘卫霞　杨花香　侯亭亭　赵跃萍　赵　丽
　　　　董俊英

编　委　（排名不分先后）

　　　　王　俭　武警辽宁省总队医院

　　　　王俊兰　菏泽市牡丹人民医院

　　　　刘卫霞　鹤壁市妇幼保健院

　　　　杜丽丽　青岛市即墨区人民医院

　　　　李　雯　山东中医药大学第二附属医院

　　　　位玲霞　济宁医学院

　　　　杨花香　滨州市沾化区泊头镇卫生院

　　　　杨　宇　武警辽宁省总队医院

　　　　侯亭亭　菏泽市第六人民医院

　　　　赵　丽　解放军总医院京南医疗区新兴桥门诊部

　　　　赵跃萍　武警辽宁省总队医院

　　　　高新珍　利津县妇幼保健计划生育服务中心

　　　　贾世英　武警辽宁省总队医院

　　　　徐燕妮　海军青岛特勤疗养中心

　　　　阎永芳　高密市阚家中心卫生院

　　　　董俊英　鹤壁市妇幼保健院

前　言

　　医学的进步源于医疗实践。在长期医疗实践中，医学及护理专家勤于思考，善于探究，不断积累经验，总结教训，推动着临床医学不断向前发展。为了交流分享工作经验，进一步推动医学理论与实践的发展，我们邀请了多位长期奋战在临床一线的医学及护理专家，结合自己的实际工作，编写了这本《妇产科疾病的临床诊疗与护理》。

　　本书共分为 20 章，就妇产科常见疾病的病因、发病机制、临床表现、诊断及处理原则等进行了系统介绍。本书既可指导各级妇产科医生的临床实践，又有较高的学术参考价值。

　　本书内容丰富、观点新颖、概念清楚，并兼顾知识面的广度，具有很强的临床实用性，旨在与同行分享交流工作经验，可供妇产科医护人员及其他相关科室医师在临床工作中阅读参考。

　　由于医学各学科发展较快，加之编者临床工作繁忙，学术水平和编写时间有限，所以本书在编写过程中，存在疏漏和不足，恳请各位读者提出意见和建议。

编　者

2022 年 4 月

目 录

第一章 正常分娩

妊娠满 28 周(196 日)及以后的胎儿及其附属物,从临产发动至从母体全部娩出的过程称为分娩。妊娠满 28 周至不满 37 足周(196～258 日)间分娩称为早产;妊娠满 37 周至不满 42 足周(259～293 日)间分娩称为足月产;妊娠满 42 周及其后(294 日及以上)分娩称为过期产。

第一节 决定分娩的因素

分娩发动的原因复杂,有关分娩发动机制的研究进展很快,但至今仍无统一的结论,往往为多种因素影响的结果,包括机械性理论、内分泌控制理论、神经介质理论。影响分娩的 4 个因素是产力、产道、胎儿及精神心理因素。倘若各因素均正常且能互相适应,胎儿可经阴道自然分娩,称为正常分娩。正常分娩依靠产力、胎儿大小、胎位及产道的关系,此外还受产妇精神心理因素影响。如各因素中有一个或一个以上异常或不能相互适应,可影响产程进展,造成分娩困难即难产。

一、产力

产力是指将胎儿及其附属物从子宫内逼出的力量。产力包括子宫收缩力,简称宫缩;腹肌和膈肌的收缩力,统称腹压;以及盆底肛提肌的收缩力。

1. 子宫收缩力 是临产后的主要产力,贯穿于整个分娩过程中。临产后子宫收缩力能使宫颈管缩短消失、宫口扩张、胎先露下降、胎儿及胎盘娩出。正常的宫缩具有以下特点。

(1)节律性:宫缩的节律性是临产的重要标志。正常宫缩是子宫体部不随意、有节律的阵发性收缩,产妇有疼痛感,故有阵痛之称。每次阵缩总是由弱渐强(进行期),维持一定时间(极期),随后由强渐弱(退行期),直至消失进入间歇期。间歇期子宫肌肉松弛。阵缩如此反复出现,直至分娩全过程结束。

宫缩时,子宫肌壁血管及胎盘受压,致使子宫血流量减少。但于宫缩间歇期,子宫血流量又恢复到原来水平,利于胎儿与母体之间的物质交换。宫缩的这一节律性,既能迫使胎儿娩出,又不致胎儿缺氧,对胎儿有利。

(2)对称性和极性:正常宫缩起自两侧子宫角部,迅速向子宫底中线集中,左右对称,向子宫下段扩散,此为宫缩的对称性。宫缩以子宫底部最强最持久,向下逐渐减弱,子宫底部的收缩力和强度是子宫下段的 2 倍,此为子宫收缩的极性。

(3)缩复作用:宫缩时宫体部肌纤维缩短变宽,收缩后肌纤维虽又松弛,但不能完全恢复到原来的长度,经过反复收缩,肌纤维越来越短,这种现象称为缩复作用。缩复作用随产程进展使宫腔内容积逐渐缩小,迫使胎先露部不断下降及宫颈管逐渐短缩直至消失。

2. 腹肌及膈肌收缩力 腹肌及膈肌收缩力是第二产程时娩出胎儿的重要辅助力量。特别是第二产程末期配以宫缩时运用最有效,否则容易使产妇疲劳和造成宫颈水肿,致使产程延长。在第三产程,此收缩力还可促使已剥离的胎盘娩出。

3. 肛提肌收缩力 肛提肌收缩力有协助胎先露在骨盆腔进行内旋转的作用。当胎头枕部露于耻骨弓下时,肛提肌收缩力能协助胎头仰伸及娩出,胎儿娩出后胎盘降至阴道时,此收缩力有助于胎盘娩出。

二、产道

产道是胎儿娩出的通道,分为骨产道和软产道两部分。

1. 骨产道 即真骨盆,是产道的重要部分,其形状、大小与分娩关系密切。

骨盆平面及其主要径线:为了便于了解分娩时胎先露部通过骨产道的过程,临床上将骨盆分为3个假想平面。

(1)骨盆上口平面及其径线:真假骨盆的交界面,前起耻骨联合上缘,两侧经髂耻缘,至后面的骶骨岬上缘。其特点是前后径短而横径长。上口平面有4条径线。

1)上口前后径:又称真结合径。由耻骨联合上缘中点至骶岬前缘正中间的距离,平均值为11cm,是胎先露部进入骨盆上口的重要径线。

2)上口横径:左右髂耻缘间之最大距离,平均值为13cm。

3)上口斜径:左斜径为左骶髂关节至右髂耻隆突间的距离,右斜径为右骶髂关节至左髂耻隆突间的距离,平均值为12.75cm。

(2)中骨盆平面:为骨盆最小平面,具有重要的产科临床意义。其前方为耻骨联合下缘,两侧为坐骨棘,后为骶骨下端。中骨盆平面有两条径线即中骨盆横径和中骨盆前后径。

1)中骨盆横径:两坐骨棘间的距离,又称坐骨棘间径,是胎先露部通过中骨盆的重要径线,平均值为10cm。其长短与分娩关系密切。

2)中骨盆前后径:耻骨联合下缘中点通过两坐骨棘间连线中点到骶骨下端间的距离,平均值为11.5cm。

(3)骨盆下口平面:即骨盆腔的下口,由两个在不同平面的三角形组成。前三角的顶端为耻骨联合下缘,两侧为耻骨降支;后三角的尖端为骶尾关节,两侧为骶结节韧带。有4条径线。

1)下口前后径:耻骨联合下缘至骶尾关节间的距离,平均值为11.5cm。

2)下口横径:又称坐骨结节间径。两坐骨结节间的距离,平均值为9cm。横径长者,耻骨弓角度也大。

3)下口前矢状径:耻骨联合下缘至坐骨结节间径中点间的距离,平均值为6cm。

4)下口后矢状径:骶尾关节至坐骨结节间径中点间的距离,平均值为8.5cm。若下口横径稍短,而下口后矢状径较长,两径之和>15cm,一般大小的胎头可通过后三角区经阴道娩出。

(4)骨盆轴:连接骨盆各假想平面中点的曲线,代表骨盆轴。此轴上段向下向后,中段向下，下段向下向前。

（5）骨盆倾斜度：妇女直立时，骨盆上口平面与地平面所形成的角度，一般为60°。若角度过大，常影响胎头衔接。

2. 软产道　由子宫下段、子宫颈、阴道、骨盆底软组织构成。

（1）子宫下段的形成：由非妊娠时长约1cm的子宫峡部伸展形成。妊娠12周后的子宫峡部已扩展成宫腔的一部分，至妊娠末期被逐渐拉长形成子宫下段。临产后的规律宫缩使子宫下段快速拉长达7～10cm，肌壁变薄成为软产道的一部分。由于子宫肌纤维的缩复作用，子宫上段肌壁越来越厚，子宫下段肌壁被牵拉越来越薄。子宫上下段的肌壁厚薄不同，在两者间的子宫内面形成一环状隆起，称为生理缩复环。正常情况下，此环不易自腹部见到。

（2）宫颈的变化。

1）展平：子宫颈内口受宫缩牵拉及胎先露与羊水囊的支撑，向上向外扩张成漏斗状，颈管展平成为子宫下段的一部分。临产后初产妇的子宫颈先展平后扩张，经产妇则同时进行。

2）扩张：临产前初产妇的宫颈外口仅容指尖，而经产妇则容一指。临产后的宫缩使宫颈向上牵拉，胎先露或羊水囊的直接压迫使宫颈逐渐扩张，宫口开全时为10cm。

3）盆底、阴道、会阴的变化：胎先露及羊水囊将阴道上部撑开，使之成为向前弯的筒状，阴道黏膜皱襞展平，肛提肌向下向两侧扩展，肌束分开，肌纤维拉长，会阴体变薄以利于胎儿顺利通过。

三、胎儿

胎儿能否顺利通过产道，除产力和产道因素外，还取决于胎儿大小、胎位及胎儿有无畸形。

1. 胎儿大小　胎头是胎儿最大、可塑性最小、最难通过骨盆的部分。

（1）胎头颅骨：由顶骨、额骨、颞骨各2块及1块枕骨构成。在胎儿期，各颅骨间留有缝隙称为颅缝，有冠状缝、矢状缝、人字缝、颞缝及额缝；两颅缝交界空隙较大处称为囟门，在胎头前部呈菱形的称为前囟（大囟门），后部呈三角形的称为后囟（小囟门）。颅缝与囟门的存在，使骨板有一定的活动余地，胎头有一定的可塑性。头颅通过产道时通过颅缝轻度重叠使其变形、体积缩小，利于胎头娩出。

（2）胎头径线：①双顶径，为两顶骨隆突间的距离，是胎头最大横径，足月时平均值为9.3cm，临床上通过B型超声来测量此径线估计胎儿大小；②枕额径（前后径），为鼻根至枕骨隆突下方的距离，胎头常以此径衔接，足月时平均值为11.3cm；③枕下前囟径（小斜径），为前囟中点至枕骨隆突下方的距离，胎头俯屈后以此径通过产道，足月时平均值为9.5cm；④枕颏径（大斜径）：为颏骨下方中央至后囟顶部的距离，足月时平均值为13.3cm。

2. 胎位　产道为一纵行管道。若为纵产式（头位或臀位），胎体纵轴与骨盆轴（为连接骨盆各假想平面中点的连线）相一致，容易通过产道。枕先露是胎头先通过产道，较臀先露易娩出，但需触清矢状缝及前后囟，以便确定胎位。矢状缝和囟门是确定胎位的重要标志。头先露时，在分娩过程中颅骨重叠，使胎头变形、周径变小，利于胎头娩出。臀先露时,胎臀先娩出,较胎头周径小且软,阴道不会充分扩张,当胎头娩出时又无变形机会,使胎头娩出困难。肩先露时,胎体纵轴与骨盆轴垂直,妊娠足月活胎不能通过产道,对母儿威胁极大。

3. 胎儿畸形　胎儿某一部分发育异常,如脑积水、联体儿等,由于胎头或胎体过大,通过产道常发生困难。

四、精神心理因素

妊娠和分娩是生理现象,是妇女一生中的大事。分娩的临近,对产妇确实是一种持久而强烈的应激源。大多数产妇会担心自己能否顺利分娩,担心分娩时会出问题,恐惧分娩、疼痛、出血,担心身体受伤害,担心新生儿的健康,是否有出生缺陷,担心有生命危险。精神心理状态可以明显的影响机体内部的平衡、适应力和健康,进而影响产力,影响产程的进展。

要自然分娩须先消除恐惧、紧张与疼痛综合征。产妇因紧张而产生一种紧张的心理状态,出现心率加快、呼吸急促、肺内气体交换不足等情况。而紧张会对分娩时的肌肉活动产生拮抗作用,造成肌肉痉挛,并增加疼痛的感觉。疼痛引起更多的恐惧,恐惧又促使其更加紧张,产生恶性循环。因此,在分娩的过程中,产妇的精神心理状态对分娩影响很大。使产妇了解分娩是一个生理过程,掌握松弛的技巧,避免恐惧、紧张与疼痛综合征,将有助于减轻由于子宫收缩时的分娩疼痛,较顺利分娩。可开展家庭式产房,允许丈夫、家人或有经验的人员陪伴分娩(导乐制度),可降低剖宫产率、缩短产程,减少产科干预率、围生儿病率及产褥病率。

(侯亭亭)

第二节　枕先露的分娩机制

分娩机制是指胎儿先露部为适应骨盆各平面的不同形态,被动地进行一系列的转动,以其最小的径线通过骨盆各平面的过程。正常分娩以枕先露为最多,占 95.75% ~ 97.75% ,又以枕左前位多见,故现以枕左前位为例说明。

分娩机制应被视为一个连续的过程,下降是贯穿始终的动作,胎头的各种适应性转动都是伴随下降逐渐完成的,每个动作之间没有明显的界限,在经产妇尤其如此。

一、衔接

胎头双顶径进入骨盆入口平面,胎头颅骨最低点接近或达到坐骨棘水平,称为衔接。胎头以半俯屈状态进入骨盆入口,以枕额径衔接,由于枕额径大于骨盆入口前后径,胎头矢状缝坐落在骨盆入口右斜径上,胎头枕骨在骨盆左前方。若临产后胎头仍未衔接应考虑有无头盆不称的可能。

二、下降

胎头沿骨盆轴前进的动作称为下降。下降贯穿在整个分娩的始终。下降总是与其他动作同时进行,促使胎头下降。宫缩时,通过羊水压、腹压以及宫底直接压在胎儿臀部,通过胎轴压使胎头下降;腹压能加强宫缩的力量,使先露部下降;子宫收缩时,宫腔变长,胎身随之伸直,胎身的变长也能促使胎头下降。胎头的下降动作呈间歇性,当子宫收缩时胎头下降,间歇时胎头又稍退回,因此胎头与骨盆之间的相互挤压也呈间歇性,这样对母婴均有利。

三、俯屈

胎头继续下降至骨盆底,遇到阻力,处于半俯屈状态的胎头进一步俯屈,使胎儿的颏部更接近胸部,使胎头衔接时的枕额径(11.3cm)俯屈后改变为枕下前囟径(9.5cm),有利于胎头进一步下降。

四、内旋转

胎头为适应骨盆纵轴而旋转,使矢状缝与中骨盆及下口前后径相一致,称为内旋转。内旋转使胎头适应中骨盆及骨盆下口前后径大于横径的特点,有利于胎头下降。枕先露时,胎头枕部位置最低,先到达骨盆底,肛提肌收缩将胎头枕部推向阻力小、部位宽的前方。枕左前位内旋转时,胎头向前向中线(即向右)旋转45°,后囟转至耻骨弓的下方,胎头于第一产程末完成内旋转动作。

五、仰伸

完成内旋转后,胎头下降达阴道外口时,宫缩和腹压继续迫使胎头下降,而肛提肌收缩力又将胎头向前推进,两者的共同作用使胎头沿骨盆轴下段向下向前的方向转向上,胎头枕骨下部达耻骨联合下缘时,以耻骨弓为支点,使胎头逐渐仰伸,胎头的顶、额、鼻、口、颏相继娩出。当胎头仰伸时,胎儿双肩径沿左斜径进入骨盆上口。

六、复位及外旋转

胎头娩出时,胎儿双肩径沿骨盆入口左斜径下降。胎头娩出后,为使胎头与胎肩恢复正常解剖关系,胎头枕部向左旋转45°,称为复位。胎肩在盆腔内继续下降,前(右)肩向前向中线旋转45°,胎儿双肩径转成与骨盆出口前后径相一致的方向,胎头枕部需在外继续向左旋转45°,以保持胎头与胎肩的垂直关系,称为外旋转。

七、胎儿娩出

外旋转完成后,前肩由耻骨弓下先娩出,后肩即由会阴前缘娩出,然后胎身及下肢随之娩出。

(侯亭亭)

第三节　分娩的临床经过

一、先兆临产

分娩发动之前,孕妇往往出现一些预示不久将临产的症状,称为先兆临产。

1. 假临产　临产前1~2周子宫较敏感,常有不规则收缩,称为假临产。其特点是宫缩常在夜间出现而于清晨消失;持续时间短(<30秒)而不恒定,间歇时间长且不规律,宫缩强度并不逐渐增强;宫颈管不缩短,宫口不扩张;给予强镇静药物能抑制宫缩。

2. 胎儿下降感　因胎先露部下降进入骨盆入口,使子宫底位置也随之下降,孕妇感到上腹部受压消失,并有轻松感,进食量增多,呼吸较舒适。

3. 见红　是分娩即将开始比较可靠的征象。分娩发动前24~48小时内,因宫颈内口附近的胎膜与宫壁分离,毛细血管破裂而有少量出血,血液与宫颈管内黏液栓相混合后从阴道排出,称为见红。若阴道流血量较多,超出平时月经量,应考虑妊娠晚期出血性疾病。

二、临产的诊断

临产开始的重要标志为有规律且逐渐增强的子宫收缩,持续 30 秒或以上,间隙 5~6 分钟,同时伴随进行性宫颈管消失、宫口扩张和胎先露下降。

三、产程的分期

分娩全过程是从规律性宫缩开始,到胎儿胎盘娩出为止的全部时间,称为总产程。根据分娩阶段的不同特点,临床分为 3 期。

1. 第一产程(子宫颈扩张期) 从子宫有规律性收缩开始,到宫颈口开全为止。初产妇该期为 12~16 小时,经产妇为 6~8 小时。

2. 第二产程(胎儿娩出期) 从宫颈口开全到胎儿娩出。初产妇该期为 1~2 小时,经产妇一般在 1 小时内或仅数分钟。

3. 第三产程(胎盘娩出期) 从胎儿娩出到胎盘娩出。该期需 5~15 分钟,一般不超过 30 分钟。

四、分娩的临床经过

1. 第一产程的临床经过

(1)规律宫缩:产程开始时,宫缩弱,间歇时间长,5~6 分钟,持续时间短,约 30 秒,随产程进展宫缩持续时间渐长至 50~60 秒且强度不断增加,间歇期渐短至 2~3 分钟。宫口近开全时,宫缩持续时间可长达 1 分钟或以上,间歇期仅 1 分钟或稍长。

(2)宫口扩张:由于宫缩及缩复作用,宫颈管逐渐短缩变薄直至展平,宫颈口逐渐扩张,从第一产程开始时的能容纳一指尖到 10cm。同时,颈口边缘消失,子宫下段及阴道形成宽阔的筒腔。

(3)胎头下降:是决定能否以阴道分娩的重要观察项目。伴着宫缩和宫颈的扩张,胎先露部逐渐下降,一般在宫口开大 4~5cm 时,胎头应达坐骨棘水平。

(4)胎膜破裂:简称破膜,宫缩增强使羊膜腔内的压力增高,胎先露部下降,将羊水阻断为前后两部,分别称为前羊水和后羊水。前羊水有助于扩张宫口。当羊膜腔压力增高到一定程度时胎膜自然破裂。破膜多发生在第一产程,也有在正式临产前或第一产程末发生。除此之外,阴道尚有血性黏液样分泌物流出。

2. 第二产程的临床经过 宫口开全后,胎膜多已自然破裂。若仍未破膜,常影响胎头下降,应行人工破膜。破膜后,宫缩常暂时停止,产妇略感舒适,随后重现宫缩且较前增强,每次持续 1 分钟或以上,间歇期仅 1~2 分钟。当胎头降至骨盆出口压迫骨盆底组织时,产妇有排便感,不自主地向下屏气。随着产程进展,会阴渐膨隆和变薄,肛门括约肌松弛。于宫缩时胎头露出阴道口,宫缩间歇时,胎头又回缩阴道内,称为拨露,直至胎头双顶径越过骨盆出口,宫缩间歇时胎头也不再回缩,称为着冠。此时会阴极度扩张,产程继续进展,胎头枕骨于耻骨弓下露出,出现仰伸动作,接着出现胎头复位及外旋转后,前肩和后肩相继娩出,胎体很快娩出,后羊水随之涌出。

经产妇第二产程短,有时仅需几次宫缩即可娩出。

3. 第三产程临床经过 胎儿娩出后子宫迅速收缩,宫底在脐下 1~2cm。此后,有一个短暂的休息期,数分钟后子宫再次收缩。由于子宫腔容积突然明显缩小,胎盘不能相应缩小而与子宫壁发生错位致剥离,剥离面有出血,形成胎盘后血肿,随着子宫的继续收缩,剥离面不断增加,最终胎盘完全从子宫壁剥离而排出。

(侯亭亭)

第四节　分娩的处理

一、第一产程的处理

1. 一般处理　包括精神安慰、血压测量、饮食、活动与休息、排尿与排便等。

(1)精神安慰:产科医生必须认识到影响分娩的因素除了产力、产道、胎儿之外,还有产妇精神心理因素。在分娩过程中,产科医生和助产士应尽可能安慰产妇,消除产妇的焦虑和恐惧心情,指导分娩时的呼吸技术和躯体放松技术,开展导乐式分娩及无痛分娩,建立家庭式产房让亲人陪伴等。

(2)血压测量:血压测量应在宫缩间歇时进行,因宫缩时血压常升高 5～10mmHg,而间歇期可恢复。在第一产程中,应每隔 4～6 小时测量 1 次。若发现血压升高,应增加测量次数,给予相应处理。

(3)鼓励进食:鼓励产妇少量多次进食高热量易消化的食物,并注意摄入足够水分,以保证充沛的体力。

(4)注意活动与休息:临产后,若宫缩不强、胎膜未破,产妇可适当在病室内活动,以加速产程进展。若初产妇宫口近开全、经产妇宫口已扩张 4cm 时,应行左侧卧位。

(5)排尿与排便:临产后,鼓励产妇经常排尿,以免膀胱充盈影响宫缩及胎头下降。如遇胎头压迫而排尿困难者,应警惕头盆不称,必要时给予导尿处理。初产妇宫口扩张 <4cm、经产妇 <2cm 时可行温肥皂水灌肠,不仅能清除粪便避免分娩时的污染,还能反射性地刺激宫缩加速产程进展。但在胎膜早破、阴道流血、疑有头盆不称、宫缩过强以及有严重心脏病等情况时,均不宜灌肠。

2. 观察产程　为了细致观察产程,做到检查结果记录及时,发现异常能尽早处理,目前多采用产程图(partogram)。产程图横坐标为临产时间(小时),纵坐标左侧为宫口扩张程度(cm),右侧为先露下降程度(cm),划出宫口扩张曲线和胎头下降曲线,对产程进展可一目了然。

(1)子宫收缩:观察的方法是由助产人员用手掌放于产妇腹壁上,宫缩时宫体部隆起变硬,间歇期松弛变软。每 1～2 小时观察宫缩连续 10 分钟,计算出宫缩的平均持续时间、间歇时间、强度及规律性。理想的宫缩是 10 分钟内出现 3～5 次,强度中等。宫缩过弱、过频应给予适当处理。

也可用胎儿监护仪描记的宫缩曲线,观察宫缩的强度、频率和每次宫缩持续时间、间歇时间,是较全面反映宫缩的客观指标。

(2)胎心。

1)听诊器听胎心:潜伏期时每隔 1～2 小时听胎心 1 次,进入活跃期后每隔 15～30 分钟听胎心 1 次,于宫缩间歇听诊,每次听诊 1 分钟。

2)胎儿监护仪:应用胎儿监护仪描记胎心曲线,观察胎心率的变异及其与宫缩、胎动的关系。此法能判断胎儿在宫内的状态,明显优于听诊器法。

正常胎心率为110~160次/分。若胎心率<110次/分或>160次/分,均提示胎儿有缺氧的可能,应边查找原因边处理,需立即给产妇吸氧、左侧卧位等处理。

(3)血压:于第一产程期间,宫缩时血压常升高5~10mmHg,间歇期恢复原状。血压应每隔4~6小时测量1次。若发现血压升高、头痛、头晕,应增加测量次数,并给予相应处理。

(4)破膜:胎膜多在宫口近开全时自然破膜,前羊水流出。一旦胎膜破裂,应立即听胎心,并观察羊水的性状和流出量,记录破膜时间。若发现胎心变慢、羊水明显污染,应立即阴道检查,注意有无脐带脱垂,并给予紧急处理。若胎头浮动未入骨盆时需卧床,以防止脐带脱垂。若破膜超过12小时尚未分娩者,应给予抗生素预防感染治疗。

(5)宫口扩张及胎头下降:宫口扩张曲线将第一产程分为潜伏期和活跃期。潜伏期是指临产后规律宫缩开始到宫口扩张3cm,此期约需8小时,最大时限为16小时,超过16小时为潜伏期延长。活跃期是指宫口扩张3~10cm,此期约需4小时,最大时限为8小时,超过8小时为活跃期延长。可疑有难产因素存在。活跃期又分为3期,即加速期(宫口扩张3~4cm,约需1.5小时)、最大加速期(宫口扩张4~9cm,约需2小时)和减速期(宫口扩张9~10cm,约需0.5小时),然后进入第二产程。

胎头下降程度是以胎头颅骨最低点与坐骨棘的关系标明,胎头于潜伏期下降不明显,于活跃期每小时平均下降0.86cm,可作为分娩顺利与否的有效指标之一。

肛门检查方法:产妇仰卧,两腿屈曲分开。检查者站于产妇右侧,检查前用消毒纸遮盖阴道口避免粪便污染阴道。右手示指戴手套,涂滑润剂后,轻轻将示指伸入直肠内,其余各指取握拳姿势。检查时,示指向后触及尾骨尖端,了解尾骨活动度,再触摸两侧坐骨棘是否突出,并确定胎头高低,然后用指端掌侧探查宫颈口,摸清其四周边缘,估计宫口扩张数。当宫口近开全时,仅能摸到一个窄边。当宫口开全时,则摸不到宫口边缘。未破膜者,在胎头前方可触到有弹性的羊膜囊。已破膜者,则可直接触到胎头,若无水肿,还能扪清颅缝及囟门的位置,有助于确定胎位。若能触及有血管搏动的索状物,应考虑为脐带先露或脐带脱垂,需及时处理。

阴道检查:应在严格的消毒后进行,不增加感染的机会。适用于肛门检查不清、产程进展缓慢、阴道流血量多、疑有脐带先露或头盆不称者。能直接扪清骨盆腔的大小,先露部高低及胎位,宫颈口的软硬度及扩张程度,明确有无头盆不称、脐带脱垂及出血原因,尽可能地纠正异常胎位,决定进一步处理方法。

二、第二产程的处理

1. 密切监测胎心　此期宫缩频而强,应密切监测胎儿有无急性缺氧,勤听胎心,一般每5~10分钟听1次,必要时用胎儿监护仪监测,若发现胎心有异常改变,应查找原因尽快结束分娩。

2. 指导产妇屏气　宫口开全后,指导产妇正确运用腹压,方法是让产妇两手紧握产床把手,双足蹬在产床上,宫缩时先深吸气屏住,然后如解大便一样向下用力屏气以增加腹压。宫缩间歇时则全身肌肉放松,安静休息。宫缩再度出现时,再做屏气动作。若发现第二产程延长,应及时查找原因,尽量采取措施结束分娩。避免胎头及产道长时间受压。

3. **接产准备** 初产妇宫口开全,经产妇宫口扩张4cm且宫缩规律有力时,应将产妇送至分娩室做好接产准备。让产妇仰卧于产床上,两腿屈曲分开,暴露外阴部,臀下置清洁便盆或塑料布,用消毒纱布球蘸肥皂水擦洗外阴部,顺序为大小阴唇、阴阜、大腿内上1/3、会阴及肛门周围。再用温开水冲洗干净,消毒棉球擦干,最后以0.1%苯扎溴铵液或碘伏液进行消毒,取下便盆或塑料布,铺以消毒巾于臀下。接产者按无菌操作常规洗手、戴手套及穿手术衣后,打开产包,铺好消毒巾,准备接产。

4. **接产** 当胎头拨露使会阴紧张时,接产者开始保护会阴。具体方法:在会阴部盖上一块消毒巾,接产者右肘支在产床上,右手拇指与其余四指分开,利用手掌大鱼际肌顶住会阴部。每当宫缩时,应向上内方托按,同时左手轻轻下压胎头枕部,协助胎头俯屈和使胎头缓慢下降。宫缩间歇时,保护会阴的手稍放松些,以免压迫过久引起会阴水肿。当胎头枕部在耻骨弓下露出时,左手应按分娩机制转协助胎头仰伸。此时若宫缩强,嘱产妇张口哈气解除腹压的作用,让产妇在宫缩间歇时稍向下屏气,使胎头缓慢娩出。胎头娩出后,右手仍注意保护会阴,不要急于娩出胎肩,而应先以左手自胎儿鼻根向下颏挤压,挤出鼻内的黏液和羊水,然后协助抬头复位及外旋转,使胎儿双肩径与骨盆出口前后径相一致。接产者的左手将胎儿颈部向下轻压,娩出前肩,然后上提胎头使后肩从会阴前缘缓慢娩出。双肩娩出后,右手方可放松,最后双手协助胎体及下肢相继以侧位娩出,并记录胎儿娩出时间。

对会阴条件差、胎儿偏大、初产妇、臀先露助产及经阴道助娩术时,为对母婴有利,应做会阴侧切术。

胎头娩出时,如脐带绕颈1周且较松,可从头部滑下或顶肩部推开,便于胎体娩出。如绕颈数周或过紧,可用两把血管钳夹住,从中剪断,胎肩胎身即可娩出。

三、第三产程的处理

1. **新生儿处理** 胎儿娩出后,接生人员应立即进行新生儿处理,无须等待胎盘娩出再处理。处理包括以下几个方面。

(1)清理呼吸道和保暖:当胎头娩出时,不必急于娩出胎肩,应先将新生儿口鼻的黏液及羊水挤出或用负压吸引。娩出的新生儿断脐后,继续清除呼吸道的黏液及羊水。当确认呼吸道通畅而仍未啼哭时,可用手轻拍新生儿足底,刺激新生儿大声啼哭。注意保暖,擦净新生儿躯体的羊水。

(2)阿普加评分及其意义:用以判断有无新生儿窒息及其严重程度,以出生后1分钟内的心率、呼吸、肌张力、喉反射及皮肤颜色5项体征为依据,每项为0~2分,满分为10分。8~10分属于正常新生儿。7分以上只需进行一般处理;4~7分属于轻度窒息,缺氧较严重,需要采取清理呼吸道、人工呼吸、吸氧、用药等措施才能恢复;4分以下缺氧严重,属重度窒息,需紧急抢救,行喉镜直视下的气管内插管并给氧。缺氧较严重的新生儿,应在出生后5分钟再次评分。

(3)处理脐带:用75%酒精消毒脐带根部及其周围。在距脐带根部0.5cm处用无菌粗丝线结扎第一道,再于结扎线外0.5cm处结扎第二道。在第二道结扎线外0.5cm处剪断脐带,挤净断端残血,用20%高锰酸钾液消毒脐带断面,药液不可接触新生儿皮肤,以免烧伤。待断面干后，以无菌纱布包盖好，再用脐带布包扎。目前多用气门芯、脐带夹、血管钳等方法取代双重结扎脐带法；处理脐带时，应注意新生儿保暖。

（4）处理新生儿：擦净新生儿足底胎脂，打足印及母指印于新生儿病历上，系以标明新生儿性别、体重、出生时间、母亲姓名和床号的手腕带和包被。经详细体检及记录后抱给母亲，让母亲将新生儿抱在怀中进行首次吸吮乳头。

2. 协助胎盘娩出　正确处理胎盘娩出，可以减少产后出血的发生率。当确认胎盘已完全剥离时，于宫缩时以左手握住宫底（拇指置于子宫前壁，其余4指放于子宫后壁）并按压，同时右手轻拉脐带，协助娩出胎盘。当胎盘娩出至阴道口时，用双手托住胎盘向一个方向旋转并缓慢向外牵拉。使胎膜完整娩出。如胎膜部分断裂，可用止血钳夹住断裂上端继续牵引旋转，直到全部娩出。胎盘胎膜娩出后，按摩子宫刺激其收缩以减少出血。

3. 检查胎盘胎膜是否完整　将胎盘铺平，先检查母体面，有无胎盘小叶缺损，然后将胎盘提起，检查胎膜是否完整，再检查胎儿面有无血管断裂即能及时发现副胎盘。若有副胎盘、大部分胎盘胎膜残留时，应在无菌操作下徒手入宫腔内，取出残留组织。

4. 检查软产道　胎盘娩出后，立即检查会阴、小阴唇内侧、尿道口周围及阴道、宫颈有无裂伤。若有裂伤，应立即缝合。

5. 预防产后出血　正常分娩出血量多数不超过300mL。既往有产后出血史或易发生宫缩乏力的产妇（如多产妇、双胎妊娠、羊水过多、滞产等），可在胎儿前肩娩出时静注麦角新碱0.2mg，或缩宫素10U加于25%葡萄糖注射液20mL内静脉推注，也可在胎儿娩出后立即经脐静脉快速注入生理盐水20mL内加缩宫素10U，均能促使胎盘迅速剥离减少出血。若胎盘未完全剥离而出血多，应行手取胎盘术。若胎儿已娩出30分钟胎盘仍未排出，但出血不多，应注意排空膀胱，经轻按子宫及静注子宫收缩剂后仍不能使胎盘排出时，再行手取胎盘术。若胎盘娩出后出血多，可经下腹部直接注入宫体肌壁内或肌内注射麦角新碱0.2~0.4mg，并将缩宫素20U加于5%葡萄糖注射液500mL内静脉滴注。

手取胎盘术：术者更换手术衣及手套，再次消毒外阴，将右手合拢呈圆锥状直接伸进宫腔，手掌面朝向胎盘母体面，手指并拢以掌尺侧缘轻慢地将胎盘从边缘开始逐渐与子宫壁分离，左手则在腹部按压宫低。也可让助手帮助按压宫底。待确认胎盘已全部剥离方可取出胎盘。

（侯亭亭）

第二章 异常分娩

分娩时,产力、胎儿及产道间存在着一定的矛盾,在正常情况下,矛盾经过一系列转化统一后,胎儿就能顺利娩出;反之,如矛盾得不到转化统一,或产力、胎儿及产道中因任何一个或数个因素不正常,得不到纠正时,分娩就可能发生困难,称为异常分娩,俗称难产。顺产和难产在一定条件下可相互转化,如果分娩处理不当,顺产可变为难产;相反,有可能发生难产者,经过正确处理,及时了解产程中出现的矛盾,就可能使难产转化为顺产。因此,医务工作者应掌握好异常产的发生和发展规律,具有能促使矛盾向有利的方向转化的知识,才能做好产科工作,使母婴安全获得更多的保障。

第一节 产力异常

产力包括子宫收缩力、腹肌和膈肌收缩力以及肛提肌收缩力,其中以子宫收缩力为主。无论何种原因导致宫缩失去节律性、对称性及极性,或宫缩的强度、频率有改变,均为子宫收缩力异常,又称产力异常。

一、子宫收缩乏力

子宫收缩乏力是指子宫收缩强度低,为子宫收缩力异常中常见的一种;而子宫收缩力则是产力的主要组成部分。子宫收缩乏力虽然宫缩强度低,其协调性正常,但是阵缩间隔时间长,持续时间短,羊膜腔内压力低。

（一）病因

子宫收缩乏力的原因与以下因素有关,且常是多种因素同时存在。

（1）孕妇情绪紧张,对疼痛的耐受力差,烦躁甚至吵闹,干扰中枢神经系统正常功能而影响子宫收缩。

（2）内分泌失调:产妇体内雌激素、缩宫素、前列腺素、乙酰胆碱不足,或孕激素水平下降缓慢,以及子宫对乙酰胆碱敏感性降低等,均可影响子宫肌兴奋阈而影响子宫收缩。

（3）镇静剂等药物应用过多或不当,可抑制宫缩而发生宫缩无力。

（4）产妇合并有急、慢性疾病,或体弱、疲劳,或疾病导致酸中毒,水、电解质紊乱,致宫缩乏力。

（5）产道及胎儿因素:骨盆小或形状异常,胎位异常,胎儿过大或头盆不称等。

（6）子宫因素:子宫发育不良或畸形。多胎或羊水过多使子宫过度膨胀,子宫肌纤维过度伸张。子宫肌瘤也可影响宫缩。

（7）药物所致:临产后使用镇静剂过量,如哌替啶、地西泮和巴比妥类等。

（二）分类

根据发生时间的不同，可分为原发性子宫收缩乏力和继发性子宫收缩乏力。

1. 原发性子宫收缩乏力　产程开始后即表现子宫收缩乏力，宫缩强度不增加，频率不加快。

2. 继发性子宫收缩乏力　产程开始时子宫收缩良好，在产程中因某种原因，影响子宫收缩，使产程停滞不前或进展缓慢。

（三）诊断

1. 病史　详细阅读产前检查记录，如产妇身高、骨盆测量值、胎儿大小、有无妊娠合并症、有无感染史、有无用药史等；经产妇须了解前次分娩史；同时要注意评估临产后产妇的精神状态、休息、进食及排泄情况；重点评估宫缩情况，从而了解产程的进展。

2. 临床表现　根据发生时间可分为以下两种类型。

（1）原发性子宫收缩乏力：产程开始就宫缩无力，规律不强，宫口不能进行性扩张，胎头不下降，产程延长。

（2）继发性子宫收缩乏力：产程已发动，开始进展好，转而进展缓慢或停滞，往往人为造成或由胎位异常造成子宫收缩乏力的临床表现。

潜伏期：规律宫缩至宫口开大 3cm 为潜伏期，＞16 小时为潜伏期延长，正常初产妇约需 8 小时。

活跃期：宫口开大 3～10cm 为活跃期，＞8 小时为活跃期延长，正常初产妇约需 4 小时。

产程停滞：第二产程初产妇大于 2 小时、经产妇大于 1 小时为第二产程延长。总产程超过 24 小时为滞产。

原发性宫缩乏力产妇多无大痛苦，继发性宫缩乏力产妇有时极度疲乏无力，常有尿潴留、肠胀气、脉快、脱水等。

3. 对母儿的影响

（1）对产妇的影响：由于产程延长，产妇休息不好，进食少，精神疲惫及体力消耗，可出现肠胀气、尿潴留，重者可引起脱水、酸中毒。

如果第二产程延长，膀胱长时间受压，可引起局部组织缺血、水肿、坏死，形成膀胱阴道瘘或尿道阴道瘘；子宫收缩乏力影响胎盘的剥离、娩出，从而使子宫壁的血窦关闭延迟，可导致产后出血；另外，产程进展慢，增加了肛门检查和阴道检查的次数，再加上产后出血等因素均可增加产后感染的机会。

（2）对胎儿及新生儿的影响：不协调性宫缩乏力可引起胎儿—胎盘循环障碍，导致胎儿窘迫；协调性宫缩乏力使产程延长，手术机会增多，新生儿产伤机会也增加。

（四）处理

1. 协调性子宫收缩乏力　不论是原发性还是继发性子宫收缩乏力，处理原则都是要首先找出原因，针对原因进行恰当的处理。如了解孕产史，注意产妇一般情况，检查有无头盆不称与胎位异常，了解宫颈扩张和胎先露部下降情况。胎儿大小，有无骨盆狭窄，综合以上情况，如评估不能从阴道分娩和有其他剖宫产指征者，应及时行剖宫产手术。如判断无头盆不称和胎位异常者，估计可以从阴道分娩者，则做如下处理。

（1）第一产程的处理。

1）一般处理:鼓励多进食,对不能进食者可经静脉补充营养,给予10%葡萄糖注射液500mL加维生素C 2g静脉滴注。伴有酸中毒时应补充5%碳酸氢钠。产妇过度疲劳,可给予地西泮10mg缓慢静脉注射或哌替啶100mg肌内注射处理。

2）加强子宫收缩:包括人工破膜和静脉滴注缩宫素。①人工破膜:宫口扩张3cm或以上、无头盆不称、胎头已衔接者,可行人工破膜。破膜后,胎头直接紧贴子宫下段及宫颈内口,引起反射性子宫收缩,加速产程进展。②静脉滴注缩宫素:适用于协调性子宫收缩乏力、宫口扩张3cm、胎心良好、胎位正常及头盆相称者。

（2）第二产程:若无头盆不称,应给予缩宫素静脉滴注加强宫缩处理。若胎头双顶径已通过中骨盆平面,胎先露高位已达"＋3"或以下,可选择阴道分娩,必要时会阴切开行胎头吸引术或产钳术助娩;若胎头未衔接,胎儿宫内窘迫,估计短期内难以经阴道分娩,应以剖宫产结束分娩。

（3）第三产程:处理着重于预防产后出血。胎儿前肩娩出于阴道口,即静脉推注缩宫素10U或麦角新碱0.2mg,同时给予10~20U缩宫素静脉滴注,加强宫缩处理。

2. 不协调性子宫收缩乏力　处理原则是恢复子宫正常节律性和极性。给予适当的镇静剂如地西泮、哌替啶等,让产妇充分休息,经睡眠后多能恢复为协调性子宫收缩,未恢复之前禁用缩宫素。若经上述处理,不协调宫缩未能纠正,伴有胎儿窘迫或头盆不称应行剖宫产术。若不协调宫缩已被纠正,子宫收缩极弱,可采用协调性子宫收缩乏力的方法加强宫缩。

二、子宫收缩过强

（一）原因

（1）急产。

（2）缩宫素使用不当:产妇对缩宫素过于敏感,缩宫素使用方法不当,剂量过大等。

（3）胎盘早剥:血液浸润子宫肌层,使子宫强力收缩。

（4）过度疲劳、精神紧张等。

（5）阴道内操作过多或不当。

（二）诊断

1. 病史　产妇以往有无急产史,此次妊娠是否胎位或骨盆异常,或是巨大胎儿,产程中是否有正确地应用宫缩剂或粗暴的阴道操作等。

2. 临床表现

（1）协调性子宫收缩过强:子宫收缩的节律性、对称性和极性均正常,仅子宫收缩力过强、过频,宫腔压力＞50mmHg。若产道无阻力,宫口迅速开全,分娩在短时间内结束,宫口扩张速度＞5cm/h(初产妇)或10cm/h(经产妇),总产程＜3h结束分娩,称为急产(precipitate delivery)。经产妇多见,若伴头盆不称、胎位异常或瘢痕子宫,有可能出现病理缩复环或发生子宫破裂。

（2）不协调性子宫收缩过强。

1）强直性子宫收缩:常见于缩宫药物使用不当。特点是子宫收缩失去节律性,呈持续性、强直性收缩。产妇因持续性腹痛常有烦躁不安、腹部拒按等表现,常不易查清胎位及胎心。若合并产道梗阻，可形成病理缩复环。

2）子宫痉挛性狭窄环：子宫壁局部肌肉呈痉挛性不协调性收缩形成的环形狭窄，持续不放松，称为子宫痉挛性狭窄环。常出现在子宫上下段交界处，也可发生在胎体某一狭窄部位，如颈、腰部。多因精神紧张、过度疲劳、缩宫素使用不当或粗暴的产科检查、处理所致。产妇可出现持续性腹痛、烦躁不安、宫颈扩张缓慢，胎先露停滞，胎心音时快时慢。阴道检查可触及狭窄环，特点是此环不随宫缩上升，与病理缩复环不同。狭窄环可发生在任何产程，若发生在第三产程，表现为胎盘滞留。

3. 对母儿的影响

（1）对产妇的影响：宫缩过强、过频，产程过快，可致初产妇宫颈、阴道以及会阴撕裂伤。如胎先露部下降受阻，可发生子宫破裂。接产时来不及消毒可致产褥感染。胎儿娩出后子宫肌纤维缩复不良，易发生胎盘滞留或产后出血。

（2）对胎儿及新生儿的影响：宫缩过强、过频影响子宫胎盘血液循环，胎儿在宫内缺氧，易发生胎儿窘迫、新生儿窒息甚至死亡。胎儿娩出过快，胎头在产道内受到的压力突然解除，可致新生儿颅内出血。无准备的分娩，来不及接产，新生儿易发生感染。若坠地可致骨折、外伤。

（三）处理

1. 协调性宫缩过程

（1）有急产史的产妇，在预产期前1~2周不宜外出远走，以免发生意外，有条件应提前住院待产。临产后不应灌肠，提前做好接生及新生儿窒息抢救准备工作。

（2）对于已发生产程进展过速的产妇，可指导产妇于每次宫缩时张嘴哈气，不要向下屏气，减缓分娩速度，为消毒会阴、做好接生准备赢得时间。如果分娩无法避免时，护理人员可采取紧急接生的方法，而不可试着用力将胎头推回产道或夹紧双腿企图延缓分娩，以免造成新生儿头部受伤。

（3）若急产来不及消毒及新生儿坠地者，新生儿应肌内注射维生素 K_1 10mg 以预防颅内出血治疗，并尽早肌内注射破伤风抗毒素 1 500U 和抗生素以预防感染治疗。产后应仔细检查宫颈、阴道、外阴，若有撕裂应及时缝合，并给予抗生素预防感染治疗。

2. 不协调性子宫收缩过强

（1）解除病因：对于不协调性宫缩过强的处理关键是调整子宫收缩。首先应解除引起不协调宫缩的病因，如产妇过度紧张、不当的宫缩剂应用、粗暴的或反复的阴道检查等，去除一切刺激，耐心细致地做好产妇的思想工作，解除产妇心理顾虑。

（2）药物治疗：为使产妇安静休息，应适当地应用镇静剂，如哌替啶 50~100mg 肌内注射或地西泮 10mg，稀释后静脉注射，常可消除不协调宫缩。恢复正常宫缩后，应继续密切观察产程进展与胎儿情况，使产程顺利进展。

（3）手术治疗：用药与休息后不能纠正强直性收缩，并出现胎儿窘迫时且宫口未开全者，应立即行剖宫产术结束分娩。如宫口已开全，可根据胎先露的高低与手术产的难度，选择在蛛网膜下隙麻醉或全身麻醉下（麻醉后强直性宫缩可松解）行产钳助产术或剖宫产术结束分娩。尽快使胎儿脱离不良环境。有过不协调性宫缩过强的产妇，往往出现产后出血，应加强预防与处理。

(4)子宫狭窄环的处理:如果有子宫狭窄环出现,阻碍胎体下降,使产程停滞无进展时,在胎儿情况无明显变化者,多采取期待疗法。停止一切阴道检查或手术操作,并给予哌替啶、地西泮、硫酸镁(20%硫酸镁20mL加5%或10%葡萄糖注射液20mL缓慢静脉注射),或乙醚吸入等,使狭窄环松解。以后产程进展顺利,可在宫口开全、胎先露抵达盆底后,给予低位产钳助产,以缩短第二产程。若不能松解狭窄环,或胎位不正、胎头高浮、或胎儿窘迫,应行剖宫产术。

一般在硬膜外麻醉或蛛网膜下隙麻醉后,子宫缩窄环常能消失。术中如发现子宫缩窄环仍存在,应行子宫纵切口,将缩窄环切断才能取出胎儿。

子宫狭窄环有时会在第三产程中持续存在,常引起胎盘滞留,可给予地西泮10mg静脉注射或阿托品0.5mg肌内注射,待狭窄环消除后,行手取胎盘术。也可应用宫缩抑制剂,如上述的羟苄羟麻黄碱或苯氧丙酚胺静脉滴注,后者具有阻断α受体及激动β受体,且有直接舒张子宫平滑肌的功能而能抑制宫缩,开始静脉滴注速度0.2~0.3mg/min,根据宫缩反应渐增至0.5mg/min,用药时需密切监护产妇血压、心率及胎心率。或用20%硫酸镁20mL加5%葡萄糖注射液20mL缓慢静脉注射,或用氟烷等吸入麻醉使环松解。

(赵　丽)

第二节　产道异常

产道异常包括骨产道异常及软产道异常,临床上以骨产道异常多见,产道异常可使胎儿娩出受阻。

一、骨产道异常

女性骨盆是躯干和下肢之间的骨性连接,是胎儿娩出时必经的骨性产道,故其大小、形状与能否顺利分娩密切相关,骨盆入口平面、中骨盆平面及出口平面无论哪个平面出现异常,均可导致难产的发生。

(一)骨盆测量

骨盆测量分直接测量法和临床测量法。直接测量法为利用X线测量骨盆各径线,数值精确,但因X线可产生对子代的远期影响,目前已极少应用于临床。临床测量分外测量和内测量,外测量简便、无损伤,可代表骨盆的真实情况;内测量主要通过肛门检查和阴道检查获得数据,主要在临产后进行,可以了解骶尾关节的活动度、骶骨下半部走行弧度、坐骨切迹宽度、坐骨棘是否内突以及尾骨的活动度等。

(二)对母体的影响

1. 胎头衔接受阻　多数情况下初产妇在妊娠末期即预产期前1~2周或临产前胎头已衔接,即胎头双顶经进入骨盆入口平面,胎头颅骨最低点达坐骨棘水平。当骨盆入口狭窄时,即使已经临产,胎头仍迟迟不能入盆,腹部检查呈现跨耻征阳性。临床上宫口开大5cm以上胎头仍未衔接,则提示存在严重的头盆不称或胎儿异常。

2. 宫颈水肿及排尿困难　正常足月妊娠时,由于骨盆入口狭窄,胎头为适合骨盆经线,常常以矢状缝与骨盆入口横径衔接,易出现头盆倾势不均,尤以前倾势不均多见,由于前顶先嵌入骨盆,压迫阴道前壁及尿道,出现阴道前壁、宫颈前唇水肿和排尿困难。若嵌顿时间过长,致使血液循环障碍、组织坏死,可形成泌尿生殖道瘘。

3. 胎膜早破 正常情况下,宫颈扩张是通过尚未破裂的胎膜的静水压,或通过胎膜破裂后胎先露部分直接压迫宫颈来实现的,当存在骨盆入口狭窄时,胎头被卡在骨盆入口处,宫缩产生的全部力量直接作用于覆盖在扩张中的宫颈上面的那一小部分胎膜上,导致压力不均使胎膜破裂,此种原因造成的胎膜破裂是正常骨盆的 4~6 倍。

4. 产程延长 由于胎膜早破,胎头不能紧贴子宫下段的宫颈内口诱发有效的反射性宫缩,常出现继发性宫缩乏力,潜伏期延长,宫颈扩张缓慢。所以宫颈对宫缩的反应性可作为判断分娩结局的一个预后性指标。骨盆中下段狭窄时不能完成胎先露部下降和内旋转,易出现持续性枕后位和持续性枕横位,导致产程延长。

5. 子宫破裂 当骨盆狭窄明显,胎头无法衔接和下降时,由于宫缩的作用,子宫下段逐渐变薄,并形成病理性缩复环,严重时,被不断牵拉的子宫下段会发生破裂,导致孕产妇生命危险。

6. 产时感染 此类孕妇胎膜早破的发生率高,故继发产妇和胎儿感染的危险性增加,严重时出现绒毛膜羊膜炎。尤其当产程进展不顺利时,反复的阴道检查更增加了感染发生的概率。孕妇可表现发热、腹痛、白细胞增多等。

(三)对胎儿的影响

1. 胎儿窘迫 由于产程延长致胎头嵌顿于骨产道而受压及胎膜早破、脐带脱垂、感染等因素所致,出生后可继发新生儿窒息。

2. 颅内出血 胎头在产道内长时间受压、变形,可发生颅内缺血、缺氧、出血及手术产损伤所致。

3. 新生儿手术产率增高,产伤及感染概率增高。

(四)处理

在临产前准确、仔细测量骨盆各径线至关重要。此外,应对胎儿大小、胎方位、产力情况等行全面衡量,严密观察,早期识别体征,综合判断其预后,早做处理。

1. 骨盆入口狭窄 骨盆入口轻度狭窄可试产,未破膜者可行人工破膜诱发宫缩,必要时给予缩宫素引产。在临产早期,可耐受较长时间试产,以给予胎头适应产道机会,但若宫颈扩张进入活跃期,试产不可超过 8 小时。试产过程中若出现头盆不称情况应立即改为剖宫产术终止妊娠。

2. 中骨盆狭窄 中骨盆狭窄者多容易于活跃期出现产程异常,胎头下降受阻,胎头水肿及变形明显,此种情况应选择剖宫产术终止妊娠。

3. 骨盆出口狭窄 除非胎儿明显小于妊娠月份者,一般骨盆出口狭窄者不宜经阴道试产。

二、软产道异常

软产道包括子宫下段、宫颈、阴道、外阴。软产道异常致难产较少见,易被忽视。软产道异常可因先天发育异常或后天疾病所致。

(一)病因

1. 外阴异常

(1)会阴坚韧:多见于高龄初产妇,组织弹性差,不易伸张,常于第二产程阻碍胎先露下降,强行分娩,易导致会阴严重裂伤(甚至Ⅲ度裂伤),分娩时应做预防性会阴切开。

(2)外阴水肿:妊娠期高血压疾病、重度贫血、心脏病、慢性肾炎孕妇在全身严重水肿时伴外阴水肿,分娩时影响胎先露下降。临产前外阴局部可用50%硫酸镁湿热敷;临产后,在严格消毒下针刺皮肤放液;产后注意外阴清洁,加强护理,预防感染。

(3)外阴瘢痕:烧伤、外伤或外阴炎症的后遗症瘢痕挛缩,使外阴、阴道口狭窄。若瘢痕不大,分娩时做适度会阴切开;若瘢痕范围较大,扩张困难者应行选择性剖宫产术。

2. 阴道异常

(1)阴道横隔:多位于阴道上、中段。横隔中央或稍偏一侧常有一小孔,易被误认为宫颈外口。阴道横隔影响胎先露部的下降,当横隔被撑薄,在直视下自小孔处将横隔做"X"形切开,待分娩结束后再切除剩余的隔,用可吸收线间断或连续锁边缝合残端。若横隔高且坚厚,阻碍先露部下降,则需剖宫产术结束分娩。

(2)阴道纵隔:阴道纵隔可伴有双子宫、双宫颈,当位于一侧子宫内的胎儿下降时,纵隔被推向对侧,分娩多无阻碍。当阴道纵隔发生于单宫颈时,有时纵隔位于先露部的前方,若纵隔薄,可自行断裂,分娩无阻碍;若纵隔厚,阻碍先露部下降,可在纵隔中间剪断,待分娩结束后,再剪除剩余的隔,用可吸收线间断或锁边缝合残端。

(3)阴道狭窄:药物腐蚀、产伤等引起阴道瘢痕挛缩形成阴道狭窄,使胎先露部下降困难。若位置低、狭窄轻,可做较大的会阴切开,使胎儿经阴道分娩;若位置高、狭窄重,应行剖宫产术结束分娩。

(4)阴道尖锐湿疣:妊娠期尖锐湿疣生长迅速,早期可治疗。若分娩时尖锐湿疣生长的范围广泛,易发生软产道裂伤,新生儿可患喉乳头瘤,应行剖宫产术结束分娩。

3. 宫颈异常

(1)宫颈外口黏合:多在分娩受阻时发现。当宫颈管已消失而宫口却不扩张,仍为一很小的孔,通常用手指稍加压力分离黏合的小孔,宫口即可在短时间内开全。但有时为使宫口开大,需行宫颈切开术。

(2)宫颈坚韧:常见于高龄初产妇,宫颈组织缺乏弹性,也可因精神过度紧张致宫颈挛缩而不易扩张,感觉坚韧。会影响产程进展,造成难产。

(3)宫颈水肿:胎头位置不正(多见于持续性枕后位等)、宫缩不协调或产程延长等,由于宫颈组织受压,血液回流受阻,可引起宫颈水肿而扩张缓慢,肛门检查时发现宫颈变厚且硬,阴道检查可窥见水肿发亮的宫颈边缘,可使产程进展迟缓或阻滞。产妇过早屏气,即宫口未开全过早使用腹压,致使宫颈前唇长时间被压于胎头与耻骨联合之间,血液回流受阻,受压部分宫颈前唇水肿,阴道检查可清楚看见受压的前唇部分呈新月形肿胀发绀,在耻骨联合之前,而宫颈口其余部分已开全。此种情况若不及时妥善处理,可使产程迟迟难以继续进展,甚至使受压部分宫颈前唇因缺血坏死而呈新月形掉落。

(4)子宫颈瘢痕:宫颈电灼、电熨较深,宫颈锥切,粗暴的宫颈扩张术后,以及宫颈裂伤修补后感染等,均可致子宫颈瘢痕形成。一般在妊娠后会自行软化,多不影响分娩。但如宫缩良好而宫颈扩张阻滞,有以往病史或可疑病史者,在排除其他产道异常因素后,可考虑为子宫瘢痕所致难产。

(5)宫颈癌:宫颈缺乏伸展性,脆而硬,经阴道分娩有发生裂伤、出血、感染及癌肿扩散的危险,应行剖宫产术。若为早期浸润癌,可先行剖宫产术,随即行宫颈癌根治术,或术后放疗处理。

4. 子宫异常　以子宫肌瘤合并妊娠较多见,位于子宫下段及宫颈的较大肌瘤,阻塞产道,影响胎头入盆,应行剖宫产术。若肌瘤在骨盆入口以上而胎头已入盆,则可经阴道试产,待产后再处理肌瘤。

(二)诊断

1. 病史　询问产妇既往孕产史,有无会阴过紧、坚韧及阴道手术产史等。

2. 临床表现　患者常出现胎先露下降阻滞和子宫颈口扩张缓慢,而致产程延长,因胎头受压过久易出现胎心的变化。检查可见会阴水肿或瘢痕、阴道横隔或狭窄、子宫颈水肿或瘢痕等。产妇及家属对软产道异常缺乏了解,分娩中常感焦虑,担心出现难产及胎儿的安危。

(三)处理

1. 宫颈水肿　首先应明确狭窄骨盆的类别和程度,了解胎位、胎儿大小、胎心率、宫缩强弱、宫口扩张程度、宫颈水肿程度。可在宫颈两侧各注射 0.5% 利多卡因 5~10mL 或静脉推注地西泮 10mg,待宫口近开全,用手将水肿的宫颈前唇上推,使其越过胎头,即可经阴道分娩。若经上述处理无效,宫口不继续扩张,可行剖宫产术。

2. 宫颈坚韧　常见于高龄初产妇,宫颈组织缺乏弹性或精神过度紧张使宫颈挛缩,宫颈不易扩张。此时可静脉注射地西泮 10mg。也可在宫颈两侧各注射 0.5% 利多卡因 5~10mL,若不见缓解,应行剖宫产术。

3. 宫颈瘢痕　宫颈锥形切除术后、宫颈裂伤修补术后感染、宫颈深部电烙术后等所致的宫颈瘢痕,通常于妊娠后可以软化。若宫缩很强,宫口仍不扩张,不宜久等,应行剖宫产术。

4. 子宫颈癌　宫颈硬而脆,缺乏伸展性,临产后影响宫口扩张,若经阴道分娩,有发生大出血、裂伤、感染及癌扩散等危险,应行剖宫产术,术后可行放射治疗。若为早期浸润癌,可先行剖宫产术,同时行广泛性子宫全切除术及盆腔淋巴结清扫术。

5. 宫颈肌瘤　生长在子宫下段及宫颈部位的较大肌瘤,占据盆腔或阻塞于骨盆入口时,影响胎先露部进入骨盆入口,应行剖宫产术。若肌瘤在骨盆入口以上而胎头已入盆,肌瘤不阻塞产道则可经阴道试产,肌瘤等产后再行处理。

(杨花香)

第三节　胎位异常

胎位异常是造成难产的常见因素之一。分娩时枕前位约占 90%,而胎位异常约占 10%,其中胎头位置异常居多,有持续性枕横位、持续性枕后位、面先露、高直位、前不均倾位等,占 6%~7%。臀先露占 3%~4%,肩先露极少见。

一、病因

胎位异常常见的原因有骨盆异常、胎头俯屈不良、头盆不称、宫缩乏力、前置胎盘、胎儿在宫腔内活动范围过大(如羊水过多)或活动范围过小(如羊水过少、双胎妊娠)等。

二、诊断

1. 病史　询问患者以往孕产史中,有无难产、死产、胎位不正、前置胎盘等,了解有无骨盆异常。

2. 临床表现　临产后要注意产妇有无宫缩乏力、产程延长、过早屏气、全身衰竭等表现。

(1)持续性枕后位、枕横位:分娩过程中,胎头入盆可以枕后位或枕横位衔接。胎头在下降过程中,枕部因强有力宫缩绝大多数能向前转135°或90°,转成枕前位自然分娩。如正式临产后胎头枕骨持续不能向前方旋转,直至分娩后期仍位于母体骨盆后方或侧方,致使分娩发生困难者,称为持续性枕后位或持续性枕横位。

1)临产后表现:临产后因胎头俯屈不良,不能紧贴宫颈,子宫收缩乏力,使宫颈口扩张缓慢,产程延长。枕骨位于后方,直肠直接受压,故在宫口未开全时,产妇即有下坠、排便感及明显的腰部酸痛感,常过早地使用腹压,引起疲劳。此外,宫颈受压过久,易发生水肿。以上情况均可影响产程进展,常见产程活跃期及第二产程延缓。

2)腹部检查:先露为头,胎背偏向母体后方或侧方,其对侧或腹部前方易触及胎肢,胎心音在脐下偏外侧较清楚,也可在胎儿肢体侧的胎胸部位听到。

3)肛门检查或阴道检查:胎头矢状缝位于骨盆出口前后径或斜径上,触到大囟门在前,小囟门在后,耳屏在前而耳郭朝向后方,则为枕后位;若胎头矢状缝位于骨盆出口横径上,即为枕横位。

4)B型超声检查:根据胎头颜面及枕部的位置,可以准确探清胎头位置以明确诊断。

5)对母体影响:胎位异常,引起继发性宫缩乏力,使产程延长,产妇疲劳,加上常需手术助产,容易发生软组织损伤,产后出血和感染的机会也增加。胎头长时间压迫产道,局部软组织受压过久,缺血坏死以致脱落,会形成生殖道瘘。当因持续性枕后位而行剖宫产术时,子宫下段横切口容易裂伤。

6)对胎儿的影响:由于第二产程延长和手术产的机会增多。常引起胎儿窘迫和新生儿窒息,使围生儿发病率和病死率增高。

(2)胎头高直位:胎头以不屈不伸姿态,以矢状缝与骨盆入口前后径一致而衔接于骨盆入口处,称为高直位,发生率一般认为不到1%,胎头枕骨靠近耻骨联合称为高直前位(又称枕耻位),胎头枕骨靠近骶岬者为高直后位(又称枕骶位)。

1)临床表现:当高直前位时,胎头入盆困难,活跃期早期宫口扩张延缓或停滞;一旦胎头入盆后,产程进展顺利;若胎头不能衔接,表现活跃期停滞。高直后位时,胎头不能通过骨盆入口,胎头不下降,先露部高浮,活跃期早期延缓和停滞,即使宫口开全,由于胎头高浮也易发生滞产、先兆子宫破裂或子宫破裂。

2)腹部检查:胎头不入盆,胎心音位置较高。高直后位时,腹部只能触及胎背,不易触及胎儿肢体,胎心音在近腹中线处最清楚。高直后位时胎儿肢体靠近腹前壁,触及较多,有时耻骨联合上方可触及胎儿下颏。

3)阴道检查:高直位胎头矢状缝位于骨盆入口前后径上,左右偏斜不超过15°,高直后位时前囟位于耻骨联合后而后囟靠近骶骨,高直前位时相反。两者先露均在"0"位以上。由于胎头紧嵌于骨盆入口,常出现胎头水肿和宫颈水肿。

（3）面先露：胎头极度仰伸,使胎儿枕部与胎背接触,以颜面为先露,以颏骨为指示点,称为面先露（颜面位）。有颏左前、颏左横、颏左后,颏右前、颏右横、颏右后6种胎位,以颏左前及颏右后位较多见。我国15所医院统计发病率为0.8‰~2.7‰,国外资料为1.7‰~2.0‰。经产妇多于初产妇。凡影响胎头俯屈及使胎体伸直的因素,如骨盆狭窄、脐带绕颈、孕妇腹壁松弛、先天性胎儿甲状腺肿大、无脑儿等,均可致面先露。

1）腹部检查：因胎头极度仰伸,入盆受阻,胎体伸直,宫底位置较高。颏前位时,在孕妇腹前壁容易触到胎儿肢体,清楚地听到胎心音。颏后位时,于耻骨联合上方可触到胎头枕骨隆突与胎体间有明显的凹沟,胎心音较遥远且弱。

2）肛门检查及阴道检查：若肛门检查不清,应做阴道检查与胎臀鉴别。可辨别胎儿鼻、口、颧骨及颏部,而据颏部所在位置确定其胎位。颏在前方为颏前位,颏在后方为颏后位。

3）B型超声检查：可以明确面先露并能探清胎位。

4）对产妇的影响：颏前位时,因胎儿颜面部不能紧贴子宫下段及宫颈内口,常引起宫缩乏力,致使产程延长;颜面部骨质不能变形,容易发生会阴裂伤。颏后位时,可导致梗阻性难产,若不及时处理,可造成子宫破裂,危及产妇生命。

5）对胎儿及新生儿的影响：胎儿面部受压变形,颜面皮肤青紫、肿胀,尤以口唇为著,影响吸吮,严重时可发生会厌水肿影响吞咽。新生儿于生后保持仰伸姿势达数日之久。生后需加强护理。

（4）臀先露：是常见的异常胎位。发生率为分娩总数的3.2%~5.8%,占分娩期难产发病率的17%以上。分娩时易致脐带脱垂、后出头困难、围产儿窒息,损伤及死亡率比头位显著增高。随着围产医学的发展,对臀位处理有不少改进,例如从孕期开始加强对臀位孕期管理,及时纠正胎位,放宽臀位剖宫产指征等,对减少围产儿并发症及死亡率有重要作用。

根据胎儿两下肢所取的姿势分为以下3类：①单臀先露或腿直臀先露,胎儿双髋关节屈曲及双膝关节伸直,先露为胎儿臀部;②完全臀先露或混合臀先露,胎儿双髋关节及双膝关节均屈曲,以臀部和双足为先露;③不完全臀先露,以一足或双足、一膝或双膝、或一足一膝为先露。

1）产程延长：由于胎臀形状不规则,不能紧贴子宫下段及宫颈内口,常导致子宫收缩乏力,宫口扩张缓慢,使产程延长,也可引起胎膜早破、脐带脱垂等。

2）腹部检查：在宫底部触及圆而硬的胎头,若未衔接,在耻骨联合上方可触及不规则软而宽的胎臀。胎心音在脐上左侧或右侧听得最清楚。

3）肛门检查或阴道检查：肛门检查可触及胎先露部为胎臀或胎足、胎膝。若胎先露位置高,肛门检查不能确定时需行阴道检查,若胎膜已破,可直接触到胎臀外生殖器及肛门,此时应注意与颜面相鉴别。若为胎臀,可触及肛门与两坐骨结节在一条直线上,手指放入肛门内有环状括约肌收缩感,取出手指可见有胎粪。若为颜面,口与两颧骨突出点成三角形,手指放入口内可触及齿龈和弓状下颌骨。若触及胎足,应与胎手相鉴别,胎足趾短而平齐且有足跟,胎手指长,指端不平齐。

4）对产妇的影响：胎臀形状不规则,不能紧贴子宫下段及宫颈内口,易发生胎膜早破、继发性宫缩乏力及产程延长,使产后出血与产褥感染的机会增多,产伤和手术产率升高,若宫口未开全强行牵拉,容易造成宫颈甚至延及子宫下段撕裂。

(5)肩先露:胎儿横卧于骨盆上口平面之上,先露为肩,称为肩先露,约占妊娠足月分娩总数的 0.25%,对母儿极不利。足月活胎不能经阴道娩出。根据胎头与母体位置关系有肩左前、肩左后、肩右前、肩右后 4 种胎位。发生原因与臀先露相同。

1)临床表现:先露部胎肩不能紧贴于子宫下段及宫颈,不能直接刺激,容易发生子宫收缩乏力。由于胎肩对子宫颈压力不均,容易发生胎膜早破。胎膜破后往往可伴有脐带和上肢脱出,导致胎儿窘迫甚至死亡。随着宫缩不断加强,胎肩及胸廓一部分被挤入盆腔内,胎体折叠弯曲,胎颈被拉长,上肢脱出于阴道口外,胎头和胎臀仍被阻于骨盆入口上方,形成忽略性(嵌顿性)肩先露。子宫收缩继续增强,子宫上段越来越厚,子宫下段被动扩张越来越薄,由于子宫上下段肌壁厚薄相差悬殊,形成环状凹陷,并随宫缩逐渐升高,甚至可以高达脐上,形成病理缩复环,是子宫破裂的先兆,若不及时处理,将发生子宫破裂。

2)腹部检查:子宫呈横椭圆形,子宫长底低于妊娠周数,子宫横径宽。耻骨联合上方空虚,一侧可触及圆而硬的胎头,另一侧则可触到胎臀。肩前位时,胎背朝前,触之平坦;肩后位时则可触及不规则的小肢体。胎心在脐周两侧最清楚。

3)肛门检查及阴道检查:肩先露时肛门检查很难查清胎先露内容,确切的判断需在胎膜已破、宫口开大的情况下行阴道检查方能确诊。阴道检查可触到胎儿手、臂、肩胛骨、肋骨及腋窝等,通过肩胛骨及腋窝指向可判断胎头、胎背方向。如果胎手已脱出阴道口外,可用握手法去鉴别是胎儿左手或右手。通过握手方法也可帮助判断胎方位。

4)B 型超声检查:做 B 型超声能准确探清肩先露,并能确定胎方位。通过以上检查仍不清楚或疑有胎儿畸形、盆腔肿瘤等,也可用 B 型超声检查明确诊断。

5)对产妇的影响:肩先露很难有效扩张子宫下段及宫颈,易致宫缩乏力;对前羊膜囊压力不均又易导致胎膜早破,破膜后宫腔容积缩小,胎体易被宫壁包裹、折叠,随着胎肩被挤入骨盆入口,胎儿颈部进一步侧屈使胎头折向胎体腹侧,嵌顿在一侧髂窝,胎臀则嵌顿在对侧髂窝或折叠在宫腔上部,胎肩先露侧上肢则脱垂入阴道,形成忽略性横位,直接阻碍产程进展、导致产程停滞,此时如宫缩过强,则可形成病理缩复环,有子宫破裂的危险;妊娠足月无论活胎或死胎均无法经阴道自然娩出,因此绝对增加了母体手术产及术中术后出血、感染等机会,是对母体最不利的一种胎位。

6)对胎儿的影响:胎膜早破同时先露不能有效衔接,可致脐带及上肢脱垂,直接增加胎儿窘迫甚至死产机会。妊娠足月活胎均需手术助产,若处理不及时,形成嵌顿性肩先露时,则增加了手术助产的难度,使分娩损伤机会增加,故肩先露也是对胎儿最不利的胎位。

(6)复合先露:当胎头伴有肢体或胎臀伴上肢作为先露部同时进入盆腔,称为复合先露。临床上常见的是头与手的复合先露,头与足复合先露较少见。复合先露常并发脐带脱垂。

复合先露于腹部检查时不易发现,多数因产程进展缓慢,行阴道检查时,才发现先露为头或臀,且其旁有小肢体,注意与臀先露和肩先露的小肢体鉴别。

三、处理

1. 妊娠期　妊娠 30 周以前臀先露和肩先露多能自行转为头先露。妊娠 30 周后若仍为异常胎位应予以矫正。常用的方法有胸膝卧位、激光照射或艾灸至阴穴、外转胎位术;不能矫正者应提前入院决定分娩方式。

2. 分娩期　应根据不同胎方位、胎先露位置的高低、有无骨盆狭窄及胎儿窘迫等情况决定分娩方式。明显头盆不称、胎先露位置较高或胎儿窘迫,不完全臀先露、高龄初产、肩先露足月活胎、先兆子宫破裂或子宫破裂不论胎儿死活,均应行剖宫产术结束分娩。经阴道分娩者,根据不同胎方位予以处理。持续性枕后位、枕横位,应酌情行阴道助产术。臀先露经阴道分娩的方式有 3 种:①自然分娩,胎儿完全自然娩出,仅见于极少数产力好、胎儿不大的经产妇;②臀助产术,胎臀自然娩出至脐部后,胎肩及胎头由接生者协助娩出,临床上大多数产妇以此种方式结束分娩;③臀牵引术,胎儿全部由接生者牵引娩出,此手术对胎儿损伤大,一般情况下禁止使用。肩先露若是经产妇、宫口开大 5cm 以上、破膜不久、羊水未流净,可在乙醚麻醉下行内转胎位术;若胎儿已死、无先兆子宫破裂征象、宫口近开全,可在全身麻醉下行毁胎术。

(杨花香)

第四节　胎儿发育异常

胎儿发育异常也可以引起难产,如巨大胎儿及畸形儿(脑积水、联体儿)。

一、高危因素

流行病学调查发现,巨大胎儿与遗传、胎儿营养吸收过度、经产妇、过期妊娠及孕妇患糖尿病等有关。

1. 遗传因素　如身材高大的父母其子女为巨大儿的发生率高。

2. 营养　孕妇营养过剩、肥胖、体重过重等均可发生巨大胎儿。

3. 产次　有资料报道,胎儿体重随分娩次数增加而增加。

4. 过期妊娠　过期妊娠巨大胎儿发生率较足月妊娠发生率增加 3~7 倍,肩难产发生率增加 2 倍。

5. 糖尿病　孕妇患糖尿病由于胎儿胰岛素分泌增高,此胰岛素能利用母体供给的葡萄糖而促进糖原合成,防止脂肪分解并促进蛋白质合成而加速胎儿生长。出生后由于母血葡萄糖供应中断而易发生低血糖。

6. 羊水过多　羊水过多者巨大胎儿发生率明显高于羊水过少者。

二、对母儿影响

(1)由于胎头大,且变形性差,易发生难产。巨大儿在分娩过程中,即使产力、胎位、产道均正常,也常可发生头盆不称和肩难产。若处理不当,易发生软产道损伤(甚至子宫破裂)。由分娩致盆底组织损伤程度加大,以后导致子宫脱垂的机会也增加。

(2)对新生儿影响,由于胎儿大,产程常延长,手术助产机会多以及容易发生肩难产。新生儿容易发生窒息、颅内出血、锁骨骨折、臂丛神经麻痹等产伤,甚至死亡。

三、诊断

1. 病史及全身状况　多有巨大胎儿分娩史、肥胖、糖尿病史。孕妇腹部过度膨大,有沉重感,呼吸困难,水肿及伴有轻度妊高征者,多疑为巨大胎儿。

2. 产科检查　宫高达 35cm 以上,先露部高浮,胎心正常但位置较高。以腹围及先露估计胎儿体重,达到或超过 4 000g,或按胎儿出生体重预测方法测定胎儿达 4 000g 或以上者。

3. 生化检查　糖尿病者血糖及尿糖均升高。

4. B 型超声检查　胎体大,测胎头双顶径及胎儿腹围两个参数有助于判定巨大胎儿。胎儿双顶径达 10cm,胎儿腹径及股骨长度之比 >1.385 时,80% ~85% 为巨大胎儿。

5. 甲胎蛋白测定　孕妇血清或羊水中的甲胎蛋白水平可作为判断有无胎儿畸形的依据。

四、处理

1. 妊娠期的治疗

(1)发现胎儿巨大或有分娩巨大胎儿史者应检查有无糖尿病,若为糖尿病应积极治疗。

(2)妊娠 36 周后,据胎儿成熟度、胎盘功能及糖尿病控制情况,择期终止妊娠。

2. 分娩期的治疗

(1)骨盆及胎位正常者,可在严密观察下试产,但不宜过久。若产程不顺利应行剖宫产术。

(2)巨大儿阴道分娩前应及时行会阴侧切术,胎儿娩出后,应仔细检查软产道,如有损伤,应予修补,并注意预防和处理产后出血。

（杨花香）

第三章 正常产褥

第一节 产褥期母体变化

产妇全身器官除乳腺外,从胎盘娩出至恢复或接近正常未妊娠状态所需的时期称为产褥期,一般为 6 周。

一、生殖系统变化

1. 子宫复旧　子宫是产褥期变化最大的器官。妊娠子宫从胎盘娩出逐渐恢复至未妊娠状态的过程称为子宫复旧。子宫复旧包括子宫体和子宫颈。子宫体的复旧主要是宫体肌纤维缩复和子宫内膜再生。子宫复旧不是肌细胞数目的减少,而是肌细胞的缩小,随着肌细胞胞质蛋白被分解排出,胞质减少,裂解的蛋白及代谢产物通过肾脏排出机体外。随着肌纤维的不断缩复,子宫体逐渐缩小,产后 1 周缩小至妊娠 12 周大小;产后 10 日在腹部扪不到子宫底;产后 6 周恢复到正常非妊娠期大小。子宫重量也逐渐减少。分娩后子宫体约为 1 000g,产后 1 周约为 500g,产后 2 周时约为 300g,直至产后 6 周时约为 50g。同时胎盘排出后子宫胎盘附着面立即缩小一半,开放的螺旋小动脉和静脉窦压缩变窄和血栓形成,出血逐渐减少和停止,创面表层缺血坏死而脱落,随恶露自阴道排出。子宫内膜基底层逐渐再生新的功能层,这一过程约需 3 周,但胎盘附着面因复旧不良,出现血栓脱落,可引起晚期产后出血。胎盘附着处全部修复约在产后第 6 周。

2. 子宫颈　分娩后的子宫颈松软、壁薄,形成皱襞,子宫颈外口呈环状,产后 1 周,子宫颈外形及子宫颈内口恢复至未妊娠状态,产后 4 周,子宫颈完全恢复至未妊娠状态。分娩时子宫颈外口发生轻度裂伤,使产妇的子宫颈外口由产前的圆形(未产型)变为产后的"一"字形横裂(已产型)。

二、阴道及外阴

分娩后阴道腔扩大,阴道壁松弛及肌张力低,于产褥期阴道腔逐渐缩小,阴道壁肌张力逐渐恢复。约在产后 3 周重新出现黏膜皱襞,但阴道不能完全恢复至未妊娠状态。

分娩后外阴轻度水肿,于产后 2~3 日内自然消失。会阴部轻度裂伤或会阴切开缝合口,均能在 3~5 日内愈合。由于处女膜在分娩时裂伤,形成残缺不全的痕迹,称为处女膜痕。

三、盆底组织

盆底肌肉及筋膜因分娩过度扩张使弹性减弱,且常伴有肌纤维的部分断裂。产后盆底肌不能完全恢复至未妊娠状态。产褥期坚持做产后健身操,有利于盆底肌肉的恢复。

四、乳房的变化

分娩后雌激素和孕激素水平急剧下降,解除了对垂体生乳素功能的抑制,开始分泌乳汁。尽管垂体催乳激素是泌乳的基础,但以后乳汁分泌很大程度依赖哺乳时的吸吮刺激。当新生儿在生后半小时内吸吮乳头时,由乳头传来的感觉信号,经传入神经纤维抵达下丘脑,可能通过抑制下丘脑多巴胺及其他催乳激素抑制因子,致使垂体催乳激素呈脉冲式释放,促进乳汁分泌。吸吮动作还能反射性地引起神经垂体释放缩宫素,缩宫素使乳腺腺泡周围的肌上皮细胞收缩,增加乳腺管内压喷出乳汁,表明吸吮喷乳是保持乳腺不断泌乳的关键。此外,乳汁分泌还与产妇营养、睡眠、情绪和健康状况密切相关。

五、血液循环系统的变化

产后72小时内,由于子宫胎盘血液循环消失,子宫缩复使大量血液从子宫涌入体循环,加之妊娠期潴留的组织间液回吸收,使产妇血容量再次增加15%~25%,特别是产后24小时内,使心脏负担加重,心脏病产妇此时极易发生心力衰竭。循环血量于产后2~3周恢复正常。

产褥早期血液仍处于高凝状态,有利于胎盘剥离面形成血栓,减少产后出血,纤维蛋白原、凝血酶原常于产后2~4周内降至正常。产褥早期白细胞也较高,可增加至(15~30)×10⁹/L,常在产后1~2周恢复正常。红细胞计数及血红蛋白值于产后约1周回升。红细胞沉降率于产后3~4周降至正常。

六、泌尿系统的变化

妊娠期潴留在体内的大量水分于产后初期迅速排出,故产后2~5日尿量增加,每日约3 000mL。妊娠由于孕激素的作用及子宫的压迫使肾盂及输尿管发生生理性扩张,于产后4~6周内恢复。妊娠期及分娩时,膀胱受压,膀胱黏膜充血水肿及肌张力下降,产后膀胱迅速充盈,易发生尿潴留。会阴裂伤、会阴肿痛易引起尿道括约肌痉挛,易发生排尿不畅或尿潴留。产后2小时,应鼓励产妇自行排尿。

七、消化系统的变化

产后尿量多,皮肤汗腺功能旺盛致出汗多,造成大量液体排出,故常感口渴。由于活动减少,腹肌及盆底肌肉松弛,肠蠕动减弱致食欲差。因会阴裂伤及痔疮,应多进少渣饮食,防止发生便秘。

八、内分泌系统的变化

分娩后,血中雌、孕激素于产后1周恢复正常,胎盘生乳素产后6小时不能再测出。产后由于早吸吮刺激垂体催乳素(PRL)和缩宫素的合成与释放。肾上腺功能于产后6周内恢复。卵巢功能恢复时间不一,哺乳产妇平均产后4~6个月,月经复潮,恢复排卵,有的在哺乳期月经一直不来潮。不哺乳产妇平均产后6~8周月经复潮,约产后10周恢复排卵。

九、腹壁的变化

产褥期下腹正中线色素逐渐消退,紫红色妊娠纹逐渐变成永久性的白色妊娠纹。因妊娠期间腹壁肌纤维增生和弹性纤维断裂,产后腹肌松弛。腹直肌呈不同程度分离,一般需6~8周逐渐恢复正常的紧张度。

(杨花香)

第二节　产褥期心理及其异常

在妇女的一生中,变化最大莫过于妊娠与分娩,其变化速度之迅速、程度之明显均超过青春期和更年期。这种发生于妊娠期的产褥期的生理与躯体变化,必然对产褥妇的心理产生影响,甚至引起心理异常。

一、产褥期正常心理

妊娠期间孕妇不仅承受躯体变化的负担,而且在心理上有紧张、疑惧,对分娩的渴望和恐惧,以及对未来婴儿的期望和担心等种种心理压力;产后,这种心理压力通常在短期内获得解脱,随之而来的是高兴、满足感、幸福感。此外,产褥妇在享受初为或再为人母喜悦的同时,也感到责任和压力,出于母爱的本能,她有责任作为母亲去照料和抚育婴儿,为婴儿的安全和生长而担忧,急婴儿所急,乐婴儿所乐。与愉悦、兴奋等情绪相一致的意志行为主动与婴儿结合,像拥抱、亲吻、爱抚等,母婴间的这种躯体接触又增加了作为母亲的愉悦的情绪体验。

二、产褥期心理异常及精神障碍

(一)产褥期忧虑

产褥期忧虑为一种轻度的和暂时的精神障碍,通常在产后 1 周内出现症状,包括失眠、含泪、疲劳、压抑、焦虑、头痛、注意力不集中、慌乱、易激动和食欲减退等,由于发生率较高和程度很轻,常不被注意。多数产褥期忧虑无须特殊处理,少数产褥期忧虑需要处理,可通过心理咨询,解除疑虑,加强其自信心而得以纠正。

(二)产褥期抑郁症

程度较产褥期忧虑明显严重,通常表现为易激惹、恐怖、焦虑、沮丧和对自身及婴儿健康过度的担忧,常失去生活自理和照料婴儿的能力。本症一般需要治疗,包括心理治疗和药物治疗,如解除致病的心理因素,给予关心、照顾,养成良好的睡眠习惯等。药物可选择阿米替林、丙咪嗪、去甲丙咪嗪或 5 – 羟色胺重吸收抑制剂、单胺氧化酶抑制剂等。

(三)产褥期精神病

产褥期精神病发生率不高,却是最严重的产褥期精神障碍。

产褥期精神病常在产后 2 日至 3 周发病,其主要有以下症状。

1. 抑郁　症状与产褥期抑郁症相似,但焦虑和自责感更为明显,有时会发生伤害婴儿和自残自杀行为。

2. 躁狂　表现为产后情绪高昂,情感高涨,患者终日处于精力充沛、笑逐颜开、轻松乐观和过度兴奋的状态中,言语动作增多,缺乏抑制。

3. 精神分裂症症状　除抑郁、躁狂症状外,一些患者还可出现思维障碍,情感不稳定或淡漠,恐怖性幻觉(如幻听、幻视和幻嗅)及各种妄想(如罪恶妄想和被害妄想等)。例如,本人对婴儿并不关心,但又诉说婴儿有被害的危险,或婴儿已经被害,自己是凶手等。

产褥期精神病可以上述症状中的一种为主,也可以几种症状并存,也可以在疾病过程中相互转变。

产褥期妇女若出现上述症状,应立即请精神科医师会诊,主要根据临床特点做出诊断。诊断一旦成立,应住院治疗。以抑郁症状为主者,可选择选择性 5 - 羟色胺重吸收抑制剂和三环类抗抑郁药。如以躁狂症状为主者,可选用大剂量镇静剂。有幻觉妄想者,可选用氯丙嗪等。

产褥期精神病预后一般较好。约95％的患者在治疗后症状可以缓解或消失。

(杨花香)

第三节 产褥期临床表现

一、体温、脉搏、呼吸、血压

产后体温多数在正常范围内。产后最初 24 小时内,可能因产程延长致产妇过度疲劳,使体温略升高,但一般不超过 38℃。产后 3～4 日出现乳房血管、淋巴管极度充盈,乳房胀大,伴 37.8～39℃的发热,称为泌乳热,一般持续 4～16 小时,体温即下降,不属于病态。产后的脉搏略缓慢,多为 60～70 次/分。产后腹压降低,膈肌下降,由妊娠期的胸式呼吸变为胸腹式呼吸,使呼吸深慢,14～16 次/分。产褥期血压平稳,变化不大。

二、子宫复旧

胎盘娩出后,子宫圆而硬,宫底在脐下一指。产后 1 日,子宫底平脐,以后每日下降 1～2cm,至产后 10 日子宫降入骨盆腔内,此时腹部检查在耻骨联合上方扪不到宫底。

三、产后宫缩痛

在产褥早期因宫缩引起下腹部阵发性剧烈疼痛称为产后宫缩痛。子宫在疼痛时呈强直性收缩,于产后 1～2 日出现,持续 2～3 日自然消失。多见于经产妇。哺乳时反射性缩宫素分泌增多使疼痛加重。

四、褥汗

产褥早期,皮肤排泄功能旺盛,排出大量汗液,以夜间睡眠和初醒时明显,不属于病态,于产后 1 周内自行好转。

五、恶露

产后随子宫蜕膜的脱落,含有血液、坏死蜕膜等组织经阴道排出,称为恶露。恶露分为以下几种。

1. 血性恶露　色鲜红,含大量血液得名,量多,有时有小血块,有少量胎膜及坏死蜕膜组织。

2. 浆液恶露　色淡红似浆液得名,含少量血液,但有较多的坏死蜕膜组织、宫颈黏液、阴道排液,且有细菌。

3. 白色恶露　黏稠,色泽较白得名,含大量白细胞、坏死蜕膜组织、表皮细胞及细菌等。

正常恶露有血腥味,但无臭味,持续 4～6 周,总量 250～500mL,个体差异较大。血性恶露持续约 3 日,逐渐转为浆液恶露,2 周后变为白色恶露,持续 2～3 周干净。上述变化是子宫出血量逐渐减少的结果。若子宫复旧不良或宫腔内有残留胎盘、多量胎膜,或合并感染,恶露量增多、持续时间延长并有臭味。

(杨花香)

第四节 产褥期处理及保健

一、产褥期处理

1. 产后 2 小时的处理 产后 2 小时内极易发生严重并发症,如产后出血、子痫、产后心力衰竭等。故应在产后严密观察产妇,监测血压、脉搏、子宫收缩情况、阴道流血量及膀胱充盈等。以弯盘置于产妇臀下收集阴道流血量。若发现子宫收缩乏力,应按摩子宫并肌内注射子宫收缩剂。若阴道出血量不多,但宫底上升,提示宫腔积血,应挤压宫底排出积血,并给予子宫收缩剂处理。

2. 饮食 产后 1 小时可让产妇进流食或清淡半流食,食物应富有营养、足够热量和水分。若哺乳应多进蛋白质和汤汁食物,适当补充维生素和铁剂。

3. 排尿与排便 产后 4 小时应鼓励产妇尽早解小便,难产、滞产产妇容易发生尿潴留,产后 4～6 小时仍未排尿者,子宫收缩良好但宫底上升至脐部以上,或宫底下方扪及束块状物时,均表明尿潴留,应予以导尿,6 小时 1 次,间歇性导尿引起感染的机会小于留置尿管持续导尿,当膀胱潴留尿大于 1 000mL 时,需留置尿管持续导尿至少 2 日,需酸化尿液,抗生素预防感染治疗。

产妇因卧床休息,食物中缺乏纤维素及肠蠕动减弱,应多吃蔬菜,早日下床活动,以防止便秘发生,若发生便秘,应口服缓泻剂,开塞露塞肛或行温肥皂水灌肠处理。

4. 观察子宫复旧及产露变化 产后应每日定时测量宫底高度,了解子宫复旧情况,检查前嘱产妇排尿。观察恶露的量、颜色、气味及恶露持续的时间,如子宫底较正常产褥妇女高且软,同时血性恶露持续时间长者,应考虑有胎盘或胎膜残留,可给予宫缩剂如缩宫素、益母草膏等。若合并感染应及早应用抗生素。

5. 会阴处理 产后保持外阴清洁,用 1∶5 000 高锰酸钾或 0.2% 苯扎溴铵冲洗外阴,每日 2 次。有会阴裂伤缝合者,应每日检查伤口周围是否有红肿、硬结及分泌物。于产后 3～5 日拆线。

6. 母乳喂养、乳房护理

(1)母乳喂养的优点:母乳喂养是世界卫生组织、联合国儿童基金会全力倡导的科学育儿方法。母乳喂养、计划免疫、生长发育监测、口服补液被称为儿童生命的四大革命。其优点如下。

1)母乳是婴儿的最佳食品,营养丰富,它所含的蛋白质、脂肪、糖及各种微量元素比例合理,容易消化吸收,其所含营养成分能完全满足 4～6 个月内婴儿生长发育的需要,是其他任何食品不能比的。

2)母乳中含有多种免疫球蛋白、免疫细胞和其他物质,可以增强婴儿的抗病能力,帮助对抗细菌的入侵,降低发病率,又可以促进肠道功能,有助婴儿更容易消化和吸收各种营养素。

3)母乳喂养有利于母婴感情交流,可使婴儿在母亲怀中得到抚爱,加深母婴感情,对婴儿的心理、语言和智能的发育有很密切的关系。

4)母乳含有丰富的抗体和一些免疫球蛋白,这些物质有助减低婴儿患病机会。

5)有利母亲产后健康,因哺乳可促进子宫收缩,减少产后出血,促进子宫复旧,有利母亲产后的康复。

6)母乳经济方便、安全、卫生、温度适宜、适合婴儿需要。母乳主要成分是水、蛋白质、脂肪、乳糖、矿物质和各种维生素。

7)母乳含有丰富β–胡萝卜素,可以转化成维生素 A,帮助视力发育,又可以和维生素 C、维生素 E 一样具有抗氧化作用,能增强身体抵抗力,有助婴儿健康成长。

(2)乳房护理:哺乳前柔和地按摩乳房,刺激排乳反射,用清洁的毛巾清洁乳头和乳晕,切忌用肥皂或酒精之类清洁,以免引起局部皮肤干燥、皲裂。哺乳中注意婴儿是否将大部分乳晕吸吮住,如婴儿吸吮姿势不正确或母亲感到乳头疼痛应重新吸吮。哺乳结束时,用示指轻轻向下按压婴儿下颌,避免在口腔负压情况下拉出乳头而引起局部疼痛或皮肤损伤。每次哺乳应两侧乳房交替进行,并挤尽剩余乳汁,以促使乳汁分泌、预防乳腺管阻塞及两侧乳房大小不等情况。如遇平坦乳头,在婴儿饥饿时,先吸吮平坦的一侧,因为此时婴儿的吸吮力强,易吸住乳头和大部分乳晕。如吸吮不成功,则把母乳挤出后喂哺。

(3)哺乳出现的情况及处理。

1)乳胀:若发生乳房胀痛,多因乳腺管不通畅致使乳房形成硬结。哺乳前可以湿热敷 3～5 分钟,按摩乳房、频繁哺乳、排空乳房。也可口服散结通乳中药,常用方剂为柴胡(炒)、当归、王不留行、木通、漏芦各 15g,水煎服。

2)催乳:若出现乳汁不足,应做好产妇心理护理,树立母乳喂养的信心,并指导正确哺乳方法,按需哺乳,并将乳汁吸尽。适当调节饮食,可用猪蹄炖烂食用,还可选用针刺穴位及服用中药等方法催乳。

3)乳头皲裂:初产妇或哺乳方法不当,容易发生乳头皲裂。轻者可继续哺乳,哺乳前湿热敷 3～5 分钟,挤出少量乳汁,使乳晕变软,先哺喂损伤轻的一侧乳房,哺乳后挤出少许乳汁涂在乳头和乳晕上,或在皲裂处涂敷抗生素软膏或 10% 复方苯甲酸酊,于下次哺乳前洗净。皲裂严重者应停止哺乳,可挤出或用吸乳器将乳汁吸出后喂给新生儿。

4)退奶:产妇因病不能哺乳,应尽早退奶。最简单的退奶方法是停止哺乳,不排空乳房,少进汤汁。其他退奶的方法有:①生麦芽 60～90g,水煎当茶饮,每日一剂,连服 3～5日;②芒硝 250g 分装两纱布袋内,敷于两乳房并包扎,湿硬时更换;③维生素 B_6 200mg 口服,每日 3 次,共 5～7 日。

二、产褥期保健

1. 心理保健　产褥期是全身器官的恢复时期,也是心理状态脆弱时期,精神情绪因素对机体康复起着重要作用。故要保持情绪稳定,精神愉快,心情舒畅,杜绝不良因素对心身影响。关心产妇在产褥期中生理、心理变化,指导哺乳方法,普及优生、优育、优教知识。

2. 一般保健

(1)休养环境:应为产妇安排一个安静、舒适的休养环境,注意室内清洁,空气流通,使室内空气新鲜。特别应防止夏季因高温、高湿、通风不良及体质虚弱而出现的产褥期中暑。冬季室内要保持一定温度,但要预防一氧化碳中毒。

(2)休息与活动:产妇分娩时较疲劳,产后要保证充分休息与睡眠。产后 24 小时内应卧床休息,但不宜站立过久,以防子宫脱垂。下床活动有利于恶露的排出、子宫复旧及早日恢复胃肠道功能,减少产后血栓性静脉炎的发生,也有助于产褥妇女建立起产后康复的信心。产后做体操有利于加强背部、腹部和盆底肌肉的锻炼,有利于产妇体型的恢复,应在产后3周开始,每日4~5次。

(3)饮食:根据产妇的饮食习惯,应多进高热量、高营养、高维生素易于消化的半流质饮食,并要有适量的新鲜蔬菜,少量多餐,增添汤类,补偿妊娠及分娩期的消耗,保证乳汁的正常分泌。

(4)保持大、小便通畅:鼓励产妇多吃含纤维素的蔬菜、水果及早日下床活动,如有便秘应及早处理。产后4小时,嘱产妇起床排尿,如有尿潴留,可用温热水冲洗外阴或针刺治疗排尿,必要时应在严密消毒下导尿。

3. 计划生育指导 产褥期内应禁忌性交。产褥期妇女受疲劳、体弱、会阴疼痛、恶露等影响,一般无性欲或性欲减退。因此,绝大多数产褥期妇女应在产后42日检查无异常后再恢复性生活。产后不哺乳,通常在产后4~8周月经复潮;产后哺乳,月经则延迟复潮,甚至哺乳期不来潮,但也有按时来潮者。故于产后42日起应采取避孕措施,研究表明,若产后不避孕,哺乳并闭经妇女妊娠率为8%,一旦月经复潮,妊娠率可达36%。产后首选的避孕措施是工具避孕,不哺乳者可选用药物避孕。

4. 产后检查 包括产后访视和产后健康检查两部分。产后访视至少3次,第一次在产褥妇出院后3日内,第二次在产后14日,第三次在产后28日,了解产褥妇及新生儿健康状况,内容包括了解产褥妇饮食、大小便、恶露及哺乳等情况,检查两侧乳房、会阴伤口、剖宫产腹部伤口等,若发现异常应给予及时指导。产妇应于产后42日去医院做产后健康检查,内容包括测血压,查血、尿常规,了解哺乳情况,并做妇科检查,观察盆腔内生殖器是否已恢复至非妊娠状态。最好同时带婴儿来医院做一次全面检查。

5. 哺乳期用药 几乎所有的药物都可以从乳汁排出,母亲用药时需注意,以免对新生儿产生危害。新生儿特别是早产儿肝肾功能不完善,药物代谢缓慢,容易蓄积于体内。哺乳期应忌用雌激素、避孕药、抗代谢药、甲状腺功能抑制剂、溴化物、氯霉素、麦角新碱、异烟肼、锂制剂、单胺氧化酶抑制剂、甲硝唑、苯茚胺和放射性核素制剂等药物。慎用镇静剂、抗惊厥药、抗精神病药、阿司匹林、青霉素、磺胺类药物、广谱抗生素和可吸收的导泻剂。

(杨花香)

第四章　异常产褥

第一节　产褥感染

产褥感染是指产前、产时及产褥期生殖道受病原体感染,引起局部或全身的炎症变化。发病率约为6%,是产妇死亡的四大原因之一。分娩后24小时至10日内,用口表每日测量体温4次,有2次达到或超过38℃,称为产褥病率。引起产褥病率的主要原因是产褥感染,其次还包括乳腺炎、上呼吸道感染、泌尿系感染等。

一、病因和发病机制

下列情况将增加产褥感染的发生机会,多因素的存在更增加危险性。

1. **感染诱因**　病原体入侵机体是否会引起感染及其严重程度与病原体的种类、数量、毒力以及机体的防御能力密切相关。妊娠期及分娩期女性生殖道的防御功能和自净作用下降,使自身防御功能降低,病原体入侵机会增加,易被细菌感染。若产妇伴有贫血、体质虚弱、营养不良、胎膜早破、产程延长、产道损伤、产前产后出血过多、胎盘残留或手术产等,均会使机体抵抗力降低,病原体得以繁殖,成为产褥感染的诱因。

2. **病原体种类**　产妇生殖道内有大量的病原体,以厌氧菌占优势。产褥感染常见的病原体有需氧性链球菌属、大肠杆菌、厌氧性链球菌属、支原体、衣原体、白念珠菌等。其中以大肠杆菌、厌氧性链球菌为最常见,而溶血性链球菌及金黄色葡萄球菌感染较为严重,常发生几种细菌的混合感染。

3. **感染途径**

(1)内源性感染:多因分娩后产道创面被生殖道或其他部位寄生的病原体感染致病。研究表明,内源性感染更重要。

(2)外源性感染:由被污染的衣物、用具、各种手术器械、物品等所引起。

二、诊断

1. **病史**　采集健康史及孕产史,了解有无贫血、营养不良、有无泌尿道生殖系统感染的病史。了解患者有无妊娠期、分娩期及产后引起感染的原因和诱因。

2. **临床表现**　有产程过长、胎膜早破及手术等诱因。感染症状一般在3~7日出现,栓塞性静脉炎症状则迟至1~2周出现。

(1)软产道感染:包括会阴、阴道、子宫颈。最常见的是会阴切开缝合伤口及会阴、阴道裂伤的感染。表现为局部红、肿、硬结、疼痛以及伤口边缘坏死甚至裂开,创面可有脓性分泌物流出。有时引流不畅,可以形成脓肿,引起全身症状,如发热、寒战等。阴道感染可形成阴道结缔组织炎,脓肿形成或上行累及子宫旁结缔组织,从而形成盆腔炎。如宫颈裂伤较深而形成感染者,病原菌可经淋巴侵入宫旁结缔组织。

（2）子宫内膜炎及子宫肌炎:病原菌由胎盘剥离面侵入,扩散到整个子宫蜕膜层,引起急性子宫内膜炎。炎症往往累及邻近的表浅肌层,继续发展可扩散到深部肌层乃至浆膜层。因此,子宫内膜炎常伴有子宫肌炎。由于侵入的病原菌不同和产妇的抵抗力有差别,临床可分为轻型和重型。

1）轻型:当病原体毒性较低及产妇抵抗力较强时,炎症主要局限于子宫内膜层。主要的病理改变为局部充血、水肿、白细胞浸润及内膜坏死。产妇于产后 3 ~ 4 日出现低热、下腹隐痛及阴道脓性分泌物增多,导致恶露浑浊有臭味,体温 38 ~ 38.5℃,脉搏稍快,宫底压痛、软,子宫复旧不良。

2）重型:当侵入的病原菌毒力强且产妇抵抗力低时,特别是剖宫产、阴道手术助产（如产钳、胎头吸引术、毁胎术等）术后,胎盘胎膜宫腔残留时,可形成严重感染。此时,病原菌迅速繁殖,直接向宫旁组织、盆腔腹膜扩散,甚至出现菌血症或败血症。出现严重的全身症状,如寒战、高热、脉速、嗜睡、头痛等。周围血常规检查示白细胞及中性粒细胞增多。但是局部症状可轻可重,有时无明显内膜反应,恶露不一定多,臭味也不一致。虽子宫复旧较慢,但压痛有轻有重。因为缺乏典型的局部体征,容易造成误诊,故应引起注意,特别对有全身症状的患者,要进行盆腔脏器的详细检查,包括子宫附件 B 型超声检查,以便早发现宫腔内残留,及时处理。

（3）急性盆腔结缔组织炎:多由急性子宫内膜炎发展而造成,或宫颈炎细菌经淋巴或血行蔓延达宫旁组织所致。临床表现为寒战、发热、双侧或一侧下腹疼痛。检查时,子宫固定,其一侧或双侧组织增厚、压痛,病变部位可出现包块,并形成脓肿,病变未控制或脓肿破溃后可引起腹膜炎。

（4）急性输卵管炎:大多数是由宫颈或宫壁病原体经淋巴扩散而来,病原体先侵犯输卵管系膜、浆膜,后累及管壁及黏膜,管腔内有浆液或脓性分泌物,伞端可闭锁。常和子宫内膜炎并存。淋病双球菌可沿生殖道黏膜上行感染,侵及输卵管后很快波及输卵管各层,其主要病理特点为黏膜水肿,出现浆液或脓性渗出,输卵管肿胀迂曲,伞端闭锁时形成输卵管积脓。多于产后 8 ~ 9 日发病,患者出现高热、腹痛。体格检查时,子宫双侧或一侧有条索状物,质地稍硬,压痛明显。

（5）腹膜炎:感染可由宫腔和输卵管直接蔓延,多数经淋巴途径至盆腔腹膜,盆腔腹膜充血、肿胀,表面有炎性渗出液,大网膜、肠管与盆腔各脏器之间发生粘连,并形成局限性包块,渗出物聚积于子宫直肠窝,形成盆腔脓肿,病情多较严重,表现寒战、高热（体温可达 39 ~ 40℃）、恶心、呕吐、下腹剧痛及腹部胀气,触诊有腹肌紧张、压痛及反跳痛等腹膜刺激症状。如不及时治疗,脓肿破入腹腔,形成为弥漫性腹膜炎。

（6）血栓性静脉炎:常发生在产后 1 ~ 2 周,多见于子宫内膜炎之后;患者表现反复寒战、发热,体温在 37.5 ~ 39℃,可有感染栓子转移,以肺部居多,如胸膜炎、肺炎、肺脓肿,个别病例可有肺梗死。盆腔炎累及股静脉者,则患肢肿胀,皮肤发白,疼痛明显,称为"股白肿",患侧皮温比健侧高。

（7）败血症或脓毒血症:炎症进一步扩散,细菌或毒素进入血液循环,病情更加严重。

患者出现寒战,呈持续性高热,体温在40℃左右,重者意识不清,谵语,以全身中毒症状为主,如未及时治疗,可出现中毒性休克,危及生命。

3. 实验室及其他检查

(1)血常规检查:白细胞增多及核左移。

(2)细菌培养与药物敏感试验:抽取动脉血、宫腔棉拭子标本及导尿进行细菌培养,准确性比较高,根据细菌种类及药敏试验结果选择抗生素治疗。

(3)其他:B型超声、彩色超声多普勒、CT、核磁共振等检测手段对产褥感染形成的炎性包块、脓肿以及静脉血栓做出定位及定性诊断。

4. 诊断　产褥感染最常见和最重要的临床表现是发热,但是引起产后发热的原因除产褥感染外,尚有泌尿道感染、呼吸道感染、乳腺炎、剖宫产腹部切口感染及其他一些非感染性疾病。因此,对于产后发热,应仔细询问病史和体格检查,根据临床表现和辅助检查结果,首先搞清楚是否感染,其次明确感染的部位和性质,最后确定病原体种类。

5. 鉴别诊断

(1)产褥中暑:多发生于炎热夏季,为产妇产褥期内在高温闷热环境中出现的一种急性热病。主要表现为恶心、呕吐、心悸、发热,甚至谵妄、抽搐、昏迷。

(2)产后菌痢:表现为发热伴腹痛,大便次数增多,脓血便,伴里急后重及肛门坠胀。大便常规检查,镜下可见红细胞、白细胞或脓球。

(3)乳腺炎:表现为发热,伴乳房肿痛,局部压痛、灼热,腋下淋巴结肿大。

(4)产褥期上呼吸道感染:表现为产后发热,但多以咽痛、头痛、咳嗽、咳痰为主要症状,下肢无压痛,子宫复旧好,恶露正常。

三、处理

产褥感染是产科危重症,治疗不当或延误治疗可导致败血症、中毒性休克,甚至危及生命,应以中西医结合方法积极进行治疗。给予恰当、合理的抗生素控制感染治疗,同时配合中药治疗。如产褥感染有局部较大脓肿形成,应考虑行切开排脓或剖腹探查术去除病灶。

1. 支持疗法　给予易消化富于营养和维生素的饮食,注意补充水分,适当进行静脉补液。重症病例可行少量多次输血,以提高机体的抗病能力。纠正水、电解质紊乱,高热时可给予物理降温处理。一般应采取半卧位,便于恶露排出及控制炎症局限在盆腔。

2. 抗生素治疗　最好根据细菌培养或药敏试验选择适当抗生素。如临时没有这种结果,首选药物应包括针对最常见的需氧细菌（大肠杆菌属、粪链球菌及溶血性链球菌）和厌氧细菌(厌氧链球菌、梭状芽孢杆菌及厌氧杆菌)的抗生素。治疗产后子宫感染宜选择广谱抗生素,同时要考虑药物对哺乳的影响。对阴道产后子宫感染可选择口服抗生素;对中、重度子宫感染,特别是剖宫产后子宫感染应选择静脉滴注或肌内注射抗生素。在以往临床实践中,常在胃肠外应用抗生素治疗停止后,继续口服抗生素巩固疗效处理。

青霉素类对大多数女性生殖道感染的厌氧菌都有抑制作用。氨苄青霉素则对大肠杆菌及变形杆菌有作用,特别是对粪链球菌最为有效。现在一般选择广谱青霉素如氧哌嗪青霉素、头孢菌素（如头孢曲嗪、头孢西丁等）及β内酰胺酶抑制剂如阿莫西林—克拉维酸、替卡西林—克拉维酸及头孢哌酮/舒巴坦等治疗产褥感染;也可选用磷霉素钠、安灭菌;对厌氧菌可选用甲硝唑或替硝唑等。亚胺培南—西拉司丁钠对引起产褥感染常见的耐药细菌如肠球菌、金黄色葡萄球菌、脆弱拟杆菌及铜绿假单胞菌等均具有杀灭作用。宜作为保留抗生素,限用于盆腔脓肿及其他抗生素治疗无效的严重感染。

3. 血栓性静脉炎　在应用大量抗生素的同时,加用抗凝治疗,如每日应用 25～50mg 肝素加 5% 葡萄糖注射液静脉滴注,直至体温下降后减量;也可口服双香豆素、新抗凝片、潘生丁、阿司匹林等,应注意出血倾向。活血化淤中药也有较好的治疗效果。为预防血栓脱落扩散,有学者提出结扎卵巢静脉或髂内静脉等,或切开病变静脉直接取栓处理。

4. 并发症的处理　严重病例可引起中毒性休克、肾衰竭,应积极抢救,治疗应分秒必争,否则可致死亡。

5. 局部病灶的处理　会阴、阴道伤口感染时,可局部理疗。如有化脓,应及早拆线,换药引流,产后 12～14 日,若无明显全身症状及体征、子宫缩复良好者,可用 1∶5 000 高锰酸钾坐浴,每日 2 次。有盆腔脓肿形成者,可根据脓肿部位,选择经腹或经阴道后穹隆切开引流。

(杜丽丽)

第二节　晚期产后出血

晚期产后出血是指分娩 24 小时后,在产褥期内发生的子宫大量出血。多于产后 1～2 周发病,但也有迟至 6～8 周甚至 10 周发病者。子宫出血持续或间断,也可表现为急剧大量流血,常有凝血块排出。可伴低热,常因失血过多导致严重贫血和失血性休克。

一、病因和发病机制

1. 胎盘、胎膜残留　为引起晚期产后出血最常见的原因。由于胎盘或胎膜残留,影响子宫正常复旧,或由于残留的胎盘或胎膜组织在产后发生变性或机化,纤维蛋白析出沉着,形成胎盘息肉,在坏死脱落时暴露基底部血管而引起出血。

2. 子宫胎盘附着部位感染或复旧不全　正常情况下,子宫胎盘附着面在胎盘排出后很快缩小,血管断端血栓形成,继则血栓机化,出现玻璃样变性,血管上皮增厚,管腔变窄、堵塞。胎盘附着部位边缘的内膜向内生长,底蜕膜深层的残留腺体和内膜重新生长,使子宫内膜修复,此过程需 6～8 周。若该部位发生感染,影响产后内膜的修复,可使血栓脱落,血窦重新开放,引起大量出血。

3. 会阴切口缝合感染或愈合不良　可见于会阴切口缝合或会阴缝合部位破裂。因阴道壁伤口感染,局部坏死,肠线脱落后血管开放引起出血;也可因缝合时止血不严,基底部或切口顶端血管开放而引起出血,或先形成阴道血肿,然后血肿压力增高,通过缝合口出血。

4. 剖宫产术后子宫伤口裂开　多见于子宫下段剖宫产横切口两侧端。近年随着子宫下段横切口剖宫产广泛开展,有关横切口裂开引起大出血的报道屡见不鲜,应引起重视。引起切口愈合不良造成出血的原因主要有以下几种。

(1)子宫下段横切口两端切断子宫动脉向下斜行分支,造成局部供血不足。术中止血不良,形成局部水肿。

（2）横切口选择过低：宫颈侧以结缔组织为主，血供较差，组织愈合能力差，且靠近阴道，增加感染机会。

（3）缝合技术不当：组织对位不佳；手术操作粗暴；出血血管缝扎不紧；切口两侧角部未将回缩血管缝扎形成血肿；缝扎组织过多过密，切口血循环供应不良等，均影响切口愈合。

以上各种因素均可致可吸收线溶解脱落后，血窦重新开放。多发生在术后 2～3 周，出现大量阴道流血，甚至引起休克。

5. 其他　产后子宫滋养细胞肿瘤、子宫黏膜下肌瘤等均可引起晚期产后出血。

本病发病机制为：分娩后，胎盘附着面缩小一半，导致开放的底蜕膜血管缩窄和血栓形成，血流因而减少，创面表层坏死脱落，由其下方的基底内膜和周围的新生内膜缓慢修复。一般于 3 周后血栓逐渐纤维化而完全阻塞管腔，流血停止。如发生感染，局部不能如期复原，血栓脱落，血管重新开放，即发生大量出血。如有部分胎盘胎膜残留在宫腔内，经一定时间发生坏死脱落，可使附着处的血管裸露而大出血。

二、诊断

1. 病史　应询问剖宫产指征和术式，术中特殊情况与术后恢复是否顺利，术后有无发热等，排除全身出血性疾病。常有第三产程或产后 2 小时内阴道流血量较多及胎盘胎膜残留病史，或难产、产程过长等病史。剖宫产术后产妇常有子宫切口缝扎异常情况，或有感染因素等。

2. 临床表现

（1）阴道出血：反复发作，阴道少量持续流血，也可突然大量流血。胎盘组织残留引起的出血，多发生于产后 10 日左右，流血量常大，突然发生；子宫胎盘附着部位复旧不良者，多于产后 2～3 周内突然出血，出血量一般较少；子宫切口裂开的阴道出血常发生于术后 2～4 周。

（2）发热及腹痛：反复出血并发感染者，可出现发热及下腹痛。

（3）体征：出血多而急者，常可使患者呈贫血貌，血容量严重不足时可出现血压下降、冷汗淋漓、脉搏细弱不清，甚至意识丧失等休克征；妇科检查可发现宫口松弛，或夹有胎盘组织，双合诊时子宫大而软，可有触痛；剖宫产术后者，有时可触及子宫下段明显变软；滋养细胞肿瘤者，有时可于产道内发现转移结节。

3. 实验室及其他检查

（1）血常规检查：血红蛋白低于正常，继发感染时白细胞增多。

（2）血或尿 hCG 检查：可疑滋养细胞肿瘤做此项检查，以协助诊断。

（3）肝、肾功能检查：有助于与肝、肾功能损伤引起的出血鉴别。

（4）诊断性刮宫：为必需采取的辅助诊断措施，具有治疗作用。刮出物应全部送病理学检查。如剖宫产后子宫切口裂开，更需谨慎经宫颈进行探查，如触及裂口或取得肠线，可以确诊，否则应考虑行剖腹探查术以免贻误治疗时机。

4. 诊断

（1）反复发生阴道流血，胎盘胎膜残留，胎盘附着部复旧不全者，多在产后 10～21 日突然出血，出血量呈中量或少量；剖宫产术后子宫切口愈合不良或裂开者，多于术后 2～6

周出血,出血量较多。

(2)腹部微痛,并发感染时可出现下腹痛、发热。

(3)子宫复旧不良或触痛。

(4)阴道检查宫口松弛,有时可触及残留的组织。

(5)急性大量出血,可有休克体征。

(6)产道血肿阴道检查可触及增大的血肿或见到活动性出血点。

5. 鉴别诊断

(1)绒毛膜癌:患者除有阴道出血外,有时可出现转移症状,如咯血等。妇科检查时,子宫增大、柔软、形状多不规则,下腹两侧可扪及囊性肿块(黄素囊肿)。如有阴道转移,可见蓝紫色结节。hCG 测定有助鉴别。诊断性刮宫刮出物行病理学检查即可确诊。

(2)性交损伤:产后阴道黏膜菲薄,过早性交,易发生阴道裂伤引起出血,询问患者有无性交史,妇科检查可见阴道裂伤。

三、处理

因阴道长时间流血或大量流血,应在纠正贫血补充血容量的同时,给予子宫收缩剂和广谱抗生素治疗。若出现失血性休克,应立即抢救和积极纠正休克处理。阴道分娩后,有少量或中量阴道流血,应给予定量广谱抗生素、子宫收缩剂、支持疗法及中药疗法。

1. 少量或中等量阴道出血 产后少量或中量流血,持续不净者经检查排除胎盘胎膜残留或软产道损伤者可用宫缩剂治疗。缩宫素 10～20U,每日 3 次肌内注射,或加入 5%葡萄糖注射液中静脉滴注;麦角新碱 0.2mg,每日 1 次肌内注射;益母草冲剂,按医嘱用量冲服。同时加用抗生素抗感染。

2. 胎盘胎膜残留 一般应在抗生素控制感染后 3～4 日做清宫术。若有较大块的胎盘残留,可先用卵圆钳钳夹,再用大刮匙刮宫。但刮宫术中往往出血增多,术前应做好输血、输液准备,术中静脉滴注 5%葡萄糖注射液和缩宫素。术时应轻柔、慎重,以防止子宫穿孔,刮出物应送病理检查,以明确诊断。

3. 产道裂伤或血肿 对产道裂伤未缝合或缝合不佳者,应立即缝合止血。有阴道血肿时,应拆开缝线,清除血肿,最好能找到出血点,结扎止血后重新缝合。

4. 剖宫产术后切口感染愈合不良 对于出血量不多,一般状况尚好者,可嘱卧床休息,给予宫缩剂、抗生素及止血药物治疗。若切口裂开不大或非全层裂开,可能通过保守治疗,有效地控制感染,使切口重新愈合。在出血停止后一般应继续治疗观察 4 周。

对于出血量较多或已伴休克者,或在保守治疗过程中突然大出血者,应在积极抢救休克的同时,立即剖腹探查,必要时行子宫切除术。切口宜在原切口下 1.5～2.0cm 处。手术后应加强抗感染治疗。

(杜丽丽)

第五章 妊娠期并发症

第一节 流 产

凡妊娠于 28 周前终止,胎儿体重不足 1 000g 者,称为流产。若发生于 12 周前者称为早期流产,发生于 12 ~ 28 周者称为晚期流产。流产分为人工流产和自然流产两种,人工流产是指采用药物或手术等方法使妊娠终止者,本节不做介绍。自然流产则指胚胎或胎儿因某种原因自动脱离母体而排出体外者。

自然流产是妇产科常见疾病,发生率高达 10% ~ 18% ,多数为早期流产。

一、病因

流产的原因很多,现分述如下。

1. 遗传因素　基因异常是自然流产的最常见的原因,早期流产时,染色体异常者占 50% ~ 60% ,染色体异常可表现为数目异常和结构异常。染色体数目异常有多倍体、三体或单体等。染色体结构异常则有染色体断裂、缺失和易位。染色体异常的胚胎多不能存活而流产、死胎。造成染色体异常的原因可能与孕妇年龄过大(大于 35 岁),排卵后延迟,卵子过熟、X 线照射、病毒感染等有关。

2. 外界因素　影响生殖功能的外界因素很多,孕妇接触后可能发生流产。可能致流产的有毒物质有镉、铅、有机汞、DDT、其他放射性物质等。这些物质可能直接作用于胎儿体细胞,也可能通过胎盘作用于胎儿。

3. 母体方面的因素

(1)内分泌功能失调:黄体功能不全的妇女,排卵受精后体内孕激素不足,蜕膜发育不良,影响受精卵的正常发育,甲状腺功能不足或亢进的妇女也可能因胚胎发育不良而导致流产。

(2)生殖器官疾病:孕妇合并生殖器官疾病如子宫畸形(纵隔子宫、双角子宫、子宫发育不良等)、盆腔肿瘤(子宫肌瘤、卵巢肿瘤)、子宫腔粘连,皆可影响胎儿生长和发育,导致流产。宫颈口松弛或部分宫颈切除术后可使胎膜易破,导致晚期流产。

(3)全身性疾病:患急性传染病,高热及细菌毒素等可引起子宫收缩或毒素通过胎盘使胎儿死于宫内,均可导致流产。严重贫血,心功能不全,可使胎儿缺氧死亡。

慢性肾炎及血管硬化,可造成胎盘梗死或胎盘早剥而发生晚期流产。其他如维生素 B 及叶酸缺乏,汞、铅、酒精及吗啡等慢性中毒也可引起流产。

(4)创伤:妊娠期腹部手术或外伤,可引起子宫收缩而流产。

4. 免疫因素 母体妊娠后由于母儿双方免疫不适应而导致母体排斥胎儿以致发生流产。现已发现的有关免疫因素有配偶的组织相容性抗原、胎儿抗原、血型抗原、母体细胞免疫调节失衡、妊娠期母体封闭抗体、母体抗父方淋巴细胞的细胞毒性抗体缺乏等。其中血型抗原为常见流产的免疫因素之一，是由于胎儿与母体血型不合，致母体内产生免疫抗体，抗体经胎盘进入胎儿体内，使胎儿红细胞破坏而溶血，导致晚期流产，严重者可致胎儿死亡。

二、诊断

1. 临床表现 流产的主要症状是阴道流血和腹痛。早期流产的胚胎多已死亡，蜕膜发生退行性变、坏死、出血和血栓形成。当流产发生时，已经脱离母体的胚胎部分及凝血块刺激子宫收缩，绒毛自蜕膜分离，血窦开放，即开始出血。后出现阵发性下腹疼痛，直到胚胎全部排出。因此，早期流产常先有阴道流血，然后出现下腹疼痛。如流产发生在妊娠8周前，绒毛发育尚不成熟与子宫蜕膜联系还不牢固，整个胚泡及绒毛多从子宫壁完全剥离而排出，排出时胚胎被蜕膜及凝血块包裹，往往出血不多。如流产发生在妊娠8～12周，由于绒毛发育繁盛并深深植入蜕膜中，胎盘往往不能完全剥离与胎儿同时排出，仅有胎儿单独排出，或胎儿及部分胎盘排出，致使宫腔内还有部分组织残留，影响宫缩，影响血窦关闭，出血较多。

妊娠12周以后，胎盘已完全形成，流产时胎盘继胎儿娩出之后完整娩出，因此，晚期流产和早产、足月产相似，均为先有腹痛，后再出现阴道流血，流血量不多，临床上依其发生不同阶段可将其分为以下6种。

(1)先兆流产：表现为停经后出现少量阴道流血，少于月经量，呈鲜红或深褐色。早孕反应持续存在，有时有轻微下腹痛，伴腰酸或下坠感。妇科检查见宫颈口未开，羊膜囊未破，子宫与停经周数相符合，妊娠试验阳性，如胚胎正常，经保胎治疗后妊娠可继续。

(2)难免流产：由先兆流产发展而来，继续妊娠已不可能。表现为阴道出血量多，常超过月经量，并有血块排出。阵发性腹痛加重，妇科检查宫颈口已开，羊膜囊膨出或破裂，胚胎组织堵塞于宫颈口，子宫与停经周数符合或稍小，尿妊娠反应阳性或阴性。

(3)不全流产：常发生在妊娠8～12周。胎儿已排出，部分或全部胎盘尚存留于宫腔内，致使阴道持续流血，严重时可引起失血性休克，如抢救不及时，可危及生命。妇科检查宫颈口已开大，有时见胎盘组织堵塞于宫颈口，子宫较停经月份小，如有残留组织，可形成胎盘息肉，引起反复出血和感染。

(4)完全流产：常发生于8周前和12周后的妊娠。胚胎或胎儿，胎盘已完全排出。阴道出血逐渐停止，腹痛消失。妇科检查宫口已关闭，子宫接近正常大小。

此外，流产还有两种特殊情况如下。

(1)稽留流产：又称过期流产，是指胚胎已死亡滞留宫腔内未自然排出者，胚胎死亡后子宫不再增长反而减小，妊娠反应消失，有时反复阴道出血，量时多时少。滋养细胞功能消失后妊娠试验阴性。子宫小于停经月份，不如妊娠子宫柔软。由于胚胎死亡已久，胎盘组织机化与子宫壁紧密粘连，不易完全剥离。又因雌激素不足，子宫收缩差，流产常有大量出血。偶因死胎，长期稽留于宫腔，胎盘消融，产生的凝血活酶进入血液循环，引起弥漫性血管内凝血，导致凝血功能障碍流血不止。

（2）习惯性流产：自然流产连续发生 3 次或 3 次以上者，每次流产发生在同一妊娠月份，其流产经过与一般流产一样。早期的原因有黄体功能不全、精神因素、垂体功能不全、染色体异常、精子缺陷等，晚期最常见的原因是宫颈内口松弛、子宫畸形、子宫肌瘤、母儿血型不合等。

2. 诊断　根据病史，体检及辅助检查，先确定是否流产，然后确定流产类型。

（1）病史：常有停经史和早孕反应。出现阴道出血，应注意出血量的多少，是否伴有腹痛及其程度，有无胎盘或胎儿组织排出，阴道分泌物是否脓性或有臭味。

（2）体格检查：注意患者一般情况。如有无贫血并测量血压、脉搏、体温等。妇科检查注意宫颈口是否已经扩张，有无羊膜囊膨出或胎盘组织堵塞，子宫大小是否与停经月份符合，下腹部是否有压痛。检查应在消毒情况下进行，操作宜轻柔，以免引起感染或促进病情发展。

（3）辅助检查：血或尿绒毛膜促性腺激素、胎盘泌乳素、雌二醇、孕酮含量测定有助于诊断。B 型超声检查可显示有无胎动、胎心，宫颈口是否松弛，妊娠囊的大小及形态，从而了解胚胎是否存活。这些辅助检查对不同类型的流产有一定的帮助，并且可协助制订治疗方案。

3. 鉴别诊断　通过病史和体检可和功能失调性子宫出血、输卵管妊娠、葡萄胎进行鉴别。必要时做诊断性刮宫送病理检查以明确诊断。此外，还应鉴别各种类型的流产，以明确诊断，根据不同的类型选择不同的治疗方案。

三、治疗

流产是妇产科的常见病，应重视孕期保健，预防流产的发生。妊娠后可以照常工作，但应该避免重体力劳动，防止外伤。妊娠早期应该避免性生活。流产后如果处理正确，一般无后遗症，处理不当可造成贫血、盆腔炎或盆腔积脓，继发不孕，严重者大量出血或严重感染，可危及生命。

1. 先兆流产　卧床休息，禁止性生活，阴道检查操作应轻柔，减少对子宫刺激。口服维生素 E 10～20mg，每日 3 次，有利于受精卵发育。对黄体功能不全，可肌内注射黄体酮 20mg，每日 1 次。为了有利于蜕膜生长和受精卵发育，阴道出血停止 1 周后可停药。经上述治疗，阴道仍出血，提示胚胎发育异常，应停止治疗。

2. 难免流产　应促使胚胎或胎盘组织及早完全排出，防止出血和感染。子宫小于妊娠 12 周，行吸宫术，术前或术时注射缩宫素 10U，以减少出血。超过 12 周者先肌注缩宫素 10U，后每半小时再注射 5U，共 4 次，或用缩宫素 10～20U 加入输液中静脉滴注，促使子宫收缩，将胎儿排出体外。宫口开大者应行钳刮术。

3. 不全流产　应行吸宫或钳刮术以清除宫腔内的残留组织，出血多者静脉滴注缩宫素，必要时输血。出血时间长者，应给予抗生素预防感染治疗。

4. 完全流产　一般不需特殊治疗。

5. 稽留流产　确诊后应积极治疗，防止引起凝血功能障碍，造成严重出血。如设备条件许可，应做凝血功能检查，如有凝血功能障碍应予以适当处理，待凝血功能改善后，再予以引产或手术。如无凝血功能障碍，则可口服己烯雌酚 5～10mg，每日 3 次，以提高子宫肌肉对缩宫素的敏感性，一般术前用药 5 日，子宫小于妊娠 12 周者可进行宫颈扩张和钳刮术。术前做输血准备,术时应用宫缩剂以减少出血。由于胎盘与子宫粘连较紧,操作应轻柔小心,防止子宫穿孔。一次不能刮净者,可于 1 周后再刮 1 次。子宫大于妊娠 12 周宜采用雷凡诺胎膜外引产术或静脉滴注缩宫素、前列腺素,促进宫腔内容物排出。

6. 习惯性流产 男女双方均应进行详细的体检,包括精液检查,卵巢功能测定,子宫输卵管造影和染色体核型分析。针对病因进行分析处理,如行纵隔子宫和单角子宫矫治术,子宫肌瘤切除术,宫腔粘连松解术。黄体功能不全应及早用黄体酮预防流产,病因不明的习惯性流产,月经稍延期,基础体温不降,疑有妊娠可能,即应卧床休息,补充维生素 E,应用镇静剂保胎,治疗期限必须超过以往流产时的妊娠月份。

宫颈内口松弛,根据以往流产发生时期,在妊娠 12 ~ 20 周行宫口缝扎术。如有阴道感染须治疗后再进行手术,术后给予黄体酮及镇静剂治疗,到妊娠近足月时再拆除缝线;染色体异常引起的反复流产,应根据生育史和本人健康状况和男女双方及其家属的调查,对今后妊娠再发生染色体异常的概率作出估计。如再次妊娠,必须进行产前诊断,通过羊水染色体核型分析,了解胎儿是否染色体异常。凡胎儿染色体异常者应及时终止妊娠。

(位玲霞)

第二节 异位妊娠

受精卵在宫腔以外的部位着床发育者,称为异位妊娠,又称宫外孕。异位妊娠是妇产科常见急腹症之一,如诊治不及时可危及生命。严格意义上异位妊娠与宫外孕是有区别的,宫外孕仅指受精卵着床于子宫以外的妊娠,不含宫颈妊娠。异位妊娠中输卵管妊娠最常见,约占 95% 。

一、分类

根据孕囊着床的不同部位,对异位妊娠做如下分类。

1. 输卵管妊娠 指受精卵在输卵管腔中种植、发育,约占异位妊娠的 90% ,最多见部位为壶腹部,其次为峡部。输卵管妊娠按受精卵种植于输卵管腔的部位又可分为:①输卵管壶腹部妊娠;②输卵管峡部妊娠;③输卵管间质部妊娠;④输卵管伞部妊娠等。

2. 宫腔外子宫妊娠 可分为:①宫颈妊娠;②残角子宫妊娠;③子宫肌壁内妊娠;④子宫憩室妊娠。

3. 子宫以外部位妊娠 ①卵巢妊娠;②腹腔妊娠;③阔韧带内妊娠;④腹膜后妊娠。

4. 宫内宫外复合妊娠 少见。

5. 阴道妊娠 分为两类:一类发生于子宫切除后的阴道残端;另一类发生于阴道壁憩室内或尿道阴道壁间隙内,临床极为罕见。

二、病因和发病机制

1. 慢性输卵管炎 为输卵管妊娠的主要原因。因输卵管炎症,黏膜损伤,管腔狭窄,通而不畅,或内膜纤毛缺损,管壁肌层增厚,蠕动异常,或输卵管周围炎症粘连,引起输卵管扭曲等,均可使受精卵运行受阻。

2. 输卵管发育异常 如输卵管过长、憩室、多孔、肌层发育不良等。

3. 盆腔内肿瘤压迫或牵引 使输卵管变细变长,迂回曲折,阻碍受精卵通过。

4. 输卵管手术后　可发生于输卵管修补术、输卵管结扎术及输卵管结扎再通术后。

5. 盆腔子宫内膜异位症　子宫内膜异位症引起的输卵管妊娠主要由于机械因素所致。此外,异位的子宫内膜对受精卵可能有趋化作用,促使其在宫腔外妊娠。

6. 其他　宫内节育器与异位妊娠的关系已引起有关方面的注意,各持不同的看法,未有定论。对放置节育器的妇女,当出现停经、腹痛、阴道流血症状时,应警惕输卵管妊娠的可能。

受精卵在输卵管内着床,由于输卵管管壁较薄,黏膜只有上皮而缺少黏膜下组织,在受精卵种植后不能形成完整的蜕膜层,而且输卵管的血管系统也不同于子宫,既不能抵御绒毛的侵蚀亦不能提供足够的营养,受精卵遂直接侵蚀输卵管肌层,绒毛侵及肌壁微血管,引起局部出血,进而由蜕膜细胞、肌纤维及结缔组织形成包膜。输卵管的管壁薄弱,管腔狭小,不能适应胎儿的生长发育,因此,妊娠发展到某一阶段,即被终止。如受精卵着床在靠近伞端的壶腹部,则发展到一定程度即以流产告终。当胚胎全部流入腹腔(完全流产)一般出血不多;如部分流出(不完全流产)则可反复多次出血。如受精卵着床在狭窄的输卵管峡部,则往往导致输卵管破裂而发生严重的腹腔内大出血。

三、诊断

1. 病史　详细询问月经史、腹痛经过,了解有无不孕、生殖器官炎症与治疗史,阑尾炎或下腹部手术(尤其宫外孕)史,分娩、产褥经过、人工流产、输卵管绝育或宫内节育器情况,子宫内膜异位症,性传播疾病接触史等。重视临床表现以警惕本病。

2. 临床表现　输卵管妊娠的临床表现,与受精卵着床部位,有无流产或破裂以及出血量多少,出血时间长短等有关。

(1)停经:除输卵管间质部妊娠停经时间较长之外,大部分有 6~8 周停经史。有20%~30% 患者无明显停经史,可能未仔细询问病史,将不规则阴道流血误认为末次月经,或由于月经仅过期几日,不认为是停经。

(2)腹痛:为患者就诊的最主要症状。输卵管妊娠未发生流产或破裂前,由于胚胎在输卵管内逐渐增大,输卵管膨胀而常表现为一侧下腹部隐痛或酸胀感。当发生输卵管妊娠流产或破裂时,患者突感一侧下腹部撕裂样痛或阵发性绞痛,持续或反复发作,常伴有恶心、呕吐。若血液局限于病变区,主要表现为下腹部疼痛,血液积聚于直肠子宫陷凹处时,可出现肛门坠胀感。随着血液由下腹部流向全腹,疼痛可由下腹部向全腹部扩散,血液刺激膈肌时,可引起肩胛部放射痛。

(3)不规则阴道出血:输卵管妊娠终止后,绒毛膜促性腺激素即不再分泌,子宫内膜因失去激素的支持作用发生坏死脱落,所以有不规则或持续少量的阴道出血,偶在流出的血液中发现蜕膜碎片或蜕膜管型。此外,输卵管的血液也可经子宫由阴道流出。

(4)晕厥与休克:由于骤然内出血及剧烈腹痛,患者常出现头晕、心悸、恶心、呕吐、出冷汗、面色苍白、脉搏快而弱、血压下降、晕厥等表现,其严重程度与阴道出血不成比例。

(5)陈旧性宫外孕:由于输卵管破裂后囊胚被大网膜或周围组织立即包绕,未造成急性症状。其病情一般较稳定,血压平稳,腹痛轻,腹腔内游离血液已初步形成包块,或部分被吸收,移动性浊音逐渐消失,腹部压痛及反跳痛已不明显。盆腔内有包块形成,可能对膀胱或直肠造成压迫或有尿频及里急后重感。

（6）体征。

1）一般情况：与失血量有关，失血多者呈贫血貌，大量出血者可出现血压下降、面色苍白、脉搏细数等休克症状，体温一般正常。若腹腔内陈旧性出血形成包块，吸收时可有体温升高，但不超过 38℃。

2）腹部检查：有较轻的腹肌紧张，若内出血多，则腹部膨隆，当盆腔积血≥500mL 时，可听到移动性浊音。下腹部有明显压痛反跳痛，尤以患侧为剧。若有反复出血积聚形成血块，可触及下腹部包块。

3）盆腔检查：宫颈口见少量暗红血液流出，宫颈着色，呈紫蓝色，子宫稍大较软，但小于停经月数。无内出血时，仔细检查于宫体一侧可触及增粗的输卵管，有压痛。若有内出血时，则后穹隆饱满触痛，并出现宫颈举痛，子宫有漂浮感，于患侧附件区偏子宫后方或在子宫直肠窝方向，可触及不规则的边界不清及触痛明显的包块。若发病时间长，输卵管出血形成包块，特点为子宫一侧可及边界不清、不活动的及有触痛的包块。

另外，较少见的还有 4 种。

宫颈妊娠：指胚泡在宫颈管内着床和发育的妊娠，罕见而危险。临床上易误诊为难免流产。患者停经后流血时间较早，阴道流血量逐渐增多或间歇性阴道大出血，探查、搔刮子宫时可出现难以控制的大出血。宫颈改变的特点为：宫颈膨大、着色、变软变薄，外口扩张，内口紧闭。B 型超声显示宫腔空虚，颈管内充满妊娠组织。宫颈妊娠的临床诊断标准为：①妇科检查发现膨大的宫颈上方子宫大小正常；②妊娠组织完全在宫颈管内；③分段诊刮宫腔内未发现妊娠产物。处理原则是在有效的止血措施的保障下终止妊娠。刮宫术的术前准备包括：手术医师应具有全子宫切除术经验，做好输血准备；预备填塞颈管止血纱布条；病情允许时术前给予 MTX 治疗可有效减少出血，MTX 每日肌内注射 20mg 共 5 日，或 MTX 单次肌内注射 50mg。刮宫术时常需使用纱布、纱条压迫填塞止血，必要时行双侧髂内动脉结扎，若出血不止则及时切除子宫。对已有孩子的患者为避免失血性休克和感染可行全子宫切除术。

卵巢妊娠：极为少见，系胚泡在卵巢内着床和发育形成。卵巢妊娠的诊断标准必须包括以下几点：①双侧输卵管完整；②囊胚位于卵巢组织内；③卵巢与囊胚是以卵巢固有韧带与子宫相连；④囊胚壁上有卵巢组织。卵巢妊娠的临床表现与输卵管妊娠相似，术前很难明确诊断卵巢妊娠，手术探查时也有误诊为卵巢黄体破裂，常规病理检查才能确诊。多数卵巢妊娠有内出血和休克体征，手术时应根据病灶范围行卵巢部分切除术或患侧附件切除术，原则上应尽量保留正常的卵巢组织和输卵管。

残角子宫妊娠：残角子宫是在胚胎期副中肾管中段融合不良，一侧发育正常，另一侧仅残留一宫腔，无宫颈，不与阴道相通，通过一长短宽窄不等的纤维带或肌束和对侧正常子宫的侧壁相连接，其中间大多无孔道。在残角子宫的外侧角，附有圆韧带和附件。残角子宫妊娠的临床表现随残角子宫的发育程度不同而有较大差异。一般残角子宫发育较差，肌层组织薄弱，多于妊娠 18 周左右发生破裂；或绒毛直接侵入子宫肌层，形成胎盘植入，甚至穿破宫壁，导致子宫破裂出现大量内出血，引起急性腹痛及腹膜刺激症状，与输卵管间质部妊娠破裂相似。残角子宫发育较好者，妊娠偶可持续到接近足月，但胎位常异常，临产时经过一段时间的规律宫缩，胎先露不下降。肛门检查或阴道检查，宫颈无改变，宫口不开,触不到羊膜囊,扪及另一侧有非妊娠子宫,而明确诊断。残角子宫在妊娠期及分娩过程中首先发生子宫破裂,但胎儿不能娩出而致胎死宫内。以后宫缩缓解,胎儿浸软、钙化而可形成石胎,健侧子宫可出现流血并排出管型蜕膜。

临床由于罕见,易致漏诊和误诊,但如能对其提高警惕,注意有关病史,如闭经、腹痛和包块等,并仔细进行妇科检查(如存在双阴道、阴道纵隔,宫颈僵硬,在相当于子宫内口处触到一个与妊娠月份相符的包块等)及 B 型超声检查(发现胚囊或胚胎在宫腔外的包块内),一般能正确诊断。如遇有下列情况则更易明确诊断。①行人流术时,探宫腔偏向一侧,仅能刮出蜕膜组织,无胚胎及绒毛,术后妊娠反应继续存在。②行中期妊娠引产时,经各种引产方法均告失败。③临产后,虽有规律宫缩,但宫口不开,先露不下降及高浮等。

一旦确诊残角子宫妊娠,为防止破裂,应尽早行剖腹探查,切除残角子宫,同时连同该侧附件一并切除,以防以后在该侧附件发生妊娠。如对侧卵巢有病变需要切除,则可保留该侧卵巢。如残角子宫妊娠已持续至后期,孕妇强烈要求获得活婴,则应住院待产,卧床休息,严密监护。发现妊娠子宫有破裂先兆,须及时行剖宫产术及残角子宫切除术,否则可待胎儿发育基本成熟,在足月前(妊娠 7~8 个月)行剖宫产术并切除残角子宫及该侧附件。

腹腔妊娠:为受精卵在腹腔内生长发育者,原发性极为少见,是指受精卵直接种植于腹膜、肠系膜、大网膜或盆腔内异位的子宫内膜上。继发性妊娠大部分发生于输卵管妊娠流产或破裂后,故稍多见,由于胎盘附着异常,血液供应不足,胎儿很难存活至妊娠足月,其中约半数为畸形胎儿。多数有输卵管妊娠破裂史,即停经、腹痛、阴道流血等病史。此后腹部逐渐长大,胎动可加重腹痛,查体时胎儿肢体位置表浅,胎位不正,多见横位,胎心音异常清晰。妇科检查发现宫颈甚高,子宫稍大于正常,并偏向一侧,如胎儿死于腹腔过久,可干尸化或形成石胎。亦有可能继发感染形成脓肿,穿通母体的直肠、阴道或腹壁,排出胎儿骨骼。

3. 实验室及其他检查

(1)B 型超声检查:已成为诊断输卵管妊娠的重要方法之一。输卵管妊娠的典型声像图为:①宫内不见妊娠囊,内膜增厚;②宫旁一侧见边界不清、回声不均的混合性包块,有时可见宫旁包块内有妊娠囊、胚芽及原始心管搏动,为输卵管妊娠的直接证据;③直肠子宫陷凹处有积液。文献报道,超声检查的正确率为 77%~92%,随着彩色超声、三维超声及经阴道超声的应用,诊断准确率将不断提高。

(2)妊娠试验:测定 β-hCG 为早期诊断异位妊娠的常用手段。胚胎存活或滋养细胞尚有活力时,β-hCG 呈阳性,但异位妊娠时数值往往低于正常宫内妊娠,血 β-hCG 的倍增在 48 小时内亦不足 66%。β-hCG 阴性,也不能完全否定异位妊娠。妊娠 β-hCG 阳性时不能确定妊娠在宫内或宫外。疑难病例可用比较敏感的放射免疫法连续测定。

(3)阴道后穹隆穿刺:简单可靠。适用于疑有腹腔内出血的患者,若抽出暗红色不凝固血液,说明有血腹症存在。陈旧性宫外孕时,可抽出小血块或不凝固的陈旧血液。若抽出的血液较红,放置 10 分钟后即凝固,应考虑针头刺入静脉的可能。无内出血或内出血量很少,血肿位置较高或直肠子宫陷凹有粘连时,可能抽不出血液,因而穿刺阴性不能否定输卵管妊娠的存在。

(4)子宫内膜病理检查:诊断价值有限,仅适用于阴道流血量多的患者,目的在于排除宫内妊娠流产。切片中若见到绒毛可诊断宫内妊娠,仅见蜕膜而未见绒毛则有助于诊断异位妊娠。

(5)腹腔镜检查:对于不典型的病例,尤其是早期未破裂的病例,应用腹腔镜检查价值大,并且可与原因不明的急腹症相鉴别。可直视条件下观察宫外孕部位和周围脏器的关系及粘连情况,协助诊断,并可经腹腔镜切除未破裂的输卵管妊娠。近年来,腹腔镜检查已作为早期诊断异位妊娠的主要方法之一。

输卵管妊娠腹腔镜下所见:早期输卵管妊娠可见输卵管呈节段性增粗;输卵管流产者可见输卵管、血块或胚囊粘连在一起;输卵管破裂者可见裂口;间质部妊娠者可见子宫角部膨大;若有出血,可见后陷凹有积血,不易观察,腹腔镜下可将腹腔内积血和血凝块吸净,便于观察。对于陈旧性异位妊娠或因腹膜炎,盆腔炎粘连者,则应分离粘连,暴露视野,多数可明确诊断。由于内出血过多时影响操作与观察,同时休克条件下行腹腔镜手术易致心血管并发症等原因,腹腔内出血多及休克患者禁忌行腹腔镜检查。

(6)陷凹镜检查:主要适用于输卵管妊娠中未破裂或流产者,镜下可见:输卵管呈节段性膨大,盆腔有积血等。该方法少用,若血腹症典型,可不用该检查。

(7)腹腔穿刺:经腹壁穿刺入腹腔抽出血液可协助诊断异位妊娠,适用于较多量腹腔内出血者,配合腹部B型超声,诊断效果更佳。该法简单,不经过阴道,减少感染机会,但内出血少时,则可致假阴性结果。

(8)诊断性刮宫(诊刮):适用于阴道流血较多者。诊刮的刮出物应送病理检查,排除宫内妊娠。若刮出物是胚胎组织或绒毛,可排除异位妊娠;若刮出物仅是内膜组织,则异位妊娠的可能性大;若仅见蜕膜而未见绒毛,可排除宫内妊娠。文献报道,异位妊娠的子宫蜕膜发生率为15.9%～58.9%;异位妊娠时子宫内膜呈非典型增生改变者为10%～25%。如镜下可见腺体高度弯曲,呈锯齿状,胞质泡沫状,核浓,参差不齐,如过度分泌型子宫内膜,即A－S反应,也有一定诊断意义。临床中,大部分患者由于有较长时间的子宫出血,内膜近乎恢复到非妊娠状态,因此,诊刮的病理报告可为增生期、分泌期、月经期,均不能排除异位妊娠的可能。

4. 诊断 输卵管妊娠流产或破裂后,多数有典型的临床表现。根据停经、阴道流血、腹痛、休克等临床表现可以诊断。如临床表现不典型,则应密切监护病情变化,观察腹痛是否逐渐加剧、盆腔包块是否逐渐增大、血压及血红蛋白下降情况,从而做出诊断。诊断标准如下。

(1)多有急性腹痛、短期停经后少量持续性阴道出血史,常伴肛门坠痛及便意,少数有蜕膜管型排出。

(2)腹部有压痛,反跳痛明显,腹软,无肌紧张。内出血多时叩诊有移动性浊音,可并发休克。

(3)后穹隆穿刺抽出不凝血液,镜下有陈旧红细胞。

(4)尿妊娠试验可能阳性,血β－hCG放免测定和单克隆抗体妊娠试验多呈阳性。

(5)需要和可能时做B型超声及腹腔镜检查。

5. 鉴别诊断 输卵管妊娠应与宫内妊娠、流产、急性阑尾炎、黄体破裂、卵巢囊肿蒂扭转相鉴别。

四、处理

传统方法是手术治疗,近年来随着高敏感度放免测定 β－hCG 及高分辨率 B 型超声和腹腔镜的开展,异位妊娠早期诊断率越来越高,药物治疗和保守性手术也较多地应用于临床,但在保守治疗的同时,应做好手术治疗的准备,以便发生急性大出血时,及时抢救。

1. 保守性药物治疗　符合下述适应证者可行保守性药物治疗。

（1）适应证:①无内出血或贫血现象,生命体征平稳;②阴道 B 型超声显示胚泡直径为 2～3cm,最大直径不超过 4cm;③阴道 B 型超声显示盆腔内无积血或有极少量积血;④血 β－hCG <2000mU/mL;⑤如 B 型超声检查可见明显的胎心搏动则为相对禁忌证。

（2）药物治疗方法。

1）一般药物:以药物支持对症治疗为主,输液,必要时输血以补充血容量及维持水、电解质平衡治疗,抗生素预防与治疗感染,在诊断明确的前提下,可适当应用镇静止痛剂,补充维生素。

2）甲氨蝶呤（MTX）:是一种叶酸拮抗剂,可抑制双氢叶酸还原酶,因而可抑制快速增殖细胞如滋养细胞,骨髓细胞等。该药对以后妊娠无不良反应,并不增加流产率或畸形率,也不增加其他肿瘤的发生率,因而广泛应用于临床。MTX 分为全身给药及局部给药治疗。

全身给药:可通过静脉或肌内注射给药,目前临床证明两者成功率无显著差异,且肌内注射简单方便,成为首选方法。①MTX 每次 1.0mg/kg,肌内注射,隔日 1 次,共用 4 次。治疗过程和治疗后每隔 2～3 日验血或尿 hCG、血常规和肝肾功能,并做阴道 B 型超声检查,直至 hCG 恢复正常,hCG <10mU/mL 者即为治愈。② MTX 个体化用法:为了减少 MTX 毒性,也可根据患者的具体情况采用 MTX 的个体化用法,MTX－CF 的每次剂量与上述相同,治疗过程中每日验血 β－hCG 以观察疗效,如果 hCG 2 日下降 15% 即可停药。③单剂量疗法:未破裂的异位妊娠,直径≤3.5cm,血液动力学稳定,可用单剂量 MTX 50mg/m^2 治疗,效果满意,也无明显不良反应。④如果 MTX 全身化疗作为配合局部用药时,剂量可酌减,或用于腹腔镜下保守性手术后绒毛组织残留者,剂量也可酌减,或可用口服法。

局部给药:优点是浓度高,作用强;剂量小,疗程短,不良反应轻;对再次妊娠和子代无影响,治疗安全。

腹腔镜下局部注射:可在腹腔镜直视下将药液 20～25mg 注入输卵管妊娠最扩张部位,使治疗与检查一次完成,损伤小,治疗效果确切。国外报道有效率达 88%。

阴道或腹部 B 型超声引导下局部注射:在高分辨率的 B 型超声或彩超帮助下,妊娠囊及妊娠部位周围的高血流可清楚识别,超声引导下羊膜囊内注射 MTX 50mg 可直接杀死胚胎组织。本法成功率略小于腹腔镜下局部注射。对于宫颈妊娠本法效果较好。

3）5－氟尿嘧啶（5－FU）:500mg 加入 5% 葡萄糖注射液中静脉滴注,每日 1 次,共 10 日,治疗前后监测血 β－hCG 水平的变化。

4）氯化钾（KCl）:20% KCl 对胚胎有毒性作用,但无抗滋养细胞活性的作用。可将 20% KCl 0.5mL 直接注入孕囊内,如失败需改用手术治疗。

5）高渗糖水：在腹腔镜下，将 50% 葡萄糖溶液 5～20mL 做局部注射至输卵管明显肿胀或液体自伞端流出为止，成功率达 60%～98%。血清 hCG 水平恢复至正常的平均时间为 20～30 日。

6）米非司酮：是一种孕激素受体结构药，米非司酮为微黄色结晶粉末，无臭无味，光照敏感，在甲醇、二氯甲烷中易溶，在乙醇或乙酸乙酯中溶解，几乎不溶于水。1980 年法国首先合成米非司酮并应用于临床。临床研究表明，米非司酮是一种强有力的抗孕激素类药物，具有明显的抗早孕及中孕、抗着床、诱发月经等作用。米非司酮是孕激素受体拮抗药，两者结合使蜕膜组织中孕激素受体（PR）含量下降，雌激素受体（ER）水平上升，改变了 PR 和 ER 之间的平衡，使孕酮失去活性，蜕膜化无法维持，致使胚胎停止发育。

国外报道治疗异位妊娠效果不明显，国内湖南医科大学报道 47 例患者中，29 例成功，18 例失败。他们提出：大剂量米非司酮治疗宫外孕简便、安全、无不良反应。适用于生命体征稳定、β－hCG＜100U/L、异位妊娠包块直径小于 5cm、无急性腹痛、无胎心搏动及要求保守治疗者。Perdu 等发现米非司酮联合 MTX 治疗异位妊娠效果优于单用 MTX。

7）天花粉针剂：如患者一般情况良好，内出血量不多，尚未生育，也可在严密观察及随访血 β－hCG 的情况下选用天花粉针剂 2.4mg 肌内注射，应常规做天花粉皮肤试验，无反应者可以给药，一般于注射后 5～7 日内胚胎即能死亡，妊娠反应转阴性，继用中药活血化瘀，即能治愈。如 1 周后尿 hCG 定量无明显下降，再追加天花粉治疗 1 次。为减少天花粉针剂的不良反应，可同时注射地塞米松 5mg，每日 2 次，连用 2 日。

8）中医辨证治疗。①气血虚脱：症见突然下腹剧痛，腹内出血较多，面色苍白，四肢厥冷，冷汗淋漓，恶心呕吐，烦躁不安，血压下降，甚至晕厥。苔薄质淡，脉细弱。治宜回阳救逆，活血化瘀。方药：参附汤合宫外孕 Ⅰ 号方（山西医学院附属第一医院验方）加减。人参 15g，附子（先煎）、赤芍、桃仁各 9g，丹参 12g，五味子 6g。②血瘀阻滞：症见小腹阵痛或绵绵作痛，腹痛拒按，头晕肢软，神疲乏力。舌质黯红，脉细弦。治宜活血化瘀，杀胚止痛。方药：宫外孕 Ⅱ 号方（山西医学院附属第一医院验方）。三棱、莪术、桃仁各 9g，赤芍、丹参各 15g。杀死胚胎，肌内注射天花粉针剂；腹胀加枳实、厚朴各 9g；大便秘结加生大黄（后下）9g。③症瘕内结：症见宫外孕出血日久，瘀血内结腹内或癥瘕包块，小腹时感疼痛，妇科检查可触及包块，下腹坠胀，时有便意。苔薄微黯，脉细涩。治宜破瘀消症。方药：宫外孕 Ⅱ 号方（山西医学院附属第一医院验方）加减。三棱、莪术、桃仁各 9g，赤芍、丹参各 15g，乳香、血竭粉（冲服）各 3g。配用外敷膏药（樟脑 6g，血竭、松香、银珠各 9g。共研细末，调成糊状加麝香少许），敷患处以增加消癥之功。

2. 手术治疗　输卵管妊娠已破裂，出血较多者或疑间质部妊娠，应立即手术。若有贫血及休克，输血抗休克治疗的同时，进行手术。麻醉宜行局部浸润麻醉，可用腹腔内新鲜血液，自体血回输，经 6 层纱布过滤后，迅速回输给患者。用于自体输血的血液一般是刚破裂不久，无感染的血液，在血源困难、病情紧急的场合下，值得推广应用。输卵管妊娠未破裂者，也应积极做好术前准备。密切观察病情，尽早手术。

（1）保守性手术治疗。

1）适应证：①无健康子女存活，要求保留患侧输卵管者；②一侧输卵管已切除；③患者出血症状不明显或休克已纠正，病情趋于稳定者；④输卵管破坏不严重或估计术后存留输卵管长度≥5cm者。

2）手术方法。①输卵管切开术：对于壶腹部或峡部妊娠者，可在腹腔镜下或开腹情况下将血管收缩剂注入输卵管病变部位的浆膜下，然后将输卵管病变部位纵行切开，取出妊娠物。如妊娠囊与输卵管紧密粘连，去除妊娠物后创面常有渗血，可应用电凝止血，不予缝合。电凝时不可过分用力，以免出血加重，损伤管壁。术后定期监测血 $\beta-hCG$ 水平的变化。输卵管切开术的宫内受孕率与输卵管的切除术比较，前者为45%~64%，后者为20%~22%，故保留患侧输卵管，可增加宫内受孕率。腹腔镜手术与开腹手术相比，术后的受孕率方面无明显差异，但后者因粘连较重，术后再次异位妊娠率增高。因此，在条件允许的情况下，以腹腔镜手术为宜。②输卵管节段切除后端端吻合术：对于峡部妊娠，病变范围小者，可将病变部位彻底切除，再将端端吻合，但术后输卵管长度应≥5cm，否则不能再孕。由于目前腹腔镜手术的广泛开展，此法已较少采用。③伞部妊娠挤压术：对于伞部妊娠者可用手轻轻挤压或用小吸引器吸出伞部妊娠物，局部止血，不需做任何切除。④子宫角楔切术：间质部妊娠原则上需行子宫角楔切术，但对于迫切要求保留生育功能者，可在切除患处后将输卵管壶腹部移植于宫角处。

（2）根治手术：适应于生命体征不稳定，需尽量缩短手术时间患者；患侧输卵管破损、粘连严重，而对侧输卵管基本正常；无生育要求；双侧输卵管粘连、损害严重者。进行输卵管全切除时，需注意下列几个问题。①患者已无生育要求，或双侧输卵管粘连严重或管腔狭窄，估计异位妊娠复发危险性较大者，宜同时结扎对侧输卵管。②切除输卵管，必须将峡部全部切除，以免以后残端异位妊娠复发。③一般不切除同侧卵巢，除非同侧卵巢破坏、粘连严重，难以分离或估计不切除血液循环已受影响者，才可将患侧卵巢一并切除。④单纯切除输卵管时，需注意不损伤同侧卵巢的血液循环，以免引起卵巢功能紊乱。

（3）腹腔镜手术：下列情况，应施行腹腔镜检查：①血 $\beta-hCG>2\,000U/L$，B型超声未见宫腔内孕囊；②血 $\beta-hCG<2\,000U/L$，诊刮未见绒毛，诊刮后血 $\beta-hCG$ 不下降或继续升高者。

腹腔镜检查不仅可明确诊断，也可做治疗。一般腹腔镜手术器械均可用于妇科腹腔镜手术，特殊器械有：正负压冲洗器用以吸出盆腔积血，冲洗创面，清晰手术视野，暴露出血部位；双极电凝用以止血，缝合器材有电针。

异位妊娠手术方式：①对无生育要求或有生育要求，但输卵管破坏严重，估计已丧失功能者，采用输卵管切除术；②对有生育要求而确认输卵管妊娠部位尚未破裂，病变直径小于3cm，采用输卵管开窗取胚术或伞端取胚术；③对卵巢妊娠者行电刀楔形切除部分卵巢，创面电凝止血；④腹腔妊娠可在腹腔镜下施行妊娠物及血凝块清除取出术。

值得注意的是，腹腔镜手术取出妊娠组织时，必须清理散落在盆腹腔的绒毛，否则残留的绒毛可能在局部种植生长，造成持续性异位妊娠，发生率为5%~20%。

腹腔镜手术中的并发症主要是出血。如因止血不全形成血肿或开窗术创面出血致手术失败，其发生不仅与操作技术有关，也与妊娠囊的着床部位、浸润程度、活跃程度有关。其他并发症与一般腹腔镜手术一样，如腹壁、腹膜后大血管损伤等，也值得注意。

3. 期待疗法　输卵管妊娠部分可自然吸收，无须治疗。对于这部分患者，期待疗法是合适的。期待疗法，并不是单纯的等待，而是在严密观察和监护下等待，直至hCG下降至正常。期待疗法须符合下列条件：①生命体征稳定；②输卵管妊娠未破裂；③无血腹；④2 日内 hCG 下降 15% 或血孕酮 < 1.0μg/mL。

但是,约 18% 的患者在期待过程中需要行剖腹探查术。

（位玲霞）

第三节　前置胎盘

前置胎盘是妊娠晚期产前出血的主要原因之一。胎盘附着于子宫下段或覆盖在子宫颈内口处,位置低于胎儿先露部,称为前置胎盘。近年来,由于 B 型超声技术的发展,发现妊娠中期位置较低的胎盘至妊娠晚期绝大多数上升至正常位置。因此,多数学者认为在妊娠 28 周以后,经超声、阴道检查、剖宫产或阴道产后确定胎盘种植异常者,方可诊断为前置胎盘。妊娠中期出血患者,虽经超声发现胎盘位置异常,仍诊断为晚期流产,但其病因可能与胎盘位置异常有关。因为妊娠中期胎盘位置异常较妊娠晚期为多,所以,妊娠中期行引产时,需注意前置胎盘的存在。

一、病因

病因尚不清楚,可能与下列因素有关。

1. 子宫内膜病变　多产、流产、放置宫内节育器、多次刮宫、剖宫产、感染等引起的子宫内膜炎和子宫内膜损伤,使子宫内膜血管生长不全,蜕膜发育不良,受精卵植入后血液供应不足。胎盘为了摄取足够的营养不断扩大面积,因而伸入子宫下段,形成前置胎盘。

2. 受精卵发育迟缓　受精卵到达宫腔时,其滋养层尚未具有着床能力,继续下行而着床于子宫下段。

3. 胎盘面积过大　双胎和红细胞增多症引起的胎盘面积扩大、副胎盘等均可使胎盘延伸至子宫下段,形成前置胎盘。

二、发病机制

妊娠晚期、临产后子宫下段逐渐扩展、拉长,而附着于子宫下段或子宫颈内口的胎盘不能相应地伸展,以致胎盘的前置部分自其附着处剥离,血窦破裂而出血。若出血不多,剥离处血液凝固,出血可暂时停止。随着子宫下段不断伸展,出血常反复发生,且出血量也越来越多。

三、分类

按胎盘边缘与子宫颈口的关系,将前置胎盘分为 3 种类型。

1. 完全性前置胎盘　又称中央性前置胎盘,宫颈内口全部被胎盘组织覆盖。
2. 部分性前置胎盘　胎盘组织部分覆盖宫颈内口。
3. 边缘性前置胎盘　胎盘附着于子宫下段,但其边缘未达宫颈内口。

上述分类反映了病情的轻重,对制订治疗方案至关重要。但胎盘边缘与宫颈内口的关系随孕周和诊断时期的不同而改变,分类也随之改变。因此,目前以处理前的最后一次检查来决定分类。

四、诊断

1. 病史　询问患者阴道流血的时间、出血量及有无腹痛;了解有无妊娠高血压综合征、慢性高血压、外伤史等;了解产次、人流次数、剖宫产史等情况。

2. 临床表现　妊娠晚期或临产时,发生无诱因的无痛性反复阴道流血。初次出血量不多,常自止。随着子宫下段不断伸展,出血往往反复发生,且出血量越来越多。阴道流血发生时间早晚、反复发生次数、出血量多少与前置胎盘类型关系密切。完全性前置胎盘出血早,次数频,量多,甚至一次大出血伴休克;边缘性前置胎盘出血较晚,多在妊娠 37 ~ 40 周或临产后;部分性前置胎盘初次出血和出血量介于两者之间。贫血严重程度与出血量成正比,严重时可致休克,还能导致胎儿缺氧、窘迫,甚至死亡。

腹部检查:①腹软,无宫缩,子宫大小与停经月份相符;②出血不多时胎心音正常,出血多时胎儿因缺氧而导致窘迫,严重时可致胎死宫内;③有时可在子宫前及两侧下段耻骨联合上缘听到与母体脉搏一致的胎盘杂音;④先露高浮,约 15% 并发胎位异常,多为臀先露。

3. 实验室及其他检查

(1)超声检查:可明确前置胎盘的类型,胎盘定位准确率高达 95% 以上。超声检查是目前最简便、安全的方法,并可动态观察胎盘位置有无改变。

(2)产后检查胎膜及胎盘:前置部分的胎盘有陈旧性血块附着,呈黑紫色,如胎膜破口距胎盘边缘大于 7cm 时,可除外前置胎盘。

4. 诊断

(1)妊娠晚期反复出现无痛性阴道流血(中央性前置胎盘可在妊娠中期发生)。

(2)腹软,无宫缩,胎体清楚,胎头高浮或胎位异常,胎心多正常。

(3)阴道检查在宫颈内口处可触及海绵样胎盘组织。此项检查需慎用。

(4)B 型超声检查见胎盘位置低置。

5. 鉴别诊断　由于阴道壁静脉曲张破裂;宫颈病变如息肉、柱状上皮外移、癌肿等引起的产前出血,通过阴道窥诊即可确诊。前置胎盘主要须与胎盘早剥、帆状胎盘前置血管破裂、胎盘边缘血窦破裂相鉴别。

6. 对母体的影响

(1)产后出血:由于前置胎盘附着的子宫下段肌肉菲薄、收缩力较差,胎盘剥离后血窦不易闭合,易发生产后出血。

(2)产褥感染:由于反复多次阴道出血,产妇贫血,抵抗力下降,又因胎盘剥离面距阴道较近,容易发生产褥感染。

(3)羊水栓塞:前置胎盘是羊水栓塞的重要原因之一。

(4)植入性胎盘:因子宫蜕膜发育不良,胎盘绒毛可植入子宫肌层,使胎盘剥离不全而发生大出血,必要时需切除子宫。

7. 对胎儿及新生儿的影响　前置胎盘引起母体失血甚至休克可直接造成胎儿窘迫或胎死宫内。又常因出血被迫提早终止妊娠,早产儿生存能力差,出生后不易存活,故早产儿及围生儿死亡率较高。

五、处理

处理原则是止血和补血。应根据阴道流血量多少、有无休克、妊娠周数、产次、胎位、胎儿是否存活、是否临产等情况做出判断。

1. 期待疗法　前置胎盘时围生儿死因主要是早产。对妊娠期小于 34 周,胎儿体重小于 2 000g,阴道出血不多,孕妇一般情况良好者,应住院治疗,使胎儿尽量接近足月,从而降低围生儿死亡率。

(1)绝对卧床休息:以左侧卧位为佳。

(2)镇静剂:有腰酸、下腹痛时给苯巴比妥口服,每次 0.03g,每日 3 次;地西泮口服,每次 2.5mg,每日 3 次。

(3)平滑肌松弛剂:25% 硫酸镁 20mL 溶于 10% 葡萄糖液 250mL 中,以每小时 1g 速度静脉滴注。症状消失后改用沙丁胺醇口服,每次 2.4～4.8mg,每日 3 次。

(4)纠正贫血:硫酸亚铁口服,每次 0.3g,每日 3 次。

(5)促进胎儿发育和肺成熟:前置胎盘反复出血,会影响胎儿的发育,而前置胎盘往往需提前终止妊娠,故促进胎儿发育和肺成熟非常必要,可输注多种氨基酸、葡萄糖和维生素 C。胎儿未足月,又不能确定何时终止妊娠时,可静脉滴注地塞米松 10mg,每周 1～2 次;如为择期剖宫产,则术前 3 日,每日滴注地塞米松 10mg,以促进胎肺成熟治疗。

(6)宫颈环扎术:国内外已有报道利用宫颈环扎术治疗中央性前置胎盘,术后平均孕周可达 37 周。手术的关键是要缝合至宫颈内口水平,用尼龙线编成辫子进行缝合,手术可在急诊情况下进行,术后应用宫缩抑制剂。

(7)胎儿监护:包括胎儿安危状态监护和胎儿成熟度检查。

2. 终止妊娠

(1)终止妊娠指征:孕妇反复多量出血致贫血甚至休克者,无论胎儿成熟与否,为了母亲安全而终止妊娠;胎龄达 36 周以后;胎儿成熟度检查提示胎儿肺成熟者。

(2)剖宫产术:剖宫产术可以迅速结束分娩,于短时间内娩出胎儿,可以缩短胎儿宫内缺氧的时间,增加胎儿成活机会,对母子较为完全。该术为处理前置胎盘的主要手段。对完全性或部分性前置胎盘者,如阴道流血量多,估计短时间内不能经阴道分娩者,必须以剖宫产结束分娩。已发生休克者应同时输液、输血,补充血容量以纠正休克。

1)手术切口:前置胎盘剖宫产前,需做 B 型超声检查,了解前置胎盘类型、附着部位,决定切口类型。切口应避开胎盘附着处,减少术中出血。胎盘附着于后壁者,可用下段横切口;附着于前壁者,可用下段偏高处纵切口或体部切口;如附着于前壁偏左,则切口从右侧进入,反之亦然。有时胎盘大而薄,附着于前壁大部分,则可直接从下段切入宫腔,迅速撕开胎盘进入羊膜腔,取出胎儿。

2)娩出胎盘:胎儿娩出后,即用宫缩剂,麦角新碱 0.2mg 和缩宫素 10U 子宫壁注射,不需等待胎盘剥离,迅速徒手剥离胎盘,如剥离困难,不宜强行剥离,注意是否为植入胎盘,如为完全植入,以子宫切除为宜;部分植入者,则可行子宫壁部分切除。

3)术中止血:子宫下段肌层菲薄,收缩力弱,胎盘娩出后,往往出血较多,先用组织钳或卵圆钳钳夹切口边缘,观察出血部位,采用适当的止血措施。①纱布压迫:约 50% 采用宫缩剂和局部纱布压迫,可止血成功。压迫时间至少 10 分钟,如出血凶猛,压迫期间仍不能完全止血者,立即改用其他方法。②局部缝扎:用 0 号可吸收线在出血部位"8"字缝扎,如仍有少量出血,加用宽纱布条填塞宫腔,一端通过宫颈管置入阴道内,待 24 小时后从阴道拉出,填塞时注意不要留有空隙。③局部子宫壁切除:胎盘附着处出血经缝扎无效,或局部有胎盘植入者,可行局部子宫壁切除,切口呈棱形,用肠线分两层缝合。此法尚不多用。

（3）经阴道分娩:适用于部分性或低置性前置胎盘,经产妇出血不多、子宫颈口较松弛者。其具体方法为先行人工破膜,以使先露部下降压迫胎盘止血。如宫缩欠佳,可用缩宫素静脉滴注,破膜后,胎盘不再被固定于子宫颈内口,宫缩时可以随子宫下段向上移动不致扩大剥离面。

3. 预防产后出血及感染　胎儿娩出后,应及早使用宫缩剂,以防产后大出血。产时、产后应给予抗菌药物,预防感染治疗,并注意纠正贫血。

4. 紧急情况转运的处理　在无条件进行手术的地方,发现此种大出血患者,应迅速建立静脉通道,立即送附近具备治疗条件的医院,不可冒险做阴道检查及肛门检查。

（位玲霞）

第四节　胎盘早剥

妊娠 20 周以后或分娩期正常位置的胎盘在胎儿娩出前,部分或全部从子宫壁剥离称为胎盘早剥。胎盘早剥是妊娠晚期严重并发症,具有起病急、发展快特点,若处理不及时可危及母儿生命。胎盘早剥的发病率国外平均为 1% ~2% ,国内为 0.46% ~2.1% 。

一、病因和发病机制

胎盘早剥的发生可能与以下几种因素有关,但其发病机制尚未能完全阐明。

1. 孕妇血管病变　当母体患重度子痫前期、慢性高血压、慢性肾炎或全身血管病变时,胎盘早剥发生率增高。底蜕膜小动脉痉挛或硬化,引起远端毛细血管变性坏死而破裂出血,血液流至底蜕膜层与胎盘之间形成血肿,致使胎盘与子宫壁分离。

2. 机械因素　腹部直接受撞击或挤压等外伤;脐带过短(<30cm)或脐带绕颈、绕体等相对过短时,分娩过程中胎儿下降牵拉脐带而造成胎盘剥离;或羊膜腔穿刺时刺破前壁胎盘附着处,血管破裂出血而导致胎盘剥离。

3. 宫腔压力骤减　双胎妊娠分娩时第一胎娩出过快,或羊水过多破膜时羊水骤然流出所造成的官腔内压力急剧下降等,均可引起胎盘早剥。

4. 子宫静脉压突然升高　晚期妊娠子宫较重,孕妇长时间处于仰卧位,妊娠子宫压迫下腔静脉,阻碍静脉血液的回流,使子宫的静脉压突然升高,蜕膜静脉床淤血或破裂而发生胎盘早剥。

底蜕膜层血管破裂出血形成血肿,使胎盘自附着处剥离。如剥离面小,血液很快凝固,临床可无症状,如果胎盘剥离面大,继续出血,则形成胎盘后血肿,使胎盘剥离部分不断扩大,出血逐渐增多;血液冲开胎盘边缘,沿胎膜与子宫壁之间向宫颈口外流出,即为显性剥离或外出血。如胎盘边缘仍附着于子宫壁上,或胎盘与子宫壁未分离或胎儿头部已固定于骨盆入口,都能使胎盘后血液不能外流,而积聚于胎盘与子宫壁之间,即隐性剥离或内出血。此时,由于血液不能外流,胎盘后积血增多,子宫底也随之升高,当内出血过多时,胎盘后血肿逐渐增大,胎盘剥离面也越来越广,血液逐渐将胎盘边缘与胎膜和宫壁分离,冲开胎盘边缘,向宫颈口外流,形成混合性出血。偶尔有出血穿破羊膜溢入羊水。隐性出血时,胎盘后血液增多,压力逐渐增大可,向胎盘后宫壁浸润引起肌纤维分离、断裂、变性。如血液浸润深达浆膜层,子宫表面出现紫色瘀斑,称为子宫胎盘卒中。血液也可经子宫肌层渗入阔韧带、后腹膜。严重的胎盘早剥常并发凝血功能障碍,剥离处的胎盘绒毛和蜕膜释放大量组织凝血活酶,进入母体循环,激活凝血系统而发生弥散性血管内凝血,造成肺、肾等重要脏器损害。

二、分类

根据出血的临床表现,分为 3 度,即 Ⅰ 度、Ⅱ 度和 Ⅲ 度。

三、诊断

1. 病史　询问发病时间及有关影响因素,如妊娠高血压综合征、慢性肾炎、高血压、外伤等病史。

2. 临床表现

(1)腹痛:多为突发性腹部剧痛,而后持续性腹痛,患者难以忍受,严重时伴有休克。

(2)阴道流血:有痛性阴道流血,常伴有急性或进行性贫血,如阴道流血不多,而贫血严重甚至并发休克者,提示内出血严重。

(3)腹部体征:压痛,子宫增大,强直性宫缩硬如板状。胎位扪不清,胎心迅速改变,由快而慢乃至消失。

3. 实验室及其他检查

(1)化验检查:主要了解患者的贫血程度及凝血功能。可行血、尿常规及肝肾功能等检查。重症患者应做以下试验:①DIC 筛选试验(血小板计数、凝血酶原时间、血纤维蛋白原测定),血纤维蛋白原 <250mg/L 为异常,如果 150mg/L 对凝血功能障碍有诊断意义;②纤溶确诊试验(凝血酶时间、纤维蛋白溶解时间和血浆鱼精蛋白副凝试验);③情况紧急时,可抽取肘静脉血 2mL 于试管中,轻叩管壁,7~10 分钟后观察是否有血块形成,若无血块或血块质量差,说明有凝血障碍。

(2)B 型超声检查:典型声像图显示胎盘与子宫壁间出现边缘不清楚的液性低回声区,胎盘异常增厚或胎盘边缘"圆形"裂开。同时还可见胎儿的宫内情况及排除前置胎盘。Ⅰ 度胎盘早剥血液若已流出未形成血肿,则见不到上述典型图像。

4. 并发症

(1)产后出血:产后宫缩乏力或凝血功能障碍,可引起产后出血。重症子宫胎盘卒中可导致子宫收缩严重减弱,引起大出血。

(2)DIC 与凝血功能障碍:偶见于重型病例,表现为皮下、黏膜或注射部位出血,子宫出血不凝或有较软的凝血块,有时发生尿血、咳血、呕血等现象。胎盘早剥患者从入院到产后都应密切观察,结合化验结果,注意 DIC 及凝血功能障碍的出现,予以积极防治。

(3)急性肾衰竭:由于大量失血和休克时间过长,导致肾脏缺血坏死,而出现尿少或尿闭。

(4)羊水栓塞:胎盘早剥时羊水可经剥离面开放的子宫血管,进入母血循环,羊水中的有形成分形成栓子可栓塞肺血管而致羊水栓塞。

5. 对母儿的影响　胎盘早剥对母婴预后影响极大。剖宫产率、贫血、产后出血率、DIC 发生率均升高。由于胎盘早剥出血引起胎儿急性缺氧,新生儿窒息率、早产率明显升高,围生儿死亡率约为 25%,15 倍于无胎盘早剥者。

四、处理

1. 期待疗法　适用于胎儿未成熟、流血不再加重、子宫敏感性消失或减轻,且无胎儿窘迫者。轻型胎盘早剥可在严密监测血压、脉搏、宫高、腹围、胎心、子宫硬度与压痛、阴道出血等情况下,卧床静息。如病情稳定,胎龄 <36 周,又未自行临产者,可继续做期待疗法。并定期进行尿 E_3 和 B 型超声检查;如病情加重,则应尽快终止妊娠。做好输血及急救准备。

2. 纠正休克　患者入院时情况比较危重,对处于休克状态的患者应立即予以面罩吸氧、快速静脉滴注平衡液及输血,在短时间内补足血容量,使红细胞比容达 0.30 或稍高,尿量至少 30mL/h,同时应争取输新鲜血液,可补充凝血因子。

3. 及时终止妊娠　胎盘早剥危及母儿生命,其预后与处理的及时性密切相关。胎儿娩出前胎盘剥离可能继续加重,难以控制出血,时间越长,病情越重,因此一旦确诊重型胎盘早剥,必须及时终止妊娠。

(1)剖宫产:剖宫产的手术指征如下。①重型胎盘早剥,估计短时间内不能结束分娩;②重型胎盘早剥,胎儿已死,产妇病情持续恶化者;③破膜后产程无进展者;④轻型胎盘早剥,有胎儿窘迫征象者。在剖宫产术中发现子宫胎盘卒中,子宫是否保留的问题,应当以子宫壁受损的程度为标准。仅表面颜色青紫,不能作为子宫切除指征,应视胎儿及其附属物娩出后,子宫收缩情况而定。如经按摩及注射子宫收缩剂后,仍松弛不收缩,血液不凝,出血不能控制,在输新鲜血液的同时应行子宫切除术。

(2)经阴道分娩:适用于病情较轻者,特别是经产妇,出血不多,宫缩仍有间歇,局部压痛轻,无板状腹,或初产妇宫口开全,估计短时间内可经阴道分娩者。首先进行人工破膜,可加快产程进展;羊水流出后子宫腔容积缩小,子宫收缩可压迫胎盘止血;子宫腔内压力降低同时可防止凝血活酶进入子宫血循环,以阻断或预防 DIC。破膜后以腹带扎紧腹部。如宫缩弱可同时静脉滴注缩宫素,并密切观察患者的血压、脉搏、出血情况及胎心等,必要时检查红细胞、血红蛋白及凝血功能。

4. 并发症的处理

(1)休克:重症早剥,出血量多,血压下降,处于休克状态者,应积极补充血容量,纠正休克,尽快改善患者状况。尽量输注新鲜血液,因为新鲜血除补充血容量外,还可以补充凝血因子。

(2)DIC:早剥并发 DIC 时,临床上除了原来早剥的症状外,还出现休克,多部位出血,凝血功能障碍以及多发性微血管栓塞征象,此时,胎心多有改变或消失。病情危急,应立即大量输注新鲜血液的同时行剖宫产术,尽快娩出胎儿和胎盘以去除诱发 DIC 的原因;如果病情严重,伤口出血不凝,难以止血者,宜行全子宫切除术。同时还需做凝血功能的监测,根据情况补充血小板、纤维蛋白原等凝血物质,但应用后者宜小心,不能单纯以血纤维蛋白水平为依据。对于胎盘早剥引起的 DIC 应慎用肝素,以免增加出血倾向。

(3)其他并发症:胎盘早剥容易出现产后出血,因此,产后仍需加强子宫收缩治疗并密切观察出血情况。少数患者可出现肾衰竭,应记录液体出入量,当出现尿少或无尿时,可用甘露醇或呋塞米,必要时应使用人工肾,以挽救产妇生命。

（赵跃萍）

第五节　妊娠剧吐

　　妊娠早期孕妇出现择食、食欲不振、轻度恶心、呕吐、头晕、倦怠等症状,称为早孕反应,多不需要特殊治疗,于妊娠 12 周前后逐渐减轻并消失。少数孕妇反应严重,恶心呕吐频繁,不能进食,导致体液、电解质代谢紊乱,甚至威胁孕妇生命,称为妊娠剧吐。发生率为 0.35% ~0.47% 。

　　一、病因和发病机制

　　本病的确切病因至今尚未探明,多数学者认为有以下几种因素。

　　1. 绒毛膜促性腺激素(hCG)的作用　由于绒毛膜促性腺激素的含量在受孕后 9 ~13日开始急剧上升,到妊娠 8 ~10 周时达到高峰,恰与早孕反应出现的时间相符合。葡萄胎、多胎妊娠的孕妇,绒毛膜促性腺激素水平显著增高,妊娠反应也较重,甚至发生妊娠剧吐,在妊娠终止后,症状立即消失。因此,目前多认为绒毛膜促性腺激素的水平增高与妊娠呕吐关系密切。但症状的轻重,个体差异很大,不一定和激素含量成正比。hCG 刺激造成呕吐可能是间接的,有学者认为,hCG 可使胃酸的分泌减少,正常胃液的酸度为0.5%,当盐酸浓度降低时,胃的蠕动减慢,肌壁张力降低,排空时间延长,胃内压力增高,引起迷走神经兴奋,以致呕吐。

　　2. 雌激素的作用　早孕阶段,卵巢的妊娠黄体及胚胎的合体细胞滋养层含有丰富的芳香酶,不断地增加雌激素的分泌量,以供胚胎生长之需,妊娠早期雌激素的分泌骤然增加,以致刺激了延髓的化学受体扳机带(CTZ)或称化学感受器触发区,再将冲动传递至呕吐中枢,产生呕吐反射,妊娠呕吐是由雌激素过度分泌而诱发的。

　　3. 胃肠道的输入冲动　由于过夜的胃肠液积存过多,直接刺激呕吐中枢,诱发呕吐。晨吐就是这个原因,在睡醒后食用干粮可使胃液减少,呕吐暂时消失,便是佐证。

　　4. 精神神经因素　妊娠早期大脑皮质及皮质下中枢的兴奋和抑制过程平衡失调,大脑皮质的兴奋性降低而皮质下中枢的抑制过程减弱,即产生丘脑下部的各种自主神经功能紊乱而引起妊娠剧吐。

　　5. 肾上腺皮质功能低下　皮质激素分泌不足,从而使体内水及糖类代谢紊乱,出现恶心呕吐等消化道症状,而且应用促肾上腺皮质激素(ACTH)或皮质激素治疗时,症状可明显改善,故认为肾上腺皮质功能降低也与妊娠剧吐有一定关系。

　　6. 绒毛异物反应　妊娠早期胎盘绒毛碎屑持续进入母体血流,异物可导致母体发生剧烈变态反应,引起一系列自主神经系统功能紊乱症状。

　　7. 酮血症　呕吐严重,持久不能进食,代谢紊乱,产生酮体,酮体刺激延脑的催吐化学感受区(CTZ),再将冲动传至呕吐中枢,诱发呕吐。酮血症常是妊娠呕吐的一个结果,而不是它的诱因,一旦出现酮症可加重病情及呕吐,成为恶性循环的一个环节。

　　8. 维生素 B_6 缺乏　也可能是发病的原因之一。

　　9. 其他　在早孕阶段,子宫感受器不断受到刺激,冲动传到大脑中枢,可引起各种不同反射性反应。大脑皮质与皮质下中枢功能失调,则产生病理反射性反应而引起妊娠剧吐。

由于严重呕吐和长期饥饿引起体液失衡及电解质紊乱,出现低钾血症、低氯血症、代谢性碱中毒。由于热量摄入不足,发生负氮平衡,脂肪氧化不全,酮体积聚,出现代谢性酸中毒,严重者可致肝、肾功能受损。

二、诊断

1. **临床表现** 多见于年轻初孕妇,停经40日左右出现早孕反应,逐渐加重直至频繁呕吐不能进食,呕吐物中有胆汁或咖啡样物质。严重呕吐引起体液失衡及电解质紊乱,动用体内脂肪,其中间产物丙酮聚积,引起代谢性酸中毒。患者体重明显减轻,面色苍白,皮肤干燥,脉搏细数,尿量减少,严重时出现血压下降。由于血浆蛋白及纤维蛋白原减少,孕妇出血倾向增加,可发生骨膜下出血,甚至视网膜出血。病情继续发展,可出现嗜睡、意识模糊、谵妄甚至昏迷。

2. **实验室及其他检查**

（1）尿液检查:测定尿量、尿比重、尿酮体、尿蛋白及管型。尿酮体是诊断妊娠剧吐引起的代谢性酸中毒的重要指标。

（2）血液检查:测定红细胞数、血红蛋白含量、红细胞比容、全血及血浆黏度,以了解有无血液浓缩。血清钾、钠、氯、二氧化碳结合力可判定有无电解质紊乱及酸碱失衡;肝肾功能化验以确定有无肝肾受损。

（3）心电图检查:可发现有无高血钾或低血钾所致心律变化及心肌损害。

（4）其他:必要时进行眼底检查及神经系统检查。

3. **诊断** 根据病史和妇科检查,首先确诊为正常妊娠,排除因葡萄胎引起的呕吐,然后根据孕妇的临床表现和上述检查即可诊断为妊娠剧吐。

4. **鉴别诊断**

（1）急性胃肠炎:本病无停经史,有饮食不洁史。与妊娠剧吐相似处也有恶心、呕吐,伴有上腹部或全腹阵痛及腹泻,甚至脱水,但血压下降与妊娠无关。粪便检查有白细胞及脓细胞。经抗炎治疗后,症状多迅速消失。

（2）急性病毒性肝炎:严重妊娠剧吐可出现黄疸,肝功能损害,应与本病相鉴别。但此病与妊娠无关,有肝炎接触史。本病呕吐不如妊娠剧吐严重,除恶心、呕吐、全身乏力外,常伴有肝区疼痛。肝功能检查谷丙转氨酶明显升高,血清学抗体检查常呈阳性。

（3）葡萄胎:恶心、呕吐较剧,阴道不规则出血,偶有水泡状胎块排出,子宫多数较停经月份大;B型超声显示宫腔内呈落雪样图像,而无妊娠囊或胎儿结构。

（4）急性阑尾炎:转移性右下腹痛,伴有恶心、呕吐,麦氏点压痛、反跳痛及肌紧张,体温升高和白细胞增多。

三、处理

1. **轻度妊娠呕吐** 一般不需特殊治疗。医生需了解患者的精神状态并进行心理治疗。指导患者少食多餐,吃易消化、低脂肪的食物。

2. **严重呕吐或伴有脱水、酮尿症** 均应住院治疗,治疗重点应补足量葡萄糖及液体,纠正失水、代谢性酸中毒并补充营养。治疗最初48小时患者应禁食,使胃肠得以休息,给予静脉输液或全胃肠外营养。

（1）补充液体:首先补充葡萄糖,纠正脂肪代谢不全导致的代谢性酸中毒。为更好利用输入的葡萄糖,可适量加用胰岛素。失水患者宜输入等渗液。除补充水外,还需同时补充电解质,以维持细胞内、外渗透压平衡。输入液量根据失水量而定。

1)轻度脱水者:临床表现不明显,稍有口渴,皮肤弹性略差,尿量尚正常,体液丢失量占体重的 2%~3%,输液量约为 30mL/(kg·d)。

2)中度脱水者:口渴明显,舌干燥,皮肤弹性差,尿量减少。体液丢失占体重的 4%~8%,输液量约为 60mL/(kg·d)。

3)重度脱水者:除上述症状和体征更加明显外,可出现意识不清、嗜睡、昏迷、血压降低等症状,尿极少或无尿。体液丢失占体重的 10% 以上,输液量约 80mL/(kg·d)。失水纠正可依据尿量及尿比重判断,失水纠正良好者,24 小时尿量不少于 600mL,尿比重不高于 1.018。

(2)纠正酸碱失衡及电解质紊乱:严重失代偿性代谢性酸中毒,pH≤7.20 者,可选择乳酸钠或碳酸氢钠静脉滴注。对于 pH 正常的混合性酸碱失衡,应以充分补充液体、热能(如脂肪乳、必需氨基酸)及纠正电解质紊乱作为治疗基础,无须补酸或补碱,以免加重另一种酸碱失衡。往往代谢性碱中毒比代谢性酸中毒对患者的危害更大,补充碳酸氢钠可使细胞外液中的钾离子进入细胞内,引起致命的低钾血症。监测阴离子间隙(aninon gap,AG),对判断有无三重酸碱失衡有重要意义,AG 升高提示可能有产酸代谢性酸中毒,故连续观察血气分析、电解质和 AG,判断有无酸碱失衡及其类型,对正确指导治疗起重要作用。值得注意的是,病程较长者,细胞内钾离子外移,使血钾在正常范围低值,造成血钾正常的假象,实际血钾总量及细胞内钾可能严重缺失,如能监测细胞内钾,可提高治疗质量。补钾,常用剂量 3~5g/d,一般用 10% 氯化钾 10~15mL,加入 500mL 液体中缓慢静脉滴注。治疗过程中必须动态观察血生化各指标及心电图(ECG)变化情况,及时调整治疗措施。

(3)镇静及止吐治疗:维生素 B₆ 50mg,每日 2 次,或 100~200mg 加入液体中静脉滴注;地西泮 2.5mg,每日 3 次,或 10mg,每日 1 次肌内注射,或苯巴比妥 0.03~0.06g,每日 3 次;氯丙嗪 12.5~25mg,每日 3 次;抗组胺药物,苯海拉明 25mg,每日 3 次。

3. 终止妊娠的指征 本病发生下列情况时应终止妊娠。

(1)治疗 5~7 日后仍持续频繁呕吐,体温超过 38℃。

(2)黄疸加重。

(3)脉搏持续超过 130 次/分。

(4)谵妄或昏睡。

(5)视网膜出血。

(6)多发性神经炎。

4. 妊娠期韦尼克(Wernicke)脑病治疗 妊娠期韦尼克脑病病死率较高,常死于肺水肿及呼吸肌麻痹。妊娠剧吐的孕妇在治疗过程中出现精神症状,提示并发韦尼克脑病,应考虑及时终止妊娠,同时继续补充大量 B 族维生素。为预防韦尼克脑病的发生,及时合理治疗妊娠剧吐甚为重要,但目前尚无重大突破,主要是对症治疗。

(位玲霞)

第六节　妊娠期高血压疾病

妊娠期高血压疾病是妊娠期特有的疾病。本病一般发生在妊娠 20 周以后,临床表现为高血压、水肿、蛋白尿,严重时可出现抽搐、昏迷、心肾衰竭。发病率我国为 9.4%,国外报道 7%~12%。该病严重影响母婴健康,是孕产妇和围产儿病率及死亡率的主要原因。

一、病因

关于本病的发病原因,至今尚未阐明,其机制仍不清楚。

1. 高危因素

(1)年轻初产妇及高龄初产妇。

(2)体形矮胖者,即体重指数 $[体重(kg)/身高(cm)^2 \times 100] > 0.24$ 者。

(3)营养不良,特别是伴有中、重度贫血及低蛋白血症者。

(4)精神过分紧张,或受刺激致使中枢神经系统功能紊乱者。

(5)有原发性高血压、慢性肾炎、糖尿病合并妊娠者,其妊娠期高血压疾病的发病率较高,且病情多较复杂。

(6)子宫张力过高,如双胎、羊水过多、巨大儿及葡萄胎时妊娠期高血压疾病的发病率明显升高。

(7)气候变化与妊娠期高血压疾病发病关系密切,冬季及初春寒冷季节和气压升高情况下易于发病。

(8)有妊娠期高血压疾病家庭史者,如孕妇之母曾有重度妊娠期高血压疾病史,则此孕妇发病的可能性较多。

2. 病因学说　目前病因不明。近年来国内外学者对妊娠高血压疾病的病因进行了大量研究,提出了多种病因学说,如胎盘缺血—缺氧学说、免疫学说等。

(1)胎盘缺血—缺氧学说:妊娠高血压疾病常见于子宫张力较大,滋养细胞沿螺旋小动脉逆行浸润,逐渐取代血管内皮细胞,并使血管平滑肌弹性层为纤维样物质所取代,使血管腔扩大、血流增加,以便更好地供给胎儿营养,这一过程称血管重铸,入侵深度可达子宫肌层内 1/3。妊娠期高血压疾病时,绒毛侵袭仅达蜕膜血管层,也不发生血管重铸,导致早期滋养层细胞缺氧,影响胎儿发育。

(2)免疫学说:胚胎对母体来说是一种同种半异体移植,妊娠被认为是成功的自然同种异体移植。正常妊娠的维持有赖于胎儿母体间免疫平衡的建立与稳定。这种免疫平衡一旦失调,即可导致一系列血管内皮细胞病变,从而发生妊娠期高血压疾病。故妊娠期高血压疾病的发病与免疫机制关系密切。某些学者认为其病因是母体对胎盘某些抗原物质的免疫反应,与移植免疫的观点很相似。本病所见到的胎盘血管床和蜕膜血管的动脉粥样硬化样病变,与移植脏器被排斥时的血管病变极其相似。但与免疫的复杂关系有待进一步证实。

(3)肾素、血管紧张素、醛固酮、前列腺素系统失常:本病发病时,子宫胎盘缺血,子宫、胎盘变性,肾素增加,血管紧张素Ⅱ增加,同时伴随血管对血管紧张素Ⅱ的敏感性增强,而血管紧张素降解酶的活力降低,导致子宫动脉收缩。另外子宫血流减少时,进入子宫的前列腺素的前身物质四烯酸的量减少,小动脉也易发生痉挛,外周阻力增加。肾血管痉挛以及肾小球中纤维素凝集引起肾小球损害,肾小球上皮通透性增加,蛋白随尿漏出,血管紧张素Ⅱ还刺激肾上腺皮质分泌醛固酮,增加钠的回吸收,使细胞外容量扩张而发生水肿。

(4)遗传因素:从回顾性调查发现本病妇女的女性后代,发病率高于无家族史者。从普查中发现,近亲婚配因有同一家庭中具有较近的组织相容性。其发病率低于随机婚配者。这种事实从正反两方面说明遗传基因与发病有一定关系。

(5)其他:研究发现,本病与体内钙、锌代谢失调有关。与内皮素(ET)的增高、尿钙/肌酐比值的异常、血 hCG 的异常升高、甲状旁腺分泌异常以及血糖和胰岛素的异常密切相关,正在进一步地研究探讨。

二、病理

全身小动脉痉挛是本病的基本病变。

1. **病理生理改变** 由于小动脉痉挛,周围小血管阻力增强,使血压升高;肾血管痉挛时,肾血流量减少,肾小球滤过率降低,使水和钠排出减少,同时醛固酮分泌增加;导致肾小管对钠的重吸收增加,从而出现少尿和水肿。肾小球和肾小管毛细血管痉挛、缺氧,使其管壁通透性增加,引起血浆蛋白漏出而出现蛋白尿及透明管型。

2. **重要器官改变**

(1)脑:可有点状和局限性斑状出血;血管痉挛时间延长,脑血栓形成,脑组织软化或血管破裂、脑出血。

(2)心脏:冠状小动脉痉挛,心内膜点状出血,心间质水肿;毛细血管血栓形成,心肌局灶性坏死,可致心功能衰竭。

(3)肝脏:肝小动脉痉挛,血栓形成,肝组织梗死或坏死;也可见到肝小血管破裂出血。

(4)肾脏:肾小动脉痉挛,肾血管缺血、缺氧,血管内皮细胞肿胀,体积增大,血流受阻,血栓形成,肾小球梗死。

(5)胎盘:滋养细胞侵蚀和胚泡植入较浅;子宫肌层、蜕膜层血管发生急性动脉粥样硬化,内膜细胞脂肪变和血管壁坏死,血管腔狭窄,影响母体血流对胎儿的供应,损害胎盘功能,导致胎儿生长受限。严重时发生螺旋动脉栓塞、蜕膜坏死出血,导致胎盘早剥。

(6)血液:由于全身小动脉痉挛,血管壁渗透性增加,血液浓缩,红细胞比容上升。当红细胞比容下降时,多合并贫血或红细胞受损或溶血。某些患者可伴有一定量的凝血因子缺乏或变异所致的高凝血状态,特别是重症患者可发生微血管病性溶血,主要表现为血小板减少,血小板少于 $100 \times 10^9/L$,肝酶升高、溶血(即 HELLP 综合征),反映了凝血功能的严重损害及疾病的严重程度。

(7)内分泌及代谢:由于血浆孕激素转换酶增加,妊娠晚期盐皮质激素、去氧皮质酮升高致水钠潴留,以蛋白尿为特征的上皮受损降低了血浆胶体渗透压,患者细胞外液可超过正常妊娠,出现水肿,但与妊娠期高血压疾病的严重程度及预后关系不大。患者酸中毒的严重程度与乳酸产生的量及其代谢率以及呼出的二氧化碳有关。

(8)眼底:有视网膜小动脉痉挛、缺氧和水肿,严重时可有渗出和出血,甚至视网膜剥离。

三、分类

妊娠期高血压疾病的分类及临床表现见表 5-1。

表 5-1 妊娠期高血压疾病的分类及临床表现

分类	临床表现
妊娠期高血压	妊娠期首次出现血压≥140/90mmHg,并于产后 12 周恢复正常;尿蛋白(−);少数患者可伴有上腹部不适或血小板减少。产后方可确诊
子痫前期	
轻度	妊娠 20 周以后出现血压≥140/90mmHg;尿蛋白≥0.3g/24h 或随机尿蛋白(+);可伴有上腹不适、头痛等症状
重度	血压≥160/110mmHg;尿蛋白≥2.0g/24h 或随机尿蛋白≥(++);血清肌酐>106μmol/L,血小板<100×10⁹/L 血 LDH 升高;血清 ALT 或 AST 升高;持续性头痛或其他脑神经或视觉障碍;持续性上腹不适
子痫	子痫前期孕妇抽搐不能用其他原因解释
慢性高血压并发子痫前期	高血压孕妇妊娠 20 周以前无尿蛋白,若出现尿蛋白≥0.3g/24h;高血压孕妇妊娠 20 周后突然尿蛋白增加或血压进一步升高或血小板<100×10⁹/L
妊娠合并慢性高血压	妊娠前或妊娠 20 周前舒张压≥90mmHg(除外滋养细胞疾病),妊娠期无明显加重;或妊娠 20 周后首次诊断高血压并持续到产后 12 周后

注 通常正常妊娠、贫血及低蛋白血症均可发生水肿,妊娠期高血压疾病的水肿无特异性,因此不能作为其诊断标准及分类依据。血压较基础血压升高 30/15mmHg,然而低于 140/90mmHg 时,不作为诊断依据,但必须严密观察。重度子痫前期是妊娠 20 周后出现高血压、蛋白尿且伴随以下至少一种临床症状或体征者,见表 5-2。

表 5-2 重度子痫前期的临床症状和体征

收缩压≥160mmHg 或舒张压≥110mmHg

24 小时尿蛋白>5.0g 或随机尿蛋白(+++)以上

中枢神经系统功能障碍

精神状态改变和严重头痛(频发,常规镇痛药不缓解)

脑血管意外

视物模糊,眼底点状出血,极少数患者发生皮质性盲

肝细胞功能障碍,肝细胞损伤,血清转氨酶至少升高 2 倍

上腹部或右上象限痛等肝包膜肿胀症状,肝被膜下出血或肝破裂

少尿,24 小时尿量<500mL

肺水肿,心力衰竭

血小板<100×10⁹/L

凝血功能障碍

微血管病性溶血(血 LDH 升高)

胎儿生长受限,羊水过少,胎盘早剥

四、诊断

妊娠高血压疾病的临床表现主要是高血压、水肿、蛋白尿,随其程度的轻重不同可单独存在,亦可 2 或 3 种症状与体征同时存在。

1. 病史 患者有以上的高危因素及上述临床表现,特别应询问有无头痛、视力改变、上腹不适等。

2. 临床表现

（1）高血压：应注意血压升高的程度，血压是否持续升高至收缩压≥140mmHg 或舒张压≥90mmHg，血压升高至少出现 2 次以上，间隔≥4 小时。慢性高血压并发子痫前期常在妊娠 20 周后血压持续上升。其中特别注意舒张压的变化。

（2）尿蛋白：应取中段尿进行检查，每24 小时内尿液中的蛋白含量≥300mg 或在至少相隔 6 小时的两次随机尿液检查中尿蛋白浓度为 30mg/L（定性＋），其准确率达 92%。应避免阴道分泌物或羊水污染尿液，造成误诊。蛋白尿反映肾小动脉痉挛引起肾小管细胞缺氧及其功能受损的程度，临床上出现略迟于血压的升高。

（3）水肿：体重异常增加是许多患者的首发症状，体重突然增加，每周增加≥0.9kg，或每月增加≥2.7kg 是子痫前期的信号。孕妇出现水肿的特点是自踝部逐渐向上延伸的凹陷性水肿，休息后不缓解。水肿局限于膝以下为"＋"，沿至大腿为"＋＋"，涉及腹壁及外阴为"＋＋＋"，全身水肿或伴腹腔积液为"＋＋＋＋"。

（4）尿少：尿排出量减少表示肾脏排泄功能障碍，可＜500mL/24h。

（5）自觉症状：包括明显头痛、头晕、视物不清、恶心、呕吐、上腹疼痛等，表示病情的发展已进入子痫前期，应及时做出相应检查与处理。

（6）抽搐及昏迷（子痫）：是本病病情最严重的阶段。子痫发生前可有不断加重的重度子痫前期，但子痫亦可发生于血压升高不显著、无蛋白尿或水肿的病例。若无妊娠滋养细胞疾病，子痫很少发生在妊娠 20 周前，通常产前子痫占 71%，产时子痫与产后子痫占 29%。

典型的子痫发作过程可分为 4 期。

1）侵入期：发作时开始于面部、眼睑及颈项肌肉强直，头扭向一侧，眼球固定，瞳孔散大，继而出现口角及颜面部肌肉颤动。此期持续仅 10 秒。

2）强直期：上述病情很快发展至两臂及全身肌肉强直性收缩，出现两臂屈曲，双手紧握，眼球上翻，牙关紧闭，呼吸暂停，面色青紫。此期约持续 20 秒。

3）抽搐期：全身肌肉强烈抽搐，头向一侧扭转，眼睑及颌部时开时闭，口吐白沫或血沫，面色青紫，四肢抽动，每次抽搐历时 1～2 分钟。此期易发生唇舌咬伤及坠地损伤等。

4）昏迷期：抽搐逐渐停止，全身肌肉松弛，呼吸恢复，发出深而长的鼾声，继而进入昏迷状态。昏迷时间长短不一，病情轻者可以立即清醒。清醒后患者对发作前后情况记忆不清。重者抽搐反复发作，甚至昏迷呈持续状态直至死亡。

抽搐发作次数和间隔时间与病情程度及预后相关。抽搐越频、时间越长，病情越重、预后越差。

子痫患者除上述典型征象以外，抽搐时血压显著升高，少尿、无尿，偶然也有因平时血压不高，发病时也无特殊高血压现象，少数病例病情进展迅速，子痫前期的征象不显著，而突然发生抽搐、昏迷。

产前和产时子痫发作时，因全身肌肉强直性收缩可促使分娩发动和加速产程进展，故应注意产科情况。

3. 并发症

（1）对孕妇特别是子痫前期患者，可发生妊娠期高血压疾病心脏病、胎盘早剥、肺水肿、凝血功能障碍、脑出血、急性肾衰竭、HELLP 综合征、产后出血及产后血液循环衰竭等并发症。这些并发症多可导致患者死亡。

（2）对胎儿由于子宫血管痉挛所引起的胎盘供血不足、胎盘功能减退，可致胎儿窘迫、胎儿生长受限、死胎、死产或新生儿死亡。

4. 实验室及其他检查

（1）尿液检查：测定尿蛋白量和有无管型，可了解肾功能受损情况。尿蛋白定量每 24 小时大于 0.3g 为异常，每 24 小时大于 5g 则为重症。

（2）血液检查：在有条件的情况下，特别是对于重症患者，需进行一些必要的实验室检查，以有利于处理。

1）血浆黏度、全血黏度及红细胞比容测定：以了解有无血液浓缩。正常妊娠后期，血浆黏度应在 1.6 以下，全血黏度低于 3.6，红细胞比容应 <35%。

2）尿酸：重症患者——子痫前期及子痫，由于肝脏破坏尿酸及肾脏排泄尿酸的功能降低，所以血浆尿酸均有不同程度的升高。

3）尿素氮的测定：对于了解肾功能情况有一定的参考价值。

4）二氧化碳结合力：重症患者，特别是在应用了大剂量解痉剂、降压剂、镇静剂之后，常影响进食。另外，由于肾功能减退，均促使易于发生酸中毒；所以测定二氧化碳结合力有助于尽早发现酸中毒。

5）血清电解质测定：重症患者常伴发电解质紊乱，一般认为应用冬眠合剂治疗，可导致低血钾，但少数患者有高血钾发生，血钾可高达 5.78～9.97mmol/L，是由于酸中毒致细胞内 K^+ 外游所致。心电图也提示有高钾。因此，对这些患者进行血清 K^+、Na^+ 测定是极其重要的。

6）肝功能测定：妊娠期高血压疾病患者，特别是子痫前期及子痫患者，可由于肝细胞缺氧，使肝细胞的线粒体释放出丙氨酸转氨酶（ALT），可使血清 ALT 轻度升高至 60～120U/L，总胆红素、碱性磷酸酶也可有轻度升高，但多无消化道症状。产后 1 周内 ALT 等均可恢复至正常。

7）凝血功能测定：对于重症患者需及时测定血小板，以了解有无降低；测定凝血酶原时间，纤维蛋白原及抗凝血酶Ⅲ（ATⅢ）、纤维蛋白降解产物（FDP）等指标以助于判断凝血和纤溶之间有无失调，有利于指导临床治疗。

（3）眼底检查：眼底改变是反映妊娠期高血压疾病严重程度的一项重要标志，对估计病情和决定处理均有重要意义。眼底的主要改变为视网膜小动脉痉挛，动静脉管径之比，可由正常的2:3 变为1:2，甚至 1:4。严重时可出现视网膜水肿，视网膜剥离，或有棉絮状渗出物及出血。

（4）其他检查：如母儿心电图、超声、羊膜镜等检查，胎盘功能及胎儿成熟度检查等，可视病情而定。

5. 诊断　妊娠期高血压疾病的诊断一般不困难。在妊娠 20 周后出现高血压、水肿和蛋白尿等 3 种症状，严重者出现头痛、头晕、眼花、恶心和呕吐等自觉症状，甚至出现抽搐及昏迷。在诊断时注意病史、诱发因素、病情轻重、妊娠高血压综合征分类，有无并发症，对母婴的影响。并与相关的疾病相鉴别。

6. 鉴别诊断　本病应与原发性高血压、慢性肾炎相鉴别。子痫应与癫痫、脑出血、癔病、糖尿病昏迷相鉴别。

7. 对母儿的影响

（1）对母体的影响：重度患者可发生心力衰竭、肝肾衰竭、肺水肿、DIC、胎盘早剥、产后出血及 HELLP 综合征（溶血、肝酶增高、血小板减少）等并发症，其中妊娠高血压综合征并发的心力衰竭、脑出血是导致孕产妇死亡的主要原因。

（2）对胎儿的影响：主要有早产、羊水过少、胎儿生长受限（FGR）、胎儿窘迫、死胎、死产、新生儿窒息及死亡等。

五、处理

本病因其病因不明，虽不复杂，但治疗有一定的难度。

1. 治疗原则

（1）加强围生期保健，定期产前检查，早诊断早治疗。

（2）必要时尽早收入院治疗，严密监护母儿变化及产后监护。

（3）治疗以左侧卧位、解痉、镇静、降压、合理扩容、利尿，适时终止妊娠。终止妊娠是治疗的最佳方法。

（4）注意监护心、脑、肺等重要器官，防止并发症发生。

2. 轻度妊娠期高血压疾病　一般无须用药，嘱左侧卧位休息。侧卧位可降低下腔静脉和股静脉的压力及髂总和腹主动脉的压力，改善重要器官和胎盘的灌流量，增加尿量。注意血压变化。也可酌情给予口服解痉药物。

3. 子痫前期的治疗　应住院治疗。治疗原则为解痉、降压、镇静、合理扩容及利尿，适时终止妊娠。

（1）解痉药物。

1）硫酸镁：首选解痉药，其药理作用机制如下。①抑制周围血管神经肌肉的运动神经纤维冲动，减少乙酰胆碱的释放，使血管扩张，尤其对脑、肾、子宫血管平滑肌的解痉作用更突出；②镁离子对中枢神经细胞有麻醉作用，可降低中枢神经细胞的兴奋性；③硫酸镁还可使血管内皮合成前列环素增高，使依赖镁的 ATP 酶恢复功能，有利于钠泵的转运，从而达到脑水肿消失、制止抽搐的目的。

用药途径及剂量：可以深部肌内注射或静脉滴注。深部肌内注射 25% 硫酸镁 20mL 加 2% 普鲁卡因 2mL（过敏试验阴性），每日 1～2 次。肌内注射缺点是血中浓度不稳定，局部疼痛。静脉滴注，首次剂量为 25% 硫酸镁 10mL 加 5% 葡萄糖注射液 250mL，于 1 小时内静脉滴入。10g 加入 5% 葡萄糖注射液 500mL 以 1～1.5g/h 速度静脉滴入，24 小时硫酸镁总量控制在 25～30g，第一个 24 小时不得超过 30g。

注意事项：硫酸镁过量会引起呼吸和心率抑制甚至死亡，故每次用药前及持续静脉滴注期间应做有关检测：①膝反射必须存在；②呼吸不可少于 16 次/分；③尿量不少于 25mL/h；④必须备有解毒作用的钙剂，如 10% 葡萄糖酸钙 10mL/支的针剂。

2）抗胆碱药物：主要有东莨菪碱和山莨菪碱（654-2），这些药物可抑制乙酰胆碱的释放，有明显解除血管痉挛的作用，且有抑制大脑皮质及兴奋呼吸中枢，以及改善微循环的作用。

方法:0.25%东莨菪碱 5 ~ 8mL(0.08 ~ 0.3mg/kg),加入 5% 葡萄糖注射液 100mL 静脉滴注,10 分钟滴完,6h 可重复 1 次;山莨菪碱:口服每次 10 ~ 20mg,每日 3 次或 10mg 肌内注射,每日 2 次。

3)异戊巴比妥钠:对中枢有抑制作用,且与硫酸镁有协同作用。常用每次 0.1 ~ 0.25g,肌内注射或静脉注射,或每日 0.5 ~ 1.0g 静脉缓注(1mL/min)。

4)β_2 受体激动剂:最近用 β_2 受体激动剂治疗妊娠期高血压疾病的文献日益增多,作用机制:①使子宫肌肉的张力减低(减压作用),改善子宫胎盘血流量,胎盘缺氧状态获得改善;②由于动脉血管平滑肌松弛使血压下降;③β_2 受体激动剂可明显降低血小板功能,从而使妊娠期高血压疾病的病理生理变化恢复正常和减少其并发征 DIC 的发生;④减少因子宫胎盘缺血所致的胎儿生长受限。舒喘灵剂量为 2 ~ 4mg,每日 4 次。为防止宫缩乏力,宜在临产前早停药。

(2)镇静:应适当使用具有抗惊厥和有较强的镇静作用的镇静剂,对病情控制可起到良好的效果。

1)鲁米那:口服每次 0.03 ~ 0.06g,每日 3 次,必要时鲁米那钠 0.1g 肌内注射每日 3 次,有一定的抗惊厥作用。

2)地西泮:口服 2.5 ~ 5mg,每日 2 次,亦可 10mg 肌内注射。

3)哌替啶:肌内注射 10mg,用于头痛,临产时宫缩痛,亦可预防抽搐、镇痛、镇静。若 4 小时内将娩出胎儿,则不宜应用,以免引起胎儿呼吸抑制。

4)冬眠药物:冬眠药物可广泛抑制神经系统,有助于解痉降压,控制子痫抽搐。①哌替啶 50mg、异丙嗪 25mg 肌内注射,间隔 12 小时可重复使用,若估计 6 小时内分娩者应禁用。②哌替啶 100mg、氯丙嗪 50mg、异丙嗪 50mg 加入 10% 葡萄糖注射液 500mL 内静脉滴注;紧急情况下,可将 1/3 量加入 25% 葡萄糖注射液 20mL 缓慢静脉推注(> 5 分钟),余 2/3 量加入 10% 葡萄糖注射液 250mL 静脉滴注。氯丙嗪可使血压急骤下降,肾及子宫胎盘血供减少,从而导致胎儿缺氧,且对母儿肝脏有一定的损害作用,现仅应用于硫酸镁治疗效果不佳者。

(3)降压药物:目的是延长孕周或改变围生期结局。对于血压≥160/110mmHg,或舒张压≥110mmHg 或平均动脉压≥140mmHg 者,以及原发性高血压、妊娠前高血压已用降压药者,须应用降压药物。降压药物选择的原则:对胎儿无毒不良反应,不影响心每搏输出量、肾血浆流量及子宫胎盘灌注量,不致血压急剧下降或下降过低。

1)肼屈嗪:周围血管扩张剂,能扩张周围小动脉,使外周阻力降低,从而降低血压,并能增加心排血量、肾血浆流量及子宫胎盘血流量。降压作用快,舒张压下降较显著。用法:每 15 ~ 20 分钟给药 5 ~ 10mg,直至出现满意反应(舒张压控制在 90 ~ 100mmHg);或 10 ~ 20mg,每日 2 ~ 3 次口服;或 40mg 加入 5% 葡萄糖注射液 500mL 内静脉滴注。有妊娠期高血压心脏病心力衰竭者,不宜应用此药。不良反应为头痛、心率加快、潮热等。

2)拉贝洛尔:α、β 能肾上腺素受体阻滞剂,降低血压但不影响肾及胎盘血流量,并可对抗血小板凝集,促进胎儿肺成熟。该药显效快,不引起血压过低或反射性心动过速。用法:首次剂量可给予 20mg 静脉注射,若 10 分钟内无效,可再给予 40mg,10 分钟后仍无效可再给予 80mg,总剂量不能超过 240mg/d。100mg 口服,每日 2 次,最大量 240mg/d,不良反应为头皮刺痛及呕吐。

3）硝苯地平：钙通道阻滞剂，可解除外周血管痉挛，使全身血管扩张，血压下降，由于其降压作用迅速，目前不主张舌下含化。用法：10mg 口服，每日 3 次，24 小时总量不超过 60mg，其不良反应为心悸、头痛，与硫酸镁有协同作用。

4）尼莫地平：钙通道阻滞剂，其优点在于可选择性的扩张脑血管。用法：20mg 口服，每日 2～3 次；或 20～40mg 加入 5% 葡萄糖注射液 250mL 中静脉滴注，每日 1 次，每日总量不超过 360mg，该药不良反应为头痛、恶心、心悸及颜面潮红。

5）甲基多巴：可兴奋血管运动中枢的 α 受体，抑制外周交感神经而降低血压，妊娠期使用效果较好。用法：250mg 口服，每日 3 次。其不良反应为嗜睡、便秘、口干、心动过缓。

6）硝普钠：强有力的速效血管扩张剂，扩张周围血管使血压下降。由于药物能迅速通过胎盘进入胎儿体内，并保持较高浓度，其代谢产物（氰化物）对胎儿有毒性作用，不宜在妊娠期使用。分娩期或产后血压过高，应用其他降压药效果不佳时，方考虑使用。用法为 50mg 加于 5% 葡萄糖注射液 1 000mL 内，缓慢静脉滴注。用药不宜超过 72 小时，用药期间，应严密监测血压及心率。

7）肾素血管紧张素类药物：可导致胎儿生长受限、胎儿畸形、新生儿呼吸窘迫综合征、新生儿早发性高血压，妊娠期应禁用。

（4）利尿剂：应用于全身水肿、肺水肿、脑水肿、心力衰竭或高血容量并发慢性肾炎、肾功能不良伴尿少者。

1）呋塞米（速尿）：其利尿作用快且较强，对脑水肿、无尿或少尿患者效果显著，与洋地黄类药物合用，对控制妊高征引起的心力衰竭与肺水肿效果良好。常用剂量为 20～40mg，静脉注射。该药有较强的排钠、钾作用，可导致电解质紊乱和缺氯性酸中毒，应加以注意。

2）甘露醇或山梨醇：为渗透性利尿剂。注入体内后由肾小球滤过，极少由肾小管再吸收，排出时带出大量水分，并同时丢失钠离子而出现低钠血症。重症患者，若有肾功能不全，出现少尿、无尿，或需降低颅内压时，应用甘露醇可取得一定效果。常用剂量为 20% 甘露醇 250mL，快速静脉滴注，一般应在 15～20 分钟内滴注完。妊高征心力衰竭、肺水肿者应忌用。

（5）扩容治疗：扩容应遵循在解痉的基础上扩容，在扩容的基础上脱水和胶体优于晶体的原则，方能调节血容量，改善组织灌注量，减轻心脏负担，减少肺水肿的发生。扩容指征：红细胞压积 >0.35；尿比重 >1.020，或全血黏稠度比值 >3.6；血浆黏稠度比值 >1.6 者。扩容的禁忌证：有心血管负担过重者，脉率 >100 次/分，肺水肿、肾功能不全者，红细胞比容 <0.35。

1）低分子右旋糖酐：可疏通微循环，减少血小板黏附，预防 DIC 发生，利尿。每克右旋糖酐可吸收组织间液 15mL。常用量为每日 500mL 静脉滴注，可加入 5% 葡萄糖注射液 500mL，以延长扩容时间。

2）706 代血浆：在血中停留时间较长，但扩容不如低分子右旋糖酐。常用量为每日 500mL 静脉滴注。

3）平衡液：为晶体溶液，可促进排钠利尿，常用量为每日 500mL 静脉滴注。

4）白蛋白、血浆和全血：为理想的扩容剂。白蛋白 20g 加入 5% 葡萄糖注射液 500mL 稀释，静脉滴注。尤适合于低蛋白血症，尿蛋白定量≥0.5g/24h 之患者。贫血、血液稀释患者则适合于输入全血。

（6）适时终止妊娠：本病患者，一旦胎儿胎盘娩出，病情将会迅速好转，若继续妊娠对母儿均有较高的危险时，应在适当时机，采用适宜的方法终止妊娠。

1）终止妊娠指征：①妊娠未足月、胎儿尚未成熟，但本病病情危重，经积极治疗 24～48 小时不见明显好转者；②孕周已超过 34 周的子痫前期；③子痫控制 2 小时后；④子痫虽经积极治疗，抽搐不能控制者；⑤本病患者合并胎盘功能不全，血和尿 E_3、HPL、SP_1 低值，胎动减少，胎监评分低，胎儿生物物理评分低值，胎儿宫内发育不良，继续妊娠对胎儿有危险者。

2）终止妊娠的方法：可进行引产或选择性剖宫产。当病情稳定、胎位正常、头盆比例相称，宫颈条件成熟，可行人工破膜加静脉滴注缩宫素引产。有下列情况者宜进行剖宫产术：①病情危重，不能在短期内经阴道分娩者；②妊娠期高血压疾病合并羊水过少；③有终止妊娠的指征而不具备阴道分娩的条件时，如胎儿窘迫而宫颈不成熟者；④子痫患者经积极治疗控制抽搐 2～4 小时者；⑤破膜引产失败者；⑥病情危重，MAP≥18.6kPa（140mmHg），阴道分娩屏气用力可能导致脑出血者；⑦其他产科指征如骨盆狭窄、胎盘早剥和 DIC 等。

4. 子痫的治疗

（1）严密监护：子痫发作时应使患者平卧，头侧向一边，保持呼吸道通畅，以纱布包裹压舌板，放入口内齿间舌上，或放入通气导管，防止抽搐时咬破唇舌，及时吸出喉头黏液及呕吐物，防止窒息，给予氧气吸入，保持环境安静，避免一切刺激，如声、光及不必要的搬动及操作，以免诱发抽搐。昏迷或未清醒者，禁食水及口服药物，并给予抗生素预防肺部感染治疗。床边置护栏架以防跌落。保留尿管，并记录尿量，设特别护理，记录体温、脉搏、呼吸、血压、出入量、病情变化及处理经过等。随时注意有无心力衰竭、急性肺水肿、胎盘早剥、脑血管意外等并发症的出现。

（2）控制抽搐：首选药物为硫酸镁。用法为 25% 硫酸镁 20mL（5.0g），即刻肌内注射。同时 25% 硫酸镁 20mL（5.0g）加 25% 葡萄糖注射液 20mL 缓慢静脉推注，约需 10 分钟推完。同时给吗啡 10mg，皮下注射，或哌替啶 100mg，或冬眠合剂 1 号 2mL，肌内注射，一般抽搐可停止。

抽搐仍未能控制或仍烦躁不安，可加用阿米妥 0.25～0.5g 加 5% 葡萄糖注射液 40～60mL 缓慢静脉推注，注意呼吸如发现异常即刻停药。

抽搐停止后，在未能终止妊娠前必须继续给予药物治疗。如 25% 硫酸镁 60mL 加入 5% 葡萄糖注射液 1 000mL，静脉滴注（8～10 小时滴完），以后每 4～6 小时给药 1 次。根据病情选择硫酸镁，冬眠合剂 I 号、III 号或鲁米那、地西泮肌内注射。

（3）适时终止妊娠：子痫已被控制 2 小时者，或经积极治疗仍控制不了抽搐时，为挽救母儿生命，可终止妊娠。

1）阴道分娩。①病情好转，宫颈条件成熟，无急救指征与产科指征者可施行引产，多数能自然分娩。方法：人工破膜，地西泮 10mg 静脉注射和缩宫素 2.5～5U/500mL 液体静脉滴注,或低位水囊+低浓度缩宫素静脉滴注。②如子痫患者抽搐时自然临产,宫缩多数强而频,产程进展较快,如头盆相称,胎位正常,胎儿体重在正常范围时,多能自然分娩。应缩短第2产程,实施阴道助产。

2)剖宫产分娩指征:①子痫患者反复抽搐,经积极治疗病情控制2小时,个别子痫经积极治疗仍不能控制抽搐者;②经破膜引产失败者;③病情严重,经阴道分娩时屏气用力可能导致脑血管意外。

3)注意事项:①持续硬膜外麻醉,可用微量镇痛泵控制维持术后镇痛;②全身麻醉,术后加强镇静、镇痛、降压;③术后24~72小时内仍需注意防止产后子痫的发作,直至恢复正常,若血压一时未能完全控制,应继续镇痛、镇静等治疗,产褥期及产后应加强随访,继续相应治疗。

(4)预防产后出血:产后24小时内仍给应给予硫酸镁及镇静治疗,每4~6小时给药1次。

(5)纠正水、电解质和酸碱平衡:根据化验结果随时纠正电解质紊乱或酸中毒。

(6)特殊情况处理:如为基层单位及农村医院,遇到子痫患者时,应先给予解痉和镇静药物后即刻转送上级医院,同时做好保护,护理患者勿受伤。

(7)并发症的处理。

1)妊娠合并心脏病:一旦出现应积极控制心力衰竭,适时终止妊娠。应用强心药西地兰0.4mg加5%葡萄糖注射液40mL缓慢静脉推注,4小时后视病情可重复0.2mg加5%葡萄糖注射液40mL,总量可用至1mg。给予镇静药吗啡0.01g皮下注射,或哌替啶50~100mg皮下注射。心力衰竭控制后24~48小时应终止妊娠,如宫颈条件好,胎儿不大,胎头位置低,估计产程进展顺利者,可以采用引产经阴道分娩,大多数病例采用剖宫产结束分娩。

凡妊娠期高血压心脏病心力衰竭控制后而行剖宫产者,应注意以下几个方面:①手术前及手术后可用西地兰0.2~0.4mg静脉注射,以防手术操作诱发心力衰竭;②术前加用速尿20~40mg静脉注射利尿,以减轻心脏负担;③手术以硬膜外麻醉为妥,麻醉药以小剂量及有效地剂量为限,如按常规药量,可致血压突然下降,对母婴均不利;④手术后应用广谱抗生素预防感染;⑤术时及术后补液需缓慢,每天静脉补液可限制在1 000mL之内;⑥手术操作必须由熟练而配合良好的术者执行;⑦术后必须按时应用镇静剂,并严格防止发生上呼吸道感染,以免再度诱发心力衰竭。

2)脑出血:一经确诊为脑出血,应立即抢救,首先保持安静,吸氧,忌用抑制呼吸的药物,快速应用脱水剂降低颅内压治疗。对心肾功能不全者忌用甘露醇,可选用呋塞米。脱水时应注意电解质平衡。使用降压药物,但血压不宜降得太低。止血药可用6-氨基己酸、对羧基苄胺、止血环酸等。对昏迷患者应加强全身支持疗法,使用抗生素预防感染和防治并发症。这类患者不宜阴道分娩,应先作剖宫产术,而后再行开颅术。采用低温麻醉对母儿均较安全。产后禁用麦角类及缩宫素制剂,以防出血加重。

3)凝血功能障碍:子痫患者由于胎盘缺血缺氧及血管梗塞,使破碎绒毛的滋养叶细胞进入血液循环而释放出凝血活酶,导致凝血功能障碍,发生DIC。有出血倾向时血小板减少,凝血酶原时间延长和纤维蛋白原减少,以及血和尿的纤维蛋白降解物(FDP)含量明显升高;鱼精蛋白副凝固试验(3P 试验)常为阳性。处理:若患者处于慢性 DIC,临床上没有明显出血表现时,可用低分子右旋糖酐 500mL 加肝素 25mg 及 25% 硫酸镁 30mL,缓慢静脉滴注 6 小时,每日 1 次。若有出血表现,则用抗凝治疗,但输肝素应适当,并宜首选新鲜全血,同时应积极终止妊娠,以去除病因。

4)产后虚脱:妊娠期高血压患者在分娩结束后,可能发生产后血循环衰竭,突然出现面色苍白、血压下降、脉搏微弱及汗多等虚脱症状。多在产后 30 分钟内出现,常常由于:①产前限盐,产生低钠血症;②大量应用解痉降压药物,使血管扩张;③产后腹压突降使内脏淤血,致有效血液循环量减少。在排除了出血、感染、羊水栓塞及子宫破裂等外,应进行补液治疗,输注林格液、5% 葡萄糖盐水等,一般情况下经补液治疗病情将很快好转。如出现休克,患者情况差,除补液外,还应输注中分子右旋糖酐、血浆或全血,迅速补充血容量,须注意水、电解质平衡。

(位玲霞)

第七节　早　产

妊娠满 28 足周至不满 37 足周之间终止者,称为早产。此时娩出的新生儿称早产儿,体重小于 2 500g,发育尚不够成熟。早产占分娩总数的 5% ~15% ,早产儿中约 15% 于新生儿期死亡。

一、病因

分娩动因迄今尚未阐明,故而引起早产的原因亦不完全清楚,约 30% 的早产无明显原因。早产常与以下情况有关。

1. 感染　绒毛膜羊膜感染是早产十分重要的原因。感染主要系存在于下生殖道的致病菌所引起,常常合并支原体感染。许多研究表明,阴道感染特别是细菌性阴道病(BV)是引起上行性宫内感染的主要原因之一。引起羊膜腔内或腔外宫内感染的主要病原微生物有加德纳菌、梭形杆菌属、拟杆菌属、B 族链球菌、大肠杆菌等病菌以及沙眼衣原体、支原体等。这些病原微生物感染可以使羊膜腔内前列腺素含量增加,刺激宫缩引发早产。

2. 胎膜早破　Romero(1998 年)统计 27% ~46% 的早产是先由胎膜早破引起的,如不予处理,50% 的孕妇在 24 小时内早产,90% 将在 1 周内分娩。导致胎膜早破的原因是多方面的,一般认为与感染、宫颈内口松弛、宫腔内压力异常、创伤以及胎膜结构发育异常、孕妇缺乏某些微量元素和维生素等因素有关。其中,感染是导致胎膜早破的重要因素。感染时微生物产生蛋白水解酶,水解宫口附近胎膜细胞外物质,使组织张力强度降低,胶原纤维减少,膜的脆性增加。在宫腔压强增加的情况下,导致胎膜早破。

3. 妊娠并发症与并发症　如妊娠期高血压疾病、妊娠肝内胆汁淤积症、妊娠合并心脏病、慢性肾炎等。

4. 子宫膨胀过度及胎盘因素　如多胎妊娠、羊水过多、前置胎盘、胎盘早剥等。

5. 子宫畸形　如纵隔子宫、双角子宫等。

6. 营养及社会因素　生活条件差,有学者认为,孕妇每日摄入蛋白量不足 50g 者,早产率增高。不良生活习惯:体力及精神负担过重,如从事重体力劳动,长途旅行颠簸,气候急剧变化,过度劳累,紧张兴奋,频繁和粗暴的性生活等都可提高早产率。

7. 腹部直接受撞击或腹部大手术　术中操作干扰及影响妊娠子宫。

8. 吸烟　吸烟与早产有密切关系,早产发生与吸烟量成正比。WHO 统计:孕妇吸烟者其新生儿体重都较低,发生早产、死胎、新生儿死亡者比不吸烟者多 2 倍。且有吸烟导致孕龄偏低、胎盘较小、胎盘早剥、胎膜早破发生率增加的报道。

9. 孕妇年龄、身高和体重　不满 20 岁孕妇的早产率高于 25 ~ 29 岁者。孕妇身高、体重对早产的影响,各家意见不一。有学者统计身高 <160cm 者其早产率为 19.6% 而超过 170cm 者仅有 10.1%。婴儿体重达 2 500g 的孕妇平均体重为 65.2 ±0.4kg;婴儿体重不足 2 500g 者孕妇体重平均值为 61.2 ±0.4kg,统计学有显著差异。

10. 原因不明的特发性早产　据统计,无明显诱因的早产可占 20% ~ 30%。据近年发现在不明原因的早产病例中有相当一部分为抗磷脂抗体综合征患者,这是一种发现不久的疾病,抗磷脂抗体主要有抗心磷脂抗体及狼疮抗凝固因子两大类。它们的产生可能与病原微生物和遗传学等多种因素有关。

二、诊断

1. 病史　往往有早产、流产病史,应详细评估可致早产的高危因素。

2. 临床表现

(1)主要是子宫收缩、最初为不规则子宫收缩,常伴有少许阴道流血或血性分泌物,以后发展为规律宫缩,强度逐渐加大,伴疼痛,间隔逐渐缩短,与足月产时相似。

(2)肛门检查或阴道检查可发现随病情进展宫颈管缩短、消失,宫口进行性开张。

(3)早产者胎膜早破发生较足月产多。有时先发生胎膜早破,后开始有规律宫缩。

(4)以往有流产、早产史或本次妊娠有流血史者,容易发生早产。

3. 实验室及其他检查

(1)血常规检查:检查是否贫血,发现贫血应及时纠正。

(2)尿常规检查:检查尿蛋白、尿糖、尿沉渣镜检,如有泌尿系感染史者,应常规做尿培养,以便及时发现菌尿症。

(3)白带检查:注意有无真菌、滴虫,如发现阴道炎应予以治疗。

(4)超声检查:做 B 型超声及断层法,了解胎儿情况,是否为多胎,胎位、胎儿是否存活或死亡。

近年,早产预测工作有明显进展。现常用以下两种方法:①阴道 B 型超声检查宫颈管长度及宫颈内口漏斗形成情况,如宫颈内口漏斗长度大于宫颈总长度的 25%,或功能性宫颈内口长度 <30mm,提示早产的可能性大,应予治疗;②阴道后穹隆棉拭子检测胎儿纤维连结蛋白(fFN),fFN 是一种细胞外基质蛋白,通常存在于胎膜及蜕膜中,在妊娠最初 20 周内,宫颈、阴道分泌物中可测出 fFN。若妊娠 20 周后,上述分泌物中 fFN >50ng/mL,则提示胎膜与蜕膜分离,有早产可能。其预测早产的敏感性可达 93%,特异性 82%。

(5)阴道窥器检查及阴道流液涂片:了解有无胎膜早破。

(6)宫颈及阴道分泌物培养:排除 B 族链球菌感染及沙眼衣原体感染。

(7)羊膜穿刺:胎膜早破者可抽取羊水送细菌培养,排除绒毛膜羊膜炎,以及检测卵磷脂鞘磷脂比值或磷脂酰甘油等,了解胎儿肺成熟度。

4. 早产的预测　有许多方法可以用来预测早产的发生。

(1)高危评分法:对孕妇家庭社会经济状况、妊娠和分娩史、不良生活习惯史以及本次妊娠的并发症等进行评分,分数高者容易发生早产。

(2)B 型超声检查法:用阴道超声检查了解宫颈管的长度和宫颈内口形状可以预测早产的发生。

(3)家庭宫缩监护(HUAM):通过电子宫缩监测装置在家进行宫缩监测,并与医生及时联系,进行必要的干预,以预防早产。

(4)胎儿纤维连结蛋白(fFN):妊娠期 fFN 一般只出现在孕妇的血液和羊水中,如果在宫颈黏液中出现 fFN,预示在近期发生早产的可能性比较大。fFN 阴性则不会发生早产,其准确率达 95% 以上。与超声联合应用,预测价值更高。

(5)胰岛素样生长因子结合蛋白 -1(IGFBP -1):妊娠期 IGFBP -1 一般只出现在孕妇的血液和羊水中,其中羊水中 IGFBP -1 的浓度要比血液中高 100 ~ 1 000 倍。如果在宫颈黏液中出现 IGFBP -1,预示近期发生早产的可能性比较大。

5. 诊断要点　一般并不困难,但应与妊娠晚期出现的生理性宫缩相区别。Herron 等提出的早产诊断标准:在妊娠 20 ~ 37 周,出现 5 ~ 8min 1 次或更频的规律宫缩,并至少伴随下列症状之一:①宫颈管进行性退缩;②宫口扩张 2cm;③宫颈退缩 80% 。如单纯出现至少 10 分钟 1 次的规律宫缩,而无宫颈管的进行性退缩及宫口扩张,为先兆早产。

6. 鉴别诊断

(1)前置胎盘:为无痛性出血,不伴有规律宫缩。

(2)胎盘早剥:出血常伴腹痛及压痛,宫缩间歇时亦存在,严重者胎位、胎心不清,如板样腹肌多伴内出血。

(3)宫颈局部病变出血:可通过窥器检查或指检发现。

(4)假临产及妊娠晚期子宫生理性收缩:一般子宫收缩不规则,无痛感,且宫口不开大,经休息或应用镇静剂治疗后消失。

三、处理

早产的治疗原则:若胎儿存活,无胎儿窘迫,胎膜未破,应设法抑制宫缩,尽可能使妊娠维持至近足月再分娩。以降低围生儿死亡率。若胎膜已破,早产不可避免时,也应设法延长胎儿在子宫内的存活时间。

1. **卧床休息**　推荐左侧卧位,可减少自发性子宫收缩并增加子宫—胎盘的血流量,从而增加胎儿的氧和营养供应。若左侧卧位无效,给予平衡液 500 ~ 1 000mL 静脉滴注,可将滴速调至每小时 100mL,以改善胎盘血液灌注量。

2. **病因治疗**

(1)去除早产的明确病因是治疗早产的重要措施之一,对于妊娠合并症及并发症,积极治疗原发病可避免医源性(干预性)早产的发生;对于宫颈功能不全者,孕妇可于妊娠14 ~ 28 周间行宫颈环扎术。

(2)对于先兆早产和早产患者,现建议使用抗生素(用药量及方法按具体情况而定)。既可防止下生殖道感染的扩散,也能延长破膜后的潜伏期(从破膜开始到有规律宫缩的一段时间)。因宫缩有负吸作用,能促进和加重感染,一旦出现宫缩,则应用抗生素预防感染治疗。

抗生素多选用氨苄西林和(或)红霉素。用法:①对仅有胎膜早破者,用阿莫西林750mg,每日3次,口服,共7日;②有规律宫缩、宫口未开、无破膜者,口服氨苄西林2.0~3.0g/d;或红霉素1.0~1.2g/d,共7日;③有规律宫缩、宫口扩张<3cm、无破膜者,采用负荷量加维持量治疗:氨苄西林4.0~5.0g/d,静脉滴注;或红霉素2.0g/d,静脉滴注,共2日,然后口服氨苄西林0.75~2.0g/d或红霉素1.0g/d,共5日;④有规律宫缩合并胎膜早破者,采用氨苄西林6.0~8.0g/d,静脉滴注共4日,继以口服1.5~2.0g/d至分娩;⑤进入活跃期,静脉滴注氨苄西林5.0g,2~4小时后重复使用。随着头孢类抗生素药物的发展,目前临床上经常应用头孢二代和三代抗生素预防和治疗感染,且效果较好。因此,在经济条件允许的情况下,不妨选用以下头孢类抗生素药物:头孢噻吩,0.5~1g,每日4次,肌内注射或静脉注射;头孢曲松(头孢三嗪),1g/d,每日1次肌内注射;严重感染1g,每日2次,溶于生理盐水或5%~10%葡萄糖注射液100mL中,静脉滴注,于0.5~1h滴完;头孢唑啉,0.5~1.0g,每日2次或3次,肌内注射或静脉注射;头孢拉定,1~2g,分3次或4次服用。头孢类药对青霉素过敏者均须慎用。

实验证明,使用抗生素平均延长妊娠期7~42日,以宫口未开、无破膜者最显著,胎膜早破者效果较差。

3. 药物抑制宫缩 抑制宫缩的药物主要有两类。一类是改变子宫肌对宫缩物质反应性的药物,如β_2肾上腺素受体激动剂(常用药物有沙丁胺醇及羟苄羟麻黄碱等)、硫酸镁等。另一类是阻断或抑制合成或释放宫缩物质的药物,如前列腺素合成抑制剂(常用药物有吲哚美辛、乙酰水杨酸、保泰松等)。

(1)β_2肾上腺素受体激动剂:这类药物能激动子宫平滑肌中的β_2受体,抑制子宫平滑肌的收缩,减少子宫的活动而延长妊娠期。目前常用药物介绍如下。

1)盐酸苯丙酚胺:为β肾上腺能激动剂。取80mg溶于5%葡萄糖注射液500mL中,静脉滴注,每分钟1.5~3mL(每分钟0.25~0.5mg),如无效可每15分钟增加1次滴速,直至有效地抑制宫缩为止,宫缩抑制后,继续滴注2小时,以后改为肌内注射,10mg,每6小时1次,连续24小时,根据宫缩情况,肌内注射,或口服10~20mg,每日3次,持续1周,最大滴速每分钟不超过6mL(每分钟0.75~1mg)。不良反应有呼吸困难、血压下降、心动过速、恶心等。使用时应先扩充血容量,采取左侧卧位,可减少该药对血压的影响。

2)羟苄羟麻黄碱:适用于妊娠20周以上的孕妇早产治疗。用法:取本品150mg加入500mL静脉滴注溶液中,于48小时内滴入。患者应保持左侧卧位,以减少低血压危险。开始滴速每分钟0.1mg,逐渐增加至每分钟0.15~0.35mg,待宫缩停止后,至少持续输注12小时。静脉滴注结束前30分钟,可以维持治疗。前24小时内口服剂量为每2小时10mg,此后每4~6小时10~20mg,每日总剂量不超过120mg。本品作用机制为β_2肾上腺素受体激动剂,可激动子宫平滑肌中的β_2受体,抑制子宫平滑肌收缩,减少子宫活动,从而延长妊娠期。不良反应有静脉注射时可发生心悸、胸闷、胸痛和心律失常等反应,严重者应中断治疗,还可有震颤、恶心、呕吐、头痛和红斑以及神经过敏、心烦意乱、焦虑不适等。本品可通过胎盘屏障使新生儿心率改变和出现低血糖,应密切注意。糖尿病患者及使用排钾利尿剂的患者应慎用。与糖皮质激素合用可出现肺水肿,极严重者可以导致死亡。

3)舒喘灵:是肾上腺能 β_2 受体激动剂,具有抑制子宫收缩,使血管扩张,增加胎盘血流量的作用。据报道 54 例早产者应用本品抑制宫缩治疗的临床资料,并与同期 47 例早产未用宫缩抑制剂者作对照。结果显示,舒喘灵组抑制宫缩成功 45 例,成功率为83.33%,平均延长妊娠时间 7.47 日,最长达 28 日;对照组仅 1 例宫缩自行缓解,其余全部在 48 小时内分娩,硫酸舒喘灵组新生儿窒息率低于对照组,产后出血率及出血量两组无差异。仅 2 例服硫酸舒喘灵后出现心动过速,停药后自行缓解。故认为对早产应用本品抑制宫缩治疗安全、有效。用法:国产硫酸舒喘灵,每片 2.4mg,每次 4.8mg,每日 3 次口服。宫缩消失后继续服用 2 ~ 3 日后停药。

(2)硫酸镁:静脉滴注硫酸镁提高细胞外液镁离子浓度,镁离子直接作用于子宫肌细胞,拮抗钙离子对子宫收缩的作用,从而抑制子宫收缩。常用方法为 25% 硫酸镁 16mL 加于 25% 葡萄糖注射液 20mL 内,5 分钟缓慢静脉推注,再用 25% 硫酸镁 60mL 加于 5% 葡萄糖注射液 1 000mL 内,以每小时硫酸镁 2g 速度静脉滴注,直至宫缩停止。用药过程中注意膝腱反射(应存在)、呼吸(应每分钟不少于 16 次)和尿量(应每小时不少于 25mL)。

(3)前列腺素抑制剂:减少前列腺素的合成或释放,以抑制子宫收缩。

1)消炎痛:可通过抑制 PG 的合成,减弱子宫收缩。消炎痛可使胎儿动脉导管提早关闭或狭窄,引起肺动脉高压甚至导致心力衰竭死亡。此外,还能引起胃肠反应,出现恶心、呕吐、腹泻、黏膜溃疡、出血、少尿等。现已不提倡在妊娠期使用。

2)阿司匹林:0.5 ~ 1g,每日 3 次口服。

(4)其他药物。

1)孕激素:对胎盘功能不全或孕妇血孕酮下降,雌二醇上升,或二者比例失调而引起的早产,孕酮制剂治疗效果较好。但对已临产的早产无效。可每周肌内注射 1 次羟孕酮己酸盐 250mg,根据情况及反应调整用药量,但不宜过多、过频使用。

2)乙醇:能抑制脑垂体生成和释放缩宫素及抗利尿激素,同时作用于子宫肌层使其松弛,阻止前列腺素 $F_{2\alpha}$ 的合成和释放,从而抑制子宫收缩。用法:95% 乙醇 50mL 加入5% 葡萄糖 450mL 中静脉滴注,开始以每小时 7.5mL/kg 的速度滴入 1 ~ 2 小时后改为每小时 1.5mL/kg 静脉滴注(维持量),可持续 6 ~ 10 小时。重复用药应间隔 10 小时以上。其不良反应为恶心、呕吐、多尿、烦躁、头痛等酒精中毒症状。也可通过胎盘进入胎体,故胎儿血药浓度与孕妇相同,胎儿出生后可能发生精神抑制、呼吸暂停等不良反应。由于有效量与中毒量接近,对药物的耐受性个体差异较大,国内很少应用。

3)硝苯地平:该药能有效地抑制妊娠子宫肌自发性收缩及中期妊娠流产时羊膜腔注射前列腺素 $F_{2\alpha}$($PGF_{2\alpha}$)引起的宫缩与阵痛,因而可以治疗早产。Formun 报道在 10 例怀孕不足 33 周的早产患者中使用本药后,使分娩至少延期 3 日以上。

4)缩宫素受体拮抗药:是目前研究的热点,可分为肽类和非肽类。缩宫素受体拮抗药可妨碍缩宫发挥作用,减少前列腺素的合成,降低子宫平滑肌的收缩性并对缩宫素受体有下调作用。2000 年欧洲奥地利、丹麦、瑞典等国有第一个肽类缩宫素受体拮抗药上市。国内亦有多个单位在加强研究工作。

5)NO 供体:子宫平滑肌由少量含一氧化氮合酶(NOS)神经支配,胎盘合体滋养层细胞也可检测到 NOS。NO 供体药物硝普钠可抑制胎盘细胞分泌 CRH,因此,可利用 NO 供体药物对 CRH 合成分泌的调控来治疗早产。

国内学者采用使用方便的硝酸甘油贴膜,作为 NO 供体药物治疗有早产倾向的孕妇,结果表明,硝酸甘油贴膜延迟分娩 48 小时有效率达 90%,且起效迅速,多数患者在 24 小时内宫缩消失,不良反应轻微,仅少数患者因头痛、头晕症状明显改用常规治疗。硝酸甘油贴膜另一个显著优点就是使用非常方便,无创伤,可随时移去药源,且文献报道,硝酸甘油对母体贴膜可望作为临床有效、安全的抗早产药物使用。

4. 镇静剂　在孕妇精神紧张时,可用于辅助用药,但这类用药既不能有效抑制宫缩,又对新生儿呼吸有很大影响,故临产后忌用。

5. 促进胎儿肺成熟　34 周前的先兆早产或早产,需给予孕妇糖皮质激素治疗。一般用地塞米松 10mg,每日 1 次肌内注射,连用 2～3 日;或用倍他米松 12～24mg 肌内注射,每日 1 次,连用 2 日,以促进胎儿肺成熟治疗,预防新生儿呼吸窘迫综合征。

6. 抗生素的应用　在早产发生原因的探讨中可以看到感染问题已经日益受到重视,不少学者已在早产前即给予孕妇以抗生素以期改善产妇及新生儿的预后,可以减少新生儿肺炎、坏死性小肠炎的发病率。因此,可考虑在产前应用抗生素,目前应用较多的是氨苄西林。

7. 产时处理　产时应加强对胎儿的监护,尽量避免胎儿窘迫的发生,分娩时应行会阴侧切预防新生儿颅内出血。如已确诊宫内感染,短期内不能分娩时应使用抗生素并及时剖宫产结束妊娠。对早产儿应加强护理。

(赵跃萍)

第八节　过期妊娠

过期妊娠是指平时月经周期规则,此次妊娠达到或超过 42 周者。过期妊娠的发生率占妊娠总数的 3.5%～17%。过期妊娠中胎盘功能正常者称生理性过期,占过期妊娠的 60%～80%,胎盘功能减退者称病理性过期,占过期妊娠的 20%～40%。过期妊娠围生儿发病率及死亡率明显增高,并随妊娠延长而增加。初产妇过期妊娠胎儿较经产妇胎儿危险性增加。近年来,由于产前及新生儿阶段监测及处理的进步,围生儿死亡率已有明显下降,但在过期妊娠,其剖宫产率、胎儿窘迫率、羊水污染率、产程延长的发生率以及新生儿神经损伤均明显高于正常妊娠期分娩的新生儿和产妇。

一、病因和发病机制

过期妊娠可能与下列因素有关。

(1)内源性前列腺素和雌二醇分泌不足而孕激素水平增高,孕激素抑制前列腺素和缩宫素,使子宫不收缩,分娩发动延迟。

(2)头盆不称时,由于胎先露部对宫颈内口及子宫下段的刺激不强,也容易发生过期妊娠。

(3)肾上腺发育不全的胎儿过期妊娠发生率高,过熟胎儿的周围血液中皮质酮水平较正常足月儿为低,因此推测其发病可能与胎儿垂体—肾上腺轴的功能不全等内分泌因素有关。

(4)与遗传因素可能有关,胎盘硫酸酯酶缺乏症也可导致过期妊娠。

过期妊娠对胎儿的影响取决于胎盘功能。如胎盘结构如常因而功能正常,胎儿生长发育良好,巨大儿的发生率为足月分娩的 2～3 倍。如胎盘老化,即绒毛血栓及绒毛周围纤维素沉积增多、绒毛间隙狭窄、梗死与钙化多,血流灌注不足而缺血,由于氧和营养物质供应不足,导致胎儿体重偏低,羊水量减少,并发胎儿窘迫。

二、病理

1. 胎盘

(1)胎盘功能正常:胎盘外观和镜检均与足月胎盘无异,仅重量略有增加。

(2)胎盘功能减退:胎盘绒毛内血管床减少,间质纤维化增加以及合体细胞结节形成增多,导致胎盘血流减少,胎盘有梗死、钙化、绒毛间血栓、绒毛周围纤维素或胎盘后血肿增加等胎盘老化现象。

2. 胎儿

(1)正常生长:胎盘功能正常,胎盘仍继续生长,出生时胎儿偏重甚至为巨大儿或因胎儿颅骨钙化明显,不易变形,以致造成分娩困难,新生儿发病率相应增加。

(2)成熟障碍:胎盘血流不足和供氧不足,胎儿不再继续生长分为 3 期。

Ⅰ期:过度成熟,胎脂消失,皮下脂肪减少,皮肤干燥、松弛多皱褶、头发浓密、指(趾)甲增长,身体瘦长,容貌如"小老人"。

Ⅱ期:胎儿缺氧而有胎粪排出,羊水及胎儿皮肤粪染,脐带和羊膜绿染,围产儿发病率及死亡率最高。

Ⅲ期:粪染历时较长,胎儿广泛着色,脐带和胎膜呈黄色或黄绿色,此时胎儿已经历并安全度过Ⅱ期危险阶段,预后反较Ⅱ期好。

(3)胎儿生长受限小样儿可与过期妊娠并存,后者更增加胎儿的危险性。

三、对母儿影响

过期妊娠时,对母儿影响较大。由于胎盘的病理改变致使胎儿窘迫或胎儿巨大造成难产,二者均使围生儿死亡率及新生儿窒息发生率增高。对母体又因胎儿窘迫、头盆不称、产程延长,使手术产率明显增加。

四、诊断

1. 临床表现 胎盘功能减退者,胎儿小,子宫底高度及腹围不再随妊娠进展而增加或反而缩小。新生儿表现过度成熟,其特征为身体瘦长,皮下脂肪缺乏,皮肤干燥多皱,头发浓密,指(趾)甲长,容貌如老人。羊水常被胎粪污染。

胎盘功能良好者,胎儿可继续发育。此时子宫底高度继续增长,腹围加大,胎儿往往较大,致使难产率增加。

2. 实验室及其他检查

(1)胎动计数:凡 12 小时内胎动计数小于 10 次,或逐日下降50%而不能恢复,或突然下降50%,应视为胎盘功能不足,胎儿有缺氧可能。

(2)尿液雌三醇(E_3)总量测定:如小于 10mg/24h 为胎盘功能减退。

（3）尿雌三醇/肌酐（E/C）比值测定：采用单位尿测定 E/C 比值，若小于 10 或下降超过 50% 者为胎盘功能减退。

（4）无应激试验（NST）及宫缩应激试验（CST）：NST 有反应型提示胎儿无缺氧；如 NST 无反应型需做 CST，如出现晚期减速型胎心率示胎儿有缺氧。

（5）超声检查：每周 1～2 次 B 型超声监测胎心、胎动、胎儿肌张力、胎儿呼吸运动及羊水量五项是否正常，羊水暗区直径小于 2cm 者，胎儿危险性增加。

（6）羊膜镜检查：直接观察羊水性状、颜色、羊水量，以了解胎儿是否缺氧排出胎粪而污染羊水。

3. 诊断要点

（1）核实预产期：过期妊娠的诊断关键在于预产期的正确推算。

1）月经周期规律者，则从末次月经第 1 日算起，后推 280 日即为预产期。

2）若月经周期不规律或末次月经日期遗忘，则可根据妊娠反应及初次胎动开始的时间、基础体温、首次尿妊娠试验阳性的时间、妊娠早期妇检时的子宫大小、妊娠晚期羊水量、宫颈成熟度等推测其孕周并估计其预产期。

3）在妊娠 14 周前，根据 B 型超声测孕囊直径、胎儿坐高、胎头双顶径、股骨长度以估计孕周，计算预产期。

（2）判断胎盘功能。

1）胎动计数：由于每个胎儿的活动量各异，不同孕妇自我感觉的胎动数差异很大。一般认为 12 小时内胎动累积数应不少于 10 次，若 12 小时内胎动累积数少于 10 次或逐日下降超过 50%，而又不能恢复，应视为胎盘功能不良，胎儿有缺氧可能，该方法为孕妇自我对胎儿监护的方法，简单易行，但假阳性率高。

2）孕妇尿雌三醇（E_3）含量及尿雌激素/肌酐（E/C）比值测定：妊娠期间雌三醇主要由孕妇体内的胆固醇经胎儿肾上腺、肝脏以及胎盘共同合成。正常值为 15mg/24h，10～15mg/24h 尿为警戒值，<10mg/24h 尿为危险值。过期妊娠孕妇留 24 小时尿液行 E_3 测定，如连续多次雌三醇值 <10mg/24h，表示胎盘功能低下；也可用孕妇任意尿测定雌激素/肌酐（E/C）比值，估计胎儿胎盘单位功能，若 E/C 比值 >15 为正常值，10～15 为警戒值，<10 为危险值。若 12 小时尿 E/C 比值 <10，或下降超过 50% 者应考虑胎盘功能不全。测定 E/C 值虽不精确，但能满足临床的需要，可作为筛选和连续检测方法。

3）测定孕妇血清中游离雌三醇值（E_3）和胎盘催乳素（HPL）值：采用放射免疫法测定过期妊娠孕妇血清中雌三醇和胎盘催乳素值，若 E_3 低于 40ng/L，HPL 低于 4μg/mL 或骤降 50%，表示胎儿胎盘功能减退。该方法是判断胎盘功能最准确的检测手段，由于价格比较昂贵，在国内尚未能广泛开展。

4）妊娠血清耐热性碱性磷酸酶（HSAP）的测定：HSAP 由胎盘合体滋养细胞产生，其量随妊娠进展而逐渐增加，至妊娠 40 周达到高峰，超过预产期后则缓慢下降，提示胎盘功能减退。

5）阿托品试验：用于测定胎盘渗透功能。静脉滴注阿托品 0.1mg/（mL·min），共 10 分钟滴入 1mg。用药后如胎心无变化或 10 分钟后胎心率仅增加 5～10 次/分，则表示胎盘渗透功能减退。

6）胎儿监护仪检测：无应激试验（NST）每周 2 次，NST 有反应型提示胎儿无缺氧，无反应型需做宫缩应激试验（CST），CST 多次反复出现胎心晚期减速者，提示胎儿有缺氧。

7）B 型超声检查：每周监测 2 次，观察胎动、胎儿肌张力、胎儿呼吸样运动及羊水量等。一般可以羊水量为单一指标，羊水暗区直径小于 3cm，提示胎盘功能不全，小于 2cm 则胎儿危险，彩色超声多普勒检查可通过测定胎儿脐血流来判断胎盘功能与胎儿安危。

8）羊膜镜检查：观察羊水颜色，了解胎儿是否因缺氧而有胎粪排出。若已破膜可直接观察到羊水流出及其性状。

（3）了解宫颈成熟度：能对预测引产是否成功起重要作用，一般采用 Bishop 评分法，得 7 分以上引产成功率高（评分参考异常分娩章节）。

五、处理

根据胎盘功能、胎儿大小、宫颈成熟度综合分析，选择恰当的分娩方式。

1. 终止妊娠指征　已确诊过期妊娠，终止妊娠的指征有：①宫颈条件成熟；②胎儿体重≥4 000g 或胎儿生长受限；③12 小时内胎动 <10 次或 NST 为无反应型，OCT 阳性或可疑；④尿 E/C 比值持续低值；⑤羊水过少（羊水暗区 <3cm）和（或）羊水粪染；⑥并发重度子痫前期或子痫。终止妊娠的方法应酌情而定。

2. 引产　胎盘功能正常，胎心好，OCT（－），宫颈已成熟，无引产禁忌者，可行人工破膜；如羊水较多且清亮者继之以静点缩宫素引产。宫颈不成熟者，应先促宫颈成熟，然后行人工破膜及缩宫素引产。引产过程中需严密观察产程进展，监护胎心率，有条件时应采用胎心监护仪持续监护，因为过期妊娠的胎儿对缺氧的耐受力下降，虽然有些胎儿产前监护正常，但临产后宫缩应激力显著增加，可超过胎儿的储备力，导致胎儿窘迫，甚至死亡。为避免缺氧，产程中应充分给氧。静脉滴注葡萄糖注射液，以增加胎儿对缺氧的耐受能力。

3. 剖宫产　过期妊娠出现胎盘功能低下、胎儿窘迫、羊水过少、巨大儿、引产失败或人工破膜后发现羊水粪染、产程进展缓慢等，需行剖宫手术。

（赵跃萍）

第九节　死　胎

妊娠 20 周后的胎儿在子宫内死亡，称为死胎。胎儿在分娩过程中死亡，称为死产，也是死胎的一种。死胎常见的病因大致可分为两类：一类是外界不利因素使胎儿在宫内缺氧，如母亲的各种疾病，妊娠期高血压疾病、糖尿病、子宫肌瘤、前置胎盘、胎盘早剥等；另一类是染色体结构异常和遗传基因畸变，影响胚胎早期的发育。

一、病因和发病机制

死胎发生原因有以下几个方面。

1. 母体因素　凡能引起胎盘功能减退的疾患如妊娠期高血压疾病、高血压、慢性肾炎、糖尿病、心血管疾病、全身或腹腔感染、过期妊娠等，均可因氧供不足造成死胎。

2. 胎儿因素　如畸形、多胎、胎儿生长受限、感染等，母儿血型不合也为致死因素。

3. 脐带因素　如缠绕、过细、过短、真结、扭转、单脐动脉、脐带帆状附着等。

4. 胎盘因素　胎盘早剥、前置胎盘、急性绒毛膜羊膜炎、出血性血管内膜炎等。

虽然上述各种原因引起的缺氧可导致死胎,临床上仍有很多死胎原因不明,但对死胎的胎盘进行组织检查,几乎均可发现有胎盘组织学异常,常见的有出血性血管内膜炎、急性绒毛膜羊膜炎、胎盘后血肿以及提示胎盘血管功能不全的绒毛改变等。

二、诊断

1. 临床表现

(1)症状:孕妇自感胎动停止,子宫不继续长大,腹部反而缩小,体重下降,乳房变软而缩小,胀感消失。胎死宫内时间长者,孕妇可感到口臭、食欲不振、低热或乏力等。

(2)体征:腹部检查时宫底高度下降或不再升高,腹围缩小,触不到胎动,听不到胎心音。

2. 实验室及其他检查

(1)B型超声或超声多普勒探测:胎动、胎心搏动消失为确诊依据,死亡过久时B型超声可见胎头塌陷、颅骨重叠、胎头变形等。

(2)腹部X线摄片:如胎儿浸软则有颅骨重叠、脊柱成角弯曲等征象。

(3)尿雌三醇测定:妊娠晚期,孕妇24小时尿雌三醇含量在3mg以下,提示胎儿可能死亡。

(4)羊水甲胎蛋白测定:显著增高。

3. 诊断　根据胎动停止,胎心音消失,子宫不继续增大等临床表现,可考虑为死胎。胎儿死亡后约80%在2~3周内自然娩出,若死亡后3周仍未排出,退行性变的胎盘组织释放凝血活酶进入母血循环,激活血管内凝血因子,可引起弥散性血管内凝血(DIC)。胎死宫内4周以上时,DIC发生机会明显增多,可引起分娩时严重出血。

三、处理

死胎一经确诊,应及时清除宫腔,以防引起弥散性血管内凝血,导致纤维蛋白原、血小板等凝血物质下降而致产后大出血。

(1)胎儿死亡后,80%在2~3周内自然排出。故而确诊后,可等待2周,观察期间检查凝血功能,测血小板计数、出凝血时间、凝血酶原时间、纤维蛋白原。2周后未临产者,可经羊膜腔内或宫腔内羊膜腔外注射利凡诺或前列腺素E_2引产,成功率很高。也可用缩宫素引产,如先用己烯雌酚5mg,每日3次,连服5日,以提高子宫肌肉对缩宫素的敏感性,随后将缩宫素5U加入5%葡萄糖注射液500mL作静脉滴注,从每分钟8滴开始,逐渐增快滴速至出现规则宫缩。

(2)如胎儿死亡超过4周尚未娩出者,应做有关凝血功能的检查。若血纤维蛋白原含量<1.5/L,可用肝素治疗,剂量为每次0.5~1mg/kg,每6小时给药1次。用药期间以试管凝血时间监测。一般用药24~48小时后,即可使纤维蛋白原和血小板恢复到有效止血水平,然后再进行引产。临产时应配新鲜血以备用,注意预防产后出血和感染。产后应仔细检查胎盘、脐带及胎儿以明确致死原因。必要时送病理学检查。

(赵跃萍)

第六章 妊娠合并症

第一节 心脏病

一、概述

妊娠合并心脏病是产科领域内的重要问题之一,因为妊娠与分娩均会加重心脏负担,可导致原有心脏病的功能进一步恶化,诱发或加重心力衰竭。妊娠合并心脏病者,其病死率约为1.95%,是产妇主要死亡原因之一。如何正确诊断和处理妊娠合并心脏病,是产科和内科医生的重要课题。近年来,随着风湿热诊疗的进步,风湿性心脏病的发病率趋于下降,心脏手术的发展使先天性心脏病和心瓣膜病的预后得以改善,加之剖宫产技术应用于孕产期心力衰竭患者等,使妊娠合并心脏病救治的成功率提高,病死率下降,先进国家已降至1%以下。作为产科临床医师,如果能及早识别孕产妇的心脏病和心力衰竭的临床表现,并能和内科医师紧密协作,预防和处理好心脏病孕妇的心力衰竭,即可较大幅度地降低孕产妇病死率,并有利于减少围生儿死亡。

妊娠合并心脏病按病因分类,以妊娠合并风湿性心脏病发病率最高,占28.32%,妊娠合并先天性心脏病占24.49%。尚有妊娠期高血压心脏病和甲状腺功能亢进性心脏病、贫血性心脏病。其他如肺源性心脏病、围生期心肌病、心肌炎、高血压心脏病等,只占少数。

怀疑有心脏病者应立即做心电图和超声心动图等初步检查,并请内科医师会诊以明确或排除诊断。妊娠合并心脏病诊断一经确立,必须与内科医师共同监护和处理,直至产后心脏的功能完全恢复正常。

1. 妊娠时心脏血管方面的变化

(1)妊娠期心脏搏出量:妊娠时心脏搏出量增加,且先于子宫血流量增加。在妊娠4~6个月时心脏搏出量增加最多,增加30%~50%。在妊娠7~9个月时,心脏搏出量则受孕妇体位的影响而有较大的变异(侧卧位时较卧位时大)。此时,由于静脉回流减少,造成循环易损期。因而,如原来已有血流限制性损害的二尖瓣狭窄,对静脉回流减少已很敏感的肥厚型心肌病患者,可能表现出明显的症状。另外,约5%的孕妇由于体位的改变,使心脏搏出量减少而出现不适,即仰卧位低血压综合征。

(2)心率:在整个妊娠期,孕妇的心率进行性增加,平均增加20次/分。由于心率增加而导致心搏出量增加。妊娠期增加心率的机制未明,可能由于妊娠期固有心率增加,迷走神经张力降低或肾上腺能张力增加。或者由于妊娠期某些不明的作用物质影响所致。

（3）血容量：妊娠期孕妇的血容量增加，持续至妊娠 7～9 个月中期。增加峰值 40%～50%，此后略有减少。血容量增加（血浆和红细胞同时增加），其中血浆增加较多，50%～60%，而红细胞仅增加 10%～20%，从而使红细胞计数、红细胞容积及血红蛋白量均有下降，形成所谓妊娠期"生理性贫血"。血容量增多的原因可能与雌激素分泌增多，肾素—醛固酮系统被激活，引起水钠潴留或垂体抗利尿激素与促肾上腺皮质激素分泌增加有关。

（4）血管压力：在妊娠的第 5 个月左右，动脉血压降低，平均降低 1.33kPa（10mmHg），舒张压降低较收缩压明显，因而脉压增加。下肢静脉压从妊娠第 3 个月起开始逐渐上升，直到足月时。在正常妊娠时孕妇的中心静脉压、右室压、肺动脉压和肺动脉楔压均不增加。

（5）妊娠时的心脏改变：随着妊娠子宫增大，横隔上升，心脏移位，常使心脏浊音呈轻度增大，心尖搏动左移。并由于心率增快和心搏量增加，使心脏的工作量增加，从而心肌轻度肥大。心尖第一心音和肺动脉瓣第二音增强，并可有轻度的收缩期杂音。此外，妊娠期常易发生期前收缩及室上性心动过速，易与器质性心脏病相混淆，应注意鉴别。

妊娠期间，由于以上变化，尤其是外周阻力降低，孕妇对血流动力学急剧变化的调节能力降低，致使心脏病孕妇的心脏负担加重，甚至导致心力衰竭的发生。

2. 分娩期　孕妇进入产程后，每次子宫收缩有 300～500mL 血液自子宫回流于母体循环系统，使其回心血容量增加，又伴有心率加快，可使心排量增加 15%～20%，动脉压上升 10% 左右，随后反射性心率回降。心排血量及动脉压的升高均可显著增加心脏的负担。进入第二产程后，在子宫收缩加紧的同时，产妇的屏气与用力，腹压加大，使内脏血液涌向心脏，中心血容量增加，动静脉压同时升高，短时间内使心脏负荷骤然加重，可诱发心力衰竭及其他并发症，也可使患有左向右分流的先天性心脏病，发生右向左的分流，导致产妇动脉氧饱和度降低。胎儿娩出后的瞬间，腹压突然降低，腹腔内脏大量积血，回心血量减少，加上分娩出血，可导致血流动力学的突然改变，严重者可发生低血容量性休克。随后由于下腔静脉受压解除，子宫缩小后，子宫血窦中的大量血液迅速进入腔静脉，心脏前负荷又会骤然加重，也是导致急性心力衰竭的危险期。

3. 产褥期心脏血管方面的变化　产后 24～48 小时内，由于胎盘循环停止后，大量血液自子宫回流入体循环，加之组织间液的回吸收，血容量可增加 15%～25%，使心脏负担增加，加上分娩过程的体力消耗，心脏病产妇此时容易诱发心力衰竭。72 小时后常见相对性心动过缓，心排血量也逐渐回降至正常水平，妊娠期出现的血流动力学改变在数周内逐渐恢复正常。

4. 妊娠妇女患心脏疾病的临床评价　妊娠时由于各种原因可引起类似心脏病的临床症状如心悸、气促、呼吸困难、疲乏和水肿等体征；如心脏位置的变化、心肌肥大、心音变化以及心脏杂音等，易与真正的器质性心脏病所引起的临床表现相混淆。

妊娠期是否合并有心脏病，通常可通过病史和体格检查确诊。如需做心血管检查，必须保证母儿安全才可进行。心电图检查，一般对母体和胎儿均较安全。X 线辐射对人体损伤客观存在，对无任何临床症状、体征的正常妊娠，没有必要常规胸透检查。对妊娠期有临床症状或体征需进行胸部 X 线检查者，应首先选择胸部平片（一次平片所受的射线量为一次胸透的 1/15）。超声检查对人类,特别是对早期胚胎是否存在近期或远期的影响是临床医生所关注的问题,由于胚胎早期非常娇嫩,对内外环境的影响尤为敏感,为保安全妊娠早期以谨慎使用为佳。

5. **妊娠与心脏病的相互影响**　妊娠合并心脏病是孕产妇死亡的最重要原因,孕产妇死亡率可高达 1% ~4%,胎儿的死亡率则更高。因此,心脏病患者婚后首先面临的就是慎重考虑是否妊娠的问题。心脏病患者的妊娠问题应由心血管内、外科医生与妇产科医生共同做出判断。妊娠前首先应由心脏内科医生对心脏病做出诊断,并根据心功能状态全面衡量判断是否可以妊娠及何时妊娠合适,是否需要或可能先行外科手术矫治。妊娠后妇产科医生应了解妊娠过程中心脏疾患对全身各系统的影响,经常与心脏内外科医生保持联系,并给以适当治疗。必要时应在适当孕周,以最安全的方式及时结束妊娠,以保证母婴安全。

（1）心脏病对妊娠的影响。

1）心脏病影响妊娠的因素。①心脏功能状态:心脏病变较轻,心功能为 Ⅰ、Ⅱ 级,既往无心力衰竭病史,也无其他并发症,妊娠后经密切监护,适当治疗,多能耐受妊娠与分娩。反之,心脏病变较重,心功能为 Ⅲ 级甚或 Ⅳ 级,既往有心力衰竭病史,或有肺动脉高压、重症发绀型先天性心脏病,严重心律失常等,妊娠期极易发生心力衰竭,不宜妊娠。若已妊娠,应在早期行治疗性流产。②孕妇年龄:心脏病的病变多是进行性的,其代偿功能随年龄增长而逐渐减退。一般认为年龄超过 35 岁,心脏病史较长者,妊娠后发生心力衰竭的机会明显增加,预后较差。③孕妇生活环境:妊娠后孕妇的生活环境及休养保健条件对妊娠期的安全性影响也应考虑,定期的医疗监护及健康指导得不到保障者,妊娠风险明显增加。

2）心脏病对孕妇的影响:心血管病变对孕妇的潜在危险包括以下几种。①妊娠期一系列血流动力学的改变,可明显加重其心脏负荷,可导致孕妇丧失生活能力甚至死亡。妊娠期某些特殊的心脏病变,危险性更大,例如风湿性瓣膜病变合并肺动脉高压或心房纤颤、左向右分流的先天性心脏病继发肺动脉高压出现艾森门格综合征,其他如重症艾伯斯坦畸形、原发性肺动脉高压及马方综合征等,妊娠后心力衰竭或死亡率显著升高。②妊娠可加重原有的心脏病病情,对感染性心内膜炎、风湿性心脏病等,妊娠可增加其复发的机会。③妊娠引起的心脏病,如围产期心肌病及妊高征性心脏病,可发生于原心脏无疾病的孕妇。

3）心脏病对胎儿的影响:心脏病孕妇的胎儿预后,较正常孕妇的胎儿预后差。在妊娠期容易并发心力衰竭的各类心脏病,均可因孕妇心功能不全或心力衰竭而使胎儿缺氧或器官发育异常、流产、早产,围产儿死亡的发生率明显升高。严重心脏病孕妇的胎儿死亡率可高于 50%。

凡因心房颤动或置换心脏瓣膜需行抗凝治疗的孕妇,均有造成子宫与胎盘间出血的可能,一旦发生则胎儿难保。长期大剂量应用肝素可导致骨质疏松,应用华法令可导致胎儿畸形或中枢神经系统异常。

（2）妊娠对心脏病的影响:妊娠期、分娩与产褥期是一个较长的过程,对正常妇女也是一较重的负担,对患有心脏病者则负担更重,危险更大。

1）心力衰竭：对妊娠加于心血管系统的额外负担，若心脏病患者心功能代偿良好，多可安然度过；若心功能较差或既往已有心力衰竭发生者，则极易诱发心力衰竭。如处理不当或不及时，常可造成严重后果。对原有先天性心脏病并已行外科矫治者，应仔细分析判断其肺血管阻力、心室功能、瓣膜的反流程度等，可以为正确处理提供必要参考数据。

2）静脉栓塞和肺栓塞：妊娠期血液循环中凝血因子增高，纤溶系统受抑制，当孕妇发生充血性心力衰竭时，静脉栓塞和肺栓塞的发生率增加。

3）亚急性感染性心内膜炎：如发生泌尿系、生殖道感染，或牙科炎性病变等，未能及时完好控制，有心脏病的孕妇发生亚急性细菌性心内膜炎的概率将明显增加。

6. 妊娠期心脏病的诊断　妊娠期血流动力学的改变可以引起一些新的体征，而使心脏病的诊断发生困难，如妊娠最后 3 个月，由于横隔的上升导致心脏上移及旋转，使心尖搏动位置左移；又由于妊娠期血流动力学方面的改变，出现功能性杂音；孕酮刺激呼吸中枢，使呼吸中枢对 CO_2 敏感，引起过度换气，孕妇常有呼吸困难等，都易引起误诊，应注意予以鉴别。还有一些体征难以辨别是否为器质性心脏病，对于这类诊断不明确的患者仍应给予密切监护等，妊娠结束后再详细进行复查。

妊娠期妇女具有下列体征之一者可诊断为心脏病患者：①有舒张期、舒张前期或持续心脏杂音；②有明显的心脏扩大；③收缩期杂音响亮、粗糙、时限延长、传布范围较大、尤其有震颤并存者；④严重心律不齐，如心房颤动、房室传导阻滞。此外，出现舒张期奔马律则提示有心肌病变。如无上述情况，则很少为器质性心脏病。有风湿病史，仅有生理性改变的体征，不足以诊断为心脏瓣膜病。

可以妊娠：心脏病变较轻，心功能Ⅰ级及Ⅱ级患者，一般可以妊娠，在适当的治疗后，估计能承受妊娠和分娩而很少发生心力衰竭。

不宜妊娠：心脏病变较重，心功能Ⅳ级或以上，风湿性心脏病有肺动脉高压，慢性心房颤动，高度房室传导阻滞，活动性风湿热，并发细菌性心内膜炎，先天性心脏病有明显发绀或肺动脉高压者，孕产期心力衰竭或休克的发生率显著增高，皆不宜妊娠，应劝告避孕；如已妊娠，则应在妊娠早期时人工终止。

7. 妊娠期常见的心脏病

（1）先天性心血管病：是由于胎儿心脏在母体内发育有缺陷或部分发育停滞所造成的畸形。一些先天畸形其血流动力学障碍可自我调节和代偿，以至于能自然存活达成年。由于心胸外科手术的发展及心血管内科介入治疗技术的崛起，为先天性心血管病矫治提供了更为有效的措施，给先天性心血管病的女性获得妊娠和分娩带来了福音。在妊娠合并心脏病中，目前先天性心血管病已占到35%～50%，超过了风湿性心脏病。

1）肺动脉高压：无论肺动脉高压是原发的或是继发于左向右分流型的先天性心脏病，对孕妇及胎儿均非常危险，为妊娠的禁忌证。原发性肺动脉高压死亡率为30%～70%。孕妇死亡可发生在妊娠期、分娩期或产褥期。即使母体存活，胎儿死亡率也高达40%。合并肺动脉高压者应早期终止妊娠。

2）心房间隔缺损：是最多见的先心病类型。在妊娠前症状轻微的患者，妊娠后一般不会出现严重问题，比较严重的病例则常可发生肺动脉高压。如发生细菌性心内膜炎，多可发生特异的栓塞病。

3）动脉导管未闭:占先心病孕妇发生率的第 2 位。对临床产科的重要性已渐渐下降,因诊断容易,手术较简单,患者多半在早期已进行手术纠正。未行手术的孕妇,孕产期一般正常,但并发细菌性心内膜炎的危险性较大,产妇常因此而致死。此外,如分娩时进行传导阻滞麻醉或第三产程失血过多、引起低血压时,肺动脉血液可倒流入主动脉而发生严重发绀,甚至致死性休克。因此,对这类患者应尽量避免发生全身性低血压,如有早期发生趋势,应积极治疗,升高血压。

4）心室间隔缺损:孕产期过程与心室间隔缺损的位置、大小及肺血管情况有关。因为只有轻症患者能存活到生育年龄。因此,孕妇在孕产期只要左向右的血液分流不发生倒流,一般不会引起并发症。缺损较大的病例常会有肺动脉高压症状,妊娠期这一症状会加重,产妇的危险性加大,尤其在分娩或胎儿娩出当时,由于血流动力学的急剧改变可引起原来自左向右的血液分流、倒流,从而发生严重的心功能减退、心力衰竭表现。该病心内膜炎发生率较高,在临产开始应注射抗生素防治感染。

5）肺动脉口狭窄:单纯肺动脉口狭窄合并妊娠轻症者,常无并发症发生。妊娠期由于心排血量增大,右心室压力增高更明显,与肺动脉压力差超过 50mmHg(6.67kPa),则将发生右心力衰竭,妊娠期也可进行瓣膜手术。妊娠期间应注意防治心内膜炎及心力衰竭。

6）主动脉缩窄:妊娠者合并主动脉缩窄较少见。此病预后较差,合并妊娠时 20% 会发生各种并发症,死亡率为 3.5% ~9% 。围生儿预后也较差,胎儿死亡率为 10% ~20% 。轻度主动脉缩窄,心脏代偿功能良好,患者可在严密观察下继续妊娠。中、重度狭窄者即使经手术矫治,也应劝告避孕或在妊娠早期终止妊娠。

7）马方综合征:表现为主动脉中层囊性退变。一旦妊娠,死亡率为 4% ~50% ,多因血管破裂。胎儿死亡率超过 10% 。患本病的妇女应劝其避孕,已妊娠者若超声心动图见主动脉根部直径 >40mm 时,应劝其终止妊娠。本病于妊娠期间应严格限制活动,控制血压,必要时使用 β 受体阻滞剂以降低心肌收缩力。

8）法洛四联症（右向左分流型先心病）:是包括四种畸形的先天性心脏血管病,主要是心室间隔缺损和肺动脉口狭窄,此外还有主动脉右位和右心室肥大。这类患者身体发育及生育能力受到严重阻碍,很少能存活到生育年龄,故合并妊娠者极少。偶有妊娠则对母婴双方均有极大的危害,如红细胞比容太高,常在早孕期发生自发性流产。即使轻度红细胞增多,也可增高流产及低体重儿发生率。因此,未经心脏手术矫正的患者不宜妊娠。妊娠期间进行手术也较安全,术后胎儿的生存环境可得到显著改善,孕妇的危险性也可显著下降。

9）艾森门格综合征:本病与法洛四联症不同之处在于无肺动脉口狭窄,其主要特征是心室间隔多为大的高位缺损,原来左向右的分流量大,及至肺动脉压力渐渐增高,使左至右分流转变为右向左分流后,即出现本病的临床特征:肺动脉显著高压及右向左的血液分流。合并这类综合征的孕妇预后不好,常可发生严重的心功能不全、细菌性心内膜炎及栓塞病。由于长期的缺氧,很少可达足月分娩,胎儿死亡率也高。

（2）风湿性心脏病:是风湿性炎症过程所致瓣膜损害。主要累及 40 岁以下人群。我国风心病的人群患病率 20 世纪 70 年代成人为 1.9‰ ~2.9‰ ,80 年代下降至 0.25‰ ,仍为我国常见的心脏病之一。由于青霉素在预防链球菌感染中的广泛应用,人们居住条件的改善,风湿性瓣膜病的发病率有所下降,但风湿性二尖瓣狭窄仍是我国主要的瓣膜病,且2/3的患者为女性。单纯二尖瓣狭窄占风心病的25%,二尖瓣狭窄伴有二尖瓣关闭不全占40%,主动脉瓣常同时受累。

1)二尖瓣狭窄:妊娠期心源动力学的改变,对二尖瓣狭窄患者具有潜在的危险性,血容量和心排血量的增加,需有更多的血液量通过狭窄阻塞的瓣膜口,同时由于脉搏加快、舒张期缩短,对心脏充盈更为不利,结果左心房压力增加及一系列严重的血流动力学改变,最后出现:①左心房注入血液量大于排出血量,致压力增高;肺静脉、肺毛细血管压力增高,超过血浆渗透压,大量血清渗出至肺间质;②或由于左心房负荷增加,导致心律不齐发生率增高,尤其是心房颤动,左心房房颤致舒张期充盈时间缩短。两者均可引起严重并发症:肺水肿、肺及其他部位动脉栓塞和冠状动脉供血不足而发生心绞痛或心力衰竭。在临产过程中,由于子宫收缩及屏气用力增加了胸腔内压力,使心脏工作量更为加重。因此,轻症患者虽在非妊娠状态可无症状,但在妊娠期、临产或产后片刻都可突发危及生命的肺水肿。医生必须密切注意充血性心力衰竭的早期症状,并加强防治那些可促进发生心力衰竭的因素,如感染等,以使患者能安全度过产期。

2)二尖瓣关闭不全:单纯二尖瓣关闭不全者,一般能较好地适应妊娠期心脏负荷的增加,很少发生肺水肿或心力衰竭。在妊娠期及分娩过程中应给予抗生素以预防发生感染性心内膜炎。

二尖瓣关闭不全者,妊娠期发生心力衰竭的危险取决于反流量和心脏扩大程度。左心明显扩大的严重病例,有发生心房颤动、心房内血栓形成及心力衰竭的危险。宜择期终止妊娠或行手术治疗。

3)二尖瓣脱垂综合征:本病发病率为5%~10%;是一种最常见的瓣膜病变。其主要并发症为感染性心内膜炎、心律失常、脑栓塞、二尖瓣关闭不全、体循环栓塞和猝死。妊娠期可轻微增加上述并发症的发生率。一般病例无须特殊治疗。对伴有明显收缩期杂音、心脏明显扩大的孕妇,也应择期终止妊娠或行手术治疗。

4)主动脉瓣狭窄:这类患者多半长期无明显症状,只有在左心室心肌严重受损后才出现心力衰竭。大多数这类孕妇年龄较轻,未到这一严重程度,故多无严重不适。如有心力衰竭情况,则在早孕期应进行治疗性流产,晚期则应做瓣膜手术,但危险性较二尖瓣手术大得多。

5)主动脉闭锁不全:常与二尖瓣狭窄并存,故病程经过及预后判断都以后者为主。单纯主动脉闭锁不全孕妇常无并发症,如有心力衰竭存在,则与主动脉瓣狭窄一样,预后严重,不宜妊娠。

(3)心律失常:妊娠期心律变化较常见,心脏功能正常的孕妇,均能较好地适应这些变化。妊娠前未被发现的心脏疾病,妊娠后心律失常是较早的症状之一。对危及生命的心律失常必须及时、恰当地治疗。而对正常心脏在妊娠期的心律变化,一般无须处理。

1)窦性心动过速:是妊娠期常见的症状。妊娠期心率均较快,双胎妊娠者更甚。妊娠期合并其他疾病如发热、甲状腺功能亢进、贫血以及运动、焦虑不安等均可使心率加快。

2)窦性心动过缓:通常无须治疗,除非出现症状或影响母体血流动力学。

3)期前收缩:房性、室性或两者均有。除非有器质性心脏病变,否则不必治疗。

4）房性快速心律失常：在年轻孕妇中较多见。可表现为室上性心动过速，心房扑动或心房颤动。处理时应尽可能避免应用药物，首先应去除外界因素的影响（如吸烟、喝咖啡等）以及疲劳、焦虑。如需要治疗，应尽量选用常规药物。

5）室性心动过速：较少见。如有发生应及时请心脏专家会诊治疗。电除颤一般对母儿无特殊不良影响。

6）心脏传导阻滞：可根据传导阻滞的类型及程度决定是否需要特殊治疗。人工起搏器安装的指征与非妊娠期相同。

（4）围生期心肌病：是扩张型（充血型）心肌病的特殊类型，占特发性心肌病的 5%～10%，在妊娠前半期从无心脏病病史及体征，在晚期妊娠（妊娠 38 周）或在产褥期（甚至最迟可在产后 6 个月）发病，由于发展阶段不同，临床表现差异很大。起病突然或隐袭，症状以充血性心力衰竭为主，最初可有水肿，患者感到乏力、倦怠，以后出现劳累后气急，逐渐发展成休息时也有气急或夜间有阵发性气急、咳嗽，部分患者由于肺栓塞（来源于右心室肌壁血栓形成）而有咳血、胸痛，有一半患者因右心力衰竭并有外周水肿及肝充血增大而引起上腹部不适。由于心排血量下降而四肢发凉、发绀，脉细弱，颈外静脉压高而怒张，常有心率加速；心尖搏动向左下移位，有抬举性冲动；常存在室性奔马律。由于心腔扩大、乳头肌松弛，有相对性二尖瓣及三尖瓣闭锁不全而出现吹风样收缩期杂音，向左腋部传导，吸气时增强，病情好转后上述杂音减轻或消失。各种心律失常均可发生。心力衰竭时常有轻度舒张期血压升高。水肿多从下肢开始，晚期可出现胸腔积液、腹腔积液，可并发脑、心、肾或肺栓塞等症状而死亡。

X 线检查心影普遍增大，呈球形，累及所有心腔，但以左室为主，有时难以与心包渗出相鉴别；在透视下可见心搏无力，肺淤血，上叶肺动、静脉高度扩张而下叶血管狭窄，有的病例可见到间质性肺水肿及肺梗死阴影。

心电图主要改变为心律失常，常见的是期前收缩、左束支传导阻滞及心房颤动；心房负荷增加，P 波改变，几乎全部病例均有围生期心肌病第一次心力衰竭发作，对常规治疗反应很快，但不能预测以后恢复情况，保持心脏增大状态的患者预后不良，心力衰竭反复发作，最后在几年内逐渐恶化而死亡。死亡常见的原因是再次妊娠、复发充血性心力衰竭、肺栓塞或室上性心律不齐。因此，这类心脏持续增大的患者应避免再次妊娠。约有50% 患者治疗后增大的心脏很快缩小，并恢复至接近正常状态，可是其中有些患者心脏大小虽恢复正常，但仍有一些其他心脏病体征，如心电图不正常，有心律不齐倾向，活动后血流动力学有异常反应。

（5）原发性心肌病：合并妊娠虽不多见，可是与上述围生期心肌病的鉴别极为重要，本病患者在非妊娠期已出现心脏肥大及心力衰竭，死亡率可达 75%，而围生期心肌病患者虽在围生期出现心力衰竭，一旦应用呋塞米等利尿剂及一般抗心力衰竭治疗和处理伴随的产科并发症后，可迅速扭转逆势，几日内扩大的心脏即可恢复至正常大小。

1）肥厚型（肥大梗阻型）心肌病：多为常染色体显性遗传病，特点是特发性左心室肌壁肥大，通过超声心动描记术才能确诊。轻症者多无症状，但活动后可出现呼吸困难，心绞痛或非典型胸痛及心律不齐，偶可发生复杂心律不齐而致猝死。出现症状可用 β 受体阻滞剂普萘洛尔以减弱心肌收缩，减轻流出道受阻；严重者则室间隔及左心室壁肌肉明显肥厚增生,影响主动脉瓣开启,导致左心室流出道狭窄,故称特发性肥大性主动脉下狭窄,安静时可感心悸、胸闷、气短;轻度活动后可出现头晕、四肢无力、黑矇,甚至晕厥。妊娠后心脏负担加重,症状越到妊娠晚期越明显。有时可因交感神经兴奋,心肌收缩加强,心室流出道狭窄加重,梗阻加剧,导致心排血量骤减而引起重要器官缺血,出现晕厥,甚至猝死。根据临床症状、心电图检查(左室肥厚,出现病理性 Q 波,ST 段压低,T 波平坦或倒置等心肌损害表现)及超声心动图检查即可诊断。易发性心力衰竭,在按一般心力衰竭原则处理同时,不宜应用洋地黄、毒毛旋花素等正性肌力药物,避免加重血液流出道梗阻。

2)扩张型心肌病:由于心肌病变导致进行性心肌变性、萎缩、纤维化,心室的心肌收缩力减弱。体力活动时,心率不能随代谢增加而加快,因此也可发生头晕、无力等缺血、缺氧症状,甚至晕厥和猝死。且常并发各种心律失常、房室传导阻滞。严重Ⅲ度房室传导阻滞、结性心律者必须安装起搏器,使心率维持在能从事日常活动的水平,以保证患者安全度过妊娠及分娩期。由于心脏扩大,可出现二、三尖瓣闭锁不全及充血性心力衰竭。处理心力衰竭时,因心肌损害广泛,对洋地黄的耐受力差,易出现中毒反应,需掌握好用量,加强监测,并要注意附壁血栓及栓子脱落的危险。

分娩方式与一般心脏病孕妇的处理原则相同,以剖宫产为宜。对肥厚型者在采用硬膜外麻醉时,必须采取防止麻醉中血压骤降措施,否则左室心搏量减少有发生猝死的可能。产后禁用麦角胺等子宫收缩药物,以免引起选择性血管强烈收缩,导致心搏量减少而发生意外。

(6)心肌炎:近年病毒性心肌炎呈增多趋势,急慢性心肌炎合并妊娠的比率也在增加。妊娠期合并心肌炎的诊断较困难。主要表现为既往无心瓣膜病、冠心病或先心病,在病毒感染后 1~3 周内出现乏力、心悸、呼吸困难和心前区不适。检查可见心脏扩大、持续性心动过速、心律失常和心电图 ST 段及 T 波异常改变等。急性心肌炎病情控制良好者,可在密切监护下继续妊娠。

(7)妊娠期高血压心脏病:指以往无心脏病的病史,在妊娠期高血压疾病的基础上,突然发生以左心力衰竭为主的全心力衰竭者。这是由于冠状动脉痉挛,心肌缺血,周围小动脉阻力增加,水、钠潴留及血黏度增加等,加重了心脏负担而诱发急性心力衰竭。妊娠期高血压疾病合并中、重度贫血时更易引起心肌受累。这类心脏病在发生心力衰竭之前,常有干咳,夜间更明显,易被误诊为上呼吸道感染或支气管炎而延误诊疗时机。产后病因消除,病情会逐渐缓解,多不遗留器质性心脏病变。

(8)冠心病:妊娠合并冠心病死亡率高达 30%~44%,年轻的生育年龄妇女很少有冠心病。年龄较大的患有冠心病的妇女,妊娠期可能发生心肌梗死。对有吸烟习惯或有过心绞痛史者,必须限制其活动量。因为冠状动脉的储量有限,妊娠期心肌耗氧量增加,心率加快,心排血量及总血容量都增加,患者多不能耐受,尤其是妊娠晚期易发生心肌缺血,临产后及分娩时缺血容易加重。若发生心肌梗死,对母婴极为危险。有心力衰竭先兆及心功能Ⅱ级以上者禁忌妊娠。

妊娠期发现冠心病或出现心绞痛,其处理原则与非妊娠期相同。限制活动,注意卧床休息,避免精神紧张,给以治疗心绞痛的药物。若发生急性心肌梗死,则应绝对卧床休息、吸氧、静脉注射硝酸甘油等药物,妊娠前或妊娠期曾有过心肌梗死者,应在硬膜外麻醉下行选择性剖宫产术,避免宫缩负荷对心脏的冲击,诱发心力衰竭。产后可选用不含加压素的合成缩宫素,预防产后流血。分娩过程中须密切监护心脏情况。

(9)感染性心内膜炎:非孕妇患心内膜炎者,待治愈后半年心脏情况稳定后方可妊娠。孕妇与非孕妇女一样,均有发生本病的危险。因此,当孕妇发生口腔、呼吸道、胃肠道、泌尿系统感染时,或手术检查时,均须注意预防感染,已有感染应积极治疗。妊娠早期发病应在内科治疗同时终止妊娠。妊娠晚期发病者,应避免临产后宫缩所致血流动力学冲击,以剖宫产为宜。

(10)肺源性心脏病:肺源性心脏病是由肺组织、肺动脉或其分支病变引起肺循环阻力增加、肺动脉高压,致右心增大,甚至发生充血性心力衰竭。引起肺心病的常见原因有支气管病变,如慢性支气管炎(占80%以上)、支气管哮喘、支气管扩张等。肺纤维变性也是引起肺心病的重要原因。肺结核、肺尘埃沉着病、结节病、胸廓畸形等,均与肺心病发生有关。由于通气和换气功能异常,患者表现为低氧血症及高碳酸血症,动脉血二氧化碳分压升高,日久可致中枢神经功能紊乱及脑水肿。酸中毒时,钾离子由细胞内转至细胞外,钠离子由细胞外转至细胞内,引起血钾升高和血钠降低。缺氧和高血钾均可引起胎儿死亡。孕妇也可因心、肺代偿失调及电解质紊乱、心律紊乱、心力衰竭等而危及生命。因此,肺动脉高压及肺心病患者,未经控制和治疗前不宜妊娠。

(11)驼背性心脏病:严重的驼背(脊柱后凸)常可引起严重的心肺功能障碍,即所谓驼背性心脏病。由于胸廓的严重畸形,以致肺的某些部位形成气肿,而在另一些部位发生肺不张,致使通气量不足,往往形成肺心病。妊娠及分娩促使氧需要量及心脏工作量加重。因此,对这类孕妇必须及早明确是否可以继续妊娠,或必须进行流产。

这类孕妇分娩时取仰卧位常可引起严重低血压;临产过程中,镇痛剂如哌替啶等麻醉剂应慎用,因可抑制呼吸而使孕妇不能耐受。由于骨盆可能有严重畸变而需剖宫产者,术中更需要密切注意心脏功能情况。分娩时及分娩后要重视预防肺不张的进一步发展,因可由此发生严重缺氧导致迅速死亡。间断性、含适量氧浓度的正压呼吸及溶黏液剂的应用,有助于避免上述并发症的发生。顺利度过孕产期后,应建议患者做节育手术,不宜再次妊娠。

8. 妊娠合并心脏病的主要并发症

(1)心力衰竭:原有心功能受损的心脏病患者,妊娠后可因不能耐受妊娠各期的血流动力学变化而发生心力衰竭。风湿性心脏病二尖瓣狭窄的孕产妇,由于心排血量增加,心率加快或生理性贫血,增加了左房的负担而使心房纤颤的发生率增加,心房纤颤伴心率明显加快使左室舒张期充盈时间缩短,引起肺血容量及肺动脉压增加,而发生急性肺水肿和心力衰竭。先天性心脏病心力衰竭多见于较严重的病例,随先天畸形种类的不同,心力衰竭的发生机制及表现也不同。

(2)亚急性感染性心内膜炎:妊娠各期发生菌血症的危险性增加,如泌尿道或生殖道感染,此时已有缺损的心脏则易发生亚急性感染性心内膜炎。这是心脏病诱发心力衰竭的原因之一。

(3)缺氧和发绀:发绀型先心病平时已有缺氧和发绀,妊娠期周围循环阻力下降,可使发绀加重。左至右分流的无发绀型先心病,如合并肺动脉高压,分娩时失血等原因引起血压下降,可发生暂时性右至左分流,引起缺氧和发绀。

(4)静脉栓塞和肺栓塞:妊娠时血液呈高凝状态,心脏病患者静脉压增高及静脉血液淤积,易引起栓塞。静脉血栓形成和肺栓塞发生概率较非孕妇女增加 5 倍,是孕产妇死亡的主要原因之一。

二、诊断

1. 病史   除一般产科病史,还要评估与心脏病诊治有关的既往史,包括所患心脏病的类型,既往治疗经过与心功能状态,是否出现过心力衰竭等。评估是否存在增加心脏负荷的因素,如感染、贫血、便秘、日常工作状况、心理感受,是否缺乏支持系统等。

2. 临床表现

(1)妊娠期:随着孕周的增加,子宫不断增大,心脏负担加重,出现心悸、气短、水肿、容易疲劳等或有经常性夜间端坐呼吸、咯血、经常性胸闷、胸痛等症状,心功能不全的孕妇症状会更加明显,甚至出现心力衰竭。对于心脏病孕产妇早期发现心力衰竭并及时做出正确评估极为重要,如出现下列症状和体征,应考虑为早期心力衰竭。

1)轻微活动后即出现胸闷、心悸、气短。

2)休息时心率超过 110 次/分,呼吸超过 20 次/分。

3)夜间常因胸闷而坐起呼吸,或到窗口呼吸新鲜空气。

4)肺底部出现少量持续性湿啰音,咳嗽后不消失。

(2)分娩期:由于宫缩频繁,孕妇需半卧位或端坐呼吸,咳嗽或痰中带血,脉搏加快,肺底部出现持续性啰音,这些都是心力衰竭的表现。

(3)产褥期:患有心脏病的产妇还有可能出现心力衰竭症状、生活不能自理和无法照顾新生儿。心功能好的产妇,分娩顺利,经过休息后一般状态良好。

3. 实验室及其他检查

(1)X 线检查:X 线胸片示心界扩大(包括心房或心室扩大)。

(2)心电图检查:心电图提示各种心律失常、S - T 段改变。

(3)二维超声心动图检查:可提示心脏结构及各瓣膜异常情况。

(4)胎心电子监护仪:提示胎儿宫内健康状况。无应激试验(NST)可以观察胎动时胎心的变化情况;缩宫素激惹试验(OCT)是使用缩宫素诱发宫缩以了解宫缩时胎心的变化情况;若孕妇已有自然宫缩者,做宫缩应激试验(CST),观察宫缩时胎心的变化情况。

三、处理

心脏病孕妇的处理与非孕妇无区别,但妊娠加重了心脏负担,致使心脏病病情有恶化趋势,为此需在整个孕产阶段加强宣传教育工作,取得患者的密切配合,接受医疗监护,这对预后有重要影响。

治疗措施根据心脏功能状态而不同,首先必须明确是否能继续妊娠,这一决定越早越好,一般应在妊娠 12 周前根据病史、体检及其他具体情况决定处理方案。

1. 未妊娠时   对有器质性心脏病的育龄妇女,做好宣教工作,使其了解妊娠和分娩对心脏病的影响。并根据心脏病的种类、心脏病代偿功能和病情等,决定是否可以妊娠。

2. 妊娠期的处理

(1)治疗性人工流产:不宜妊娠而已妊娠者则应于妊娠 12 周前做人工流产。

（2）加强产前检查：继续妊娠者必须按时产前检查，适当增加检查次数，密切观察心脏功能。

（3）心力衰竭的处理：妊娠期心力衰竭发生的诱因有心房颤动、上呼吸道感染、妊娠期高血压疾病、重度贫血、产后发热或过度劳累等。心脏病孕妇随时可以突然发生心力衰竭，也可逐渐发展。因此，要积极防止并及早纠正各种妨碍心脏功能的因素如贫血、B 族维生素缺乏、蛋白质缺乏及感染等。遇有各种感染，须及早治疗。如并发妊娠期高血压疾病时，更应及早治疗，并控制病情发展。

1）休息：避免过劳及情绪激动，保证充分休息，每日至少睡眠 10 小时。

2）饮食：妊娠期应适当控制体重，整个妊娠期体重增加不宜超过 10kg，以免加重心脏负担；饮食营养要保证，进食不宜过饱，以少量多次为宜；低盐饮食，在心力衰竭急性期，必须严格限盐。

3）改善缺氧：对呼吸困难及发绀者，应给予吸氧，一般采用鼻导管法，每分钟氧流量为 4 ~ 6L，血氧饱和度维持在 92% 以上。有条件的医院用氧帐较好，氧流量为 8 ~ 10L/min，维持帐内氧浓度为 40% ~ 45%。

4）强心剂的应用：洋地黄类药物是主要的和常用的强心药，它能加强心肌收缩，减慢心室率，减低心肌耗氧量，增加心排血量。根据病情缓急，可口服地高辛或静脉注射西地兰等。

洋地黄类药物治疗心力衰竭最主要的适应证包括：心肌收缩功能不全（心肌收缩力减退），心脏明显扩大伴有室性奔马律、窦性心动过速或室上性快速性心律失常（如快速心房颤动）的慢性心力衰竭。

对心脏无明显扩大的窦性心律轻度心力衰竭的患者是否有效，尚不能肯定。对高排出量心力衰竭，如甲状腺功能亢进性心脏病的治疗效果较差。对急性心肌梗死早期出现的心力衰竭、肺源性心脏病伴急性呼吸功能不全者和严重的二尖瓣狭窄伴窦性心律而有右心力衰竭者应慎用。有下列情况者应禁忌使用洋地黄类药物：洋地黄过量或中毒、肥厚型梗阻性心肌病、房室传导阻滞而未用人工心脏起搏器者。

洋地黄制剂的作用时间和用法见表 6 - 1。

洋地黄制剂的给药方法：以往的给药方法强调"洋地黄化"或"饱和量"，即必须在短期内给予较大剂量，以达到最大疗效而不出现毒性反应。这种剂量约为中毒剂量的60%，以这种剂量给药，洋地黄中毒的发生率可达 20%。目前认为，洋地黄的疗效与剂量呈线性关系，每日给予维持量，经过 5 个半衰期（毒毛旋花子苷 1 个月）其血浆浓度与先给负荷量继以维持量所达到的浓度相同。因此除急性严重心力衰竭外，一般心力衰竭的患者每日给予维持量即可，这样可以避免洋地黄的毒性反应。两周内用过洋地黄毒苷、洋地黄叶或 3 日内用过地高辛者，一般不用负荷量。但如病情需要，可小剂量分次给药。急性左心力衰竭伴快速性房性心律失常者，宜将负荷量一次给予。对急性心肌炎、贫血及黏液性水肿等引起的心力衰竭，负荷量不宜过大，肾功能不全者禁用负荷量。一般宜选用作用快的洋地黄制剂。

表6-1 洋地黄制剂的临床应用方法

制剂	给药途径	作用时间				剂量	用量及用法	平均每日维持量
		开始	高峰	持续	消失			
洋地黄叶	口服	2~4日	8~12日	4~7日	2~3周	0.7g	每日3次,每次0.1g,共2日	0.05g
洋地黄毒苷	口服	2~4日	2~4日	4~7日	2~3周	0.7mg	每日3次,每次0.1g,共2日	0.05mg
地高辛	口服	1~2日	4~2日	1~2日	3~6周	1.5mg	每日3次,每次0.25mg,共2日	0.25mg
	静脉	10分钟	第一峰30~60分钟 第二峰4~6小时			0.75mg	首剂0.25~0.5mg,4~6小时后可再注射0.25mg	0.05mg
西地兰	静脉	10分钟	1~2日	1~2日	3~6日	0.8mg	首剂0.8mg,开始0.4mg,2~4小时后再注射0.2mg	
毒毛旋花子苷K	静脉	5分钟	1小时	1~2日	2~3日	0.25~0.5mg	首剂0.25mg,必要时在2小时后可再注射0.125mg	

负荷量维持量后可给以维持血浆药物浓度,或一开始即以维持量逐步建立血浆洋地黄治疗浓度。维持时间随病情而异。若心力衰竭的病因或诱因如感染、分娩或大量输液等可除去者,待病情稳定后,不必继续给予维持。在慢性心力衰竭患者,病因不能去除,伴有慢性心房颤动且心室率增快者,应长期用洋地黄维持。休息时心室率60~70次/分,运动后不超过90次/分者,常表示维持量适当。若房颤的心室率超过100次/分者,大多表示洋地黄量不足。窦性心律时有时心率不能很好地反映洋地黄的用量,如急性心肌炎、甲亢及贫血等本身可引起窦性心动过速,不能作为洋地黄不足的依据。在服用洋地黄过程中,心律突然改变,是洋地黄中毒的重要依据。维持量的个体差异很大,不同患者,甚至在同一患者,在不同的条件下可有不同,其剂量应结合心功能改善情况和有无洋地黄中毒反应而随时进行调整,若患者病情危重,而一时难以判断用量不足或过量时,可在严密观察下试用西地兰0.2mg静脉注射,在1小时后,用量不足的患者可见疗效,而在已经足量或过量患者则出现中毒表现。

孕妇在妊娠期中,由于血容量增加,体液重新分布,影响洋地黄的吸收和排泄。如妊娠期口服一个剂量地高辛后,其血清浓度仅为通常口服剂量的50%。为了要达到临床治疗水平的血清浓度,必须适当地增加剂量。在治疗剂量的洋地黄血浆浓度,通常对孕妇和胎儿均较为安全。该药可通过胎盘进入胎儿体内,若剂量过大,在母体出现洋地黄中毒时,也必然会使胎儿受害,应加注意。

洋地黄的毒性反应:①胃肠道反应,纳差、恶心和呕吐,在心力衰竭好转时或增加洋地黄过程中出现胃肠道反应,排除其他药物影响后,应考虑为洋地黄毒性反应;②心律失常,洋地黄中毒可引起各种心律失常,在服用洋地黄过程中心律突然转变,如心率突然显著减慢或加速、由不规律转为规律或由规则转为特殊的不规则等,是诊断洋地黄中毒的重要根据,但心脏病和心力衰竭本身也能引起多种心律失常,应仔细鉴别;③神经系统表现:视觉改变,较为少见。

测定血清洋地黄含量,可作为判断洋地黄用量和毒性反应的参考。

毒性反应的处理:一旦做出毒性反应的诊断,应立即停用洋地黄,并仔细寻找并去除中毒的诱因,如低血钾,并应同时停用排钾利尿药。药物治疗包括钾盐、苯妥英钠及利多卡因等。①钾盐:对治疗由洋地黄毒性反应引起的各种房性快速心律失常和室性期前收缩有效。口服多用于治疗偶发性室性期前收缩,常用剂量为每日 3 ~ 4g,分 3 ~ 4 次服用。静脉滴注常用于治疗频发性室性期前收缩,尤其是多源性室性期前收缩呈二联律时和各种房性快速性心律失常,一般以 1g 氯化钾用 5% 葡萄糖注射液 500mL 稀释,静脉缓慢滴注。同时以心电图监测,注意心律失常或出现高血钾心电图表现时立即停药,多数患者在滴完 1g 左右时可转复为窦性心律,此时可改为口服氯化钾维持。若有房室传导阻滞者不宜用钾盐治疗。②苯妥英钠:是治疗洋地黄中毒所引起的各种期前收缩和快速性心律失常最安全有效的药物,作用快,不良反应较少。首剂量 125 ~ 250mg 加注射用水 20mL 稀释,以 2 ~ 3 分钟静脉注射。无效时,可每 5 ~ 10 分钟静脉注射 100mg。共 2 ~ 3 次。大多数患者用药后 5 分钟内心律失常缓解。疗效可维持 5 分钟至 6 小时不等。心律失常转复后,可每小时口服 50 ~ 100mg,维持 2 ~ 3 日。该药有抑制呼吸,引起短暂低血压和嗜睡等不良反应,应密切观察。③利多卡因:对洋地黄中毒引起的室性心律失常有一定的疗效。用法首剂 50 ~ 100mg 静脉注射,1 ~ 2 分钟注完。必要时 5 ~ 10 分钟再给 50mg,共 2 ~ 3 次,有效后以 1 ~ 4mg/min 速度继续静脉滴注。④阿托品:每 4 ~ 6 小时 0.5mg 肌内或静脉注射,常用来治疗洋地黄中毒引起的 Ⅱ 度以上的房室阻滞或窦房阻滞。异丙肾上腺素因可导致室性心律失常而禁用。

5)利尿治疗:利尿是消除体内钠水潴留的主要手段,是在减少体液容量的基础上,减轻心脏前负荷及组织水肿。利尿治疗配合以洋地黄、限盐及休息,方能取得较理想的效果。常用的利尿剂有以下几种。①呋塞米:是一种强利尿剂,适用于急性心力衰竭患者,常用剂量为 20 ~ 40mg 加 25% ~ 50% 葡萄糖注射液 20mL,缓慢静脉注射,用药后 5 分钟发挥作用,30 分钟达高峰,药物持续作用时间为 2 小时。必要时 2 ~ 4 小时后可重复用药。②双氢克尿噻:适用于慢性心力衰竭患者,常用剂量为 25mg,每日 3 次,服药后 2 小时开始发挥作用,4 小时达高峰,药物持续时间为 12 小时。③氨苯蝶啶:抑制肾小管对钠离子的重吸收,通过增加对钠和氯的排泄而利尿,不排泄钾离子。每次口服 50 ~ 100mg,每日 3 次。服药后 2 小时发挥作用,4 ~ 8 小时达高峰,持续时间为 12 ~ 16 小时。

应用利尿剂尿量增多者应注意补钾,常口服 10% 氯化钾 10mL,每日 3 次。长时间应用氨苯蝶啶应注意低钠血症发生。

6)血管扩张剂的应用:应用血管扩张剂,可有效地降低外周血管阻力,减轻心脏前、后负荷,减少心肌耗氧量,适用于妊娠期高血压疾病性心脏病,围产期心肌病及急性心力衰竭肺水肿等。①肼苯哒嗪:直接作用于小动脉平滑肌,解除动脉平滑肌痉挛,降低外周阻力,减轻心脏后负荷,同时改善肺静脉回流,缓解肺淤血,治疗肺水肿。用药方法为肼苯哒嗪 12.5 ~ 25mg 加入 5% ~ 10% 葡萄糖注射液 200 ~ 300mL 中,静脉滴注。或每次 25mg 口服,每 6 小时 1 次,服药后 30 分钟发挥作用,持续时间约 6 小时。用药期间注意观察血压、心率。偶有用药后出现头痛现象。②酚妥拉明(苄胺唑啉):能直接松弛血管平滑肌,对动、静脉均有扩张作用,但以扩张小动脉为主,治疗左心力衰竭,既能增加心排血量,同时也减轻肺淤血。用药方法为酚妥拉明 10 ~ 20mg 加入 5% ~ 10% 葡萄糖注射液 200 ~ 300mL,静脉滴注,用药期间应注意低血压及心动过速。③硝苯地平:为钙通道阻滞剂,可阻止细胞外钙离子进入细胞内,降低细胞内钙离子水平,降低血管平滑肌兴奋性。用药方法为硝苯地平每次 10 ~ 20mg,舌下含化,每日 3 ~ 4 次,含化后 1 ~ 5 分钟发挥作用,可持续数小时。或每次口服 10mg,每 6 小时 1 次,口服后 10 ~ 20 分钟发挥作用,持续 2 ~ 3 小时。④硝酸甘油:扩张容量血管(静脉),减少回心血量,减轻心脏前负荷,是一种作用快,半衰期短,且容易调节的降压药,对心绞痛为特效药。用药方法为硝酸甘油 0.3 ~ 0.6mg 舌下含化,2 分钟内发挥作用,8 分钟达高峰,持续 15 ~ 20 分钟。或 5 ~ 10mg 加入 5% 葡萄糖注射液 100 ~ 200mL,以每分钟 6 ~ 10 滴的速度静脉滴注。⑤硝普钠:强力血管平滑肌扩张剂,其作用机制与兴奋环磷酸鸟嘌呤(cGMP)有关,可同时扩张动、静脉。在严重的左心力衰竭时,既减低心脏后负荷及增加左心排血量,又能减低心脏前负荷及缓解肺淤血。因效果确实,常为紧急病情的首选药物。本药作用时间很短且须静脉滴注。用药方法为硝普钠 50mg 加入 5% 葡萄糖注射液 500mL 中,避光缓慢静脉滴注,用药期间应密切观察血压变化。该药可通过胎盘,其代谢产物(氰化物)可致死胎。⑥哌唑嗪:为口服的 α_1 受体阻滞剂,但不阻滞交感神经末梢泡囊上的 α_2 受体,因为保存了去甲肾上腺素通过 α_2 的反馈作用,从而抑制泡囊对去甲肾上腺素的释放,所以不会引起反射性心动过速。哌唑嗪还能通过抑制磷酸二酯酶而对血管平滑肌有直接舒张作用,对动、静脉都有扩张作用,可视为口服的硝普钠。用药方法为每次哌唑嗪 0.5 ~ 2mg,每日 3 次,首次剂量宜小,避免首次剂量综合征。⑦巯甲丙脯酸:血管紧张素Ⅱ转化酶抑制剂,用药后血管紧张素Ⅱ、醛固酮减少,钠水潴留减轻,体循环血管阻力减低,心排血量增加,还可增加肾血流量。用药方法为每次口服巯甲丙脯酸 12.5 ~ 25mg,每日 3 次。若舌下含化,5 分钟发挥作用,30 分钟达高峰,作用可持续 2 小时。

(4)肺水肿的处理。

1)速效洋地黄制剂:可用西地兰 0.4 ~ 0.8mg 或毒毛旋花子苷 K 0.25mg 加 50% 葡萄糖注射液 40mL 中,缓慢静脉推注。

2)利尿剂:利尿酸 50mg 或速尿 40mg 加 50% 葡萄糖注射液 40mL,静脉推注。争取在 15 ~ 20 分钟内大量利尿而减轻心脏负担。注意水、电解质及酸碱平衡紊乱。

3)镇静剂:烦躁不安,气促过度患者,可皮下或肌内注射吗啡 10 ~ 15mg。但昏迷、休克、严重肺病或痰液过多者忌用,以免呼吸过度抑制。

4)激素:地塞米松 10mg 加 50% 葡萄糖注射液 40mL,静脉推注。

5)血管扩张剂:瑞基亭 30 ~ 40mg 或硝普钠 50g,加入 10% 葡萄糖注射液 500mL,静脉滴注,每分钟 15 ~ 30 滴为宜,并应严密进行血压监测。在上述药物治疗的同时,患者应取半卧位或坐位,两下肢下垂。给氧,最好面罩加压给氧,氧气输入时通过 50% ~ 70% 的乙醇,目的在于减低肺泡表面张力,达到去泡沫作用,改善呼吸。四肢结扎止血带,以减少回心血量,但每隔 5 ~ 10 分钟交替放松 1 次,对孕妇需要安慰鼓励,消除其恐慌心理。

(5)心律失常的处理。

1)常用的抗心律失常药对妊娠期母儿的影响:某些抗心律失常药不仅对孕妇可产生

明显不良反应,而且可以通过胎盘或母乳分泌对胎儿或新生儿产生不良影响。①β 受体阻滞剂:心得安等非选择性 β 受体阻滞剂。主要用于治疗妊娠期高血压疾病、各种心律失常和胎儿心动过速等,但有严重的不良反应,如胎儿生长受限、母体或胎儿心动过缓、早产、新生儿呼吸窘迫、低血糖及高胆红素血症。其中以胎儿生长受限更为常见。选择性 β_1 受体阻滞剂和具有内在交感活性的 β 受体阻滞剂对母体和胎儿方面的不良反应均较少。因而,在妊娠期使用 β 受体阻滞剂应遵循以下原则:a. 避免在妊娠前 3 个月内使用。b. 使用最小的有效量。c. 最好在分娩前 2～3 日内停用,以减少 β 受体阻滞剂对子宫收缩的影响,并预防新生儿并发症。d. 选用 β_1 选择性、内在交感活性或具有 α 受体阻滞活性的制剂可能更好,因为不会影响 β_2 受体对周围血管扩张和子宫张力的调节。②奎尼丁:具有奎宁相似的药理特性,包括催产作用。治疗剂量的奎尼丁很少引起早产,中毒剂量时可引起流产。该药在妊娠期妇女已使用多年,未发现致胎儿畸形,对子宫肌的影响很少,故在妊娠期心律失常时可安全使用。③普鲁卡因胺:对母体及胎儿均无明显不良反应,但如长期使用,引起母体和胎儿的狼疮样综合征的发生率增高。④双异丙吡胺:用于妊娠期妇女的资料不多,但证实可通过胎盘。脐血中药物浓度未达到有效水平,对母体和胎儿无不良影响。⑤苯妥英钠:胎儿可发生各种先天性畸形,即"乙酰脲胎儿综合征",胎儿的出血发生率高。故孕妇若患心律失常时,不应选择苯妥英钠。⑥利多卡因:可通过胎盘,使子宫张力增加,子宫胎盘血流减少。在有效浓度时,不致胎儿畸形,但可发生心动过缓,高浓度时阿普加评分降低,但可迅速转为正常。因而本药是一种可用于孕妇心律失常较为安全的药物。⑦美西律:能通过胎盘,母体和胎儿中血浓度相等,产后数小时新生儿心率可能减慢,以后恢复正常。孕妇使用本药需慎重。⑧乙胺碘呋酮:可影响胎儿,引起胎儿脑积水,在孕妇心律失常时应避免使用。⑨普鲁帕酮:具有膜抑制作用,能轻度延长动作电位时间和有效不应期。适用于预防和治疗室上性或室性异位搏动,对妊娠期应用的资料不多,在妊娠期 3 个月内最好不用。⑩异搏定:为钙通道阻滞剂,对母体和胎儿均无不良反应。

2)常见心律失常的治疗。①窦性心动过速:在妊娠期中,窦性心动过速非常常见,其临床意义决定于基本病因。由生理或心外因素引起者,主要治疗病因。②室上性期前收缩:包括房性和房室交界处期前收缩,该心律失常多无症状,故无须治疗。如房性期前收缩诱发阵发性室上性心动过速,则需治疗。可试用温和的镇静药或 β 受体阻滞剂。如无效时可选用普鲁卡因胺,口服 0.25～0.5g,每 4～6 小时 1 次;双异丙吡胺,口服 100～200mg,每 6～8 小时 1 次。③阵发性室上性心动过速:发作期的处理如下。a. 刺激迷走神经:对无低血压的患者可采用此法。用压舌板刺激悬雍垂,诱发恶心呕吐。Valsalva法:深吸气后屏气,用力作呼气动作。颈动脉窦按摩:患者取仰卧位,先按摩右侧 5～10秒,如无效则按左侧。切忌两侧同时按摩,以免引起脑缺血。压迫眼球,患者平卧位闭眼并向下看,用拇指在一侧眶下适度压迫眼球上部,每次 10 秒。压迫眼球有时可引起视网膜剥离,青光眼或高度近视者禁用。使用新斯的明或升压药兴奋迷走神经等方法,目前已较少使用。b. 使用抗心律失常药:如上述方法无效时,患者无心功能障碍,首选抗心律失常药物为异搏定,一般用 2.5～10mg(常用 5mg)静脉注射。β 受体阻滞剂也可使用。有器质性心脏病者的室上性心动过速,首选洋地黄制剂。两周内未使用过这类药物者,可用西地兰 0.6～0.8mg，用葡萄糖稀释后静脉缓注，但起效较慢。2 小时后如无效可再静脉注射 0.2～0.4mg，总量不超过 1.2mg。其他可选用的药物尚有乙胺碘呋酮、普罗帕酮、奎尼丁和普鲁卡因胺等。但乙胺碘呋酮可影响甲状腺代谢和脑积水，妊娠时尽可能避免使用。c. 电复律：药物治疗无效或室上速伴有严重血流动力学障碍时，可用同步直流电复律。预防复发：对症状不严重，且无器质性心脏病患者无须长期服药预防。有器质性心脏病，症状严重，发作频繁者，可选用下列药物口服维持，预防复发。洋地黄维持量；奎尼丁 0.2g，每日 3～4 次；普鲁卡因胺 0.5g，每日 3～4 次；异搏定 80mg，每日 3 次。β 受体阻滞剂也可选用，必要时可二药合用，如奎尼丁加 β 受体阻滞剂，洋地黄加奎尼丁，但 β 受体阻滞剂不宜与异搏定合用。④心房扑动和心房颤动：除病因及诱因治疗外，治疗措施还包括心室率的控制，心律失常的转复等。控制心室率：发作时心室率不快且无症状的房扑和房颤，可以不予治疗。根据发作时心率增快和影响循环功能等情况，可选用 β 受体阻滞剂、异搏定或洋地黄制剂。有器质性心脏病，尤其是伴有心功能不全，首选洋地黄制剂静脉给药，使心室率控制在 100 次/分以下。以后改为口服维持，并调整用量，使休息时心室率在 60～70 次/分，轻度活动时不超过 90 次/分。预激综合征的房颤，尤其是 QRS 波增宽畸形者，禁用洋地黄类药物。房颤患者有下列情况者，可考虑复律。a. 基本病因去除后，如甲亢、二尖瓣病术后，房颤持续存在；b. 由于房颤使心力衰竭加重，而用洋地黄制剂疗效欠佳者；c. 有动脉栓塞史者；d. 房颤持续 1 年以内，心脏扩大不显著且无严重心肌受损者；e. 房颤伴肥厚型心肌病者。药物复律常采用奎尼丁，乙胺碘呋酮对胎儿可致脑积水。也可采用同步直流电复律。预防复发：房扑、房颤反复发作，用药物转复后，常需长期口服奎尼丁等药物维持。此外，持续房颤伴心功能不全者、二尖瓣病及心肌病者宜长期用华法令等抗凝，预防血栓形成，但此类药物对胎儿有严重不良反应。⑤频发室性期前收缩及短阵室速：利多卡因 50～75mg，加入 25% 葡萄糖注射液 20～40mL，静脉推注，必要时 5～10 分钟后重复 1 次。病情稳定后，用利多卡因 400mg，加 10% 葡萄糖注射液 500mL 静脉滴注，维持 1～3 日。适当选用营养心肌和改善心肌代谢的药物。⑥房室传导阻滞：阿托品 0.03g 或莨菪类 10mg，每日 3 次，肌内注射或静脉滴注。视病情变化，决定增减数量。维生素 C 200mg 每日 3 次口服；肌苷片 0.4g，每日 3 次口服；地塞米松 0.75～1.5mg，每日 3 次口服，3 日后逐渐减量至停药。如属Ⅲ度房室传导阻滞，可在内科医生指导下抢救，有条件可安装心脏起搏器。

3. 分娩期的处理　妊娠晚期应提前选择适宜的分娩方式。

（1）阴式分娩及分娩期处理：心功能Ⅰ～Ⅱ级，胎儿不大，胎位正常，宫颈条件良好者，可考虑在严密监护下经阴道分娩。

1）第一产程：安慰及鼓励产妇，消除紧张情绪。适当应用地西泮、哌替啶等镇静剂。密切注意观察血压、脉搏、呼吸、心率。一旦发现心力衰竭征象，应取半卧位，高浓度面罩吸氧，并给毛花苷丙 0.4mg 加 25% 葡萄糖注射液 20mL 缓慢静脉注射，必要时 4～6 小时重复给药 0.2mg。产程开始后即应给予抗生素预防感染治疗。

2）第二产程：要避免屏气加腹压，应行会阴后—侧切手术、胎头吸引或产钳助产术，尽可能缩短第二产程。

3）第三产程：胎儿娩出后，产妇腹部放置沙袋，以防腹压骤降而诱发心力衰竭。要防止产后出血过多而加重心肌缺血,诱发先心病出现发绀,加重心力衰竭。可静脉注射或肌内注射缩宫素 10~20U,禁用麦角新碱,以防止静脉压增高。产后出血过多者,应适当输血、输液,注意输液速度不可过快。

（2）剖宫产:近年来越来越多的心脏病产妇以剖宫产结束分娩。由于手术技术提高及术中监护手段进展,使得心功能Ⅲ级以上的心脏病产妇能安全度过手术,主要改用全麻,避免产妇血压波动大,术中操作快,5 分钟内将胎儿娩出,术中尽量不用缩宫剂,术中需内科医生在场监测心脏功能。

4. 临产及产褥期处理　临产前应对孕妇做细致的思想解释工作,消除顾虑,增加信心,求得密切配合,共同完成这一任务。孕妇精神紧张,顾虑重重,不能很好合作,则必然增加耗氧量,加重心脏负担。在临产处理中,重点是尽量减少孕妇的心脏工作量及避免血流动力学方面发生剧烈变动。心脏病孕妇的产程比较短,可能是因水肿,宫颈软而容易扩张之故。

临产过程中取半坐位,第一产程时,每小时测脉搏、呼吸 3~4 次,在第二产程每 10 分钟测 1 次。每 1~2 小时进行胸部听诊,有无啰音及心律紊乱;每小时测尿量。出现上述体征及尿量减少,均为心力衰竭先兆。也应经常听取胎心音。心脏病孕妇如无发绀,心脏代偿功能良好,对胎儿影响不大。可适当应用吗啡、镇静剂或各种镇痛剂以减轻宫缩痛,保证产妇休息,减轻心脏负荷;但又不能过度,否则对心脏病孕妇不利。具体使用详见后文。临产开始即给患者输液,应用 5% 葡萄糖注射液,禁用含盐液体,严格控制输液量,每小时维持 50mL,便于随时给予药物。

宫口开全后,尽可能避免产妇用力,等胎头下降至骨盆出口时,可通过低位产钳或胎头负压吸引术结束分娩。如胎头 30 分钟无进展,则应根据胎头高低、产妇、胎儿情况,决定施行产钳手术或剖宫产。整个产程及分娩阶段均予以面罩吸氧。

第三产程血流动力学发生突然变动,腹压降低,横隔下移,心脏轴突然改变是发生心力衰竭的原因。因而心脏病孕妇的第 3 产程处理就显得更为重要。为了防止心脏轴的突然改变和腹压降低,胎儿正将娩出时,可于产妇腹部放置沙袋加压,并用多头腹带包扎,以防止大量血液向腹腔内脏血管倾注;同时可以置下肢于略低位置,以防止下肢静脉血大量回到右心。应避免静脉注射未稀释的缩宫素,尤其对二尖瓣狭窄及血液自左向右分流的先心病孕妇,因缩宫素快速静脉滴注 5~10U,可以使子宫血液突然涌入右心,使心排血量增加 >50%,而使心脏负担过重;未稀释缩宫素又可以直接作用于心肌,引起明显的低血压或心律失常。由于麦角新碱有升压作用不宜使用。需用缩宫素时,应稀释后静脉滴注,≤5mU/min(5~10U 溶于 500mL 液体),未见不良影响。心功能 >Ⅱ级,产后不可快速、大量静脉滴注缩宫素,以免发生危险。

产后出血虽可减轻静脉系统的过度负担,但仍应与健康产妇一样重视产后出血并积极治疗之,对有些先天性心脏病产妇,产后出血可能较正常产妇还要危险,原因已于前述。

产褥期处理:在孕产期未发生心功能障碍者,产褥期(产后 1~3 日)仍有可能出现心力衰竭。刘陶等(1996 年)报道 62 例妊娠合并心脏病患者中,有 6 例发生充血性心力衰竭,其中仅 2 例发生于产前,其余 4 例均发生在产后 24 小时内,因此不能只注意患者分娩前易发生心力衰竭,而忽略了产后患者(2~3 日内)仍然有巨大血流动力学方面的改变,尤其在 24 小时之内,必须同样地予以严密监护。此外,需要重视产褥感染及产褥期血栓形成。一般对心功能 I 级产妇,产褥期除应用抗生素预防感染外,与正常产褥妇无大区别;心功能 II 级则应卧床 5 ~ 10 日,但须经常活动下肢,注意下肢静脉回流,以后在监护下逐渐增加运动量,出院后加强随访及给予必要的生活指导。如孕产妇最近无心力衰竭出现,仍可哺乳。回奶一般可用维生素 B_6 200mg/d,可用皮硝局部贴附。

5. 胎婴儿的处理 由于胎儿与新生儿属高危儿,产程中应注意缺氧导致的胎儿窘迫及出生后窒息,做好抢救准备实属必要。

6. 心脏手术 指征:妊娠期血流动力学的改变使心脏储备能力下降,影响心脏手术后的恢复,加之术中用药及体外循环对胎儿的影响,一般不主张在孕期手术,尽可能在幼年、妊娠前或延至分娩后再行心脏手术。如果妊娠早期出现循环障碍症状,孕妇不愿做人工流产,内科治疗效果又不佳且手术操作不复杂,可考虑手术治疗。手术时期宜在妊娠 12 周以前进行,手术前注意保胎及预防感染治疗。

(1)二尖瓣球囊扩张术(PTMC):风湿性心脏病二尖瓣狭窄孕妇常难以承受妊娠期高动力循环的超负荷改变,多在妊娠晚期和分娩前后出现严重左心功能不全。1952 年国外已有研究者在妊娠期进行二尖瓣狭窄分离术,近年又提供了一项经皮二尖瓣球囊扩张术,方法简单,经皮做股动脉穿刺,插入猪尾型导管至左心室,通过球囊扩张狭窄的二尖瓣口。这一介入性疗法无须全身麻醉,不需体外循环,手术简便安全,手术中出血量极少,对患者及胎儿没有像心脏手术那样有血流动力学波动或不稳定的干扰;放射线对胎儿的致畸作用仅发生于妊娠 20 周内胎儿器官形成阶段,并且多发生于接受较大放射线剂量者(> 0.1Gy)。手术理想时间为妊娠 20 ~ 26 周。手术过程中,在孕妇的横隔至耻骨间并无采用铅衣遮挡,尽量减少透视时间。国内曾有 5 例手术报道,手术时间在妊娠 22 ~ 32 周,术前心功能均在 III ~ IV 级,术后均改善为 I ~ II 级(其中 4 例 III 级改善为 I 级),安全度过分娩期,随访婴儿,生长发育良好,未发现任何因接触放射线而引起的异常病症。

(2)心脏瓣膜置换术(CVR):尽管为挽救孕妇生命有人建议在妊娠后仍可进行心脏直视手术或心脏瓣膜置换手术,可是 Bernal(1986 年)回顾分析自 1965 年开始,对 21 例孕妇应用心肺分流体外循环进行心脏直视手术,其中有一半为二尖瓣或主动脉瓣置换人工瓣膜,孕妇均能耐受这一复杂手术,但发生 1 例早产及 1 例死产;胎儿受心肺分流术影响,常发生心动过缓,有建议应用高流速常温灌注,可避免发生胎儿缺氧的任何危险。由于手术后胎儿死亡率仍然较高,故大多数受术者愿选择在非妊娠期间进行手术。我国尚无在妊娠期进行这类手术的报道。

7. 妊娠合并心脏病的治疗性流产及计划生育 心脏病育龄妇女有下列情况之一者不宜妊娠:心功能 III 级以上、有心力衰竭史、伴有房颤者、心脏明显扩大者、严重先天性心脏病而又不能手术者、高血压心脏病患者、年龄 >35 岁初产。

如已妊娠,具有下列情况之一者应终止妊娠进行治疗性流产:上次妊娠曾有严重心力衰竭史再次妊娠、急性风湿活动、二尖瓣狭窄合并主动脉瓣膜病、先天性心脏病(法洛四联症、艾森门格综合征)而又不能手术者、风湿性心脏病有心力衰竭和(或)心房颤动者、高血压 >200mmHg(26.7kPa)、心脏扩大者。妊娠早期即出现心力衰竭、心力衰竭控制后终止妊娠。妊娠 3 个月以内人工流产,妊娠 12 ~ 20 周中期妊娠引产,以羊膜腔注射雷夫奴尔引产较为安全,可避免感染。引产过程中应与足月分娩同样处理。

经阴道分娩者的输卵管绝育手术最好延迟至孕妇肯定无感染、无其他症状及能稍活动后进行,一般在产后 1 周为妥。也有学者提出推迟到产后 2 个月进行,因手术可加重产褥妇一系列负担。

口服避孕药物有可能引起血栓栓塞、高血压、液体潴留及血清脂类增加等危险,故心脏病患者不宜选用,最好采用宫腔节育器避孕。

(王俊兰)

第二节　病毒性肝炎

一、概述

病毒性肝炎为多种病毒引起的以肝脏病变为主的传染性疾病,致病病毒包括甲型(HAV)、乙型(HBV)、丙型(HCV)、丁型(HDV)及戊型(HEV)5 种肝炎病毒。近年又发现庚型肝炎病毒和输血传播病毒,但这两种病毒的致病性尚未明确。文献报道,孕妇病毒性肝炎的发病率为 0.8% ~17.8%,我国属于乙型肝炎的高发国家,因此妊娠合并病毒性肝炎的研究长期以来一直是产科与传染科医生共同的研究重点。同时妊娠合并病毒性肝炎有重症化倾向,是我国孕产妇死亡的主要原因之一。

1. 妊娠时肝脏的生理变化　妊娠期肝大小形态不变,组织学正常。肝糖原稍增加。部分正常孕妇的肝功能,于妊娠晚期轻度超过正常值,于分娩后多能迅速恢复正常。

正常妊娠时肝脏的生理性变化如下。

(1)肝脏的组织学:除肝糖原有所增加外,肝脏的大小、组织结构、血流总量均无明显变化。

(2)肝功能:某些肝功能试验于妊娠晚期可轻度超过正常值,分娩后迅速恢复正常。

1)血清蛋白:由于妊娠期血容量增加,血液稀释,血清总蛋白约半数低于 60g/L,主要是白蛋白降低,γ 球蛋白不变,α 和 β 球蛋白稍升高。

2)血清胆固醇及脂类:自妊娠 4 个月起开始升高,至妊娠 8 个月时达最高水平,半数孕妇高达 6.50mmol/L,血清总脂质、磷脂及 α 和 β 脂蛋白均增加。

3)血清总胆红素:多在正常范围。少数孕妇可轻度升高,不足以出现黄疸。

4)血清谷草转氨酶(SGOT)和谷丙转氨酶(SGPT):多在正常范围,少数在妊娠晚期升高,产后很快恢复正常。

5)血清碱性磷酸酶(AKP):妊娠早期可有轻度升高,妊娠晚期可达非妊娠时的 2 倍,其升高系由胎盘产生的一种碱性磷酸酶同功酶(AKP4)所致。

6)凝血功能检查:妊娠晚期时血浆纤维蛋白原较非妊娠时增加 50%,凝血因子 Ⅱ、Ⅴ、Ⅶ、Ⅷ、Ⅸ、Ⅹ增加。凝血酶原时间正常。

7)磺溴酞钠试验:非妊娠时 45 分钟潴留 <0.05,妊娠晚期潴留率增多达 0.10 ~0.15,其不通过胎盘,其排泄减慢原因可能与肝血流量相对不足有关,BSP 试验对急性肝炎的诊断有帮助,且较其他肝功能指标改变早。

2. 妊娠对病毒性肝炎的影响　妊娠期母体各种营养消耗多,营养不足时常以肝糖原补充,且新陈代谢增高,肝负荷加重。容易感染病毒性肝炎,或促使原来存在的肝病恶化。此外,分娩时疲劳、出血、手术和麻醉均可加重肝脏损害,尤其是合并妊娠期高血压疾病时,由于全身小动脉痉挛,肝脏可出现缺血性损害,在此基础上如再合并病毒性肝炎,易致病情急剧恶化。

3. 病毒性肝炎对妊娠的影响

(1)对母体的影响:妊娠早期合并病毒性肝炎,可使妊娠反应加重,妊娠中、晚期合并病毒性肝炎者,易发展为重症肝炎,病死率高;同时易并发妊娠期高血压疾病。患者肝功能受损,凝血因子合成功能减退,易导致产后出血,重者分娩时常并发 DIC,出现全身出血倾向,威胁母儿生命。

(2)对胎儿影响:妊娠早期患肝炎时胎儿畸形发生率较正常孕妇高 2 倍,流产、早产、死胎、死产和新生儿死亡率明显升高。上海资料报道,肝功能异常孕妇的围生儿死亡率高达 46%。

(3)母婴传播:病毒的种类不同,传播的方式也不同。

1)甲型肝炎病毒(HAV):为微小核糖核酸肠道病毒属,HAV 能否通过母婴传播,目前尚缺乏证明。一般认为 HAV 经粪—口传播,不会通过胎盘或其他途径传给胎儿。1988年上海甲肝大流行中,未发现甲肝孕妇所生的新生儿感染,说明母婴传播的可能性很小,但近年来国外资料报道,妊娠晚期患急性甲肝可引起母胎传播。这可能是胎儿在分娩过程中,暴露于污染的母体血液或粪便的结果。

2)乙型肝炎病毒(HBV):病毒外层含乙型肝炎表面抗原(HBsAg),内层含核心抗原(HBcAg)及核心相关抗原(HBeAg)即 e 抗原。乙型肝炎病毒通过注射、输血、生物制品、密切的生活接触等途径传播。母婴传播为重要途径,不同地区母婴传播状况不同,在东南亚地区母婴传播极为普遍,据报道每年患者中 35%~40% 是由于围产期传播造成的,而在北美与西欧围产期传播并不常见。乙肝的母婴传播途径可分下列 3 个方面。①子宫内经胎盘传播:以往认为 HBV 很少通过胎盘,其宫内感染率为 5%~10%,近几年较多资料证明宫内感染率为 9.1%~36.7%。Tong 等应用分子杂交法,在引产胎儿肝、脾、胰、肾、胎盘等组织中均检出 HBV - DNA,证实宫内感染的存在。Wong 等曾提出宫内传播的诊断标准:a. 脐血或出生后第 3 日婴儿静脉血存在抗 - HBcIgM,由于 IgM 不能通过胎盘,提示婴儿近期有 HBV 感染;b. 出生后第 3 日静脉血 HBsAg 水平高于脐血水平,往往说明婴儿本身有病毒的复制;c. 出生时婴儿注射乙肝高效价免疫球蛋白(HBIG),由于 HBsAg 可被被动免疫的 HBs 抗体所中和,如第 3 日静脉血中存在 HBsAg,无论水平高低都意味宫内感染。②分娩时通过软产道接触母血或羊水传播:根据目前资料,分娩期感染是 HBV 母婴传播的主要途径,占 40%~60%。由于阴道分泌物 HbsAg 阳性率较羊水阳性率高,产时新生儿通过产道时吞咽含 HBsAg 的母血、羊水、阴道分泌物,或在分娩过程中因子宫收缩使胎盘绒毛血管破裂,母血渗漏入胎儿血液循环,只要有 10^{-8} mL 母血进入胎儿即可使乙肝传播。③产后接触母亲唾液或喂母乳传播:Lee 研究 HBsAg 阳性产妇的乳汁病毒携带率为 70%,所以认为哺乳是母婴传播途径之一,但以后的流行病学调查未能证实。多数学者认为血中乙肝三项阳性者和 HBsAg 加上抗 HBc 者其初乳中 HBV - DNA 阳性率为 100%,不宜哺乳。但目前对 HBsAg 阳性母亲,尤其是双阳性者是否母乳喂养问题,尚未达成一致意见。所以,乙型肝炎病毒的母婴传播情况归纳如下:①妊娠晚期患急性乙型肝炎者,约 70% 胎儿发生感染;妊娠中期患病者,胎儿感染率为 25%;妊娠早期患病者,胎儿无一例感染;②围生期感染的婴儿,85%~90% 将转为慢性病毒携带者;③孕妇 HBsAg 阳性;其新生儿约半数为阳性;④孕妇 HBeAg 阳性,表示为感染期,胎儿多数受感染。

3)丙型肝炎病毒(HCV):主要通过输血、输血制品、注射、性生活、母婴传播等途径传播。根据对 HCV 研究资料,大多数学者认为 HCV 能在母婴之间垂直传播。晚期妊娠时患 HCV 者中约 2/3 发生母婴传播;其中 1/3 以后发展为慢性肝病,这些婴儿除转氨酶增高外无其他临床表现。另外,孕妇为静脉注射毒品成瘾者和 HIV 感染者是导致 HCV 围产期传播的危险因素。但也有学者认为,HCV 在血液中浓度很低,其垂直传播很少发生。有关 HCV 的母婴传播尚需更多的资料研究。HCV 感染易导致慢性肝炎,其发生率比 HBV 更高,至少 40%~50% 患者转为慢性肝炎,最后发展为肝硬化和肝癌。

4)丁型肝炎病毒(HDV):必须同时有 HBV 感染。传播方式基本同 HBV,与 HBV 相比,HDV 的母婴垂直传播少,而性传播相对较多,易发展为重症肝炎。

5)戊型肝炎病毒(HEV):通过粪—口传播,水及食物型暴发流行,一旦感染,病情重,孕妇于妊娠后期病死率高达 10%~20%。

二、诊断

妊娠期病毒性肝炎诊断比非妊娠期困难,尤其在妊娠晚期,因可伴有其他因素引起的肝功能异常,不能仅凭转氨酶升高做出肝炎诊断。

1. 病史　有与病毒性肝炎患者密切接触史,或半年内曾接受输血、注射血制品史。

2. 病毒性肝炎的潜伏期　甲型肝炎 2~7 周(平均 30 日);乙型肝炎 1.5~5 个月(平均 60 日);丙型肝炎 2~26 周(平均 7.4 周);丁型肝炎 4~20 周;戊型肝炎 2~8 周(平均 6 周)。

3. 临床表现　出现不能用妊娠反应或其他原因加以解释的消化系统症状,如食欲减退、恶心、呕吐、腹胀、肝区痛。继而出现乏力、畏寒、发热,部分患者有皮肤巩膜黄染、尿色深黄。可触及肝大,肝区有叩击痛。妊娠晚期受增大子宫影响肝脏极少被触及,如能触及应考虑异常。

4. 实验室检查　血清 ALT 增高。相应肝炎病毒血清学抗原抗体检测出现阳性。血清胆红素在 17μmol/L(1mg/dL)以上,尿胆红素阳性。

凡具有上述不同程度的肝炎症状、体征及化验检查异常结果,则可确诊。

5. 妊娠合并重症肝炎的诊断要点　①消化道症状严重,表现食欲极度减退,频繁呕吐,出现腹胀、腹腔积液;②黄疸迅速加深,血清总胆红素值 >171μmol/L(10mg/dL);③出现肝臭气味,肝呈进行性缩小,肝功能明显异常,酶胆分离,白/球蛋白倒置;④凝血功能障碍,全身出血倾向;⑤迅速出现肝性脑病表现,烦躁不安、嗜睡、昏迷;⑥肝肾综合征,出现急性肾衰竭。

6. 鉴别诊断

(1)妊娠期肝内胆汁淤积征:其发生率仅次于病毒性肝炎,临床主要特点是妊娠中、晚期出现不同程度的皮肤瘙痒,随后出现皮肤黄染,而症状于产后数小时至数日迅速消退。此病具有明显的家族性倾向及复发性。实验室检查可见约 1/3 患者血清胆红素(直接胆红素和总胆红素)、谷丙转氨酶升高,几乎全部患者血清胆酸明显升高,常为正常值的 10~100 倍。

(2)妊娠急性脂肪肝:本病少见,多发生于妊娠晚期,初孕妇及妊娠期高血压疾病患者的发病率高。临床上病情急骤发展,症状极似急性肝坏死,但尿胆红素多呈阴性。B 型超声可见到典型的脂肪肝声像图。

(3)妊娠高血压疾病引起的肝损害:常见于重度妊娠期高血压疾病患者,肝功能各项指标检查显示轻、中度升高。胃肠道症状不明显,妊娠结束后迅速恢复。但值得注意的是妊娠期肝炎常合并妊娠高血压疾病,少数先兆子痫、子痫患者可并发 HELLP 综合征。

三、处理

妊娠期病毒性肝炎与非妊娠期的病毒性肝炎处理原则是相同的。

1. 妊娠合并普通型肝炎的处理

(1)严格隔离,及时治疗,妊娠期间应住传染病房,临产后转入产科隔离病房或隔离分娩室。必须卧床休息,进低脂肪饮食,保证足够营养,给予大量、多种维生素和葡萄糖注射液,进行中西医结合治疗。

(2)积极护肝治疗:注意休息,保证营养,补充蛋白质、葡萄糖及 B 族维生素、维生素 C、维生素 K_1,护肝药物如肌苷、肝宁、肝乐等可以选用。妊娠期密切监护,警惕病情恶化。

(3)避免应用可能损害肝脏的药物:如禁用四环素,因其对母儿均有严重危害,可引起急性脂肪肝及死胎。尽量不用可能损害肝脏的镇静药及麻醉药,尤其合并妊娠期高血压疾病时更应谨慎。

(4)预防感染:产时严格消毒外,可并用广谱抗生素预防产道及肠道中细菌扩散,一旦发生内源性感染,可诱发肝昏迷甚至直接致死。

(5)防止产后出血:当有血小板下降或凝血因子减少时,宜及早补充。

2. 妊娠合并急性重症肝炎的处理

(1)一般治疗:在昏迷前期应禁食蛋白,保持大便通畅,以减少氨及毒素的吸收。

(2)药物治疗:

1)维生素:给予多种维生素同时给予大量葡萄糖治疗,每日 200~300g。

2)高血糖素—胰岛素联合疗法:高血糖素 1~2mg 加胰岛素 4~8U,溶于 5% 葡萄糖注射液 250mL,静脉滴注,每日 1 次。可减少肝细胞坏死,促进肝细胞再生。

3)降氨药物:重症肝炎时蛋白质代谢异常,出现高血氨、高血胺及高芳香类氨基酸。控制血氨的传统方法除限制蛋白质摄入,每日 <0.5g/kg,增加碳水化合物,保持大便通畅,减少氨及毒素的吸收之外,可口服新霉素抑制大肠杆菌,减少游离氨及其毒性物质的形成。如出现肝昏迷前驱症状或发生肝昏迷时,每日静脉滴注谷氨酸钠或钾盐 23~46g,精氨酸 25~50g,或 γ-氨酪酸 2~6g。左旋多巴开始以 0.1g 静脉滴注,以后每 12 小时增加 0.05g,直至意识明显好转再逐渐减量。近年来主张用支链氨基酸,将此注射液 250mL加于等量葡萄糖注射液中,缓慢静脉滴注,每日 1 次,10~15 日为 1 疗程。因其能调整血清氨基酸比值,使昏迷患者清醒。

4)脱水剂:可选用 20% 甘露醇 200mL,快速静脉滴注,每 6~8 小时 1 次。并酌情应用皮质激素,如地塞米松等。

5）肝素:DIC 是重症肝炎的致死原因之一,应积极处理肝炎,防止 DIC 的发生。若合并 DIC,需用肝素治疗,量宜小而不宜大,还应补充新鲜血液。但临产期和产后 12 小时内不宜应用肝素,以免发生创面大出血。

3. 产科处理　上述药物治疗同时,应及时进行产科处理。

(1)妊娠期:妊娠早期应积极治疗,待病情好转后行人工流产。中、晚期妊娠给予维生素 C 和维生素 K,并防治妊娠期高血压疾病。经治疗病情仍继续发展者,应终止妊娠。

(2)分娩期:做好分娩出血的预防工作,可提前应用止血芳酸、止血敏、维生素 K_1、纤维蛋白原等。分娩方式可根据产科情况而决定。乙肝产妇,新生儿娩出 24 小时后,应肌内注射高效价乙肝免疫球蛋白或乙肝疫苗,母婴应隔离,不宜母乳喂养。

(3)产褥期及对新生儿的处理:选用对肝脏损害较少的抗生素预防感染,如氨基苄青霉素、先锋霉素,避免用四环素及红霉素。乙肝患者不宜给新生儿哺乳,一是耗损体力不利恢复,再者病毒可经乳汁垂直传递给新生儿。回乳时可用皮硝包敷乳房,或服用炒麦芽,避免使用雌激素。新生儿于 24 小时内接受乙肝疫苗,肌内注射 $30\mu g$,1 个月时注 $20\mu g$,6 个月时注 $10\mu g$。

(王俊兰)

第三节　糖尿病

一、概述

妊娠合并糖尿病,指在原有糖尿病的基础上合并妊娠;或妊娠前为隐性糖尿病,妊娠后进展为临床糖尿病;或妊娠后新发糖尿病。妊娠后新发糖尿病又称妊娠期糖尿病(GDM)。GDM 发病率约为 5%。妊娠合并糖尿病属高危妊娠,对母儿均有很大的危害,死亡率高,故应加以重视。

1. 妊娠对糖尿病的影响

(1)易出现低血糖和酮症酸中毒:妊娠是一种加速的饥饿状态,母体除本身消耗葡萄糖外,尚须供应胎儿所需葡萄糖,若摄入不足则脂肪分解增加,因而妊娠早期呕吐、进食减少时易出现低血糖和饥饿性酮症酸中毒。妊娠中、晚期胰岛素拮抗激素分泌增多及胰岛素降解加速,使糖尿患者胰岛素需要量增多,若胰岛素用量不足、血糖控制不好,易出现糖尿病酮症酸中毒。分娩后胎盘排出,多种胰岛素拮抗因素迅速消失,孕妇对胰岛素敏感性突然增加,若胰岛素用量未及时减少,则易发生低血糖征。

(2)对糖尿病肾病的影响:目前尚未明确妊娠是否会使隐匿性肾病加速变为显性肾病,但认为如能严格控制血糖及适当处理妊娠,并不会使显性肾病加速进展为终末期肾病。显性肾病患者由于有血管病变,子宫胎盘灌注减少,胎儿生长受限、胎儿窘迫及母体妊娠高血压综合征发生率均增高,并常由于母体或胎儿原因而需要提前分娩。糖尿病肾病伴肾功能减退者不宜妊娠。

(3)对糖尿病视网膜病变的影响:目前认为糖尿病妇女妊娠期间出现的非增殖性或增殖性视网膜病变一般是可逆的,可能于产后消退,但仍应按常规指征进行光凝治疗。良好的预后与血糖控制及密切随访有关。糖尿病视网膜病变患者如果血糖不迅速得到严格控制,往往会出现视网膜病变恶化,因而主张于 6 ~ 8 个月内使血糖慢慢正常化,然后才受孕。但是,如果糖尿病视网膜病变患者已合并妊娠,仍主张尽快使血糖正常化,同时密切观察视网膜状态,必要时积极治疗。

(4)合并缺血性心脏病的糖尿病妇女:有报道母亲围产期死亡率高达 50% ~ 67% ,因而不主张妊娠,一旦受孕,应终止妊娠。

(5)合并高血压的糖尿病妇女:随着妊娠进展,血压增高,不利于糖尿病肾病及视网膜病变的治疗,先兆子痫发生率增高,胎儿死亡率也增高。尽管目前母婴预后已明显改善,但对于有高血压的糖尿病妇女是否适宜妊娠仍需事先做全面考虑。

2. 糖尿病对围产儿的影响

(1)巨大儿的发生率增高:糖尿病孕妇血中的葡萄糖值高,葡萄糖容易通过胎盘进入胎儿血循环,而胰岛素不能通过胎盘,致使胎儿长期处于高血糖状态,刺激胎儿胰岛 β 细胞数目增多,产生较多量的胰岛素,活化氨基酸转移系统,促进蛋白质和脂肪合成,抑制脂解作用,使胎儿全身脂肪聚集增多,脏器增大,导致胎儿巨大。

(2)畸形胎儿的发生率增高:糖尿病合并妊娠时的畸胎率为正常孕妇的 2 ~ 3 倍。发生原因尚不清楚,可能与妊娠早期(特别是妊娠 7 周以前)的高血糖有关,也可能与治疗糖尿病的药物(如 D_{860} 、格列甲嗪、格列秦特、优降糖等)有关,但至今尚缺乏足够的证据。胎儿畸形包括心血管、中枢神经、骨骼、胃肠道等系统的畸形。

(3)死胎的发生率增高:糖尿病孕妇若伴有严重血管性病变或产科并发症(如妊娠期高血压疾病等),影响胎盘血供可致死胎。预防死胎需加强在妊娠期间对糖尿病的治疗,以及对胎儿健康状况的系统监测。由于死胎多数发生在妊娠 36 周以后。故应在妊娠 35 周时住院,在严密监护下待产。根据胎儿肺成熟度、胎盘功能等综合分析,通常以妊娠 37 周时终止妊娠为宜。若在待产过程中出现胎儿窘迫征象,则应立即终止妊娠。

(4)新生儿低血糖的发生率增高:新生儿脱离母体高血糖环境,而胎儿胰岛 β 细胞增生,引起胰岛素分泌过多,使新生儿发生低血糖,低血糖可使新生儿脑神经组织受到损伤,甚至死亡。

(5)新生儿呼吸窘迫综合征的发生率增高:糖尿病孕妇娩出的新生儿患呼吸窘迫综合征比正常孕妇娩出的新生儿高 5 ~ 10 倍,是新生儿死亡的主要原因。孕妇血糖增高,可以导致胎儿高胰岛素血征。高胰岛素有拮抗肾上腺皮质激素及促胎儿肺成熟的作用,高胰岛素血征影响胎儿肺泡表面活性物质的形成,而致表面活性物质减少,加之常在妊娠 37 周左右引产或剖宫产,均是导致新生儿发生呼吸窘迫综合征的重要因素。

二、诊断

妊娠前即患有糖尿病者或糖尿病症状典型者,诊断比较容易。但 GDM 常无典型的症状,空腹血糖有时可能正常,容易漏诊、误诊和延误治疗,更具危害性,诊断时应予重视。

1. 病史　有糖尿病家族史、患病史,特别是有不明原因的死胎、死产、巨大儿、畸形儿、新生儿死亡等分娩史。

2. 临床表现　妊娠期有"三多"症状,即多饮、多食、多尿或反复发作的外阴阴道念珠菌感染体征。孕妇体重 >90kg,本次妊娠伴有羊水过多或巨大胎儿者应警惕糖尿病。

3. 实验室及其他检查

（1）初次产前检查时常规查尿糖。

（2）空腹血糖检查。

（3）50g 葡萄糖筛查试验，如尿糖阳性，或具有妊娠糖尿病高危因素，于妊娠 24～28 周行此试验。结果≥7.8mmol/L，应进一步做糖耐量试验。

（4）糖耐量试验 OGTT，口服 75g 葡萄糖耐量试验中空腹血糖及服用糖水后 1 小时、2 小时、3 小时四项血糖值有两项达到 5.6mmol/L、10.3mmol/L、8.6mmol/L、6.7mmol/L，可诊断为妊娠期糖尿病。

4. 妊娠合并糖尿病分期　糖尿病的严重程度按 White 分级。

A 级：妊娠前已有糖耐量异常，仅需饮食控制，年龄及病程不限。

B 级：妊娠前已用胰岛素治疗，发病年龄≥20 岁，病程<10 年。

C 级：发病年龄 10～19 岁，或病程 10～19 年。

D 级：发病年龄<10 岁，或病程≥20 年，或伴慢性高血压，或合并单纯性视网膜病，有微血管瘤或小出血点。

E 级：有盆腔血管钙化症。

F 级：糖尿病性肾病，有蛋白尿。

H 级：有冠状动脉病变。

R 级：有增生性视网膜病变或玻璃体出血。

RF 级：肾病合并视网膜病变。

T 级：有肾移植史。

5. 鉴别诊断　妊娠期生理性糖尿其发生率为 10%～20%，多因暂时性肾糖阈降低所致，但血糖正常，可疑时需测定空腹血糖和糖耐量试验确诊。

三、处理

1. 治疗原则

（1）糖尿病妇女有下列情况应禁忌妊娠，一旦受孕，应及时终止妊娠。①严重糖尿病肾病伴肾功能减退；②晚期缺血性心脏病；③增生性视网膜病治疗效果不好；④年龄较大的妇女；⑤年龄小于 20 岁的妇女；⑥血糖控制极差，即糖化血红蛋白（HbA1）>12%，或 HbA1c>10%；⑦妊娠早期患酮症酸中毒。

（2）要求生育的糖尿病妇女应接受孕前咨询。①了解糖尿病对妊娠的影响、妊娠对糖尿病及其并发症的影响、妊娠禁忌证等；②全面检查，对血压、心、肾、视网膜等情况进行评价，以决定是否适宜妊娠；③尽可能严格控制血糖至正常或接近正常，同时避免低血糖，要求空腹血糖<5.6mmol/L（100mg/dL），餐后 2 小时血糖<8.0mmol/L（145mg/dL），HbA1c 接近正常上限，即<6%；④指导采取避孕措施至达到上述控制要求 2 个月后才可受孕；⑤对存在的糖尿病并发症进行相应治疗。

（3）妊娠期间应在医生指导下，严格控制血糖，达到上述要求。为此，孕妇须密切配合，自我监测，每日查 4 次尿糖及酮体，尽可能自备血糖计，自己监测血糖，按需要测定三餐前及餐后 2 小时血糖。

（4）产前首次就诊应做全面检查，包括了解心、肾、眼科情况等。妊娠早、中期每 2 周

1 次,28 周后每周 1 次复诊,进行常规产前检查,尽可能至妊娠足月（40 周）才分娩。近年来仅通过门诊处理也可得到良好母婴预后。产前住院指征包括先兆子痫、胎膜早破及早产等,妊娠期任何时候若血糖控制不佳均应住院治疗。

2. 妊娠合并糖尿病的母、儿监护　患者应在有经验的产科、内分泌科和儿科医师共同监护下度过妊娠及分娩期。

（1）母体监护。

1）妊娠前:①受孕后最初几周是胚胎发育的关键时期,该阶段孕妇高血糖可致胎儿发生严重结构畸形,妊娠前已确诊糖尿病的妇女在计划妊娠前应进行血糖控制,确保妊娠前及妊娠早期血糖正常;②检测血压、眼底及心肾功能,血压 ≥ 20/13kPa（150/100mmHg）、眼底检查有增生性视网膜病变、心电图示冠状动脉硬化、肾功能减退等患者均不宜妊娠,如已妊娠应尽早终止妊娠并落实绝育措施为妥。

2）早孕反应:呕吐严重者容易产生低血糖及尿酮症,可影响胎儿脑发育和智力,应每日空腹测尿酮体以调节热能摄入。

3）对允许继续妊娠的糖尿病患者应在高危妊娠门诊检查与随访,妊娠 28 周前每月检查 1 次,妊娠 28 周以后每 2 周检查 1 次,每次均应做尿糖、尿酮体、尿蛋白及血压、体重的测定。

4）妊娠期严格的血糖控制:具体措施如下。①定期产前检查:加强对糖尿病孕妇及其胎儿的监护。初诊时应全面评估既往妊娠分娩史,根据 White 分级确定病情严重程度,并做血糖、尿常规、眼底、肾功能及 B 型超声检查等。A1 级糖尿病孕妇产前检查次数同非糖尿病孕妇,A2 级以上的糖尿病孕妇则 28 周前每 2 周 1 次,28 周以后每周 1 次,如有特殊情况,须增加检查的次数,必要时住院检查和治疗。②饮食控制:是糖尿病治疗的基础。由于孕妇对营养的特殊需要,要保证充足热量和蛋白质的摄入,避免营养不良或发生酮症而危害胎儿。每日控制总热量为每日每千克体重（标准体重）146 ~ 159kJ（35 ~ 38kcal）,并根据血糖和酮体情况适当调整。其中碳水化合物占 40% ~ 50% ,蛋白质占 12% ~ 20% ,脂肪占 30% ~ 40% ,并给予维生素、叶酸 0.5mg、铁剂 15mg 和钙剂 1.0 ~ 1.2g。提倡少量多餐,适当限制食盐的摄入,勿食糖果,建议多食富含粗纤维的食物。如饮食控制得当,孕妇体重正常增长,血糖在正常范围且无饥饿感,则无须药物治疗。③运动治疗:适当的运动可降低血糖,提高对胰岛素的敏感性,并保持体重增加不至于过高,有利于糖尿病的控制和正常分娩。运动方式可选择极轻度运动（如散步）和轻度运动（如中速步行）,而不提倡过量运动,每次持续 20 ~ 40 分钟,每日至少 1 次,于餐后 1 小时左右进行。一般散步 30 分钟,可消耗热量约 377kJ（90kcal）;中速步行 30 分钟可消耗热量 628kJ（150kcal）。通过饮食治疗和运动治疗,最好使患者在整个妊娠期体重增加保持在 10 ~ 12kg。④药物治疗:不用磺脲类降糖药,因其可通过胎盘导致胎儿胰岛素分泌过多,致使胎儿低血糖死亡,也有致畸报道。故多采用胰岛素治疗,剂量应根据血糖值确定。血糖控制标准为:0 点和 3 餐前血糖值≤5.6mmol/L（100mg/dL）,餐后 1 小时≤7.8mmol/L（140mg/dL）,餐后 2 小时≤6.7mmol/L（120mg/dL）。药物治疗时应注意防止低血糖或酮症酸中毒。若发生酮症酸中毒,现主张应用小剂量治疗法,胰岛素首次剂量 0.1U/kg 静脉滴注,直至酸中毒纠正（血 pH > 7.34）,尿酮体转阴。如小剂量治疗 2 小时血糖仍无变化,可增大剂量。

（2）胎儿监护。

1）早孕时孕妇糖化血红蛋白测定:大于 8% 者,则胎儿畸形率增加,经 B 型超声等检查确定为畸胎者,应选择性终止妊娠。

2）B 型超声检查:妊娠 18～20 周常规检查,以后密切随访胎儿生长发育,及时发现异常情况。

3）胎儿情况监护:进行胎动计数,胎儿心率数,生物生理监测。妊娠 36 周前发现有胎儿窘迫时测羊水卵磷脂/鞘磷脂（L/S）比值,以适时计划分娩。

3. 分娩期管理

（1）分娩时间选择:应根据胎儿大小、成熟程度、胎盘功能和孕妇血糖控制及并发症情况综合考虑终止妊娠时间,力求使胎儿达到最大成熟度而又避免胎死宫内。妊娠 35 周前早产儿死亡率较高,而妊娠 36 周后胎死宫内的发生率又逐渐增加,故主张选择 36～38 周终止妊娠。出现以下情况考虑随时终止妊娠:①严重妊娠期高血压疾病,特别是发生子痫者;②酮症酸中毒治疗效果不佳时;③严重肝肾功能损害、增生性视网膜病变、动脉硬化性心脏病;④严重感染;⑤孕妇重度营养不良;⑥胎儿生长受限;⑦严重胎儿畸形或羊水过多;⑧胎盘功能不良或胎儿处境危险时。

（2）分娩方式的选择:糖尿病本身不是剖宫产指征,有巨大儿、胎盘功能不良、糖尿病病情重、胎位异常或其他产科指征者,应行剖宫产术。术前 3 小时需停用胰岛素,以防新生儿发生低血糖。

4. 终止妊娠过程中注意事项

（1）促胎肺成熟:引产或剖宫产前遵医嘱应用地塞米松,以减少新生儿呼吸窘迫综合征的发生率。

（2）防止低血糖:产程中遵医嘱应用葡萄糖与胰岛素,防止低血糖的发生。

（3）密切观察产程:阴道分娩时严密观察宫缩与胎心,避免产程过长导致胎儿缺氧与产妇发生酮症酸中毒。

（4）预防产后出血:遵医嘱于胎肩娩出时肌内注射缩宫素。

（5）预防感染:保持腹部及会阴部伤口清洁干燥。遵医嘱继续应用抗生素,适当推迟伤口拆线时间。

（6）遵医嘱及时调整胰岛素用量:胎盘娩出后抗胰岛素物质急剧下降,产后 24 小时内胰岛素用原量的 1/2,第二日用原量的 2/3,并根据空腹血糖值调整用量。胰岛素的用量一般在产后 1～2 周逐渐恢复至妊娠前水平。

（7）新生儿的处理:糖尿病孕妇所生的婴儿,抵抗力较弱,均应按早产儿处理。密切观察新生儿有无低血糖、呼吸窘迫综合征、高胆红素血症及其他并发症的发生。为防止新生儿低血糖,出生后 30 分钟开始定时滴服 25% 葡萄糖注射液,多数新生儿在出生后 6 小时内血糖可恢复至正常值,必要时缓慢静脉滴注 10% 葡萄糖注射液 30～40mL（每分钟10～15滴）。

5. 产褥期 预防产褥期感染,除保持腹部和会阴部伤口清洁外,还应注意皮肤清洁。如产妇未用对婴儿有害的药物,应鼓励母乳喂养;但母乳喂养可使母体血糖降低,对于使用胰岛素者需调整胰岛素用量。指导产妇定期接受产科及内科复查,动态评估糖尿病情况。产后应长期避孕,根据情况选择适宜的避孕方式。与工具和宫内节育器避孕方式相比,口服避孕药的避孕成功率较高,但有血管病变或高血压、血栓性疾病的妇女应慎用雌孕复合激素;单纯孕激素的口服避孕药较复合避孕药易发展成糖尿病,所以有糖尿病家族史者不宜使用;无生育要求者可选择绝育手术。

6. 糖尿病妇女的避孕问题 糖尿病妇女避孕具有特殊重要意义。血糖控制不好时,卵母细胞成熟和胚胎发育前的损伤可能与自发性流产发生率增高有关,而妊娠 2 ~ 8 周(器官形成期)的损伤则与胎儿先天畸形之间存在着密切关系。因此,糖尿病妇女必须在达到良好代谢控制以后才能受孕。

糖尿患者避孕方法与一般人群相同。屏障方法(阴道隔膜或避孕套)不影响糖代谢,但失败率较高。糖尿病妇女经常有排卵和月经紊乱,采用安全期避孕比较困难。一般认为宫内避孕装置有效,但也有报道糖尿病妇女宫内避孕装置效果降低,而且由于糖尿病妇女易于发生感染和盆腔炎症,因而未妊娠过的妇女不宜采用。口服避孕药对年青、不吸烟的妇女仍较安全有效,其绝对禁忌症与非糖尿患者相同,包括雌激素依赖的肿瘤、血栓栓塞性疾病或血栓性静脉炎、冠心病、脑血管疾病、严重肝病、原因不明的阴道流血、年龄超过 35 岁的吸烟妇女及先天性高脂血症等。口服避孕药有可能使糖、脂代谢情况恶化,需密切观察,必要时调整胰岛素剂量和(或)用药方案。

妊娠合并糖尿病属于高危妊娠。自胰岛素问世,围生儿死亡率已由 60% 左右下降至 3% 。但由于孕妇糖尿病的临床过程较复杂,至今母婴死亡率仍较高。本病预后与 White 分级有一定联系:H 级孕妇及胎儿危险均大,故不应妊娠;R 级孕期可有致盲危险;F 级胎儿死亡率高,婴儿存活者智力较低及有运动障碍者较多,产妇分娩后糖尿病性肾病可能恶化加速;A ~ R 级可选择适当的时机妊娠。此外分娩时间与预后也有一定的关系。

(王俊兰)

第七章　高危妊娠和高危新生儿

第一节　高危妊娠

高危妊娠是指在妊娠期有某种并发症或致病因素可能危害孕妇、胎儿与新生儿或导致难产者。

一、病因

高危妊娠几乎包括了所有的病理产科：①孕妇年龄 >35 岁；②有异常妊娠史者；③各种妊娠并发症；④各种妊娠合并症；⑤可能发生分娩异常者；⑥胎盘功能不全；⑦妊娠期接触大量放射线、化学性毒物或服用过对胎儿有影响的药物；⑧盆腔肿瘤或曾有手术史等。

二、诊断

1. 病史　年龄 <18 岁或 >35 岁者分娩的危险因素增加，年龄 >35 岁的妇女分娩的新生儿遗传缺陷发生率明显升高。

应详细询问病史：①过去病史中有无心脏病、原发性高血压、慢性肾炎、糖尿病、甲状腺疾病、肝炎及内分泌疾病等；②有无异常孕产史如难产、死胎、死产等；③此次妊娠有否异常，如妊娠期高血压疾病、阴道出血等。

2. 临床检查

（1）全身检查。

1）一般体态：身高 140cm 以下者头盆不称发生率显著增加；骨骼粗大者易有男性化骨盆，应注意中骨盆及出口的大小；对步态不正常者应注意有无骨盆不对称。

2）体重如 <40kg 或 >85kg 者危险性增加。

3）血压有否异常。

4）心脏各瓣膜区有无杂音，心脏是否扩大和其他异常。

5）阴道出口是否过小，外阴部有否静脉曲张。

6）常规检查血、尿常规，必要时可检查肝、肾功能，进行眼底检查。

（2）产科检查。

1）子宫大小是否与停经月份相符，过大者应注意有无羊水过多或双胎；过小者应注意胎儿生长受限。

2）胎位有无异常。

3）足月妊娠时估计胎儿 ≥4 000g 或 <2 500g 者均应注意。

4）阴道出口是否过小，外阴部有无静脉曲张。

5）注意妊娠期中胎动的变化，有无突然减少的情况。

（3）分娩期注意事项。

1）有无胎膜早破，羊水中有无胎粪及羊水量的估计。

2）产程进展是否属于正常产程曲线，胎头是否已入盆并正常下降。

3）宫缩是否正常，有无继发性子宫收缩乏力，有无出现尿潴留、肠胀气。

4）注意听胎心率，有无心动过速、心动过缓，并注意有无各种类型的减速现象。

3. 实验室及其他检查

（1）B 型超声检查：诊断孕龄、估计胎儿发育情况是一种简便、有效和可靠的方法。通常可测量胎头双顶径、头臀径、股骨长、胸径和腹径等综合判断。

（2）胎盘功能检查：通过测胎动，尿 E_3/24h，尿雌激素/肌酐（E/C）比值判定，如妊娠晚期连续监测尿 E_3/24h 小于 10mg，E/C 比值小于 10 均为胎盘功能低下表现。

（3）胎儿成熟度检查：通过 B 型超声观察胎儿双顶径大于 8.5cm，胎盘功能 Ⅲ 级提示胎儿成熟，测定羊水中卵磷脂/鞘磷脂比值大于 2，提示胎儿肺成熟。

（4）胎儿监测：无激惹试验（NST），观察胎动时胎心率加快现象，若评 8～10 分，胎儿 1 周内无死亡之虞。缩宫素激惹试验（OCT）或宫缩应激试验（CST），观察宫缩时胎心率变化情况。如出现重度变异减速、延长减速、晚期减速均提示胎儿储备不良，需马上终止妊娠。胎儿头皮血 pH <7. 20 提示胎儿窘迫。

（5）胎儿畸形的检查。

1）B 型超声显像：可探测出胎儿神经系统、消化系统、泌尿系统畸形及短肢畸形、胎儿胸腹积水等。

2）甲胎蛋白（AFP）测定：AFP 异常增高是胎儿患有开放性神经管缺损（无脑儿、开放性脊椎裂及脑膨出）的重要指标。但多胎妊娠、死胎及胎儿上消化道闭锁等也伴有孕妇血清 AFP 值升高。

4. 诊断标准　初诊时，根据病史及体征有无危险因素进行初步评分，筛选出高危妊娠和低危妊娠，引起临床重视。以后随着妊娠进展，再重新评分。

国内以改良 Nestitt 评分指标为主。

评分标准：10 分高危，5 分中危，0 分低危。评分内容及分值如下（括号内是分值）。

（1）孕妇年龄：≤18 岁（5 分）；>35 岁（5 分）；>40 岁（10 分）。

（2）产科史：经产妇（5 次以上）（5 分）。不孕史：3 年治愈得孕（10 分），3 年未治得孕（5 分）。自然流产：3 次以上（10 分），2 次流产（5 分）。早产：3 次早产无活婴（10 分），1～2 次早产无活婴（5 分），有活婴（0 分）。急产：（5 分）。剖宫产：2 年之内（10 分），2 年以上（5 分）。阴道难产：产钳（5 分），穿颅（5 分），内倒转（5 分），吸引产（5 分），中孕引产（5 分），子宫破裂（10 分），子宫修补（10 分）。肌瘤挖出（5 分）。卵巢切除（5 分）。死产：新生儿死亡（10 分），新生儿畸形（10 分），胎儿畸形（10 分），重症新生儿黄疸（ABO 血型不合，Rh 血型不合）（10 分）。

（3）体型：身长 <150cm（10 分），体重 <40kg（5 分），胸廓畸形（10 分），脊柱畸形（10 分），骨产道畸形（10 分）。

（4）全身疾患：高血压（非妊娠时 17. 3/12kPa）（10 分）。心脏病：心功能 Ⅲ～Ⅳ 级（10

分），Ⅰ～Ⅱ级（5分），联合瓣膜病（10分），发绀型（10分）。肺疾患：结核（10分），支气管哮喘（10分）。糖尿病：药物控制（10分），饮食控制（5分）。甲亢：药物控制（10分），不需用药（5分）。贫血：血红蛋白60g/L以下（10分），60～80g/L（5分）。精神病（10分）。妊娠期确诊急性肝炎（10分），慢性迁延性肝炎（10分）。肾脏病：肾功能受损（10分），病史（5分）。遗传病：生活、身体、智力受影响（10分），生活、智力发育不受影响（5分）。卵巢瘤或子宫肌瘤：对分娩有影响（10分），对分娩无影响（5分）。

（5）本次妊娠经过：末次月经不明确（5分）。受精后服药：前3个月用激素（10分），后6个月用激素（5分），用避孕药（10分），麻醉药长期大量应用（10分）。病毒感染：妊娠3个月内患风疹病毒，确诊（10分），不确诊（5分）。不明高热39℃，持续3日以上（5分），7日以上（10分），流感（10分）。产前不明原因出血（5分），前置胎盘（10分），胎盘早剥（10分），横位、臀位、斜位（10分），羊水过多（10分），羊水过少（10分），双胎（10分），胎儿生长受限（10分），早产（10分），过期妊娠（10分），重度妊娠期高血压疾病（子痫、先兆子痫）（10分），中度妊高征（5分），胎心100～120次/分（10分），胎心160次/分以上（5分），胎动少于3次/小时（10分），胎膜早破（10分）。

（6）社会史：吸烟（11支/日以上）（10分），饮酒长期（10分），近亲结婚（10分），未婚（10分），离婚或离婚中妊娠（10分），无产前检查（5分），经济困难（5分）。

（7）实验室检查：ABO血型（10分），HBsAg阴性（10分），风疹、巨细胞病毒、弓形体抗体阴性（10分）。

产前检查复诊时注意再次评分，及时根据病情决定复诊时间。进一步进行监护。

三、处理

对高危妊娠应针对不同病因进行不同的治疗。

孕妇年龄在37～40岁，曾分娩过先天性愚型儿或有家族史者，孕妇有先天性代谢障碍或染色体异常的家族史者，孕妇曾娩出过神经管开放性畸形儿者，均应转遗传咨询门诊作有关的检查，早期诊断妥善处理。

1. 卧床休息　注意孕妇休息，特别是左侧卧位休息可避免增大的子宫对腹部椎前大血管的压迫，改变肾循环及子宫胎盘的供血；有时改变体位还可减少脐带受压，改善胎儿缺氧状态，有条件者给予间歇性吸氧。

2. 增加营养　凡营养不良或显著贫血的孕妇，新生儿体重比正常为轻，故应给孕妇足够的营养，积极纠正贫血。对伴有胎盘功能减退、胎儿生长受限的孕妇应给予高蛋白、高能量饮食，并补充足够维生素和铁、钙、叶酸，静脉滴注葡萄糖及多种氨基酸，有助于促进胎儿生长发育。

3. 提高胎儿缺氧的耐受力　10%葡萄糖注射液500mL中加入维生素C 2g，每日1次，5～7日为1疗程，停药3日后再重复，可能有助于增加胎儿肝糖原储备或补偿其消耗，增强对缺氧的代偿能力。

4. 间歇吸氧　给胎盘功能减退的孕妇定时吸氧亦为重要措施之一，每日3次，每次30分钟，有助于提高血浆中氧的含量。

5. 病因处理

（1）遗传性疾病：做到早期发现，及时处理，预防为主。对有下列情况的孕妇应做羊水穿刺进行遗传学诊断:①孕妇年龄在 37~40 岁或以上;②分娩过先天愚型孩子或有家族史;③孕妇有先天性代谢障碍(酶系统缺陷)或染色体异常的家族史;④孕妇曾娩出过神经管开放性畸形儿,如无脑儿、脊柱裂等。一般在妊娠 16 周左右做羊水穿刺,有异常要终止妊娠。

(2)妊娠期高血压疾病:此病易引起死胎。应认真做好围生期保健,及时发现高危人群,积极控制血压,预防子痫。

(3)妊娠合并肾病:此病主要危及孕妇,产生肾衰竭,胎儿可发生生长受限。如妊娠早期就有肾衰竭的症状和体征应终止妊娠。如妊娠晚期,估计胎儿已能存活,应及时终止妊娠,以免胎死宫内。妊娠期给予低蛋白饮食,积极控制血压,预防感染。

(4)妊娠合并心脏病:由于缺氧,常导致早产与胎儿生长受限。同时妊娠加重孕妇的心脏负担并可对孕妇生命产生威胁。应加强孕期保健和产前检查,预防心力衰竭,防止感染。必要时使用作用和排泄都较快的地高辛治疗。

(5)妊娠合并糖尿病:由于胎儿血糖波动与酸中毒,可发生胎儿在临产前突然死亡。应与内科共同监护,控制饮食,积极用药治疗,按医嘱正确使用胰岛素。如同时发生以下情况:①重度妊娠期高血压疾病,特别是发生子痫者;②酮症酸中毒;③严重肝肾损害;④恶性、进展性、增生性视网膜病变;⑤严重感染;⑥胎儿畸形和羊水过多等应及时终止妊娠。

6. 预防早产　有早产倾向者可用硫酸镁抑制宫缩治疗。5% 葡萄糖注射液 1 000mL 内加 25% 硫酸镁 60mL 静脉慢滴,速度 2g/h,直到宫缩停止。

7. 终止妊娠　指征:①凡继续妊娠将危及母亲或胎儿健康时,应适时终止;②估计胎儿成熟。方法:有引产和剖宫产两种方法。应根据宫颈成熟度、孕妇病情、胎盘功能、胎儿宫内情况做出选择。

8. 产时处理　严密观察胎心率变化,及时吸氧,适时破膜,如有羊水污染合并胎心音减弱,应及时剖宫产。无论阴道产或剖宫产,均应做好抢救新生儿的准备,必要时与麻醉科、小儿科联系。重危新生儿需转新生儿监护中心治疗。同时防止产后大出血,及时给予宫缩剂及做好配血输血的准备。产后酌情给予抗生素,防止会阴及手术切口的感染。

(刘卫霞)

第二节　胎儿窘迫

胎儿窘迫是指胎儿在宫内因急、慢性缺氧引起的一种应激反应。如未及时处理,可危及胎儿健康及生命,多发生在临产后。

一、病因和发病机制

胎儿窘迫多见于以下情况。

1. 母体血循环中含氧量不足　如产妇有严重心血管疾患、贫血、呼吸控制、休克、低血压等。

2. 胎盘病变　如过期妊娠、高血压、慢性肾炎、妊娠期高血压疾病,有胎盘梗塞、纤维化,降低了子宫胎盘血流量;子宫收缩过频,甚至痉挛性子宫收缩,胎盘血流受阻,发生胎儿缺氧。

3. 脐带血管受压　如脐带绕颈或肢体、打结、脱垂等引起母儿间循环受阻。

妊娠期胎儿宫内轻度缺氧及营养供应不良,可致生长受限,如胎儿血氧显著降低即出现呼吸性酸中毒。通过自主神经反射,兴奋交感神经、肾上腺儿茶酚胺及皮质醇分泌增多,使血压上升、心率加快。如继续缺氧,则转为兴奋迷走神经,胎心率因而减慢。为补偿能量消耗,无氧糖酵解增加,故而丙酮酸、葡萄糖、乳酸等有机酸增加,血 pH 下降,细胞膜通透性增加,胎儿血中氮素增加。随即胎儿呼吸运动加强,肠道蠕动加强,肛门括约肌松弛,胎粪排出,易于发生吸入性肺炎。倘若临产,宫缩将加剧胎儿缺氧状态。

二、诊断

1. 病史　孕妇患有妊娠并发症,如妊娠期高血压疾病、糖尿病、贫血或过期妊娠、前置胎盘等。

2. 临床表现

(1)急性胎儿窘迫。

1)胎心率变化:胎心率的变化是胎儿窘迫最明显的临床征象。根据我国目前情况,多以临床听诊诊断胎儿窘迫,如能仔细听诊,仍可及时较准确地进行诊断。听取胎心音应在宫缩结束 30 秒内,否则会失去检出异常胎心率的机会。听诊必须持续至少 1 分钟,如有可疑时,应延长持续听诊时间。胎儿窘迫时,初起胎心加快,超过每分钟 160 次,严重者减慢,降至每分钟 110 次以下。

2)胎动计数:急性胎儿窘迫往往胎动突然频繁剧烈,慢性胎儿窘迫胎动则逐渐减少到消失。后者发生率高于前者。孕妇可每日上下午及晚上各计数 1 小时,凡每小时胎动小于 3 次,或 3 次胎动次数相加乘 4 即 12 小时小于 10 次者或胎动突然频繁剧烈时,提示胎儿窘迫。

3)羊水胎粪污染:正常晚期妊娠的羊水为白色半透明的液体,质稀薄,内含有胎儿上皮细胞、毳毛及胎脂等,当胎儿宫内缺氧、胎血中氧含量降低至 30% 时,由于缺氧导致胎儿肠蠕动增加及肛门括约肌松弛,使胎粪排入羊水中。根据胎粪污染羊水的程度可分为 3 度。Ⅰ度:羊水呈淡绿色,稀薄,往往表现胎儿呈慢性缺氧,但胎儿仍有一定的代偿功能。Ⅱ度:羊水呈深绿色,较黏稠,可污染胎儿皮肤,胎膜及脐带,多为急性胎儿缺氧所致。Ⅲ度:羊水呈黄褐色,黏稠,呈糊状,可污染胎膜、胎盘及脐带呈褐绿色。提示胎儿缺氧已超过 6 小时,如伴有羊水量的减少,表示严重的胎儿缺氧。

若胎膜未破,可用羊膜镜协助诊断,根据羊水的颜色及黏稠度可判定胎儿窘迫的程度。头先露有诊断意义。

4)脐带异常:当临产过程发现有胎儿窘迫时,应做阴道检查,排除隐性或显性脐带脱垂。脐带缠绕也是胎儿窘迫原因之一。

(2)慢性胎儿窘迫:可能表现为胎儿生长受限,常发生于高危妊娠者。可根据孕周、宫底高度和胎儿成熟度估计胎儿生长是否受限。具有妊娠合并症或并发症的孕妇,妊娠晚期应做胎盘功能检查,测定胎动数。慢性胎儿窘迫表现之一为胎动减慢。必要时用羊水膜镜检查羊水颜色,以便尽早发现胎儿有无缺氧。

3. 实验室及其他检查

(1)胎盘功能检查:24 小时尿 E_3 测定并动态连续观察。若急骤减少 30%~40%,或于妊娠末期连续多次测定 24 小时尿 E_3 值在 10mg 以下;或测定血浆胎盘生乳素(HPL)<$4\mu g/mL$,表示胎儿胎盘功能减退,胎儿可能存在慢性缺氧。

(2)胎儿电子监护:进行无负荷(NST)试验,胎儿窘迫者表现为无反应型及正弦波。无反应型是指胎心率基线为每分钟 110~160 次,胎动每 10 分钟 <2 次,与胎动相应出现的心率加速不明显,加速幅度每分钟 <15 次,时间不足 15 秒。正弦波是指胎心率基线为每分钟 110~160 次,无胎动出现,无加速反应。

(3)羊膜镜检查:见羊水浑浊,呈黄色或浓绿色。

(4)胎儿头皮血 pH 值测定:是产时胎儿宫内状况监测的一种可靠手段,对胎儿窘迫判断的准确率达 80%~90%。头皮血气测定应在电子胎心监护异常的基础上进行。胎儿头皮血 pH 为 7.20~7.24 为病理前期,可能存在胎儿窘迫,应立即进行宫内复苏。间隔 15 分钟复查,pH 为 7.15~7.19 提示胎儿酸中毒及窘迫,应立即复查。如 pH≤7.19,除外母体酸中毒后,应在 1 小时内结束分娩;pH<7.15 是严重胎儿窘迫的危险信号,须迅速结束分娩。

(5)5 项生物物理指标监护:1980 年 Manning 报道,胎儿生物物理指标[NST、胎儿呼吸运动(FBM)、胎动(FM)、胎儿肌张力(FT)、羊水容量(AFV)]用于妊娠期诊断胎儿低氧,已被较广泛的应用于临床监测高危妊娠的胎儿是否处于低氧状态。在分析监护结果时,除考虑总分外,还应特别注意其单项指标。

(6)胎儿心电图:有助于诊断胎儿窘迫。当胎儿缺氧时,其心电图中 ST 段抬高或压低,QRS 时限延长 >0.10s。

(7)B 型超声检查:可观察胎动、胎儿呼吸(出现喘息型呼吸表示胎儿缺氧,应予处理)、脐带情况(位置、打结、缠绕、搏动等)、羊水量、胎盘有无老化等,观察胎儿及其附属物诊断胎儿有无缺氧。

4. 诊断

(1)产前或临产过程中,在宫缩间歇时胎心率≥160 次/分或≤110 次/分,或心律不齐,心音减弱。听诊时间宜稍长。

(2)胎动少于 5 次/小时,早期可有躁动。

(3)头先露时羊水内混有胎粪。

(4)辅助检查(适用于慢性胎儿窘迫)

1)尿雌三醇持续低值或突然大幅度下降(参阅过期妊娠节)。

2)经腹壁抽取羊水,可见含有胎粪,其中雌三醇小于 0.6mg/L 者为危险值,0.6~1.0mg/L 为警戒值,大于 1.5mg/L 为安全值。

3)羊水镜检查见羊水浑浊,呈黄绿色。

4)有条件时,用电子监护仪监护。

三、处理

1. 急性胎儿窘迫　一旦发生胎儿窘迫立即分析产生缺氧的原因,积极处理。

(1)左侧卧位:可缓解子宫右旋,减少子宫对下腔静脉的压迫,改善子宫及全身的血液循环。改变体位也是对松解脐带受压的有效措施。在第一产程侧卧位时可减少子宫收缩的频度,增加子宫收缩的强度,有利于子宫胎盘的循环。

(2)吸氧:提高母体血氧含量,改善胎儿血氧供应,可用面罩吸高浓度氧。为了避免长期连续供氧使子宫血管发生收缩,导致胎盘血液循环量减少,妨碍胎儿的氧气供应,一般主张间歇吸氧,第一产程需给氧30分钟,间歇5分钟。

(3)积极处理低血压:因失血或产妇衰竭所致低血压,可输血或输液以纠正低血压的状况,麻醉引起的低血压可通过加快输液速度,给予麻黄碱等药物来纠正。

(4)抑制宫缩:如因子宫收缩过强引起胎儿缺氧,可静脉滴注β受体激动剂以抑制宫缩,改善胎盘的血液供应。

(5)纠正酸中毒:必要时静脉滴注5%碳酸氢钠100~200mL。此时产妇往往有衰竭现象,故应给予足够的水分和营养,并让其适当休息。

(6)一般支持:50%葡萄糖注射液100mL加维生素C 500mg及尼可刹米0.375g静脉注射,2小时重复1次。葡萄糖能迅速增加胎儿组织主要是心肌及脑组织糖储备量,以提高对缺氧的耐受性;尼可刹米或加啡因可兴奋血管收缩中枢,改善胎儿—胎盘血循环,减轻主要脏器的淤血程度,促进新陈代谢的正常进行;维生素C能大大提高脑组织对氧的利用能力,并延长与氧的结合过程,增强对严重缺氧的耐受力。

(7)积极寻找缺氧原因,分别处理:如通过肛查或阴道检查排除脐带先露或脱垂。如系宫缩过强者,可采用β受体激动剂、硫酸镁及钙通道阻滞剂以抑制宫缩。

(8)重症胎儿窘迫:除采用上述措施外,有下列情况应立即结束分娩。①胎心率持续增速或过缓合并或羊水Ⅱ~Ⅲ度污染者,尤其伴羊水量减少者。②NST无反应型,CST(+)AFV下降(最大羊水池深度≤2cm)。③FBS pH<7.20者。④应缩短第二产程者。第二产程是胎儿处于酸中毒最危险阶段。可酌情经阴道助产。施术前均应做好对新生儿窘息的抢救准备。

2. 慢性胎儿窘迫 应根据妊娠合并症或并发症特点及其严重程度,结合孕周、胎儿成熟度及胎儿窘迫的严重程度综合判断,拟定处理方案。

(1)一般处理:卧床休息,常取左侧卧位。间歇吸氧,每日2~3次,每次30分钟。积极治疗妊娠合并症及并发症。

(2)终止妊娠:妊娠的足月者胎动减少或OCT出现晚期减速、重度变异减速,或胎儿生物物理评分≤3分时,以剖宫产终止妊娠为宜。

(3)期待疗法:孕周小、估计胎儿娩出后存活可能性小,应根据当地医疗条件,尽量采取保守治疗,以期延长孕周,同时促胎肺成熟,争取胎儿成熟后终止妊娠。并向家属说明,期待过程中,胎儿可能随时胎死宫内,胎盘功能低下可影响胎儿发育,预后不良。

(刘卫霞)

第三节 新生儿窒息

新生儿窒息是指胎儿因缺氧发生宫内窘迫或娩出过程中引起的,以呼吸功能障碍为主的一组综合征,新生儿娩出后无呼吸或呼吸抑制,若出生时无窒息,数分钟后出现呼吸抑制者也属窒息。新生儿窒息是围产期婴儿死亡和致残的重要原因。

一、病因和发病机制

凡影响母体和胎儿间血液循环和气体交换的原因都会造成胎儿缺氧。

1. 出生前因素　如母亲有妊娠期高血压疾病、严重贫血心脏病、传染病等引起母体血流含氧量降低，或有子宫挛缩、子宫过度膨胀、胎盘功能不全、前置胎盘、胎盘早剥等影响了子宫胎盘间的血液循环，脐带扭转、打结、绕颈、脱垂等可使血流中断。

2. 分娩因素　因脐带打结、受压、绕颈、脱垂等造成脐带血流中断；难产、手术产如高位产钳、胎头吸引术等；产程中麻醉剂等使用不当。

3. 胎儿因素　各种高危新生儿如早产儿、小于胎龄儿、巨大儿、有严重先天畸形的新生儿、羊水或胎粪吸入者、宫内感染所致神经系统受损。

窒息早期，因低氧血症和酸中毒导致血流重新分布，胃肠道、肺、肾、肌肉和皮肤等器官血管收缩，血流减少，心、脑、肾上腺等重要器官的血液供应得到保证。若严重窒息，缺氧持续存在时，发生严重代谢性酸中毒，导致全身各重要器官受累，包括呼吸衰竭、循环障碍、脑损伤、坏死性小肠结肠炎、肾损害以及低血糖等生化和血液改变。同时，可引起肛门括约肌松弛，胎粪排出，污染羊水，若胎儿因缺氧出现真性呼吸，可吸入被胎粪污染的羊水。

二、诊断

1. 临床表现　按缺氧程度，分为轻度和重度两阶段。

（1）轻度（青紫）窒息：面部和全身皮肤呈青紫色，呼吸表浅或不规律，心率减慢，但规则且强有力，肌张力好，喉反射存在，对外界刺激有反应。此种窒息程度轻，较易抢救，预后好。

（2）重度（苍白）窒息：皮肤苍白，口唇暗紫，无呼吸或仅有喘息样微弱呼吸，心跳不规则，心率缓慢且弱，肌肉无张力，四肢瘫软，喉反射消失，对外界刺激无反应。此种窒息程度深，多见于重度缺氧或颅脑损伤，抢救不力可致死亡。

目前临床上是以新生儿出生后的心率、呼吸、肌张力、喉反射及皮肤颜色5项体征进行检查，评分称阿普加评分法（表7-1）。

表7-1　阿普加评分标准

体征	出生1分钟内			5分钟	10分钟
	0分	1分	2分		
心率	0	<100	≥100		
呼吸	无呼吸	呼吸表浅 哭声弱	呼吸佳 哭声响		
肌张力	松弛	四肢稍屈曲	四肢活动好		
弹足底反应或 导管插鼻反应	无反应	有些动作	反应好，咳嗽，恶心		
皮肤颜色	紫或白	躯干红、四肢紫	全身红		
总分			分	分	分

Apgar 评分8~10分为新生儿情况良好，4~7分为轻度窒息，0~3分为重度窒息。

1 分钟评分反映出生后即刻状态,评分越低,则低氧血症及酸中毒越重;5 分钟评分能反映新生儿窒息恢复程度和预后,如出生后 5 分钟时仍少于 3 分,则新生儿死亡率和日后脑部后遗症发生率将显著增加。

2. 实验室及其他检查

(1)血气分析:PaO_2 下降,$PaCO_2$ 升高,pH 下降,BE 值下降,为混合性酸中毒。pH ≤ 7.2 提示有严重缺氧。

(2)血生化:低血糖、低血钙、低血钠、高血钾等。

(3)X 线胸片:可见肺不张、肺气肿、肺炎或气漏等。

(4)CT 检查:可协助诊断缺氧缺血性脑病和颅内出血。

3. 诊断 胎儿娩出后 1 分钟,仅有心跳而无呼吸或未建立规则呼吸的缺氧状态称为新生儿窒息。窒息的程度以生后 1 分钟评分为标准,常用阿普加评分法。

三、处理

复苏抢救的原则应是分秒必争,复苏方案为 ABCDE 方案,即清理呼吸道(A)、建立呼吸(B)、疏通循环(C)、药物复苏(D)及评估(E)。具体步骤如下。

1. 保暖 贯穿复苏过程的始终,以减少新生儿为适应环境而独自产热而消耗更多氧。

2. 清理呼吸道 胎头仰伸复位时或剖宫产娩头时,接生者即应自上而下挤出胎儿鼻腔内的黏液。胎体完全娩出后应立即用吸痰管吸净新生儿口咽部黏液,吸引动作须轻柔,避免损伤咽部黏膜。如为重度窒息,最好用咽喉镜,在照明下提起会厌,显露声门,插入气管导管,先吸出黏液和羊水,再加压给氧,每分钟 30 次左右,氧气压力不可过大,以防肺泡破裂。一般加压氧后气管内插管,给一般吸氧。如无吸管等设备,以紧急情况下,助产者可用对口法吸出黏液。

3. 建立呼吸 对轻度窒息者,可用手指轻弹足心,或以 75% 乙醇抹擦胸背,或针刺人中、十宣、涌泉穴,即能刺激婴儿啼哭。切忌倒悬婴儿,粗暴拍打,否则可能造成脑震荡等创伤。如经上述处理后婴儿仍不啼哭、不呼吸,可做口对口人工呼吸,即模仿自然呼吸的节律。其方法是用一块纱布盖在婴儿口上,一手托起新生儿颈部,另一手挤压上腹部,以防气体吸入胃内。然后口对新生儿的口,轻轻吹气,每吹一次,随即以手轻压婴儿胸部,使二氧化碳排出。这样一吹一压,每分钟 30 次直至呼吸恢复为止。吹力不可过大,以免肺泡破裂。重者,宜用气管内插管加压给氧。

4. 维持正常循环 气管插管加压给氧后,心率仍在 60 次/分以下,应进行胸外心脏按摩以保证充足的心搏出量。常用方法有两种:第一种是用两手拇指并列或重叠于患儿胸骨下 1/3 处,其余手指围绕胸部托在背后,拇指轻轻向胸骨加压,幅度为 1cm;第二种是用右手示、中两指并排轻压患儿胸骨中段,左手托在背部,以 100 次/分左右速度,有节奏地按压。每次按压后即放松,使胸骨复位、心脏扩张。

5. 药物 患儿无自主呼吸或呼吸频率慢,不规则,有呼吸暂停者,可用氨茶碱,首次量 5mg/kg,静脉滴注或气管内滴入。心率 <80 次/分或无心跳者,用1: 10 000 肾上腺素,每次 0.1～0.3mL/kg,静脉快速注入或直接滴入气管内(用生理盐水稀释成1:1 浓度行气管滴入)观察 30 秒,心率如仍 <100 次/分,可每隔 5 分钟重复 1 次,剂量加倍,最大剂量

每次不大于1mL/kg。注意肾上腺素不可与碳酸氢钠同时静脉应用,以免灭活。新生儿窒息缺氧后有代谢性酸中毒的表现或依据血气分析应用5%碳酸氢钠每次2~3mL/kg,稀释成等张液后静脉缓慢滴注,有休克表现如血压下降、面色苍白、周围灌注不良,应立即扩容,可用血浆10mL/kg,白蛋白1g/kg,低分子右旋糖酐10mL/kg。如有明显失血(胎—母或胎—胎、胎—胎盘输血等)可用新鲜全血10~20mL/kg。经扩容后血压仍低可考虑用升压药物,常用多巴胺,静脉滴注浓度为每分钟5~20μg/kg。从小量开始,逐渐增量,最大量不超过每分钟20μg/kg。对其母在婴儿出生前6小时内曾用过麻醉药者,可用纳洛酮0.1mg/kg,静脉或气管内注入。

6. 窒息复苏后的处理　窒息复苏后送入NICU监护,至少观察3日。

(1)待呼吸平稳,面色转红,心率、血压正常,心律规则后可停止给氧,用氧过久可导致氧中毒。

(2)继续保持呼吸道通畅,随时清除分泌物。如仍有呼吸困难,胸片示异常改变者,根据病情严重程度,血气分析结果用机械通气治疗。反复呼吸暂停,可用氨茶碱治疗。

(3)观察神经系统症状,临床疑似或CT明确诊断缺氧缺血性脑病或颅内出血者,及早处理。注意有无颅内压增高症状,如疑有脑水肿者,则用20%甘露醇每次0.5~1g/kg,每日2~4次,2日后减量;地塞米松每次0.25mg/kg,每日2次,呋塞米1mg/kg,以降低颅内压。

(4)监测肾功能,记录首次排尿时间及尿量,必要时监测尿素氮及肌酐等。

(5)疑有感染者,凡曾气管插管和手术者,均应选用广谱抗生素预防感染治疗。

(6)重度窒息者应注意监测大便隐血3日,适当延迟开奶时间,注意有无呕吐、腹泻、腹胀或便血等表现,必要时做X线腹部平片,了解有无并发坏死性小肠结肠炎。喂养困难者静脉输液,持续3日仍不能喂哺者,予以静脉高营养以保证热量供给,有利康复。

(7)窒息后易发生低血糖、低血钙、低血钠和电解质紊乱,应动态监测并及时给予相应治疗。监测血红蛋白、红细胞比容、血胆红素以早期诊断红细胞增多症、高胆红素血症并给予及时处理。

(8)在整个复苏抢救过程中要注意保暖。

(刘卫霞)

第四节　新生儿特发性呼吸窘迫综合征

新生儿特发性呼吸窘迫综合征(RDS)多见于早产儿。临床特点为生后即出现进行性呼吸困难、明显发绀、呼吸衰竭。

一、病因

其病因目前认为未成熟儿的肺泡缺少表面活性物质是比较重要的一个致病因素。表面活性物质具有降低肺表面张力、保持呼气时肺泡张开的作用。肺表面活性物质缺乏时,肺泡表面张力增加,肺泡半径缩小,吸气时必须增加压力,因而造成呼吸困难。由于增加压力也不能使肺泡维持原有直径,遂使肺泡逐渐萎陷、通气降低、通气与灌注血流比失调,造成低氧血症和二氧化碳潴留;严重的低氧血症和酸中毒使肺血管收缩又致肺灌注不足;

肺萎陷和肺血管收缩所致的肺动脉高压又导致动脉导管和卵圆孔的右向左分流,加重了低氧程度;而低氧血症、酸中毒和肺灌注不足等又抑制表面活性物质的合成及分泌,使病情进一步加重,导致肺组织缺氧、毛细血管通透性增高、细胞外液漏出、纤维蛋白沉着于肺泡表面形成透明膜,严重妨碍气体交换。此外,早产儿呼吸单位小、胸壁薄弱,不利于产生足够的胸内负压,都是发生肺不张、肺萎陷的内在条件。新生儿窒息、剖宫产、肺发育不良、血容量过高、红细胞过多、DIC、有肺水肿倾向及母亲患糖尿病等可能与本病发生有关。

二、病理

可见肺不张、肺水肿、肺淤血和肺出血;肺泡上皮坏死程度随病程而加重。透明膜形成初起为斑片状,后转为播散。36 小时后肺泡上皮开始恢复,透明膜被巨噬细胞和纤维蛋白溶解作用清除。在恢复过程中,肺泡表面开始出现表面活性物质,并逐渐增加。

三、诊断

1. 病史　有早产史、剖宫产史,母有糖尿病史或围产期缺氧史等。

2. 临床表现　生后多于 1~3 小时最迟 12 小时内出现呼吸困难,进行性加重,并伴有呼吸气样呻吟,面色灰白或青灰(因缺氧和酸中毒所致),发生右向左分流后发绀加重。反应迟钝,四肢肌张力低下,体温不升。12~24 小时症状达高峰,多于 3 日内因呼吸衰竭死亡,第 2 日死亡者最多,能生存 3 日。则肺泡 II 型细胞可产生足够表面活性物质,临床症状逐渐好转。

体征:鼻翼扇动、三凹征、两肺叩诊浊音,呼吸音低,可闻及密集细小水泡音。心音由强转弱,心率由快逐渐转慢,出现肺动脉高压,持续胎儿循环时,可听到收缩期杂音。有心力衰竭时,肝大,血压可下降。严重者可出现惊厥。

3. 实验室及其他检查

(1)X 线检查:具有特征性,胸片显示弥漫性网状粟粒样斑点,以后两肺几乎全部实变,肺泡无气呈毛玻璃状阴影,支气管内有空气充盈而呈葱管状透亮影像。

(2)血气分析:pH 降低明显(可 <7.15),$PaO_2\downarrow$,$PaCO_2\downarrow$,BE↓,HCO_3^-。

(3)电解质:血钠降低,血钾早期正常,以后如持续酸中毒则可升高,血氯偏高。

(4)血生化检查:最近国内外均报道测定脐血总蛋白来预测新生儿呼吸窘迫综合征的发生,结果二者之间有较密切的关系。以 51.0g/L 为分界点,低于或等于此值者,新生儿呼吸窘迫综合征的发生率为 29.6%,高于此值者仅 0.58%。二者差异有统计学意义($P<0.01$),脐血总蛋白与肺泡表面活性物质的关系目前尚不清楚,但脐血总蛋白可代表胎儿的成熟程度。检查方法为在出生后即刻取脐静脉血 2~3mL,测血清总蛋白。此可作为一种普查方法,简单而快速预测新生儿呼吸窘迫综合征的发生。

(5)脐血内分泌激素测定:文献报道,皮质类固醇、甲状腺素、环磷酸腺苷、雌激素及催乳素可促进胎儿肺成熟,而胰岛素则拮抗皮质类固醇的作用,抑制卵磷脂的合成,并通过实际检测发现发生新生儿呼吸窘迫综合征组与未发生组上述激素水平有显著差异。

(6)测定肺的成熟度:泡沫试验,取胎儿娩出时流出的羊水或生后 12 小时的胃液做泡沫稳定试验。将羊水或胃液 0.5mL 置于直径 1cm 试管内,加 95% 乙醇 0.5mL,以拇指按住管口用力振荡 15 秒,然后静立 15 分钟观察管内泡沫情况,可协助诊断。

阴性:无泡沫;

　+:试管液面周边 1/3 有小泡沫;

　++:试管液面周边 >1/3 至整个管周有一层泡沫;

　+++:试管周边有泡沫层。

阴性支持肺透明膜病,"+"或"++"可疑,"+++"排除本病。

4. 诊断　根据生后数小时内出现呼吸困难和 X 线胸片特点即可诊断,必要时可做胃液泡沫稳定试验。还应注意可能有肺部感染同时存在。出生 12 小时后开始出现呼吸困难者一般不考虑本病;但轻症患儿也可较晚起病,有迟至 24~28 小时者。

5. 鉴别诊断　需与生后不久出现呼吸困难的其他疾病相鉴别。

(1)新生儿 B 族溶血性链球菌性肺炎:其临床表现和 X 线所见,不易与本病鉴别,如遇诊断困难时,可按此菌所致的感染性肺炎选用抗生素等治疗,以免贻误时机。如孕母患此菌败血症而致宫内感染,则有助于鉴别。

(2)湿肺:又称新生儿暂时性呼吸困难,是因肺淋巴管或静脉转运液体的功能存在一时性不全,使肺泡内液体过多所致。临床表现与本病类似,但症状较肺透明膜病为轻,病程较短(1~3 日),胸部 X 线摄片所见不同,预后良好。

(3)吸入性肺炎:此类肺炎,多有窒息史,经复苏后即呈现呼吸困难症状。胸部 X 线摄片,其改变与肺透明膜病不同。

四、处理

应采取综合急救措施使患儿度过极期,待新生儿能产生足量的肺表面活性物质时,病情可望恢复。治疗的重点是:①纠正缺氧;②表面活性物质疗法;③其他对症和支持治疗。

1. 保温　由于缺氧,使患儿对寒冷刺激反应敏感,机体代谢能力很差,体温容易下降,因此必须使患儿获得最适宜环境温度,以减少耗氧,维持正常体温。

2. 喂养　RDS 患儿生后最初 2~3 日内禁止喂养,因大多数患儿均因缺氧而有麻痹性梗阻或蠕动减弱,应静脉滴注葡萄糖和电解质以维护液体平衡。以后改用鼻饲奶,渐渐增加用量,必要时应用全静脉营养。

3. 供氧　轻症可用面罩或鼻导管给氧,吸入氧要温化到 36℃ 左右。若经上述给氧效果不好,吸入 60% 浓度的氧后,PaO_2 仍低于 6.65kPa 时,应用气管插管行持续气道正压呼吸(CPAP)。其氧流量及浓度根据临床表现和血氧结果进行调整,其压力不宜过高,以防止肺泡破裂而致气胸或纵隔气肿。停用时宜逐渐降压和减低氧浓度。若应用 CPAP 效果仍不好,且无自主呼吸或频发呼吸暂停时,则应及时应用呼吸机进行间歇正压呼吸(IPPV),使吸入氧浓度达 60%~80%,最高吸气压力不超过 2.9kPa,呼气末压在 0.49~0.78kPa,平均气道压 <0.98kPa。呼吸频率 25~30 次/分,吸气与呼气时间之比为 1:1,然后根据血气分析和临床表现进行调节。

4. 表面活性物质替代疗法　20 世纪 80 年代初国外首次用表面活性物质替代疗法治疗 RDS,取得成功,近年来国内已开始应用于临床。表面活性物质制剂有以下 4 种:①天然型表面活性物质,从人类羊水中取得,为同种蛋白,但羊水来源少,不易大量生产;②从牛或猪肺中提取,但存在异种蛋白问题;③人工合成制剂,采用人工合成的二棕榈卵磷脂酰胆碱(DDPC)和磷脂酰甘油(PG)按 7:3 配方,但疗效不理想;④混合制剂:即人工合成制剂中加入少量天然制剂可提高疗效。

用替代疗法时,需同时用人工呼吸机,氧浓度 40%,气道平均压 0.69kPa(7cmH$_2$O),混合制剂的剂量每次 50～200mg/kg,将制剂溶于生理盐水中(浓度含表面活性物质为 30mg/mL),加温到 37℃,分 3～5 份,从气管插管中分次滴入。为使药液在各肺叶均匀分布,需改变体位(左右侧卧位正面)分批滴入。每次滴入后用 100% 氧浓度,简易手控加压复苏器加压给氧使药物渗入肺泡内,然后调节呼吸机压力比原设定的吸气压高 0.39kPa(4cmH$_2$O),呼吸频率每分钟 60 次,吸/呼 =1:1,使患儿 PaO$_2$ 上升到 10.64kPa(80mmHg)再行注药。全部操作 5 分钟左右结束,然后呼吸机参数恢复到原来状况。RDS 形成的时间是在生后 6～12 小时,因此应在生后 6 小时尽早使用,一般只用 1 次即可,用后 1～2 小时呼吸困难减轻;血气分析明显改善,X 线表现改变好转。可逐步调低各项呼吸机的参数,先降低氧流量,然后减少呼吸频率,最后减低吸气压。若吸入氧流 <0.4,气道平均压 <0.69kPa(7cmH$_2$O),不能维持 PaO$_2$,胸部 X 线未见好转时,追加 1 次给药,剂量与方法同第一次。

5. 纠正酸中毒和电解质紊乱 对混合性酸中毒要先纠正呼吸性酸中毒;对严重的代谢性酸中毒可使用 5% 碳酸氢钠,每次 3～5mL/kg,以 5%～10% 葡萄糖注射液稀释成等张液,于 30 分钟内经静脉滴入。

6. 关闭动脉导管 可用消炎痛静脉滴注,出生体重 <1 250g 者剂量为 0.1mg/kg;12 小时、36 小时后再各用 1 次。本药口服效果差,用药无效时应考虑手术结扎。

7. 抗生素的应用 由于 RDS 不易与 B 族溶血性链球菌感染性肺炎相鉴别,或用机械通气时,可使呼吸道黏膜损伤造成感染,可用青霉素或其他广谱抗生素。

8. 对症治疗

(1)纠正酸中毒及电解质紊乱:呼吸性酸中毒只能用改善氧气交换来纠正;代谢性酸中毒可用 5% 碳酸氢钠治疗,剂量可按酸中毒程度及 BE 结果而定,应补充的 NaHCO$_3$(meq) = BE × 体重(kg) × 0.3;或按 3～5mL/kg/次计算,每日剂量不宜超过 8mEq/kg,并应在稀释成等张溶液后静脉滴入。

(2)控制心力衰竭:用毛地黄快速制剂,如毒毛旋花子苷 K 每次 0.01mg/kg,或西地兰每次 0.015mg/kg,缓慢静脉注射。动脉导管重新开放者可试用消炎痛每次 0.02mg/kg,共用 3 次,每剂间隔 12 小时;小于 2 日者后 2 剂的剂量减半。

(3)其他:严重缺氧出现抽搐时,用 20% 甘露醇每次 5mL/kg,静脉注射。呼吸衰竭时,及时用山梗菜碱或可拉明。烦躁和抽搐者用安定每次 0.2～0.3mg/kg,静脉注射;或苯巴比妥钠每次 5～7mg/kg,肌内注射。改善细胞内呼吸可加用细胞色素 C、三磷酸腺苷、辅酶 A 及维生素 B$_6$ 等。维生素 E 能减少活性氧的生成,活性氧通过脂质过氧化物来损伤机体,维生素 E 有终止过氧化反应的作用,故有治疗作用。

预后一般较严重。多数在 2～3 日内死亡,仅少数可在生后第 3 日后逐渐好转。故凡能存活至第 3 日者往往可望好转。病死率主要决定于胎龄大小、窒息程度和出生后的处理。应用机械呼吸疗法可明显降低死亡率。

(刘卫霞)

第八章 分娩期并发症

第一节 子宫破裂

子宫破裂是指子宫体部或子宫下段于妊娠晚期或分娩期发生的破裂。随着医疗水平的提高及围生保健的逐步完善,现今子宫破裂的发生率已很低,然而一旦发生,将严重威胁母儿生命,因此仍是重要的产科并发症之一。

一、病因

子宫破裂的原因是多方面的,有时是综合性的。

1. 胎儿先露部下降受阻　凡骨盆明显狭窄、头盆不称、阴道狭窄、子宫横隔、子宫颈腺肌病、胎位异常、胎儿畸形和盆腔肿瘤嵌顿于盆腔内而阻塞产道等,均可引起胎儿先露部下降受阻。

2. 瘢痕子宫破裂　凡子宫曾做过各种手术史,包括剖宫产术、子宫修补术、子宫纵膈切除术者,在妊娠晚期或分娩期子宫瘢痕可自发破裂。

3. 妊娠子宫的损伤　妊娠子宫受到各种外伤,如意外车祸、跌伤、刀伤、不恰当地应用缩宫素和麦角制剂等。

4. 分娩时的手术损伤　不适当或粗暴的阴道助产手术、忽略性横位强行内倒转术、操作不慎的穿颅术等。

二、诊断

1. 病史　询问患者有无子宫肌瘤剔除术或剖宫产术史,此次妊娠是否骨盆狭窄或胎位异常,临产后有无不正确的使用缩宫剂或阴道手术等情况。

2. 临床表现　子宫破裂可发生在妊娠晚期和分娩期,多见于分娩过程中。根据破裂程度分为完全性破裂和不完全性破裂,根据发生原因分为自发性破裂和损伤性破裂,根据发生部位分为子宫体部破裂和子宫下段破裂。通常子宫破裂是一个渐进的过程,多数可分为先兆子宫破裂和子宫破裂两个阶段。

子宫先兆破裂:胎儿先露部受阻时,子宫收缩加强,产妇烦躁不安脉搏加快,下腹拒按,排尿困难,并可能出现血尿。腹部检查可发现有不断上升的病理缩复环,下腹相当于子宫下段部位触痛,胎心音不规则或听不清(图8-1)。阴道检查多有胎儿先露部不正,宫颈水肿,宫缩时先露部不下降。

子宫破裂:经上述过程后,患者突感下腹剧痛,然后宫缩停止,由于腹膜受血液、羊水及胎儿的刺激而出现全腹痛。产妇血压下降,脉搏细而快。腹部检查,全腹压痛、反跳痛,经腹壁可扪及部分或全部排入腹腔的胎体,胎心音消失。不完全破裂时,胎儿仍在子宫内,但在破裂处周围有明显压痛。有时可扪及血肿及因气体存在而发出的捻发音。阴道检查可发现先露部消失,宫口缩小,并可有阴道流血。检查时手可通过破裂口触及肠管及大网膜,但若其他症状、体征已典型,可不必进行此步骤,因有可能增加感染、出血和破口扩大(图8-2)。

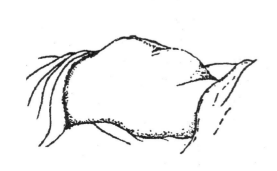 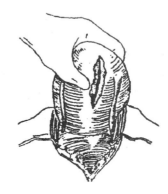

图8-1 先兆子宫破裂时的腹形　　　　　　图8-2 子宫体部完全破裂

子宫瘢痕破裂时,患者有疼痛及破裂处压痛,但一般出血较少,症状与休克也较轻。

困难的产科阴道手术后应常规探查宫腔以排除子宫破裂。前次剖宫产而此次阴道分娩者,也应常规探查宫腔,但动作要轻柔,避免引起薄弱处旧瘢痕破裂。

3. 诊断和鉴别诊断　根据病史、分娩经过、临床表现,典型的子宫破裂诊断并不困难。但若破裂口被胎盘覆盖,或在子宫后壁破裂,或无明显症状的不完全性子宫破裂,诊断比较困难。此时阴道检查不可少,能发现宫口缩小,胎先露部上移,甚至有时能触及破裂口。B型超声检查可协助诊断。

个别难产病例多次阴道检查,可能感染,出现腹膜炎而表现为类似子宫破裂征象。阴道检查时由于胎先露部仍高,子宫下段菲薄,双合诊时双手指相触犹如只隔腹壁,有时易误诊为子宫破裂,但这种情况胎体不会进入腹腔,而妊娠子宫也不会缩小而位于胎体旁侧。

鉴别诊断:重视分娩受阻史,通过产妇全身及产科情况的典型症状和体征,即可做出诊断。对于症状和体征不典型的子宫破裂应与以下疾病相鉴别。

(1)前置胎盘:妊娠晚期无痛性阴道出血,为其主要特点,且全身症状与出血量多少成正比,腹部检查,子宫无收缩,软,无压痛,胎位清楚,胎心正常(详见第五章第三节前置胎盘)。

(2)卵巢肿瘤蒂扭转或破裂:常有附件包块史。痛区多不在宫体前方,而在附件一侧,如肿瘤破裂,则以腹膜体征为主,内出血症状不明显。

(3)产时宫内感染:多以胎膜早破为多见,子宫除有压痛外,阴道分泌物常为脓性,伴臭味,伴有发热,白细胞及中性粒细胞增多。

(4)继发性腹腔妊娠:子宫破裂需与晚期腹腔妊娠鉴别。后者多有输卵管妊娠破裂史,由于胎动患者常感腹部不适及腹痛,腹部检查子宫轮廓不清,胎体表浅,胎心音清晰或无,胎位常不正常,先露高,B型超声可协助诊断。

(5)胎盘早剥:鉴别要点见表8-1。

表8-1　胎盘早剥与先兆子宫破裂的鉴别

鉴别	胎盘早剥	先兆子宫破裂
与发病有关因素	常伴有妊娠期高血压疾病或有外伤史	有头盆不称,梗阻性难产史或剖宫产史
腹痛	发病急,剧烈腹痛	强烈子宫收缩伴烦躁不安
阴道出血	有内、外出血,以内出血为主,阴道出血量与全身症状不成正比	少量阴道流血,但可见血尿
子宫	子宫呈板状,有压痛,胎位不清	可见病理缩复环,下段有压痛,胎位尚清
B型超声检查	可见胎盘后血肿	无特殊变化
胎盘检查	早剥部位有凝血块,压痛	无特殊变化

子宫破裂除与以上疾病相鉴别外,如症状不典型时,需与妊娠合并肠梗阻、胆绞痛、肾结石等鉴别。

三、处理

1. 治疗原则

(1)先兆子宫破裂:应用镇静剂抑制宫缩后尽快剖宫产。

(2)子宫破裂:在纠正休克、防治感染的同时尽快行剖腹探查术,手术力求简单,以达到迅速止血为目的。手术方式可根据子宫破裂的程度与部位,子宫破裂的时间长短以及有无感染等情况的不同来决定。

2. 治疗方法

(1)先兆子宫破裂:①因缩宫素使用不当引起者,应立即停止使用缩宫素,改用大剂量硫酸镁等抑制宫缩的药物静脉滴注,严密观察;②缩宫素使用不当引起者或上述处理无效者,诊断明确后应立即行剖宫产术,术前积极输液、吸氧、备血。

(2)子宫破裂:一旦确诊,无论胎儿是否存活,均应在积极抢救休克的同时,尽快手术治疗。根据产妇状态、子宫破裂的程度、破裂时间及感染的程度决定手术方式。如果破裂时胎儿仍存活,应立即分娩,大多需开腹手术,否则因胎盘剥离和母体低血容量,会迅速陷入缺氧状态导致胎儿死亡。术中若见破裂边缘整齐,无明显感染征象,可做破口修补术。若破裂口较大且边缘不整齐或感染明显者,多行子宫次全切除术。若破裂口累及宫颈,则应做子宫全切除术。术中应仔细检查宫颈、阴道及膀胱、输尿管、直肠等邻近脏器,若有损伤应做相应修补手术。形成阔韧带内血肿时子宫周围的解剖关系发生变化,手术时应仔细分离输尿管、膀胱和直肠等器官,以免发生损伤。此外,手术前后应给予大量广谱抗生素预防感染治疗。

(3)对子宫破裂已出现休克者:应尽可能就地抢救,若必须转院时,应在大量输血、输液、抗休克条件下及腹部包扎后再转运。

(刘卫霞)

第二节　产后出血

　　胎儿娩出后 24 小时内阴道流血量超过 500mL 称为产后出血。产后出血是分娩期的严重并发症,其发病率占分娩总数的 2%～3%,居孕产妇死亡原因首位,80% 以上发生于产后 2 小时内。出血多、休克时间长者可引起脑垂体前叶缺血坏死,导致严重的垂体功能减退,即席汉综合征的发生。因此,重视产后出血的防治与护理工作,能有效减低孕产妇的死亡率。

一、病因和发病机制

　　引起产后出血的原因主要有子宫收缩乏力、胎盘因素、软产道裂伤和凝血功能障碍。其中子宫收缩乏力是最主要原因,占产后出血总数的 70%～80%。

　　1. 子宫收缩乏力　可以由产妇的全身因素或子宫局部因素所致。全身因素如产妇精神过度紧张,产程时间过长或难产,临产后过多使用镇静剂或麻醉剂,产妇合并有急慢性的全身性疾病。局部因素如多胎妊娠、巨大胎儿、羊水过多等致子宫肌纤维过度伸展失去弹性;妊娠期高血压疾病或严重贫血致子宫肌壁水肿;子宫肌纤维本身发育不良;胎盘早剥致子宫胎盘卒中,以及前置胎盘等均可引起产后出血。

　　2. 胎盘滞留　胎儿娩出后半小时,胎盘尚未娩出者,称为胎盘滞留。其发生原因有以下几方面。

　　(1)胎盘剥离不全:胎盘仅部分与子宫壁剥离,影响子宫全面收缩与缩复,剥离部分的血窦开放而出血不止。多见于子宫收缩乏力、第三产程处理不当(过早、过度揉挤子宫或牵拉脐带)等。

　　(2)胎盘剥离后滞留:子宫收缩乏力或膀胱充盈,影响已全部剥离的胎盘及时排出,子宫收缩不良而出血。

　　(3)胎盘嵌顿:使用子宫收缩剂不当或粗暴按摩子宫,致使子宫收缩不协调,子宫内口附近形成痉挛性狭窄环,使已经全部剥离的胎盘嵌顿于子宫腔内而发生隐性出血或大量外出血。

　　(4)胎盘粘连:胎盘全部或部分粘连于子宫壁上,不能自行剥离,称为胎盘粘连。常见于多次人工流产、引产等子宫内膜受机械性损伤和发生子宫内膜炎,而子宫内膜炎可引起胎盘全部粘连。全部粘连的胎盘不出血,部分粘连者由于剥离部分的血窦不能充分闭合,引起出血。

　　(5)胎盘植入:因子宫蜕膜发育不良,胎盘绒毛直接植入子宫肌层,称为胎盘植入。根据植入面积分为完全性和部分性胎盘植入两类。完全植入者不出血,部分植者可发生严重出血。多见于反复多次刮宫,特别是搔刮子宫腔过度或发生子宫内膜炎等,使子宫内膜基底层受损或瘢痕形成,胎盘绒毛种植肌层所致。

　　3. 软产道损伤　为产后出血的主要原因之一,不仅可以发生严重的出血,而且会引起各种并发症,最多见的是感染。分娩所致的软产道裂伤包括子宫下段、宫颈、阴道、会阴裂伤。常见为宫颈、阴道、会阴裂伤。根据裂伤程度分为 3 度(图 8－3):Ⅰ度,指会阴皮肤及阴道入口黏膜撕裂,未达肌层;Ⅱ度,指裂伤已达会阴体肌层,累及阴道后壁黏膜;Ⅲ

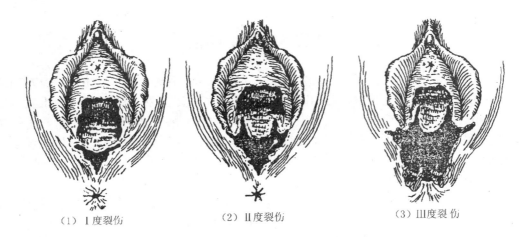

（1）Ⅰ度裂伤　　　　　　（2）Ⅱ度裂伤　　　　　　（3）Ⅲ度裂伤

图 8-3　会阴裂伤

度,指裂伤累及肛门外括约肌或直肠前壁者。宫颈裂伤多在两侧,个别可延至子宫下段,引起严重出血。

常见原因有胎儿与产道软组织间不相适应,如胎儿过大或产道过小;过期产儿颅骨较硬,不易变形;胎头位置异常,如枕后位等,急产时软产道未充分扩张,手术产如臀牵引术、产钳术及负压吸引术助产时易使宫颈和阴道壁裂伤;会阴过厚过长,高龄初产妇组织坚硬而不易扩张,或上次分娩的瘢痕;滞产引起的局部水肿;产妇营养不良或其他疾病而使会阴组织脆弱或水肿,都是诱发撕裂的原因。

4. 凝血功能障碍　在排除了以上导致子宫出血的原因外,还需考虑全身疾病,如血小板减少症、白血病、重症肝炎等导致的凝血功能障碍及产科并发症如重度妊娠期高血压疾病、羊水栓塞、胎盘早剥、死胎滞留等影响凝血功能。

二、诊断

1. 病史　护士除收集一般病史外,尤其要注意收集与诱发产后出血有关的病史,如孕前患有出血性疾病、重症肝炎、子宫肌瘤;多次人工流产史及产后出血史;妊娠期合并妊娠期高血压疾病、前置胎盘、胎盘早剥、多胎妊娠、羊水过多;分娩期产妇精神过度紧张,过多地使用镇静剂、麻醉剂;产程过长,产妇衰竭或急产导致软产道裂伤等。

2. 临床表现　产后出血的主要临床表现为阴道流血过多,继发失血性休克、贫血及易于发生感染。临床表现随不同病因而异,诊断时应明确病因及时处理,并注意有多种病因并存引起产后出血的可能。

（1）子宫收缩乏力:多在分娩过程中已有宫缩乏力。出血的特点是:胎盘剥离延缓,胎盘剥离后间歇性阴道多量出血,血色暗红,有血凝块。有时虽阴道流血不多,但按压宫底有大量血液或血块流出。检查宫底较高,子宫软,轮廓不清。

（2）胎盘因素:胎盘娩出前阴道多量流血时,应首先考虑胎盘滞留所致。胎盘剥离不全或剥离后滞留,常表现为胎盘娩出前多量阴道流血伴宫缩乏力或尿潴留;胎盘嵌顿时在子宫下段可发现狭窄环;胎盘部分粘连和植入易混淆,当徒手剥离胎盘时,发现胎盘与宫壁连成一体,剥离极困难,牵拉胎盘时,宫壁随之活动,应考虑植入性胎盘,不可强行剥离。胎盘、胎膜娩出后,检查有缺损或胎膜边缘有断裂血管,提示有胎盘小叶、胎膜或副胎盘残留。

（3）软产道损伤：胎儿娩出后即可见有活动性持续性出血，色鲜红，能自凝。当胎盘娩出后，子宫收缩良好，胎盘胎膜完整，阴道仍有活动性出血，仔细检查软产道可明确裂伤及出血的部位。

宫颈裂伤多发生在宫颈两侧，严重者延及子宫下段。阴道裂伤多发生在侧壁、后壁，多呈不规则裂伤。会阴裂伤按程度分3度：Ⅰ度，指会阴皮肤及阴道口黏膜撕裂，未达肌层，一般出血不多；Ⅱ度，指裂伤已达会阴体肌层，累及阴道后壁黏膜，甚至沿阴道后壁两侧沟向上撕裂，裂伤多不规则，出血较多；Ⅲ度，指肛门外括约肌已断裂，甚至直肠阴道隔及部分直肠壁有裂伤，此种情况虽严重，但出血量不一定多。

（4）凝血功能障碍：出血是最常见的临床表现，其主要特征是子宫不断出血且流出的血液不能自凝，除此以外还可有瘀斑、针孔出血、尿血、便血及创面出血不止。常因失血量大，回心血量减少，心排血量不足，血压下降，微循环内血流淤滞，微血栓形成，最终导致休克；多脏器衰竭，如肾小球毛细血管栓塞可导致肾衰竭，表现为少尿或无尿，肺毛细血管栓塞可引起呼吸困难，急性呼吸衰竭，脑毛细血管栓塞可致抽搐、嗜睡、昏迷等神经系统功能衰竭，胃肠毛细血管栓塞可引起腹痛、腹泻、便血等消化系统症状；DIC时毛细血管内有纤维蛋白沉积，当红细胞通过时受到机械性损害而出现发热、黄疸、进行性贫血、血红蛋白尿等溶血性贫血的症状。

3. 诊断标准

（1）子宫收缩乏力性出血：①胎盘娩出后，突然发生大量阴道出血或持续性少量或中等量出血；②子宫松弛或轮廓不清。

（2）胎盘滞留：①胎儿娩出后半小时以上胎盘尚未娩出；②阴道出血（多因胎盘部分剥离引起，完全剥离者不出血）。

（3）胎盘胎膜残留：①胎盘娩出后，阴道持续流血；②胎盘母体面或胎膜有缺损；③刮宫可见残留的胎盘组织或胎膜。

（4）软产道裂伤：①胎儿娩出后即见阴道出血，胎盘娩出后宫缩良好而阴道仍出血不止；②阴道检查，发现宫颈或阴道壁有裂伤出血。

4. 鉴别诊断　产后出血应与急性子宫翻出、产后血液循环衰竭、宫颈癌合并妊娠、妊娠合并阴道静脉曲张破裂等相鉴别。

三、处理

产后出血，严重威胁产妇安全，必须全力以赴地进行抢救。治疗原则是：根据病因止血，补偿失血，抢救休克。

1. 防治休克

（1）遇有产后出血患者，应严密观察血压、脉搏等一般情况及产后出血量。

（2）给予吸氧、输液，必要时输血以补充血容量。在输液、输血过程应严密观察血压、脉搏、心率、尿量，以调整输液量。

（3）纠正酸中毒：轻度酸中毒除输入平衡液外，不需要补充其他碱性溶液。重度休克应输入5%碳酸氢钠200mL。

（4）在补足血容量、纠酸后，仍不能维持血压时，可选用血管活性药，一般选用多巴胺为宜,常用量 20 ～40mg 加入 500mL 注射液中静脉滴注,20 滴/分。

2. 胎盘娩出前出血的处理　胎盘排出前发生大出血,首先考虑胎盘滞留或胎盘部分剥离所致,应尽快排出胎盘。如胎盘已剥离而嵌顿于宫腔内者,可先导尿排空膀胱,再压迫宫底和牵拉脐带以助胎盘娩出。若胎盘与宫壁粘连,应徒手剥离胎盘并清查宫腔,这是拯救产妇生命的关键措施。用手难以取出的胎盘残留部分可用大号刮匙进行刮宫。对于用手及刮匙均难以剥离者,应考虑为植入性胎盘,需行子宫全切除,不宜手剥胎盘,以免引起严重出血及子宫穿孔。

3. 胎盘娩出后出血的处理

(1)宫缩乏力:加强宫缩是治疗宫缩乏力最迅速有效地止血方法。

1)按摩子宫:有腹部按摩法和阴道按摩法。①腹部按摩法:按摩子宫必须将宫腔内积血挤压出,一手从耻骨联合上方将子宫向上托起,另一手置于子宫底部,拇指在前,其余四指在后,有节律地进行按摩,有时不易握持,可于耻骨联合上方按压下腹中部,使子宫向上升高,另一手在腹部按摩子宫,按摩过程中要及时按压宫底使积血排出(图 8 - 4)。②阴道按摩法:腹部按摩无效时及时改用此法。术者一手握拳置于阴道前穹隆,顶住子宫前壁,另一手自腹部按压子宫后壁使子宫前屈,两手相对紧紧压迫子宫并做按摩,此法能刺激子宫收缩,并能压迫子宫血窦,持续 15 分钟多能奏效(图 8 - 5)。手术前须先挤压出子宫腔内凝血块,注意无菌操作及阴道内的手压力不可过大。

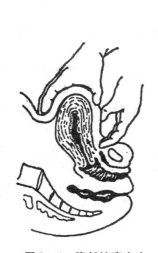
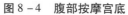
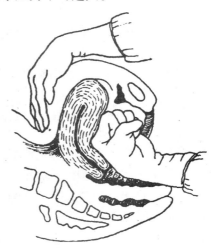

图 8 - 4　腹部按摩宫底　　　图 8 - 5　腹部—阴道双手按摩子宫法

2)宫缩剂的应用:按摩同时加用子宫收缩剂,临床常用药物如下。①缩宫素:选择性兴奋子宫平滑肌,加强收缩力和收缩频率,对宫颈作用弱。10 ～20U,静脉推注,或加入5% 葡萄糖注射液 500mL 中静脉滴注。②麦角新碱:0.2mg 肌内注射或子宫肌壁内注入及静脉推注均可。③前列腺素:前列腺素对妊娠各期子宫均有收缩作用,产后子宫收缩乏力性出血应用前列腺素 E_2(PGE$_2$)和前列腺素 $F_{2\alpha}$(PGF$_{2\alpha}$)效果好,但不良反应大,用药后可出现恶心、呕吐、腹泻、头痛、心悸等症状,注射部位出现红斑或静脉刺激反应。用法:一般用 PGF$_{2\alpha}$ 0.5 ～1mL(500 ～1 000μg)肌内注射或加入5% 葡萄糖注射液 500mL 中(生理盐水亦可)静脉滴注。PGE$_2$ 阴道栓剂 20mg 置于后穹隆能有效地促进宫缩,而不良反应较轻。但药源靠进口,近年来国产前列腺素 $F_{2\alpha}$ 衍生物卡前列甲酯栓问世,肛门给药 1 枚 (1mg),就可收到防治产后出血的效果。

3)宫纱填塞止血:经过上述处理产后出血多可控制,如仍继续出血,可宫纱填塞止血。特制的长纱布条,可有不同型号,消毒后备用。填纱时助手固定宫底,术者在严格无菌操作下用长弯钳或卵圆钳将宫纱顺序填入子宫腔,必须从子宫底部开始,坚实填紧,不能留有空隙。剩余的纱布应填满阴道。止血的原因是由于刺激子宫体感受器,通过大脑皮质刺激子宫收缩,以及纱布直接压迫止血。宫纱填塞后,注意患者血压、脉搏,注意有无继续阴道出血,宫底是否升高,有无宫腔积血而未外流,填塞是否起作用,填塞同时进行抗休克治疗,并继续应用宫缩剂及广谱抗生素预防感染治疗。一般在 1 小时内止血,24 小时后取出。取时慢慢抽出,抽出一段停几分钟,待子宫逐渐缩小收缩,然后抽出部分,再等待,直至全部取出。取出纱条时,有可能再次出血,故需在输液及缩宫素滴注下进行,有条件者配血备用。剖宫产时遇有子宫收缩乏力性出血,有作者认为也可填塞宫纱,但要确定有效时再缝合子宫切口,应尽力避免术后出血仍不能控制,再次开腹手术,给患者带来更大痛苦,甚至危及生命。

4)盆腔血管结扎止血法:包括髂内动脉结扎术、子宫动脉结扎术和卵巢动脉结扎术。髂内动脉结扎术因手术操作比较复杂,术中容易误伤输尿管、膀胱及神经,且腹膜后操作容易引起静脉丛的出血,故大多数临床医生倾向于选择子宫动脉合并卵巢动脉结扎术或子宫切除术治疗难治性产后出血,其次才选择髂内动脉结扎术治疗。对于阔韧带巨大血肿、子宫破裂、子宫动脉结扎失败者可尝试采用髂内动脉结扎术。

有学者提出五步盆腔血管结扎止血法,逐步将血管结扎直至子宫出血停止。操作方法为:单侧子宫动脉结扎,双侧子宫动脉结扎,子宫动脉下行支结扎,单侧卵巢动脉结扎,双侧卵巢动脉结扎。结果发现,对于药物治疗无效地产后出血者,只行单侧或双侧子宫动脉结扎术成功率为83%,而进行五步法盆腔血管结扎者,成功率可达100%,且无明显并发症。O' Leary 在进行子宫动脉结扎术时有以下体会:来自剖宫产子宫切口的出血,在结扎子宫动脉上行支时,提起子宫,用 1 号可吸收线从一侧子宫切口上缘于子宫动脉内侧 2 ~3cm 处进针,向后穿过子宫肌全层,然后从子宫动脉外侧阔韧带的无血管区向前穿出结扎。缝扎时要尽可能远离宫颈,以防误伤输尿管。据报道,治疗剖宫产后出血,成功率可达95%。

5)髂内动脉栓塞术:难以控制的产后出血可经股动脉穿刺,将介入导管直接导入髂内动脉或子宫动脉,有选择性地栓塞子宫的供血动脉。常选用明胶海绵颗粒作栓塞剂,在栓塞 2 ~3 周后明胶海绵颗粒可被吸收,血管复通。若患者处于休克状态应先积极抗休克治疗,待一般情况改善后才行栓塞术,且应行双侧髂内动脉栓塞以确保疗效。

6)子宫切除:应用于难以控制并危及产妇生命的产后出血。在积极补充血容量的同时施行子宫次全切除术,若合并中央性或部分性前置胎盘应施行子宫全切术。

(2)胎盘滞留。

1)胎盘嵌顿:应先进行乙醚麻醉,松解子宫内口的痉挛狭窄环后,以手进入宫腔取出已剥离的胎盘。若因膀胱充盈导致胎盘滞留时,先导尿排空膀胱,再用手挤压子宫底部,迫使胎盘娩出。

2）胎盘粘连或部分残留：徒手剥离胎盘，取出胎盘或残留的胎盘组织，必要时清宫。

3）植入性前置胎盘：行子宫切除术，决不可用手强行挖取。

（3）软产道损伤。

1）宫颈裂伤：怀疑宫颈有裂伤，在严格消毒下充分暴露宫颈，用卵圆钳夹住宫颈前唇稍牵拉，沿顺时针方向移动检查宫颈裂伤及出血的部位，如撕裂浅，无活动性出血不需要缝合；出血多且裂伤深，须间断缝合：在撕裂两侧下端用卵圆钳夹住，从裂口顶端稍上方开始缝合，最后一针应距宫颈外口端 0.5cm 处，以避免以后宫颈口挛缩狭窄。

2）阴道裂伤：分娩后常规检查阴道有无裂伤，从裂伤顶部开始缝合，不需遗留无效腔，也不能穿透直肠。如发现阴道血肿，则行血肿切开清除术，彻底止血，缝合后可置橡皮管引流。

3）会阴裂伤：应仔细检查分度。正确辨认局部解剖关系，及时、正确进行修补缝合。

（4）凝血功能障碍性出血的处理　如患者所患的全身出血性疾病为妊娠禁忌证，在妊娠早期，应在内科医师协助下，尽早行人工流产术终止妊娠。于妊娠中、晚期发现者，应积极治疗，争取去除病因，尽量减少产后出血的发生。对分娩期已有出血的产妇除积极止血外，还应注意对病因治疗，如血小板减少症、再生障碍性贫血等患者应输新鲜血或成分输血等。如发生弥散性血管内凝血应尽力抢救。

4. 预防感染　产后出血直接导致失血性贫血，使产妇抵抗力降低；手取胎盘等宫腔内操作及产道裂伤增加了逆行感染的机会；此外，产褥期宫颈内口及胎盘、胎膜剥离创面开放，而恶露利于阴道细菌的生长，若恶露贮留阴道过久，同样增加逆行感染的机会。故产后在加强宫缩止血、纠正贫血的前提下，应鼓励产妇尽早活动，通过体位引流促恶露排出、净化阴道环境、减少逆行感染机会。一切产科操作，尤其有宫腔内操作时应严格遵循无菌原则，必要时可预防性应用抗需氧菌与抗厌氧菌相配伍的广谱抗生素。

四、预防

1. 产前预防

（1）加强孕期保健，进行系统产前检查，积极治疗各种妊娠并发症，尤其应重视妊娠期高血压疾病、肝炎、血液病等合并妊娠的防治工作。

（2）加强对各级保健人员培训，以提高各级保健人员对危险因素识别及技术和处理能力。

2. 产时预防

（1）正确测定产后出血量是防治产后出血的关键。我国测量失血量的方法有目测估计法、面积换算法、称重法、容积法及比色法等。采用容积法加面积法测定比较实用。面积法的折算方法为 10cm×10cm 纱布约 5mL，15cm×15cm 约 10mL。

（2）掌握会阴侧切术的适应证及时机，提高缝合技术，避免产道撕裂及血肿发生。

（3）严密观察及处理产程，对多产、多胎妊娠、既往产后出血史、既往剖宫产史、妊娠期高血压疾病、胎膜早破、羊膜炎、产程延长、巨大胎儿等高危因素的产妇，产时应建立输液通道，并配血备用。

（4）正确处理第三产程，胎儿娩出后肌内注射或静脉注射缩宫素，及时娩出胎盘。

（5）掌握手术适应证及时机，减少产后出血。

3. 产后预防 严密观察产后子宫收缩情况,防止产后尿潴留,认真检查软产道有无撕裂伤,有撕裂伤者应及时缝合止血。

(高新珍)

第三节 胎膜早破

胎膜破裂发生于产程正式开始前称为胎膜早破,此时孕妇阴道内有一定量羊水流出。胎膜早破如果发生在妊娠 37 周前,称为早产胎膜早破。胎膜早破约占妊娠总数的 10%,其中 20% 为早产胎膜早破。早产胎膜早破是早产的主要原因之一,约 1/3 的早产是由于早产胎膜早破所致,且出现早产胎膜早破的孕妇约 75% 将在 1 周内分娩。

一、病因和发病机制

1. 胎位异常或头盆不称 是胎膜早破最常见的危险因素。臀位尤其是足先露、横位、枕横位或枕后位、胎头高直位等,以及头盆不称、胎头高浮时,胎儿先露部不能与骨盆入口很好衔接,使宫颈内口处的胎膜承受局部宫腔压力,易使胎膜在临产前破裂。

2. 胎膜的生物物理性状改变 羊膜组织缺少弹性蛋白,其韧性主要依赖羊膜中的胶原蛋白来维持。如果体内颗粒性弹性蛋白酶及胰蛋白酶增加,此两种酶对羊膜中胶原蛋白的分解作用增强,使之弹性下降,脆而易破。已有证据显示,胎粪污染可使这两种酶活性增加。另外,孕妇体内微量元素缺乏,如铜与锌的缺乏可致使赖氨酸酰化酶活性受限,羊膜内胶原蛋白合成障碍,脆性增加而易破。

3. 宫内感染 可由阴道上行感染,或全身感染所致。约有 66% 的胎膜早破都有绒毛膜羊膜炎存在。宫内感染除了能使胎膜合成、释放前列腺素增加刺激产生宫缩外,炎症本身也可使羊膜水肿、质脆易破。

4. 羊膜腔内压力过高 羊水过多、多胎妊娠、子宫肌张力过高均可导致压力过高而引起胎膜早破;腹部外伤、剧烈持续的咳嗽、体位的突然改变等均可使宫内压力一过性增高而致胎膜破裂。

5. 羊膜腔内压力不均 包括胎位异常,如臀位、横位、头盆不称及先露高浮不能衔接,使宫内压力不均,前羊膜囊承受力过大而引起胎膜破裂。

6. 性生活、阴道检查 妊娠晚期性生活,除了宫颈受冲压外,精液中前列腺素的刺激,感染的诱发均是性生活引起胎膜早破的原因。不规范的阴道检查也可引起胎膜破裂。

7. 宫颈管松弛 可能是先天性宫颈管发育不良,也可能为前次妊娠分娩或流产导致的创伤,使宫颈功能不全,在妊娠晚期子宫下段形成时宫颈管不能支托先露及羊膜囊,而引发胎膜破裂。

二、对母儿影响

1. 对母体影响

(1)感染:破膜后,阴道病原微生物上行性感染更容易、更迅速。随着胎膜早破潜伏期(指破膜到产程开始的间隔时间)延长,羊水细菌培养阳性率增高,且原来无明显临床症状的隐匿性绒毛膜羊膜炎常变成显性。除造成孕妇产前、产时感染外,胎膜早破还是产褥感染的常见原因。

(2)胎盘早剥:足月前胎膜早破可引起胎盘早剥,确切机制尚不清楚,可能与羊水减少有关。据报道,最大羊水池深度 <1cm,胎盘早剥发生率 12.3%,而最大池深度 >2cm,发生率仅 3.5%。

2. 对胎儿影响

(1)诱发早产:胎膜早破是发生早产的重要原因。30% ~40% 早产与胎膜早破有关,早产儿易发生新生儿呼吸窘迫综合征、胎儿及新生儿颅内出血、坏死性小肠炎等并发症,围生儿死亡率增加。

(2)感染:孕妇发生羊膜腔感染,直接威胁子宫内的胎儿,常引起胎儿及新生儿感染,表现为肺炎、败血症、颅内感染等。

(3)脐带并发症:胎先露未衔接者,破膜后脐带脱垂的危险性增加,因破膜继发性羊水减少,使脐带受压,也可致胎儿窘迫,对胎儿威胁极大。

(4)胎肺发育不良及胎儿受压综合征:妊娠 28 周前胎膜早破保守治疗的患者中,新生儿尸解发现,肺/体重比值减少、肺泡数目减少。活体 X 线摄片显示小而充气良好的肺、钟型胸、横隔上抬到第 7 肋间。胎肺发育不良常引起气胸、持续肺高压,预后不良。破膜时孕龄越小、引发羊水过少越早,胎肺发育不良的发生率越高。如破膜潜伏期长于 4 周,羊水过少程度重,可出现明显胎儿宫内受压,表现为铲形手、弓形腿、扁平鼻等。

三、诊断

1. 病史　详细询问病史,了解诱发胎膜早破的原因,确定胎膜破裂的时间,妊娠周数,是否有宫缩及感染的征象。

2. 临床表现　主要症状是阴道流液,其特点为第一次流液较多,以后呈间断性时多时少,当腹压增加时流液明显增多。如第一次流液较多孕妇自觉腹部轻松,子宫缩小。流液中如见到胎脂乳白块状物有助于诊断。

肛门检查或阴道检查先露部时触不到前羊水囊,推动先露部时阴道流液增多。用阴道窥器检查时可见到羊水自宫颈口流出。腹部检查时羊水量少,胎儿肢体清晰,加压宫体时羊水流出增多。

3. 并发症

(1)早产:是常见并发症,在妊娠未足月前,胎膜早破将引起早产,致围产儿死亡率升高。

(2)羊膜炎:为重要并发症,破膜后细菌容易侵入宫腔,特别是胎膜早破超过 24 小时者,当出现发热及脉搏增快,伴不明原因的胎心音加速时,应首先考虑有羊膜炎的存在。胎儿如吸入感染的羊水,可发生胎儿肺炎、胎儿窘迫。

(3)脐带脱垂:当胎位不正或骨盆狭窄时,破膜后,脐带随羊水从胎先露部与骨盆出口的空隙处脱出,严重威胁胎儿生命。

(4)其他:羊水流出后,宫口扩张缓慢产程延长;羊水流尽后宫体紧裹胎儿,可引起子宫收缩不协调,胎盘受压导致胎儿窘迫。

4. 实验室及其他检查

(1)阴道液酸碱度检查:平时阴道液 pH 为 4.5 ~5,羊水 pH 为 7.0 ~7.5,以石蕊试纸或硝嗪试纸测试阴道液,pH≥6.5 时视为阳性,胎膜早破可能性极大。血液、宫颈黏液、尿液、精液等可使测试出现假阳性。破膜时间延长,假阴性率增高。

（2）阴道液涂片检查:阴道液涂片自然干燥后检查见羊齿植物叶状结晶为羊水。涂片用 0.5% 亚甲蓝染色可见淡蓝色或不着色胎儿皮肤上皮及毳毛,或用苏丹Ⅲ染色见橘黄色脂肪小粒可确定为羊水。精液与玻片上指纹污染可出现假阳性。用吸管吸取阴道液涂于玻片上,酒精灯加热 10 分钟,变成白色为羊水,变成褐色为宫颈黏液。

（3）胎儿纤维连接蛋白(fetal fibronectin, fFN)、胎甲球蛋白(AFP):在羊水中浓度远比母血、母尿及阴道分泌物高,故可作为羊水标志物用于胎膜早破的诊断。

（4）棉球吸羊水法:用纱布将棉球裹成 4cm 左右的球形,置于后穹隆,3 小时后取出,若挤出液体大于 2mL,pH > 7,涂片镜检有羊水结晶。三项均阳性时诊断符合率 100%。

（5）羊膜镜检查:可见羊膜囊张力降低、退缩,看不到前羊水囊,直接看到胎先露部,或可见羊水缓缓流出即可确诊。

5. 诊断

（1）分娩开始前,阴道突然流出液体。

（2）液体多无色、透明,有时含有胎脂,若混有胎粪,则浑浊呈黄绿色。

（3）肛门检查或阴道检查扪不到羊水囊,而直接触到先露部。检查时可有羊水从阴道流出。

（4）阴道流液的 pH > 7,流液涂片干燥后,镜检可见"十"字形或金鱼草样透明结晶。

（5）取阴道后穹隆液体,沉渣涂片、染色,可见羊水膜及胎儿皮肤上皮细胞,以及胎脂及毳毛等。

6. 鉴别诊断　羊水应与尿失禁、阴道炎的溢液鉴别。此外,妊娠晚期,阴道分泌物量常增多而变稀,有时可与胎膜早破相混淆。通过硝嗪纸试验或尼罗蓝染色等不难区别。

四、处理

一经确诊为胎膜早破,孕妇应立即住院,严密监护胎心变化,胎儿先露部高浮者,应绝对卧床休息,取侧卧位为宜,防止脐带脱垂,并注意保持外阴部清洁。应根据不同孕周确定处理原则。若就诊时已临产,则不应阻止其产程进展。

（1）妊娠不足 28 周者,新生儿生存率很低,原则上应终止妊娠。

（2）妊娠 29 ~ 32 周的胎膜早破孕妇,应采取期待疗法,尽可能维持至妊娠 33 周或以上再分娩。可给予宫缩抑制剂治疗,常用药物有口服沙丁胺醇、静脉滴注羟苄羟麻黄碱或硫酸镁。

（3）对妊娠 33 ~ 36 周的胎膜早破孕妇,应卧床休息,每日测 4 次体温、脉率及胎心率,保持外阴清洁,无羊膜腔感染和胎儿窘迫征象,无产兆,B 型超声检查示羊水量不太少,由于胎儿尚未成熟,应采取期待疗法,延长孕龄,促使胎儿体重增加和胎儿肺成熟。若出现孕妇体温升高、白细胞增多而中性粒细胞百分比 ≥90%,阴道流出液体有臭味,出现宫腔感染征象,不论孕龄应给予足量广谱抗生素,如氨苄青霉素 6 ~ 8g 静脉滴注,同时缩宫素引产,争取迅速经阴道分娩。如引产失败,或合并骨盆狭窄,头盆不称,胎位异常、胎儿窘迫等,宜行剖宫产术。

（4）对妊娠 36 周以上,破膜超过 24 小时未临产者,因胎儿已经成熟,为预防感染,原则上应尽快终止妊娠。同时给予抗生素预防感染。

(5)分娩结束,均应常规给予广谱抗生素,以预防和控制感染。对出生的新生儿同样应给予抗生素治疗。

(高新珍)

第四节　羊水栓塞

羊水栓塞是指在分娩过程中羊水进入母体血液循环后引起的肺栓塞、休克、弥散性血管内凝血(DIC)、肾衰竭等一系列病理改变,是极严重的分娩并发症。早在1941年Steiner和Luschbaugh等提出,在患者血液循环中找到羊水有形成分,故名羊水栓塞。但近年的研究认为羊水栓塞的核心问题是过敏,是羊水进入母体循环后引起的一系列过敏反应,故有学者建议将羊水栓塞改为妊娠过敏反应综合征。羊水栓塞也可发生在妊娠10~14周做钳刮术时,发生在足月分娩者,其死亡率高达80%以上。因此,羊水栓塞是孕产妇死亡的重要原因之一。

一、病因和发病机制

羊水栓塞其病因可见于宫缩过强或为强直性收缩(包括缩宫素应用不当),子宫或宫颈内膜血管开放(如宫颈裂伤、子宫破裂、剖宫产术时、前置胎盘、胎盘早剥以及中期妊娠流产子宫有裂伤者)。死胎滞留可使胎膜强度减弱而渗透性显著增加。滞产、过期妊娠、多产妇、巨大胎儿也较易诱发难产,这与产程过长、难产较多、羊水浑浊刺激性强有一定关系。

由于羊水中的胎毛、胎脂、鳞状上皮、胎粪和黏液内容物在肺小动脉和毛细血管内形成栓塞,并兴奋迷走神经,引起反射性肺血管收缩,支气管痉挛,造成肺动脉高压,致使肺组织灌流量减少,通气和血流比例失调,肺组织缺氧,肺泡毛细血管通透性增加,液体渗出,发生周围循环衰竭,肺动脉压突然升高及肺出血,导致呼吸功能衰竭。由于右心排血受阻,发生急性右心力衰竭,使左心排血量减少而导致循环衰竭。羊水中的有形物质均为致敏原,进入母血后,立即引起过敏性休克,与肺动脉高压、急性呼吸循环衰竭等所致的休克,造成严重缺氧,引起脑、肾、肝等重要器官功能障碍,往往迅速死亡。

二、诊断

1. 病史　羊水栓塞多发生于宫缩过强、急产、高龄初产妇、多产妇等产妇,胎膜早破、前置胎盘、胎盘早剥、子宫破裂、剖宫产术中是羊水栓塞的好发因素。产妇有突然呼吸困难、面色青紫及不明原因的休克和出血不凝等病史。

2. 临床表现

(1)症状:大多发病迅猛,在发病时首先表现烦躁不安、寒战、恶心、呕吐等先兆症状,继而呛咳、气急、发绀、呼吸困难,迅速出现循环衰竭,进入休克或昏迷状态。少数病例仅尖叫一声后,心跳、呼吸骤停而死亡。在短期内未死亡者,可出现以阴道大量流血为主的全身出血倾向,如皮肤、黏膜、针眼、胃肠道、阴道出血或血尿等,继之出现少尿、无尿等肾衰竭的表现。

(2)体征:双肺底部出现湿啰音,心率增快,血压下降甚至消失,全身皮肤、黏膜有出血点及瘀斑,阴道出血不止,切口渗血不凝。

· 130 ·

3. 实验室及其他检查

(1)血液沉淀试验:在测定中心静脉压,插管后可抽近心脏的血液,放置后即沉淀为3层:底层为细胞,中层为棕黄色血块,上层为羊水碎屑。取上层物质进行涂片、染色、镜检可见鳞状上皮细胞、胎毛、黏液等,诊断即可明确。

(2)痰液涂片:可查到羊水内容物(用尼罗蓝硫酸盐染色)。

(3)凝血障碍检查:血小板计数、出凝血时间、纤维蛋白原及凝血酶原时间测定、凝血块观察试验、血浆鱼精蛋白副凝试验(3P试验)等。

(4)床边X线摄片:肺部双侧弥漫性点状浸润影,沿肺门周围分布,伴右心扩大及轻度肺不张。

(5)心电图检查:提示右心扩大。

4. 诊断和鉴别诊断　根据分娩及钳刮时出现的上述临床表现,可初步诊断,立即进行抢救。在抢救同时应抽取下腔静脉血,镜检有无羊水成分。同时可做如下检查,以帮助诊断及观察病情的进展情况:①床边胸部X线平片见双肺有弥散性点片状浸润影,沿肺门周围分布,伴有右心扩大;②床边心电图提示右心房、右心室扩大;③与DIC有关的实验室检查。

本病需与子痫、血栓性肺栓塞、空气栓塞、脂肪栓塞、心脏合并心力衰竭等鉴别。

三、处理

羊水栓塞由于病情危重,需在产科、内科、外科及麻醉科医师共同协作进行抢救。

1. 正压供氧,迅速改善肺内氧的交换　发病后,因肺栓塞所致肺血管及支气管痉挛出现呼吸困难和发绀,应行气管内插管正压供氧。如插管困难,需气管切开给纯氧,可改善肺泡毛细血管缺氧及减少肺泡渗出液及肺水肿,从而改善肺呼吸功能,减轻心脏负担及脑缺氧,有利于昏迷的复醒。正压供氧被认为是抢救羊水栓塞的一个重要措施。

2. 解除肺血管及支气管痉挛　应用下述药物以解除肺高压。

(1)盐酸罂粟碱:可阻断迷走神经反射引起肺血管及支气管平滑肌痉挛,促进气体交换,解除迷走神经对心脏的抑制,对冠状动脉、肺、脑血管均有扩张作用。剂量为每次50~100mg稀释于高渗葡萄糖注射液中静脉滴注,可隔1~2小时复用,每日总量为300mg,是解除肺高压的首选药物。

(2)氨茶碱:可解除肺血管痉挛,舒张支气管平滑肌,降低静脉压与右心负担,可兴奋心肌,增加心搏出量,适用于急性肺水肿。剂量为每次250~500mg,稀释于高渗葡萄糖注射液中静脉注射。

(3)阿托品:可阻断迷走神经对心脏的抑制,使心率加快,改善微循环,增加回心血量,减轻肺血管及支气管痉挛,增加氧的交换。每次0.5~1mg,静脉注射。

此外,毛冬青、硝酸甘油酯也可应用。

3. 抗休克　尽快补充血容量,可输入新鲜血液、血浆,扩溶液可用右旋糖酐-40,也可用平衡液。监测中心静脉压指导补液量。在休克症状严重或血容量已补足,但血压仍不稳定者,可用多巴胺20mg加入葡萄糖注射液中静脉滴入。

4. 纠正酸中毒　首次可给5%碳酸氢钠200mL静脉滴注,2~4小时后再酌情补充。应行血气分析和血清电解质检查。

5. 抗过敏 在改善缺氧的同时,应迅速抗过敏。肾上腺皮质激素可改善、稳定溶酶体,保护细胞以对抗过敏反应。首选氢化可的松:剂量 500～1 000mg,先以 200mg 行静脉缓注,随后 300～800mg 加入 5% 葡萄糖注射液 500mL 静脉滴注。也可用地塞米松:20mg 加于 25% 葡萄糖注射液中静脉推注后,再将 20mg 加于 5%～10% 葡萄糖注射液中静脉滴注。

6. DIC 的处理 采取适当措施,纠正凝血功能障碍、输新鲜血,早期可用肝素,酌情用抗纤溶药。

(1)肝素的临床使用:肝素有强大的抗凝作用,能阻断血小板和纤维蛋白原继续消耗,而羊水物质有高度的促凝活性,一旦进入血液循环,迅速触发外源性凝血系统,造成弥漫性血管内凝血,继发纤溶亢进。原则上,这是使用肝素的最强适应证,在肝素化的基础上补充凝血物质或使用抗纤溶药物,凝血功能很快得到改善。要用在 DIC 的高凝期及低凝期或有促凝物质继续进入母血时,症状发生 1 小时内应用肝素效果最佳。试管法凝血时间测定常作为肝素用量的监测指标。按每千克体重 1mg 计算,首次剂量 25～50mg 置 10% 葡萄糖注射液 100～250mL 中,静脉滴注在 30～60 分钟内滴完,继以 50mg 溶于 5% 葡萄糖注射液 500mL 中静脉滴注。用药量及滴注速度根据病情及化验结果而定。以控制试管法凝血时间在 20～30 分钟为宜。若肝素过量可予以和肝素等量的 1% 硫酸鱼精蛋白中和(即 1mg 鱼精蛋白可中和 1mg 肝素)。如临床情况好转,出血停止,血压稳定,发绀消失,即停用肝素。停用肝素后 6～8 小时复查凝血时间,以后每日检查 1 次,连续 3～5 日。

(2)补充凝血因子:在应用肝素的同时,必须补充凝血因子。首先输入新鲜血液或血浆,尔后按需输入纤维蛋白原(至少 4g)、血小板、凝血酶原复合物(400～800U)。

(3)纤溶抑制剂的应用:妊娠晚期纤维蛋白原增多,红细胞沉降率加快。DIC 继发纤溶是机体的一种生理保护措施,目的是防止和去除微循环的纤维蛋白栓塞,改善微循环保护脏器功能。但是纤溶亢进又是出血的重要原因。应在肝素化的基础上应用纤溶抑制剂。DIC 高凝期禁忌抗纤溶治疗,当继发性纤溶亢进时可加用抗纤溶治疗。常用药物有 6－氨基己酸(EACA)、抗血纤溶芳酸(PAMBA)、止血敏等。

(4)改善微循环障碍。

1)右旋糖酐:低分子右旋糖酐有降低红细胞和血小板黏附性,降低血液黏稠性,疏通微循环,有利于受损血管内皮的修复,用量一般为 500～1 000mL/d。临床也可将肝素、潘生丁加入低分子右旋糖酐静脉滴注。

2)扩血管药物:促进毛细血管血流量,解除动脉痉挛,改善微循环,可用酚妥拉明 20mg 加葡萄糖液 20mL 静脉滴注。

7. 防治肾衰竭 控制液体出入量,当出现肾衰竭时,在补充血容量之后,加用甘露醇,如仍尿少,可加用速尿 20～60mg 静脉注射。在抢救过程中注意尿量。

8. 给予抗生素 以选用广谱抗生素大剂量为宜,因常有潜在感染,尤其是肺部和宫腔感染。需重视的是应选择对肾功能影响最小的抗生素。

9. 产科处理

(1)产科处理原则上应在母体呼吸循环功能得到明显改善,并已纠正凝血功能障碍之后进行。若在第一产程发病,应行剖宫产术结束妊娠;若在第二产程发病,应尽快经阴道协助娩出胎儿。

（2）除有产科指征或紧急终止妊娠外,经阴道分娩比剖宫产或子宫切除为好。

（3）子宫切除适用于用无法控制阴道流血者,即使处于休克状态也应切除子宫。手术应行子宫全切除术,术后放置引流管。

（4）产后尽早应用子宫收缩剂以减少出血量。

（高新珍）

第五节　脐带异常

脐带是连接胎儿与胎盘的带状器官。脐带一端连于胎儿腹壁脐轮,另一端附着于胎盘胎儿面。胎儿在子宫内依靠脐带血循环生存,胎儿出生之前若脐带血流受阻,可使胎儿缺氧出现窘迫征象,甚至窒息死亡。脐带异常包括脐带先露与脐带脱垂、脐带过短、脐带过长、脐带打结和脐带帆状附着。

一、脐带先露与脐带脱垂

脐带先露又称隐性脐带脱垂,指胎膜未破时脐带位于胎先露部前方或一侧。当胎膜破裂时,脐带进一步脱出胎先露部的下方,经宫颈进入阴道内,甚至经阴道显露于外阴部,称为脐带脱垂。其发生率为 0.4% ~ 10%。

1. 病因　胎儿先露部未能与骨盆入口密切衔接,均有可能发生脐带先露及脐带脱垂。

（1）胎先露异常:臀先露、肩先露、面先露等,使胎儿先露部与骨盆入口之间有空隙,可发生脐带先露及脐带脱垂。

（2）头盆不称、胎儿先露部高浮:均因胎儿先露部不易衔接,使其与骨盆入口之间空隙增大,易发生脐带先露或脐带脱垂。

（3）羊水过多:宫腔内压大,一旦破膜,羊水流出的冲力大,促使脐带脱垂。

（4）胎盘、脐带异常:胎盘低置时,脐带附着部位接近宫口,容易发生脐带先露,一旦破膜,容易发生脐带脱垂。脐带过长常折叠于胎儿先露部旁侧,发生脐带先露。

（5）其他:早产、多胎妊娠、胎膜早破、胎儿先露部高浮行人工破膜时,均可发生脐带脱垂。

2. 对母儿的影响

（1）对产妇的影响不大,主要是增加手术产率和感染率。

（2）脐带先露和脐带脱垂对胎儿危害较大。脐带先露或脱垂时,脐带直接受压,如先露尚未入骨盆,仅在宫缩、胎先露下降时引起胎心率异常,造成胎儿宫内轻度缺血、缺氧;如先露部已入骨盆,胎膜已破者,脐带受压较重,可引起胎儿宫内血循环阻断,加之脱垂的脐带受外界环境影响致脐血管反射性痉挛性收缩加重血管阻力。脐血流完全阻断时间超过 8 分钟,可造成胎死宫内。存活的新生儿常因缺氧、宫内深呼吸吸入羊水而致先天性肺炎。

3. 诊断

(1)临床表现:产程中,宫缩时胎儿心率过慢或不规则时应考虑脐带受压、脐带先露的可能。破膜后胎心率突然变慢者,应疑为脐带脱垂。脐带完全脱垂,掉出阴道口外,肉眼可见不难诊断。通过阴道检查可以发现脱出宫颈口在阴道内的脐带。如果胎膜未破,通过阴道检查或肛门检查于先露部前方触及到条索状物。脐带有或没有搏动视胎心情况而定,搏动与胎心一致,是脐带先露时检查所见。脐带隐性脱垂或受压常常是在阴道检查时,企图摸清胎位或手转胎头纠正脱位时,触摸胎头侧方而发现有脐带存在。腹部听诊,由于脐带受压时多出现胎心变化,突然胎心变快迅即变慢,而后不规则,最后消失。

(2)诊断:有脐带脱垂危险因素存在时,应警惕脐带脱垂的发生。若胎膜未破,于胎动、宫缩后胎心率突然变慢,改变体位、上推胎先露部及抬高臀部后迅速恢复者,应考虑有脐带先露的可能,临产后应行胎心监护。监护手段包括胎儿监护仪、超声多普勒或听诊器监测胎心率以及行胎儿生物物理监测,并可用 B 型超声判定脐带位置,用阴道探头显示会更清晰。脐血流图及彩色多普勒等也有助于诊断。已破膜者一旦胎心率出现异常,即应行阴道检查,了解有无脐带脱垂和脐带血管有无搏动。不能用力去触摸,以免延误处理时间及加重脐血管受压。在胎先露部旁或胎先露部下方以及阴道内触及脐带者,或脐带脱出于外阴者,即可确诊。

4. 处理　一旦确诊脐带先露或脱垂,若胎心尚存在,应立即外阴阴道消毒,将先露部上推以减少脐带受压,同时争取将脐带还纳。若阴道检查宫口已开全,胎心音尚好者可根据不同胎位做臀牵引术或行产钳术结束分娩。若宫口未开全,但已超过 5cm,应使产妇在极度头低臀高位下,还纳脐带,如还纳有困难或宫口开大不足 5cm,且在短时间内不能结束分娩时,应即行剖宫产术。在准备手术的同时,必须用手在阴道内将先露部往上抵住,使脐带不致受压。

若胎儿已死,则待其自然娩出或等宫口开大后做穿颅术娩出。

二、其他脐带异常

1. 脐带过长　妊娠足月时的脐带长度 >80cm 者,称为脐带过长。脐带过长时可引起脐带缠绕、打结、先露、脱垂及脐带受压,使妊娠期及分娩期并发症增加。

经阴道分娩时,在胎头娩出后,遇有脐带绕颈 1 周且较松者,可用手指将脐带顺胎肩推下或从胎头滑下。若脐带绕颈过紧或绕颈 2 周以上。可先用两把止血钳将其一段夹住从中剪断脐带,松解脐带后再协助胎肩娩出。

2. 脐带过短　足月妊娠时的脐带长度 <30cm 者,称为脐带过短。有时脐带长度虽在正常范围内,但因缠绕胎儿肢体或颈部造成相对脐带过短。脐带过短分娩前往往无临床症状,进入产程后可出现胎心音异常、胎儿宫内缺氧,可使胎儿窒息死亡。也可引起胎儿先露部高浮不易衔接,还可引起脐带断裂、出血以及胎盘早剥和子宫外翻。由于上述原因增加手术产机会,对母儿均易产生不良后果。

3. 脐带打结　脐带打结有真结和假结两种。脐带真结少见,系因脐带较长胎儿身体穿越脐带套环 1 次以上而成。真结形成后未拉紧者,无症状出现;如拉紧后胎儿血液循环受阻,可致胎儿发育不良或死亡。所幸,多数脐带真结往往较松,并不影响胎儿生命。脐带假结较多见,形成原因有两种:一种是脐静脉较脐动脉长,静脉迂曲形似结;另一种是脐血管较脐带长,血管卷曲形成结,临床上可致脐血流缓慢影响胎儿发育,若出现血管破裂出血者,可致胎儿死亡。

4. 脐带扭转 脐带扭转少见。多因胎儿过度活动所致。胎儿在宫腔内活动会使正常脐带变成螺旋状,即脐带顺其纵轴扭转。生理性可扭转 6～11 周,如脐带扭转超过 12 周,可影响胎儿血运,轻者可致胎儿窘迫,重者可致胎儿死亡。临床遇有脐带某部位特别是根部扭转超过 360°,围产儿死亡者,又称脐带过度扭转。

5. 其他 脐带静脉曲张较常见;脐带血肿较少见。脐带单脐动脉为脐带发育异常,常需详细检查胎儿有无心血管等系统畸形存在。脐带附着于胎膜上,称为脐带帆状附着。脐带血管通过羊膜和绒毛膜之间进入胎盘,属于脐带附着位置异常;当胎膜破裂时,附着的血管随之破裂,可引起大出血和胎儿死亡。

（高新珍）

第九章　女性生殖系统炎症

生殖系统炎症是妇女常见疾病,包括下生殖道的外阴炎、阴道炎、宫颈炎和上生殖道的子宫内膜炎、输卵管炎、输卵管卵巢炎、盆腔腹膜炎及盆腔结缔组织炎。炎症可以是急性,也可以是慢性;可局限于一个部位或多个部位同时受累;病情可轻可重,轻者无症状,重者引起败血症甚至感染性休克死亡。引起炎症的病原体包括多种微生物如细菌、病毒、真菌及原虫等。随着性传播疾病的增加,生殖系统炎症更为复杂。女性生殖系统炎症不仅危害患者,妊娠期炎症还可危害胎儿、新生儿。因此,生殖系统炎症应积极防治。

第一节　外阴及前庭大腺炎症

一、外阴炎

外阴炎主要指外阴部的皮肤与黏膜的炎症。由于外阴部暴露于外,又与尿道、肛门、阴道邻近,与外界接触较多,因此外阴易发生炎症,其中以大、小阴唇为最多见。

（一）病因

阴道分泌物、月经血、产后恶露、尿液、粪便的刺激均可引起外阴不同程度的炎症。其次如尿瘘患者的尿液、粪瘘患者的粪便、糖尿病患者的糖尿的长期浸渍等。此外,穿紧身化纤内裤,月经垫通透性差,局部经常潮湿等均可引起外阴部的炎症。

（二）临床表现

外阴皮肤疼痛、瘙痒或烧灼感,排尿时加重。局部充血、肿胀,常有抓痕,有时形成溃疡。长期慢性炎症使皮肤增厚甚至皲裂。

（三）实验室及其他检查

应常规查滴虫、白念珠菌、淋球菌以排除滴虫性阴道炎、念珠菌性阴道炎和生殖道淋球菌感染。必要时可取白带细菌培养,以明确细菌的种类,检查尿糖以明确有无糖尿病。

（四）诊断

（1）外阴红肿、糜烂或有溃疡,局部瘙痒、灼热或疼痛,分泌物增多。

（2）分泌物涂片或培养可发现致病菌。

（五）治疗

1. 病因治疗　积极寻找病因,若发现糖尿病应及时治疗糖尿病,若有尿瘘、粪瘘应及时行修补术。

2. 局部治疗　可用 0.1% 碘附液或 1:5 000 高锰酸钾溶液坐浴,每日 2 次,每次 15～30 分钟。坐浴后涂抗生素软膏或紫草油。此外,可选用中药苦参、蛇床子、白藓皮、土茯苓、黄檗各 15g,川椒 6g,水煎熏洗外阴部,每日 1～2 次。急性期还可选用微波或红外线局部物理治疗。

（六）预防

注意个人卫生,经常洗换内裤,保持外阴清洁、干燥。积极寻找病因,以消除刺激的来源。

二、前庭大腺炎

（一）病因

前庭大腺位于两侧大阴唇后 1/3 深部,腺管开口于处女膜与小阴唇之间。因解剖部位的特点,在性交、分娩等其他情况污染外阴部时,病原体容易侵入而引起前庭大腺炎。此病以育龄妇女多见,幼女及绝经后妇女少见。主要病原体为葡萄球菌、大肠埃希菌、链球菌、肠球菌。随着性传播疾病发病率的增加,淋病奈瑟菌及沙眼衣原体已成为常见病原体。急性炎症发作时,病原体首先侵犯腺管,腺管呈急性化脓性炎症,腺管开口往往因肿胀或渗出物凝聚而阻塞,脓液不能外流、积存而形成脓肿,称为前庭大腺脓肿。

（二）临床表现

前庭大腺炎常单侧发病,分急性和慢性 2 种。

急性患者患侧腺体肿大,小阴唇红肿、触痛,行动不便;腺管外口红肿、有脓性分泌物排出。形成脓肿时局部触痛明显,有波动感,伴发热,白细胞增多,有时脓肿可自行溃破。

慢性多由于急性期未彻底治愈或脓肿溃破后引流不畅,炎症反复发作使腺管阻塞,感染物潴留于腺体内形成前庭大腺囊肿。

（三）实验室检查

血白细胞偶可增多。

（四）鉴别诊断

1. 白塞综合征　以口腔、眼、生殖器溃疡为主,外阴可发生大小阴唇、子宫颈或阴道、肛门、会阴等部位溃疡,与本病单纯为前庭大腺腺管开口处炎症有别。

2. 大阴唇腹股沟疝　应与前庭大腺囊肿相鉴别。大阴唇腹股沟疝与腹股沟环相连,挤压后可复位,包块消失,但如向下屏气,增加腹压,则肿块胀大。

（五）治疗

急性期需要卧床休息,局部可冷敷。可予抗生素治疗。可自前庭大腺开口处挤出分泌物做病原微生物检查及药敏试验。抗生素可选择青霉素 80 万 U,肌内注射每日 2 次;头孢氨苄(先锋霉素Ⅳ)或头孢氨苄胶囊口服,500mg,每日 3 次。喹诺酮类药物,如环丙沙星胶囊 0.5g,每日 2 次。诺氟沙星(氟哌酸)200mg,每日 3 次。若炎症较严重,可给予抗生素静脉滴注。如尚未化脓则服药促其症状逐渐好转、吸收,如已形成脓肿则可将脓肿切开引流,并用 1:5 000 高锰酸钾液坐浴,每日 2 次。

（六）预防

注意个人卫生,尤其是外阴部应保持清洁、干燥,注意产褥期、经期的卫生;并重视饮食的调养,避免饮食辛辣刺激。

（高新珍）

第二节　阴道炎

病原体侵入阴道,使阴道黏膜产生炎症,白带出现量、色、质的异常,称为阴道炎。临床常见的有滴虫性阴道炎、真菌性阴道炎、萎缩性阴道炎及非特异性阴道炎。阴道炎各年龄层次的妇女均可发生,为妇科生殖器炎症中最常见的疾病。

一、滴虫性阴道炎

滴虫阴道炎是常见的阴道炎,由阴道毛滴虫引起。滴虫适宜在温度为 25～40℃、pH 为 5.2～6.6 的潮湿环境中生长,在 pH＜5 或 pH＞7.5 的环境中则不生长。月经前后阴道 pH 发生变化,经后接近中性,故隐藏在腺体及阴道皱襞中的滴虫于月经前后常得以繁殖,引起炎症发作。滴虫能消耗或吞噬阴道上皮细胞内的糖原,阻碍乳酸生成,使阴道 pH 升高。滴虫阴道炎患者的阴道 pH 一般在 5～6.5,多数＞6。滴虫不仅寄生于阴道,还常侵入尿道或尿道旁腺,甚至膀胱、肾盂以及男方的包皮皱褶、尿道或前列腺中。滴虫阴道炎的传播途径有:①经性交直接传播;②经公共浴池、浴盆、浴巾、游泳池、坐式便器、衣物、污染的器械及敷料等间接传播。

（一）临床表现

1. 症状　滴虫阴道炎的典型症状是阴道分泌物增加伴瘙痒,分泌物呈稀薄泡沫状,如有其他细菌混合感染白带可呈黄绿色、血性、脓性且有臭味,瘙痒部位在阴道口和外阴,局部灼热、疼痛、性交痛,少数滴虫感染者无以上症状称带虫者。

2. 体征　检查时可见阴道黏膜充血,严重时有散在的出血点。有时可见后穹隆有液性泡沫状或脓性泡沫状分泌物。

（二）实验室及其他检查

以悬滴法检查阴道分泌物,可发现活动的阴道毛滴虫。阴道 pH 为 5.1～5.4。

（三）诊断

典型病例容易诊断,若在阴道分泌物中找到滴虫即可确诊。检查滴虫最简便的方法是悬滴法。在有症状的患者中,其阳性率可达 80%～90%。具体方法:取加温生理盐水 1 小滴于玻片上,于阴道后穹隆处取少许分泌物混于生理盐水中,立即在低倍光镜下寻找滴虫。若有滴虫,可见其呈波状运动而移动位置,亦可见到周围白细胞被推移。对可疑患者,若多次悬滴法未能发现滴虫时,可送培养,准确性可达 98% 左右。取分泌物前 24～48 小时应避免性交、阴道灌洗或局部用药,取分泌物前不做双合诊,窥器不涂润滑剂。分泌物取出后应及时送检并注意保暖,否则滴虫活动力减弱,造成辨认困难。

（四）鉴别诊断

1. 念珠菌性阴道炎　阴道分泌物为乳白色,呈凝乳状或水样,有外阴奇痒,查阴道壁附一层白膜,白带镜检可见芽孢及菌丝。

2. 萎缩性阴道炎　阴道分泌物色黄、质稀,时有血色,有阴道烧灼感,查阴道黏膜薄且光滑,可有小出血点或小溃疡。

3. 细菌性阴道炎　阴道分泌物增多,稀薄,灰白色,腥臭,可伴轻度外阴瘙痒或烧灼感。检查阴道黏膜无充血。细菌学检查无滴虫、真菌或淋病奈瑟菌,可找到一般病原菌。

（五）治疗

1. 全身用药　滴虫性阴道炎,常伴有泌尿系统及肠道内滴虫感染,单纯局部用药,不易彻底消灭滴虫,应结合全身用药。

（1）甲硝唑:400mg,每日 2~3 次,7 日为 1 疗程;对初次患病的患者单次口服甲硝唑 2g,可收到同样效果。口服吸收好,疗效高,毒性小,应用方便,服药后偶见胃肠道反应,如食欲减退、恶心、呕吐。此外,偶见头痛、皮疹、白细胞减少等,一旦发现应停药。甲硝唑能通过乳汁排泄,若在哺乳期用药,用药期间及用药后 24 小时内不哺乳为妥。另外,甲硝唑为诱变剂,虽然对人类的致畸作用尚未定论,但药物可通过胎盘到达胎儿血液循环,故妊娠期间慎用。有学者建议妊娠前 16 周禁止口服本药。

新生儿用药可为每次 50mg,每日 2 次,共 4~5 日,婴幼儿则以 80mg/kg 的剂量分4 日用。

性伴侣应同时治疗,男性可用口服一次 2g 的方法治疗。男性长期感染,可导致尿道狭窄,有时会发展成为附睾炎或前列腺炎。

（2）替硝唑:2g 口服,每日 1 次,共用 7 日,如治疗无效,药量可加倍。

儿童用药 15mg/（kg·d）,分 3 次服,共 7 日。

（3）曲古霉素:10 万~20 万 U 口服,每日 2 次,共 7 日。

（4）其他:对甲硝唑有耐药性的患者,有报道可用甲苯达唑,每日 2 次,每次 100mg,连服 3 日;或口服呋喃唑酮,每日 3 次,每次 100mg。

老年或闭经患者可同时服用己烯雌酚 0.25~0.5mg,每日 1 次,7~10 日为 1 疗程,乳腺癌、子宫内膜癌患者禁用。

2. 局部用药

（1）增强阴道防御能力:用 0.5%~1% 乳酸或醋酸,或 0.25% 碘伏液冲先阴道,每日 1 次,7 日为 1 疗程。

（2）甲硝唑:阴道泡腾片 200mg,于阴道冲洗后或每晚塞入阴道 1 次,7 日为 1 疗程。

3. 妊娠期滴虫阴道炎的治疗　目前尚存在争议。国内药物学仍建议妊娠期禁用甲硝唑;美国 PDA 推荐用甲硝唑 250mg,每日 3 次,连服 7 日。

4. 治疗中注意事项　为避免重复感染,内裤及洗涤用的毛巾应煮沸 5~10 分钟;治疗期间禁性生活,夫妇双方同时治疗;未婚女性以口服治疗为主;治疗后检查滴虫阴性时,应于下次月经后继续治疗一个疗程,方法同前,以巩固疗效。

5. 治愈标准　滴虫阴道炎常于月经后复发,检查滴虫阴性时,应每次月经后复查白带,连续 3 次检查滴虫均为阴性方为治愈。

（六）预防

做好卫生宣传,开展普查普治,及时发现和治疗带虫者,消灭传染源。严格实行公共设施的卫生管理及监护,禁止患者及带虫者进入游泳池。妇科检查所用器械及物品要严格消毒,防止交叉感染。

二、外阴阴道假丝酵母菌病

外阴阴道假丝酵母菌病（VVC）又称外阴阴道念珠菌病,是常见外阴阴道炎症。病原菌主要为白假丝酵母菌。假丝酵母菌适宜在酸性环境中生长,妊娠妇女和糖尿病患者、大量应用免疫抑制剂及长期应用广谱抗生素者易受感染。

（一）病因

有80%～90%的病原体为白假丝酵母菌。有白假丝酵母菌感染的阴道pH在4.0～4.7，通常pH<4.5。在10%～20%非妊娠妇女及30%的孕妇阴道中有此菌寄生，但并不引起症状。当机体抵抗力降低，阴道内糖原增多，酸性增强时，即可迅速繁殖而引起炎症。故本病多见于孕妇、糖尿病及接受大剂量雌激素治疗的患者。大量长期应用抗生素及肾上腺皮质激素，也可使菌群紊乱，而导致假丝酵母菌生长。其他如严重的传染病，消耗性疾病以及B族维生素缺乏等，均为其生长繁殖的有利条件。传染途径有：①内源性传染，为主要传播途径，假丝酵母菌除阴道外，还可寄生于人的口腔和肠道，这三个部位的假丝酵母菌可相互传染；②直接传染，少部分患者通过性交直接传染；③间接传染，因接触感染的衣物而传染。

（二）临床表现

主要症状为外阴瘙痒、灼痛。从轻微痒感到难以忍受的奇痒。大多数患者瘙痒较严重，坐卧不安，影响工作与生活，且伴烧灼痛，尤在性生活、排尿时更甚。有的可有尿频、尿急及性交痛。另一症状为白带增多，典型白带黏稠，呈白色豆渣样或凝乳状。无混合感染时，一般无臭味。

检查可见小阴唇内侧、阴道黏膜上紧紧黏附有白色片状薄膜，如鹅口疮样伪膜，不易擦去，若揭去伪膜可见其下黏膜红肿，可有小的浅表溃疡与渗血。

（三）诊断

根据上述症状、体征，白带中找到假丝酵母菌及芽孢，即可诊断。一般涂片即可发现。若在玻片上加一小滴等渗氯化钠溶液或10%～20%氢氧化钾溶液，加盖玻片，微加热镜检，红细胞、白细胞及上皮细胞立即溶解，便于查找假丝酵母菌及芽孢，或涂片后经革兰染色镜检，可靠性可提高80%，最可靠的方法当属假丝酵母菌培养。此外，诊断时要注意有无相关发病诱因，如妊娠，使用广谱抗生素及大剂量甾体激素史和糖尿病史等。

（四）治疗

1. 消除诱因　若有糖尿病，给予积极治疗；及时停用广谱抗生素、雌激素。

2. 药物治疗

（1）局部用药。

1）制霉菌素阴道栓：100mg每日早、晚各1次置于阴道深部，10日1疗程。

2）硝酸咪康唑栓剂：200mg每晚1次置于阴道深部，2周1疗程。

3）克霉唑栓剂（或霜剂、软膏）：阴道内用药。

4）1%龙胆紫涂擦阴道：隔日1次，6～7次为1疗程。

5）地衣芽孢杆菌栓剂：外阴用高锰酸钾水洗净后，患者自行将栓剂置入阴道深部，早、晚各1次，1次1枚，连用3日后取阴道分泌物涂片检查，观察疗效，治愈即停药。

6）爱宝疗制剂：①爱宝疗阴道栓，一粒含聚甲酚磺醛90mg，每日或隔日1次，每次1粒，晚间放入阴道深处；②爱宝疗软膏，含聚甲酚醛18mg，隔日1次，晚间用插入管将软膏送入阴道深处；③爱宝疗浓缩液，按1:5用水稀释，冲洗阴道。

7）双唑泰栓：每晚上1枚，置于阴道后穹隆处，7日为1疗程。文献报道，总有效率为

82.66%,优于克霉唑栓61.55%($P < 0.001$)。

8)3%碳酸氢钠溶液:冲洗阴道,连用10日。以增加阴道碱性度,从而不利于假丝酵母菌生长繁殖,然后局部上药,将制霉菌素片塞入阴道内,每日1片,10日为1疗程。或用3%~5%克霉唑软膏涂于阴道、外阴部,每日1次,5次为1疗程。

9)妇宁栓:每次1粒,每日1次,阴道纳入。

10)妇炎栓:阴道纳药,每次1粒,每日1次。

11)妇炎平胶囊:阴道纳药,每次1~2粒,每日1次。

12)灭敌刚片:阴道纳药,每次1片,每日1次。

13)洁尔阴洗液:用温开水稀释至10%浓度以上,采用阴道冲洗或坐盆,每日2次,2周为1疗程。有较好的疗效。

(2)全身用药。

1)酮康唑:是近来发现的一种咪唑二噁烷衍生物,对皮肤真菌等双相真菌和真菌纲具有抑菌和杀菌活性,对皮肤黏膜念珠菌感染特别是假丝酵母菌外阴炎、阴道炎疗效好,疗程短。方法:成人每日1次,每次2片(400mg),7日为1疗程,餐中或饭后服用,无肝、肾、胃疾病者服药不能中断,夫妻同服。

2)氟康唑:新型三唑类抗真菌药,选择抑制真菌麦角甾醇合成。具有广谱抗菌活性,不良反应少,既可口服又可静脉注射。较酮康唑作用强20~100倍。对阴道假丝酵母菌感染有效率为97%。方法:不论口服或静脉滴注(30分钟内滴完),第1日400mg,每日1次,以后200mg,每日1次,根据病情决定疗程。孕妇、哺乳期妇女、16岁以下儿童慎用。

3)伊曲康唑:为三唑类抗真菌药,作用比酮康唑强,口服吸收良好。对阴道假丝酵母菌真菌转阴率达80%,方法:200mg,每日1次。如疗效不佳可增至400mg,每日1次。治疗时间根据病情决定。常见不良反应有恶心、呕吐、皮疹、头晕、足肿及一过性转氨酶升高等。

4)制霉菌素片:口服50万~100万U,每日3次,7~10日为1疗程。

妊娠期假丝酵母菌病发病率高,症状较重,并可能引起胎儿宫内感染,应进行局部用药治疗。

3. 复发性外阴阴道假丝酵母菌病(RVVC)的治疗　1年内有症状并经真菌学证实的VVC发作4次或以上,称为RVVC,发生率约5%。多数患者复发机制不明确。抗真菌治疗分为初始治疗及维持治疗。初始治疗若为局部治疗,延长治疗时间为7~14日;若口服氟康唑150mg,则第4日、第7日各加服1次。常用的维持治疗:氟康唑150mg,每周1次,共6个月;或克霉唑栓剂500mg,每周1次,连用6个月;或选用其他局部唑类药物间断应用。在治疗前应做真菌培养确诊。治疗期间定期复查监测疗效及药物不良反应,一旦发现不良反应,立即停药。

4. 妊娠合并外阴阴道假丝酵母菌病的治疗　局部治疗为主,7日疗法效果佳,禁用口服唑类药物。

5. 性伴侣治疗　无须对性伴侣进行常规治疗。约15%男性与女性患者接触后患有龟头炎,对有症状男性应进行假丝酵母菌检查及治疗,预防女性重复感染。

6. 随访　若症状持续存在或诊断后2个月内复发者,需再次复诊。

（五）预防

消除发病诱因；讲究卫生，保持外阴清洁、干燥；医疗用品严格消毒；治疗期间禁止房事，且夫妻同时治疗。

三、细菌性阴道病

细菌性阴道病（BV）是指一类在细菌学上表现为生殖道正常菌群数量减少、代之以一组厌氧菌群数量增加的临床综合征，为混合感染。以前由于对它认识有限，曾报道过很多名称，如非特异性阴道炎、加德纳菌性阴道炎、阴道嗜血杆菌性阴道炎等，1984 年正式命名为细菌性阴道病。

（一）临床表现

主要阴道分泌物增多，色灰黄或灰白，有腥臭味，稀薄，有时可见泡沫（为厌氧菌）产生的气体所致。可伴有外阴轻度烧灼及瘙痒感。月经过后或性交后腥臭气味加重。

（二）实验室检查

无真菌、淋菌和滴虫。涂片革兰染色见混合细菌群，即大量革兰阴性或革兰染色不定的小杆菌。

（三）诊断

下列 4 条具有 3 条阳性者即可诊断为细菌性阴道病。

（1）阴道分泌物为匀质稀薄的白带。

（2）阴道 pH > 4.5（正常阴道 pH ≤ 4.5），由于厌氧菌产氨所致。

（3）氨臭味试验阳性，取阴道分泌物少许放玻片上，加入 10% 氢氧化钾液 1 ~ 2 滴，产生一种鱼腥臭气味即为阳性。

（4）线索细胞阳性，取少许白带放在玻片上经染色，或直接加一滴生理盐水混合，置于高倍显微镜下见到 20% 以上的线索细胞。线索细胞即阴道脱落的表层细胞，于细胞边缘贴附大量颗粒状物即加德纳菌，细胞边缘不清。

（四）治疗

1. 全身用药

（1）甲硝唑：为首选药物。一般每次 400mg，每日 2 次，7 日为 1 疗程。或单次给予 2g 口服，必要时 24 ~ 48 小时重复给药。甲硝唑近期有效率达 82% ~ 92%。

（2）克林霉素（氯林可霉素）：这是目前公认的另一有效药物，可适用于孕妇。用法：口服每次 300mg，每日 2 次，连服 7 日，有效率达 94%；另有分析，近期治愈率为 93.5%，远期为 89.7%，不良反应有腹泻、皮疹及阴道刺激症状，但均不严重，不必停药。

（3）匹氨西林：每次 700mg，每日 2 次，6 ~ 7 日为 1 疗程。有报道指出，本药可用作甲硝唑的替代治疗。有学者曾对 289 例患者分别用本药及甲硝唑治疗，有效率本药为 54%，甲硝唑为 69%。

（4）氨苄西林：每次 500mg，每 6 小时 1 次，5 ~ 7 日为 1 疗程。有学者对几种治疗方案进行比较，结果发现，治愈率氨苄西林为 58%，甲硝唑为 97%。大多数学者认为患者的配偶不必治疗，对无病状的携带者也不治疗。妊娠期可选用氨苄西林，不服用甲硝唑。

2. 阴道用药

（1）甲硝唑 400mg 或甲硝唑栓 1 枚置阴道内，每日 1 次，共 7 日。

（2）2%克林霉素软膏外涂，每晚1次，连用7日。

（3）氧氟沙星阴道泡腾片，每晚1次，每次1片，置阴道深部，连用7日。偶有灼烧感、瘙痒感，对本品及喹诺酮类药物过敏者禁用。治愈率约为96%。

（4）聚维酮碘栓200mg，置阴道后穹隆部，每晚1粒，5~7日为1疗程，报道有效率为94.4%。碘过敏者慎用。

（5）洁尔阴阴道泡腾片300mg，置阴道，每晚1次，共7日。

（6）1%过氧化氢液、洁尔阴洗液、1%乳酸液、0.5%醋酸液、肤阴泰洗液及肤阴洁洗液冲洗阴道，可改善阴道内环境，提高疗效。

3. 性伴侣的治疗　本病虽与多个性伴侣有关，但对性伴侣给予治疗并未改善治疗效果及降低其复发，因此，性伴侣不需要常规治疗。

4. 妊娠期细菌性阴道病的治疗　由于本病与不良妊娠结局有关，应在妊娠中期进行细菌性阴道病的筛查，任何有症状的细菌性阴道病孕妇及无症状的高危孕妇（有胎膜早破、早产史）均需治疗。由于本病在妊娠期有合并上生殖道感染的可能，多选择口服用药，甲硝唑200mg，每日3~4次，连服7日。也可选用甲硝唑2g，单次口服；或克林霉素300mg，每日2次，连服7日。

（五）预防

注意个人卫生，增强体质，保持外阴部清洁，避免流产及产褥感染，避免分娩及妇科手术操作时损伤阴道，避免用刺激性强的药液冲洗阴道，杜绝感染源。

四、萎缩性阴道炎

（一）病因

萎缩性阴道炎常见于自然绝经后的老年妇女及卵巢去势后的妇女。因此时卵巢功能衰退，体内雌激素水平降低，阴道黏膜变薄、萎缩，上皮细胞内糖原减少，阴道pH升高，阴道黏膜抵抗力降低，致病菌容易侵入生长繁殖而引起阴道炎。此外，卵巢切除或盆腔放射治疗及卵巢功能早衰者，都可能有类似症状。

（二）临床表现

主要为腰酸，下腹坠胀不适，外阴瘙痒、灼热感。阴道分泌物增多，呈淡黄色或血水状。部分伴尿频、尿急。检查见阴道呈萎缩性改变，黏膜萎缩，皱襞消失，上皮平滑菲薄。阴道黏膜点状充血，严重者有溃疡，阴道前、后壁粘连，甚至阴道闭锁，检查时可能出血。

（三）实验室检查

阴道分泌物滴虫和真菌阴性。阴道细胞学检查除外宫颈及子宫的恶性肿瘤。

（四）诊断

根据绝经、卵巢手术史、盆腔放射治疗史或药物性绝经史及上述临床表现而诊断。但应进行进一步检查，如阴道分泌物常规检查真菌、滴虫，宫颈刮片及阴道壁脱落细胞检查癌细胞等，以便明确病原微生物并与肿瘤等其他疾病相鉴别。

（五）治疗

1. 一般治疗　注意卫生，保持外阴部清洁。避免进食葱、姜、蒜、辣椒等刺激性食物。

2. 药物治疗

（1）1%乳酸、0.5%醋酸溶液：冲洗阴道，继后擦干阴道，喷撒抗生素粉或用栓。也可用1:5 000高锰酸钾液冲洗阴道。有溃疡者也可用紫草油涂搽局部。

（2）己烯雌酚：0.25～0.5mg，每晚塞入阴道，7～10日为1疗程。病情顽固者用0.125～0.25mg，每晚1次口服，10次为1疗程。

（3）雌三醇：1～2mg，口服，每晚1次，7日为1疗程。

（4）尼尔雌醇：为雌三醇的衍生物，是目前雌激素药物中雌激素活性最强的药物，可选择性地作用于阴道。每次2mg，口服，每2～4周1次。

（5）妊马雌酮：本品是从妊娠马尿中提取的一种水溶性天然结合型雌激素。每次0.5～2.5mg，每日1～3次。肝功能不全者慎用。

（6）炔雌醇：绝经后妇女体内雌激素减少，阴道壁上皮萎缩变薄，角化程度较低，易导致损伤和感染，发生萎缩性阴道炎。如无禁忌证，可用炔雌醇治疗，效果可靠。剂量每日0.025～0.05mg。

（7）复方氯霉素甘油：取氯霉素25g，己烯雌酚0.1g，加入热甘油（甘油用水浴加热到80℃左右）中，不断搅拌溶解，最后加甘油至1 000mL，用多层消毒纱布过滤即得，使用时先用0.1%苯扎溴铵液棉球擦洗外阴，以扩阴器扩张阴道，用0.1%苯扎溴铵液棉球擦净阴道分泌物，再以消毒干棉球擦干，以带尾的消毒棉球浸润复方氯霉素甘油液后涂布阴道，然后将棉球放置于阴道后穹隆处，使棉球尾端留于阴道口，嘱患者于2～24小时后自行取出，一般用药1～3次即可痊愈。

（8）紫金锭：用5片（15g）研为细末，以窥阴器扩开阴道上药，每日1次，5次为1疗程。

（9）洁尔阴洗液：冲洗阴道，有一定疗效。

（六）预防

萎缩性阴道炎的主要发生原因在于体内雌激素减少，绝经后如能给予适当雌激素，便可防止发生本病。平时要注意外阴清洁，每日清洗外阴。炎症未愈时应避免房事。饮食宜清淡而有营养，勿食生冷伤脾的食物，阴虚或湿热体质者，忌服辛辣之品，以免热灼阴液。慢步走运动对萎缩性阴道炎患者有益，每日坚持做几次仰卧起坐，也可使腹部的血流改善，有助于萎缩性阴道炎患者。此外，应积极参加妇科疾病的普查，做到早期发现，早期治疗。

五、婴幼儿外阴阴道炎

（一）病因

婴幼儿外阴皮肤特别嫩、薄，自我防护功能不健全，且常有尿液浸泡，加上护理不当，很容易感染，产生婴幼儿外阴炎。最常见的细菌是化脓性球菌、链球菌、大肠杆菌、白喉杆菌以及淋球菌、念珠菌、滴虫或蛲虫等，常通过母亲或其他护理人员的手、衣物、浴盆、浴巾等传播；也可由于卫生习惯不良，外阴不洁，或外阴部因蛲虫引起瘙痒而抓伤等导致侵入而发生炎症。

（二）临床表现

主要症状为阴道分泌物增加，呈脓性。由于大量分泌物刺激引起外阴痛痒，患儿哭闹、烦躁不安或用手搔抓外阴，部分患儿排尿时分道。检查可见外阴、阴蒂、尿道口、阴道口黏膜充血、水肿，有脓性分泌物自阴道口流出。病变严重者，外阴表面可见溃疡，小阴唇可见粘连,粘连的小阴唇遮盖阴道口及尿道口,只在其上、下方留有一小孔,尿自小孔排出。在检查时还应做肛门检查排除阴道异物及肿瘤。

（三）实验室检查

阴道分泌物涂片检查或进行培养可查出病原体。注意阴道有无异物。

（四）治疗

治疗原则保持外阴清洁、干燥、减少摩擦,应用敏感抗生素。抗生素可口服或肌内注射,也可外用,用1:5 000的高锰酸钾坐浴后,外阴涂敷金霉素或红霉素软膏,或涂雌激素软膏。必要时阴道内放置己烯雌酚片0.1～0.2mg,每日1次,持续2～3周,以增强阴道黏膜的抵抗力,改善阴道环境。但应注意,己烯雌酚的用量不能过多,以免引起子宫内膜增生,停药后脱落而发生阴道流血。

小阴唇粘连如呈膜样,用拇指将左右大阴唇各向外方轻推以分离之,然后局部涂以金霉素油膏,每日3～4次,直至组织恢复正常。如粘连紧密,需在麻醉下手术切开,阴唇创面用肠线间断缝合。

（五）预防

保持外阴清洁、干燥、减少摩擦,但应尽早穿封裆裤。便后,应注意自前向后揩拭。如有异物,必须取出。

（高新珍）

第三节　盆腔炎

女性内生殖器官（子宫、输卵管和卵巢）及其周围结缔组织、盆腔腹膜发生炎症,称为盆腔炎（PID）。本病是妇科常见病之一,多见于已婚生育年龄的妇女。按其发病部位,有子宫内膜炎、子宫肌炎、输卵管炎、卵巢炎、盆腔结缔组织炎、盆腔腹膜炎等。炎症可局限于一个部位,也可以几个部位同时发病。临床表现可分为急性与慢性两种。急性炎症有可能引起弥漫性腹膜炎、败血症、脓毒血症,甚至感染性休克而危及生命。慢性炎症由于顽固难愈,反复发作,影响妇女的健康和工作,故应予重视及积极防治。

一、急性盆腔炎

（一）病因

月经期、分娩或流产后的感染,不洁宫腔手术操作史是急性盆腔炎发生的常见原因,也可发生于邻近器官感染后的直接蔓延。致病菌多为厌氧菌、化脓性链球菌、葡萄球菌、大肠埃希菌和淋病奈瑟菌等。

（二）病理

1. 急性子宫内膜炎及子宫肌炎　多见于流产、分娩后（参见第四章第一节产褥感染）。

2. 急性输卵管炎、输卵管积脓、输卵管卵巢脓肿、急性盆腔结缔组织炎　细菌由宫颈或宫壁的淋巴播散到盆腔结缔组织引起结缔组织充血、水肿、白细胞浸润,以宫旁结缔组织最常见。病变累及输卵管浆膜层形成输卵管周围炎,然后累及肌层,输卵管黏膜层受累极轻或不受累;若炎症沿子宫内膜向上蔓延者,首先引起输卵管黏膜炎,黏膜充血、肿胀、渗出,管腔内有积脓,大量中性粒细胞浸润,重者上皮变性脱落,管腔粘连、伞端闭塞,形成输卵管积脓,发生炎症的输卵管伞端可与卵巢粘连而发生卵巢周围炎,称为输卵管卵巢炎或附件炎。炎症可通过卵巢排卵的破孔侵入卵巢形成卵巢脓肿,若脓肿与输卵管积脓粘连贯通,即形成输卵管卵巢脓肿。

3. 急性盆腔腹膜炎　盆腔内器官发生严重感染时,往往蔓延到盆腔腹膜,发生炎症的腹膜充血、水肿、渗出,形成盆腔脏器的粘连。大量的脓性渗出液积聚于粘连的间隙内,可形成散在的小脓肿,积聚于子宫直肠陷凹处形成盆腔脓肿。若脓汁流入腹腔则扩散为弥漫性腹膜炎。

4. 败血症及脓毒血症　当病原体毒性强、数量多,患者抵抗力降低时,常发生败血症。多见于严重的产褥感染,感染性流产,也可发生于放置宫内节育器、输卵管结扎术损伤脏器引起,细菌大量进入血液循环并大量繁殖形成败血症,感染的血栓脱落入血引起脓毒血症,若得不到及时的控制,可很快出现感染性休克,甚至死亡。

（三）临床表现

常有经期不卫生,产褥期感染,宫腔、宫颈、盆腔手术史,或盆腔炎症反复发作病史。

1. 症状　由于炎症累及的范围及程度不同,临床表现也不同。起病时下腹疼痛,伴发热,病情严重者可有高热、寒战、头痛、食欲不振,阴道分泌物增多,常呈脓性,有恶臭;有腹膜炎时,可见恶心、呕吐、腹胀、腹泻;如有脓肿形成,下腹可有包块或局部刺激症状。包块位于前方,膀胱受到刺激,则有尿频、尿痛或排尿困难。包块位于后方,直肠受压则可见排便困难、腹泻或里急后重感。

2. 体征　患者呈急性病容,体温常达39℃以上,心率增快,下腹部有肌紧张、压痛及反跳痛,肠鸣音减弱或消失。妇科检查:阴道充血,有大量脓性分泌物,后穹隆明显触痛。宫颈充血、水肿,举痛明显,宫体稍大,较软,压痛,活动受限。输卵管压痛明显,有时扪及包块。有宫旁结缔组织炎时,下腹一侧或两侧可触及片状增厚,或两侧宫骶韧带高度水肿增粗。有脓肿形成且位置较低时,后穹隆或侧穹隆可扪及肿块且有波动感。

（四）实验室及其他检查

1. 血液　白细胞及中性粒细胞均增多,红细胞沉降率加快。

2. 尿常规。尿呈葡萄酒色,并出现急性肾衰竭。若病情恶化,应高度怀疑产气荚膜杆菌感染。

3. 宫颈排出液　培养致病菌(包括淋病双球菌)及药物敏感试验。

4. 后穹隆穿刺　抽出液中含有白细胞和细菌。可送培养病原体(包括淋病双球菌)及药物敏感试验,比子宫颈排出液更为可靠。

（五）诊断

根据病史、症状和体征可做出初步诊断。此外,还需做血常规、尿常规、宫颈管分泌物及后穹隆穿刺物检查等。急性盆腔炎的临床诊断标准,需同时具备下列3项:①下腹压痛伴或不伴反跳痛;②宫颈或宫体举痛或摇摆痛;③附件区压痛。下列标准可增加诊断的特异性:宫颈分泌物培养或革兰染色涂片淋病奈瑟菌阳性或沙眼衣原体阳性;体温超过38℃;血白细胞总数$>10 \times 10^9$/L;后穹隆穿刺抽出脓性液体;双合诊或B型超声检查发现盆腔脓肿或炎性包块。由于临床诊断急性输卵管炎有一定的误诊率,腹腔镜检查能提高确诊率。腹腔镜的肉眼诊断标准有：①输卵管表面明显充血；②输卵管壁水肿；③输卵管伞端或浆膜面有脓性渗出物。在做出急性盆腔炎的诊断后，要明确感染的病原体。

（六）鉴别诊断

1. 急性阑尾炎　起病早期腹痛开始于上腹部或脐周，为阵发性逐渐加重，数小时至 24 小时后，腹痛转移至右下腹阑尾所在部位，且呈持续性。检查麦氏点压痛、反跳痛明显，腰大肌征、闭孔肌征可阳性，而妇科检查可无阳性体征。

2. 卵巢囊肿蒂扭转　患者多于突然改变体位时发生一侧下腹剧痛，常伴恶心、呕吐甚至休克。妇科检查可触及张力较大的肿块，有压痛及腹肌紧张，但早期无发热症状。

3. 异位妊娠　有不规则阴道流血或停经史，突然发生一侧下腹撕裂样剧痛，下腹有明显压痛及反跳痛，以一侧为著，腹肌紧张则轻微。腹内出血多时可叩出移动性浊音，并有休克表现。宫颈举痛明显，尿妊娠试验阳性，后穹隆穿刺可抽出不凝血。

（七）治疗

1. 支持疗法　卧床休息，半卧位有利于脓液积聚于直肠子宫陷凹而使炎症局限。给予高热量、高蛋白、高维生素流食或半流食，补充液体，注意纠正电解质紊乱及酸碱失衡，必要时少量输血。高热时采用物理降温。尽量避免不必要的妇科检查以免引起炎症扩散，若有腹胀应行胃肠减压。

2. 抗感染治疗　抗生素的选用根据药物敏感试验较为合理，在化验结果未出来前，采用联合用药疗效好，配伍要求抗需氧菌同时抗厌氧菌、且广谱足量。在治疗过程中，可根据药物敏感试验结果与临床治疗反应，随时调整用药。给药途径以静脉滴注效果好。

急性盆腔炎常用的抗生素配伍方案如下。

（1）青霉素或红霉素与氨基糖苷类药物及甲硝唑配伍：青霉素每日 320 万～960 万 U 静脉滴注，分 3～4 次加入少量液体中进行间歇快速滴注；红霉素每日 1～2g，分 3～4 次静脉滴注；庆大霉素先给予负荷量（2mg/kg），后给予维持量（1.5mg/kg），每 8 小时 1 次；阿米卡星每日 200～400mg，分 2 次肌内注射，疗程一般不超过 10 日；甲硝唑葡萄糖注射液 250mL（内含甲硝唑 500mg），静脉滴注，每 8 小时 1 次，病情好转后改口服 400mg，每 8 小时 1 次。本药通过乳汁排泄，哺乳期妇女慎用。

（2）第一代头孢菌素与甲硝唑配伍：尽管第一代头孢菌素对革兰阳性菌的作用较强，但有些药物对革兰阴性菌较优，如头孢拉定静脉滴注，每日 2～4g，分 4 次给予；头孢唑啉钠每次 0.5～1g，每日 2～4 次，静脉滴注。

（3）克林霉素或林可霉素与氨基糖苷类药物（庆大霉素或阿米卡星）配伍：克林霉素 900mg，每 8～12 小时 1 次，静脉滴注，体温降至正常后改口服，每次 450mg，1 日 4 次；林可霉素每次 300～600mg，每日 3 次，肌内注射或静脉滴注。克林霉素或林可霉素对多数革兰阳性菌及厌氧菌有效，与氨基糖苷类药物联合应用，无论从实验室或临床均获得良好疗效。此类药物与红霉素有拮抗作用，不可与其联合；长期使用可致假膜性肠炎，其先驱症状为腹泻，遇此症状应立即停药。

（4）第二代头孢菌素或相当于第二代头孢菌素的药物：头孢呋辛钠，每次 0.75～1.5g，每日 3 次，肌内注射或静脉推注。头孢孟多静脉推注或静脉滴注，每次 0.5～1g，每日 4 次，较重感染每次 1g，每日 6 次。头孢替安每日 1～2g，分 2～4 次给予，严重感染可用至每日 4g。头孢西丁钠每次 1 ~ 2g,每日 3 ~ 4 次,此药除对革兰阴性菌作用较强外,对革兰阳性菌及厌氧菌(消化球菌、消化链球菌、脆弱类杆菌)均有效。若考虑有衣原体感染,应同时给予多西环素 100mg 口服,每 12 小时 1 次。

(5)第三代头孢菌素或相当于三代头孢菌素的药物:头孢噻肟钠肌内注射或静脉注射,1 次 0.5 ~ 1g,1 日 2 ~ 4 次;头孢曲松钠 1g,每日 1 次静脉注射,用于一般感染,若为严重感染,每日 2g,分 2 次给予;头孢唑肟每日 0.5 ~ 2g,严重者 4g,分 2 ~ 4 次给予;头孢替坦二钠 2g,每日 2 次静脉推注或静脉滴注。头孢曲松钠、头孢唑肟及头孢替坦二钠除对革兰阴性菌作用较强外,对革兰阳性菌及厌氧菌均有抗菌作用。若考虑有衣原体或支原体的感染应加用多西环素 100mg,口服,每 12 小时 1 次,在病情好转后,应继续用药 10 ~ 14 日。对不能耐受多西环素者,可用阿奇霉素替代,每次 500mg,每日 1 次,连用 3 日。淋病奈瑟菌感染所致盆腔炎首选此方案。

(6)哌拉西林钠:是一种新的半合成的青霉素,对多数需氧菌及厌氧菌均有效。每日 4 ~ 12g,分 3 ~ 4 次静脉注射或静脉滴注,严重感染者,每日可用 10 ~ 24g。

(7)喹诺酮类药物与甲硝唑配伍:喹诺酮类药物是一类较新的合成抗菌药,本类药物与许多抗菌药物之间无交叉耐药性。第三代喹诺酮药物对革兰阴性菌及革兰阳性菌均有抗菌作用。常用的有环丙沙星每次 100 ~ 200mg,每日 2 次,静脉滴注;氧氟沙星每次 400mg,每 12 小时 1 次,静脉滴注。

3. 手术治疗 下列情况应行手术解决。

(1)若有盆腔脓肿或腹膜后脓肿形成,经药物治疗 48 ~ 72 小时,高热不降,中毒症状加重或肿块增大,根据脓肿位置高低,及时经腹或经阴道切开引流。

(2)若有盆腔脓肿破裂症候,如突然腹痛加剧、高热、寒战、恶心、呕吐、腹胀、拒按或中毒性休克表现,需立即剖腹探查。

(3)确诊为输卵管积脓或输卵管卵巢脓肿,经药物治疗炎症控制,病情稳定后,应适时手术,切除病灶。

(八)预防

(1)提高防病意识,做好四期卫生保健。医务人员在进行人流、放环及处理分娩时,应严格按无菌操作。

(2)卧床休息,采用半坐卧位,以利炎症的局限及脓液的引流。注意补充营养、水及电解质。高热时,给予物理降温处理。

二、慢性盆腔炎

慢性盆腔炎多为急性盆腔炎治疗不彻底,或患者体质较差,病程迁延演变所致;或无明显急性发作史,起病缓慢,病情反复所致。当机体抵抗力弱时,可有急性发作。

(一)病理

病变主要局限于输卵管、卵巢和盆腔结缔组织,常见的有以下几种。

1. 慢性输卵管炎与输卵管积水 最常见,多为双侧性,输卵管增粗,管壁变厚管腔常粘连,伞端闭锁,并与周围组织粘连。当输卵管伞部和峡部粘连闭锁时,浆液性渗出物即积聚而形成输卵管积水。积水的输卵管表面光滑,形似腊肠或曲颈的蒸馏瓶状,卷曲向后,游离或与周围组织粘连。

2. 输卵管卵巢炎与输卵管卵巢囊肿　输卵管炎症常波及卵巢并发生粘连,形成输卵管卵巢炎(附件炎)。当输卵管积水贯通卵巢,渗出液积于腔内,或脓液吸收后转为浆液性渗出,则形成输卵管卵巢囊肿。也可由于输卵管卵巢脓肿的脓液吸收而成。

3. 慢性盆腔结缔组织炎　炎症蔓延至宫旁结缔组织和子宫骶骨韧带等处,局部组织增生变硬,子宫常被粘连牵向一侧或固定不动,形成冰冻骨盆。

（二）临床表现

（1）全身炎症症状多不明显,有时仅有低热,易感疲倦。由于病程时间较长,部分患者可出现神经衰弱症状,如精神不振、周身不适、失眠等。当患者抵抗力差时,易有急性或亚急性发作。

（2）慢性炎症形成的瘢痕粘连以及盆腔充血,常引起下腹部坠胀、疼痛及腰骶部酸痛。常在劳累、性交后及月经前后加剧。

（3）慢性炎症导致盆腔淤血,患者常有经量增多;卵巢功能损害时可致月经失调;输卵管粘连阻塞时可致不孕。

（4）体征:子宫常呈后倾后屈,活动受限或粘连固定。若为输卵管炎,则在子宫一侧或两侧触到呈索条状的增粗输卵管,并有轻度压痛。若为输卵管积水或输卵管卵巢囊肿,则在盆腔一侧或两侧触及囊性肿物,活动多受限。若为盆腔结缔组织炎时,子宫一侧或两侧有片状增厚、压痛,宫骶韧带常增粗、变硬,有触痛。

（三）实验室及其他检查

B 型超声显像示盆腔有炎性包块;或子宫输卵管碘油造影示输卵管部分或完全堵塞,或呈油滴状集聚;或腹腔镜检有明显炎症、粘连。

（四）诊断

有急性盆腔炎史以及症状和体征明显者,诊断多无困难。但有时患者自觉症状较多,而无明显盆腔炎病史及阳性体征,此时对慢性盆腔炎的诊断须慎重,以免轻率做出诊断造成患者思想负担。有时盆腔充血或阔韧带内静脉曲张也可产生类似慢性盆腔炎的症状。

（五）治疗

治疗原则:采取综合措施,积极合理治疗,尽量保留卵巢功能,为不孕患者争取受孕机会,取得根治效果。

1. 一般治疗　解除患者心理负担,树立战胜疾病信心,加强营养,锻炼身体,提高机体抵抗力。

2. 药物治疗　如低热、下腹痛等症状有所加重,应酌情给予抗生素治疗以防亚急性或急性发作。可同时采用透明质酸酶 1 500U 或 α－糜蛋白酶 5mg 肌内注射,隔日 1 次,5 ~ 10 次为 1 疗程,以利于粘连和炎症的吸收。

3. 物理疗法　选用短波、超短波、微波、离子透入等物理疗法以促进盆腔血液循环,改善组织营养状态,提高新陈代谢而有利于消炎散肿治疗。

4. 手术治疗　经药物治疗无效的盆腔炎性肿块、输卵管积水或输卵管卵巢囊肿可行手术治疗,存在小的感染灶,反复引起炎症发作者宜手术治疗。手术以彻底治愈为原则。

（高新珍）

第十章　女性性传播疾病

性传播疾病（STD）是指通过性行为或类似性行为传染的一组传染病。现代意义的性传播疾病除梅毒、淋病、软下疳、性病性淋巴肉芽肿及腹股沟淋巴肉芽肿5种传统性病（又称经典性病）外，包括了由细菌、病毒、螺旋体、支原体、衣原体、真菌、原虫及寄生虫8类病原体引起的20余种疾病。目前，我国重点监测、需做疫情报告的STD有8种，其中梅毒、淋病、艾滋病已列为乙类传染病，其余5种为非淋菌性尿道炎、尖锐湿疣、软下疳、性病性淋巴肉芽肿和生殖器疱疹。我国目前性病的种类以淋病、尖锐湿疣、非淋菌性尿道炎和梅毒为主，这4种性病占所有性病的95%以上。

第一节　淋　病

淋病是由淋病奈瑟菌（简称淋病双球菌或淋球菌）引起的泌尿生殖系统黏膜的化脓性感染，也可感染眼、口咽、直肠和盆腔，直至通过血行引起播散性淋球菌感染，是我国目前最常见的性传播疾病之一。

一、病原体及传播途径

淋球菌为革兰阴性肾形双球菌，对外界理化因素抵抗力均差，如干燥、加热很快可死亡，常用杀菌剂数分钟即可将其杀死；故绝大多数患者是通过性接触直接传染，少数可因接触患者分泌物污染的衣裤、被褥、毛巾、浴盆、马桶圈等物品感染，特别是幼女多为这样间接感染；新生儿在通过母体产道时可被传染发生淋菌性眼炎；妊娠妇女患淋病，可引起羊膜腔内感染及胎儿感染。

二、诊断

1. 病史　询问性接触史，此次发病时间及疾病发展情况，有无尿频、尿急、尿痛等急性尿道炎的症状，有无白带增多及慢性生殖器炎症症状，是否接受治疗。

2. 临床表现　潜伏期1~10日，平均3~5日，50%~70%妇女感染淋病奈瑟菌后无临床症状，易被忽略，但具有传染性。

（1）急性淋病：患者有尿频、尿急、尿痛等急性尿道炎的症状，白带增多呈黄色、脓性，外阴部红肿、有烧灼样痛。继而出现前庭大腺炎、急性宫颈炎的表现。如病程发展至上生殖道时，可发生急性盆腔炎、盆腔脓肿及弥漫性腹膜炎，甚至中毒性休克。患者出现发热、寒战、恶心、呕吐、下腹两侧疼痛等症状。

（2）慢性淋病：急性淋病未经治疗或治疗不彻底可逐渐转为慢性淋病。患者可出现慢性尿道炎、尿道旁腺炎、前庭大腺炎、慢性宫颈炎、慢性输卵管炎、输卵管积水等相应症状。淋菌可长期潜伏在尿道旁腺、前庭大腺或宫颈黏膜腺体深处,作为病灶可引起反复急性发作。

3. 实验室及其他检查

(1)分泌物涂片检查:取患者尿道分泌物涂片查淋病奈瑟菌,有初步诊断价值。

(2)淋病奈瑟菌分离培养:是目前世界卫生组织推荐的筛查淋病患者的方法。

(3)氧化酶试验:对快速鉴定淋病奈瑟菌有一定意义。

(4)糖发酵试验:用于对淋病奈瑟菌菌株的进一步鉴定。

(5)直接荧光抗体检查:用于淋病奈瑟菌的进一步鉴定。

(6)淋病奈瑟菌β内酰胺酶测定法:由β内酰胺酶阳性的淋病奈瑟菌珠引起的淋病,青霉素治疗无效。故此法为防治淋病提供依据。

4. 鉴别诊断 本病需与其他原因引起尿道分泌物增多的疾病如非淋菌性尿道炎、滴虫性尿道炎及赖特综合征等进行鉴别。

三、处理

治疗应尽早彻底,遵循及时、足量、规范用药原则。由于耐青霉素菌株的增多,目前首选药物以第三代头孢菌素为主。对轻症者可应用大剂量单次给药方法使血液中有足够高之药物浓度杀灭淋菌;重症者应连续每日给药,保证足够的治疗时间彻底治愈。由于20%~40%淋病患者可同时合并沙眼衣原体感染,因此可同时应用抗衣原体药物。孕期禁用喹诺酮及四环素类药物。性伴侣应同时治疗。

1. 治疗方案

(1)淋菌性宫颈炎、尿道炎、直肠炎:选用以下任一种药物:①头孢曲松250mg或头孢噻肟1g,1次肌内注射;②大观霉素4g,分两侧臀部,1次肌内注射;③阿奇霉素1g,或罗红霉素600mg,或克拉霉素1g,均为1次口服;④甲砜霉素500mg,日服2次,共1日;⑤氧氟沙星500mg,或左旋氧氟沙星400mg,或环丙沙星500mg,或司帕沙星400mg,或芦氟沙星400mg,或甲氟哌酸800mg,均为1次口服。

(2)淋菌性输卵管炎:选用以下任一种药物:①头孢曲松250~500g,每日1次,肌内注射,连续10日;②大观霉素2g,每日1次,肌内注射,连续10日;③氧氟沙星200mg,每日2次,口服,连续10日。

(3)淋菌性盆腔炎:可选用以下任一种药物。①头孢曲松500mg,每日1次,连续10日;②大观霉素2g,每日1次,肌内注射,连续10日。应加用甲硝唑400mg,每日2次,口服,连续10日或强力霉素100mg,每日2次,口服,连续10日。

(4)淋菌性咽炎:可选用以下任一种药物。①头孢曲松250mg,或头孢噻肟1g,1次肌内注射;②环丙沙星500mg,或氧氟沙星400mg,1次口服。

(5)淋菌性眼炎。

1)新生儿:头孢曲松25~50mg/kg(单剂不超过125mg),静脉或肌内注射,每日1次,连续7日;或大观霉素40mg/kg,肌内注射,每日1次,连续7日。

2)成人:头孢曲松1g,肌内注射,每日1次,连续7日;或大观霉素2g,肌内注射,每日1次,连续7日。同时应用生理盐水冲洗眼部,每小时1次。

(6)妊娠期淋病:头孢曲松250mg,1次肌内注射或大观霉素4g,1次肌内注射。孕妇禁用喹诺酮类和四环素类药物。

（7）儿童淋病：头孢曲松125mg，1次肌内注射，或大观霉素40mg/kg，1次肌内注射。体重大于45kg者按成人方案治疗。

（8）播散性淋病：头孢曲松1g，肌内注射或静脉注射，连续10日以上；或大观霉素2g，肌内注射，每日2次，连续10日以上。淋菌性脑膜炎疗程约2周，心内膜炎疗程须4周以上。

若考虑同时有衣原体或支原体感染时，应在上述药物治疗中加用多西环素100mg，每日2次，口服，连用7日以上；或阿奇霉素1g，1次口服，并做随访。

2. 治愈标准和预后　治疗结束后2周内，在无性接触史情况下，符合如下标准为治愈。

（1）症状和体征全部消失；

（2）在治疗结束后4~7日做淋球菌复查阴性；

（3）淋病患者若能早期、及时、适当治疗，一般预后良好；但若延误治疗时机或治疗不当，也可产生并发症或播散性淋病，造成严重后果。

淋病合并妊娠：妊娠期淋病对母儿均有影响。妊娠期淋病的表现同非妊娠期。妊娠早期感染淋病奈瑟菌可引起流产；晚期可引起绒毛膜羊膜炎而致胎膜早破、早产，胎儿生长受限。分娩时由于产道损伤、产妇抵抗力差，产褥期淋病奈瑟菌易扩散，引起产妇子宫内膜炎、输卵管炎，严重者导致播散性淋病。约1/3新生儿通过未治疗孕妇的软产道时可感染淋病奈瑟菌，出现新生儿淋菌性眼炎，若治疗不及时，可发展成角膜溃疡、角膜穿孔而失明。淋病合并妊娠的处理，由于多数有淋病的孕妇无症状；而妊娠期淋病严重影响母儿健康；因此，对高危孕妇在产前检查时应取宫颈管分泌物行淋病奈瑟菌培养，以便及时诊断，及时治疗。妊娠期忌用喹诺酮类或四环素类药物。可选用头孢曲松钠250mg，单次肌内注射；或大观霉素4g，单次肌内注射。对所有淋病孕妇所生的新生儿应用1%硝酸银液滴眼，预防淋菌性眼炎。

（高新珍）

第二节　梅　毒

梅毒是由梅毒螺旋体引起的慢性全身性传播疾病。梅毒几乎可累及全身各器官，产生各种各样的症状和体征，并可通过胎盘传染给胎儿，导致先天梅毒。性接触直接传播是最主要的传播途径占95%。极少患者经接触污染的衣物等间接感染，或通过输入有传染性梅毒患者的血液而感染。患梅毒的孕妇，其梅毒螺旋体仍可通过妊娠期的胎盘感染胎儿，引起先天梅毒。梅毒分3期：一期、二期属早期梅毒，病期在2年以内；三期属晚期梅毒，病期在2年以上。潜伏梅毒指梅毒未经治疗或用药剂量不足，无临床症状但血清反应阳性者，感染期限在2年以内为早期潜伏梅毒，2年以上为晚期潜伏梅毒。

一、病因

梅毒是由苍白密螺旋体引起的慢性全身性的性传播疾病。苍白密螺旋体在暗视野显微镜中可以观察，可用动物接种建立模型，并制作梅毒血清反应抗原。

二、感染途径

传染源是梅毒患者,最主要的传播途径是通过性交经过黏膜擦伤处传播。患早期梅毒的孕妇可通过胎盘传给胎儿,若孕妇软产道有梅毒病灶,也可发生产道感染。此外,接吻、哺乳、输血、衣裤、被褥、浴具等可间接传播,但机会极少。

三、诊断

1. 病史　详细询问患者有无梅毒接触史及接触时间(从性接触到发生损害的潜伏期,最短 1 周,最长 1 ~ 2 个月,平均 2 ~ 4 周);起病后生殖器局部有无结节状病变,全身皮肤及其他部位有无多发性炎症损害。

2. 临床表现

(1)获得性梅毒(后天梅毒):分一期、二期、三期梅毒。一期和二期又称早期梅毒,感染在 2 年以内;三期又称晚期梅毒,感染在 2 年以上。

1)一期梅毒:主要症状为硬下疳,中医称为疳疮,发生于不洁性交后 2 ~ 4 周,表现为皮肤黏膜部位出现米粒性浸润,后渐扩大,形成高出皮面的圆形或椭圆形的、边缘较鲜明的具有软骨样硬度的损害,称为下疳。其表面轻度糜烂,微有渗液,呈牛肉色,晚期下疳表面干燥。下疳多发生于阴部,故以腹股沟淋巴结最多侵犯,表现为淋巴结肿胀、坚硬、不融合、可移动,称为梅毒性横痃,中医称为横痃。一期梅毒约 1 个月可自愈,也有在二期梅毒疹发出时尚未消失的,甚至从无下疳的。

2)二期梅毒:在下疳发生 1 ~ 2 个月后,多数患者可突发头痛、头晕、厌食、疲乏、低热、全身肌肉骨骼酸痛等全身症状,多伴有全身淋巴结肿大。随后,于皮肤部位出现广泛的对称性稠密的斑疹,呈棕红色的卵圆形状,可于数日至数周后消失。此外,皮肤部位也可出现紫铜色、坚实的丘疹性梅毒疹。若丘疹中心坏死,形成脓疱,则产生脓疱形梅毒疹。对黏膜部分的损害则是形成表面糜烂覆以灰白色薄膜的圆形或椭圆形黏膜斑,多发于唇内侧、扁桃体、牙龈、舌、软腭或硬腭,黏膜斑增生则形成肥厚、坚实的潮湿丘疹;而发生于肛门或女性生殖器潮湿部位的丘疹,增生融合成坚实的肥厚片块,称为扁平湿疣,以上过程中医称为杨梅疮。此外,二期梅毒还可并发骨损害、眼损害及二期神经梅毒。

3)三期梅毒:此期容易复发,中医称之为杨梅结毒。常在感染后 3 ~ 5 年甚至 10 年后发生。皮肤部位常见的有结节性梅毒疹,带有血性树胶样分泌液的紫红色树胶肿及发生于肘、膝、髋等大关节附近的近关节皮下结节,黏膜部分可形成弧形的边缘呈深红色的浸润斑。此外,也可并发骨梅毒、眼梅毒及三期神经梅毒,部分患者于感染后 10 ~ 30 年可并发心血管梅毒,主要为主动脉炎,主动脉关闭不全及主动脉瘤等。

(2)胎传梅毒(先天梅毒):胎传梅毒多发生于妊娠 4 个月时,无梅毒下疳,中医称为小儿遗毒。其皮疹为多形多样,可表现为斑疹、斑丘疹、水疱、大疱、脓疱等,口周可见放射状皲裂;营养发育障碍,毛发与甲均发育不良,晚期多侵犯感觉器官(眼、耳、鼻,特别是眼角膜),骨发育不良(如门齿稀疏、胫骨呈马刀形等)。

3. 实验室及其他检查

(1)暗视野显微镜检查:早期梅毒皮肤黏膜损害可查到梅毒螺旋体。

(2)梅毒血清学检查:梅毒螺旋体进入机体后可产生两种抗体,一种是非特异的抗心磷脂抗体(反应素),另一种是抗梅毒螺旋体特异抗体。

1）非密螺旋体抗原血清试验：测定血清中反应素，常用：①性病研究实验室试验（VDRL）；②血清不加热反应素玻片试验（USR）；③快速血浆反应素环状卡片试验（RPR）。由于操作简便，抗体滴度可反映疾病的进展情况，适用于筛查、疗效观察及判定有无复发或再感染。

2）密螺旋体抗原血清试验：测定血清中特异抗体，常用：①苍白密螺旋体血凝试验（TPHA）；②荧光密螺旋体抗体吸收试验（FTA – ABS）。由于抗体存在时间长，抗体滴度与疾病活动无关，不适用于疗效观察。

4. 诊断和鉴别诊断　诊断主要依据性病接触史、临床表现及实验室检查。若患者有性病接触史及典型的临床表现为疑似病例，若同时血清学试验阳性或暗视野显微镜检查发现螺旋体则为确诊病例。一期梅毒硬下疳需与生殖器疱疹、贝赫切特病、外阴癌、宫颈癌鉴别。二期梅毒疹需与尖锐湿疣、药疹鉴别。

四、处理

以青霉素为首选，必须早期、足量、正规治疗，并进行治疗后追踪。按照1989年卫生部防疫司提出的梅毒治疗方案。

1. 早期梅毒（一期、二期）

（1）青霉素疗法：苄星青霉素G 240万U，两侧臀部肌内注射，每周1次，连续3次。普鲁卡因青霉素80万U肌内注射，每日1次，连续10～15日。

（2）青霉素过敏者，选择以下药物：盐酸四环素或红霉素500mg，每日4次，口服，连续10日；多西环素100mg，每日2次，口服，连续15日；头孢曲松每3日肌内注射1g，共4次。

2. 晚期梅素

（1）青霉素疗法：苄星青霉素G 240万U，每周1次，两侧臀部肌内注射，共3次。普鲁卡因青霉素G 80万U，每日1次。肌内注射，连用20日。

（2）对青霉素过敏者：盐酸四环素或红霉素500mg，每日4次。口服，连服30日。

3. 孕妇梅毒的治疗　药物同上，但禁止用四环素类药物。

4. 先天梅毒的治疗　脑脊液VDRL阳性者：普鲁卡因青霉素5万U/（kg·d），肌内注射，连续10～15日。

（1）脑脊液正常者：苄星青霉素5万U/（kg·d），1次肌内注射。

（2）青霉素过敏者：改用红霉素7.5～12.5mg/（kg·d），分4次口服，连续30日。

治愈标准：症状、体征消失，无并发症或并发症基本痊愈。梅毒的血清学试验转阴。但晚期梅毒患者在治疗后血清学不转阴。

梅毒对妊娠危害极大，梅毒螺旋体能通过胎盘在胎儿内脏及组织中繁殖。导致胎儿宫内感染。如果在妊娠早期感染则引起流产、早产、胎死宫内，幸存者为先天梅毒儿，其死亡率及致残率均高；若在妊娠晚期感染，新生儿出生时外观可正常，而于几周或几个月后出现临床表现与血清学异常。妊娠梅毒的处理：由于妊娠梅毒可造成先天梅毒，危害甚大，所有妇女在妊娠早期均应作梅毒血清学检查，高危人群应在妊娠28周及分娩时再做2次血清学检查。若在妊娠早期诊断妊娠梅毒，应积极抗梅毒治疗后终止妊娠。妊娠晚期发现合并梅毒；采用青霉素治疗方案，其剂量、用药方法与同期其他梅毒相同，必要时可增加疗程。妊娠期禁用盐酸四环素、多西环素。分娩时将胎盘送病理组织学检查，梅毒感染的胎盘大而苍白。梅毒母亲所生新生儿均应作有关先天梅毒的体检及血清学试验、如发现异常,应及时治疗。

（高新珍）

第三节 尖锐湿疣

尖锐湿疣又称生殖器疣或性病疣,是由人乳头瘤病毒感染所引起的一种性传播疾病,发病率在性病中占第2位。

一、病因

人类乳头瘤病毒是 DNA 病毒,属无包膜的裸露型病毒,有 60 多种不同的抗原型,其中 6、11、16、18、24 型与本病有关,该病毒易在温暖潮湿的环境中生存增殖,常侵犯男、女性生殖器。

患者是本病的唯一传染源,主要通过性接触和自身接种传染,少数人也可间接接触或母婴接触传染。本病流行范围广,能发生于任何年龄,但以性活跃人群中发病率较高。

二、诊断

1. 病史 询问性生活史、症状出现的时间、严重程度。注意为患者保密。

2. 临床表现 潜伏期为 3 周至 8 个月,平均 3 个月。以 20～29 岁年轻妇女多见。临床症状常不明显,部分患者有外阴瘙痒、烧灼痛或性交后疼痛。病变以性交时容易受损伤的部位多见,如舟状窝附近、大小阴唇、肛门周围、阴道前庭、尿道口,也可累及阴道和宫颈(50%～70% 外阴尖锐湿疣伴有阴道、宫颈尖锐湿疣)。典型体征是初起为小而尖的丘疹,质稍硬,孤立、散在或呈簇状,粉色或白色;或为微小散在的乳头状疣,柔软,其上有细的指样突起。病灶逐渐增大、增多,互相融合呈鸡冠状或菜花状,顶端可有角化或感染溃烂。宫颈病变多为亚临床病变,肉眼难以发现,需借助阴道镜及醋酸试验协助发现。

3. 诊断方法

(1)细胞学检查:细胞学涂片中可见到挖空细胞,角化不良细胞或角化不全细胞及湿疣外底层细胞。

(2)醋酸试验:在组织表面涂以 3%～5% 醋酸液,3～5 分钟后感染组织变白为阳性。

(3)阴道镜检查:阴道镜检查有助于发现亚临床病变,尤其对宫颈病变颇有帮助。辅以醋酸试验可提高阳性率。

(4)病理组织学检查:主要表现为鳞状上皮增生,呈乳头状生长,常伴有上皮脚延长、增宽。表层细胞有角化不全或过度角化;棘细胞层高度增生,有挖空细胞出现,为 HPV 感染的特征性改变;基底细胞增生;真皮乳头水肿,毛细血管扩张,周围有慢性炎细胞浸润。

(5)核酸检测:采用 PCR 及核酸 DNA 探针杂交。

4. 鉴别诊断 需与生殖器癌、扁平湿疣及生殖器鲍温样丘疹病相鉴别。

三、处理

1. 一般治疗 确诊后应尽快治疗,对其性伴侣应同时检查治疗。嘱患者在治疗期间应禁止性生活,不断增强战胜疾病的信心,积极配合治疗。

2. 局部治疗

（1）局部药物治疗。

1）5%氟尿嘧啶软膏,外涂每周 1～2 次,共 10 周。

2）0.1%～3%酞丁安,外涂每日 3～5 次,4～6 周可痊愈。

3）20%～25%足叶草酯酊溶液,外涂每周 1～2 次,同时要保护周围皮肤黏膜。涂药 2～4 小时后洗去,毒性较大,用 0.05%鬼臼毒素（足叶草毒素）酊外涂,疗效高,毒性低,使用方便。

4）50%三氯醋酸外涂,每周 1 次,用药前局部涂用 1%的卡因溶液,可减轻局部疼痛。1～3 次痊愈。

5）0.5%鬼臼毒素,每周 2 次,3 周为 1 个疗程。20%鬼臼毒素,每周 1 次,共 1～6 周。

（2）冷冻、激光、电灼等物理治疗或手术切除。

（3）干扰素治疗:少数顽固病例,用上述方法效果不明显,可用 α－干扰素栓等,每次 1 粒,隔日塞阴道,干扰素 α－2b 500 万 U,分各个点治疗疣灶内,每周 3 次,共 3 周,或干扰素 α－2a 皮下注射 300 万 U 或 900 万 U,每周 3 次,共 4 周。

3. 全身治疗　可选用干扰素、胸腺肽肌内注射,提高机体细胞免疫功能,增强抗病毒能力。常与其他治疗方法联合应用。

治愈标准:经治疗后症状、体征消失。

妊娠期由于细胞免疫功能下降,类固醇激素水平增加,局部血液循环丰富,尖锐湿疣的临床表现更加明显,生长迅速,不但数目多、体积大,而且多区域、多形态,有时巨大尖锐湿疣可阻塞产道。此外,妊娠期尖锐湿疣组织脆弱;阴道分娩时容易导致大出血。产后尖锐湿疣迅速缩小;甚至自然消退。妊娠期 HPV 感染可引起新生儿喉乳头瘤及眼结膜乳头瘤。尖锐湿疣合并妊娠的治疗:病灶较小者采用局部药物治疗,选用 50%三氯醋酸。对病灶较大者,采用物理治疗方法。对于分娩期的处理,不提倡仅为预防新生儿 HPV 感染而行剖宫产,但如果病灶较大阻塞产道或经阴道分娩能导致大出血者,应行剖宫产结束分娩。

（高新珍）

第四节　生殖器疱疹

一、病因

生殖器疱疹是由单纯疱疹病毒（HSV）引起的性传播疾病。其特点是引起生殖器及肛门皮肤溃疡,易复发。HSV 是双链 DNA 病毒,分 HSV－1 及 HSV－2 两型。70%～90%原发性生殖器疱疹由 HSV－2 引起,由 HSV－1 引起者占10%～30%。复发性生殖器疱疹主要由 HSV－2 引起。传播途径:由于 HSV 在体外不易存活,主要由性交直接传播。孕妇合并 HSV 感染,HSV 可通过胎盘造成胎儿宫内感染（少见）或经产道感染新生儿（多见）。

二、诊断

1. 病史 询问患者有无不洁性生活史,发病时间及生殖器灼热、疼痛的程度,是否伴有排尿困难、里急后重等症状;起病后的治疗经过。

2. 临床表现 潜伏期为 2~7 日,在阴部出现多个红色小丘疹,迅速变成小水疱,瘙痒难忍,3~5 日后水疱破溃、糜烂、溃疡、结痂并伴剧痛。90% 病灶侵犯宫颈,表现为宫颈充血、发红、糜烂、触之易出血,严重时有全身不适、发热、头痛、腰骶部疼痛、排尿困难、尿潴留,若不进行治疗则可引起子宫内膜炎、输卵管及卵巢炎而引起不孕不育症。生殖器疱疹在原发疹消退后 1~4 个月易复发,局部疼痛瘙痒均减弱,全身症状较轻,8~12 日可自愈。

妊娠妇女感染单纯疱疹病毒特别是 HSV-2 型后,可引起病毒血症导致早产、流产、死产、胎儿畸形,其中所生的新生儿 40%~60% 在通过产道时感染,新生儿出现高热、呼吸困难和中枢神经系统症状,有 60% 新生儿死亡,幸存者常伴胎儿畸形、眼和中枢神经系统疾患。

3. 实验室及其他检查

(1)细胞学诊断:剪去疱顶,刮取疱底取材涂片,瑞氏或巴氏染色可见多核巨细胞,并可见核内嗜伊红包涵体,但敏感性仅 50%~80%,特异性也差。

(2)免疫组化检查:用皮损细胞涂片,丙酮固定后,用 FITC 标记的抗 HSV-1 或 HSV-2 抗体染色,用荧光显微镜观察检测抗原,受感染的细胞有亮绿色荧光。

(3)聚合酶链反应(PCR):用疱液或疱底取材送检,特异性强,灵敏度高,但易污染而导致假阳性结果。

4. 诊断

(1)有婚外性接触史或丈夫有生殖器疱疹史。

(2)原发或复发损害的临床表现。

(3)实验检查结果。

三、处理

1. 一般治疗

(1)防止继发细菌感染,保持疱壁完整、清洁与干燥。

(2)当并发细菌感染时,应用敏感抗生素。

(3)疼痛严重者可服止痛片。

2. 抗病毒治疗

(1)核苷类药:如阿昔洛韦(ACV)、万乃洛韦(VCV)或泛昔洛韦(FCV),均可抑制病毒复制,缩短病程、减轻疼痛,一般患者用口服法,原发性损害:ACV,200mg,每日 5 次;或 VCV,300mg,每日 2 次;或 FCV,250mg,每日 3 次,均为连续服用 7~10 日。病情严重者可用 ACV 静脉注射,按 5mg/(kg·d),共 5~7 日。复发性损害用上述 3 种药物的任何一种,连服 5 日。

(2)干扰素:可诱导几种酶的效应而削弱病毒的复制,具有广谱抗病毒作用;它还可增加 NK 细胞的淋巴细胞的毒性,加强人体的免疫能力。对病情严重或经常复发患者可用基因工程干扰素 100 万~300 万 U,肌内注射,隔日 1 次,连用 5~10 次,可缩短病程、减少复发。

3. 局部治疗　保持患处清洁、干燥。皮损处可外涂 3% 阿昔洛韦霜、1% 喷昔洛韦乳膏或酞丁胺霜等。

妊娠期由于免疫力降低,生殖器疱疹的易感性及复发频率可增加。HSV 感染对妊娠影响较大,尤其是原发性生殖器疱疹。因复发性生殖器疱疹母体的抗体可通过胎盘到达胎儿,可保护部分胎儿免受感染。妊娠早、中期感染 HSV 可引起流产、早产、胎儿畸形(小脑畸形、小眼球、视网膜发育不全)、死胎、死产、晚期可引起新生儿感染 HSV,导致新生儿死亡,死亡率达 50% ~70%,幸存儿往往有严重神经系统后遗症。生殖器疱疹合并妊娠的处理:若在妊娠之前有 HSV 感染,在妊娠期未复发,胎儿及新生儿感染的概率往往不大,可不予处理,但需注意密切观察胎儿发育情况。妊娠早期感染 HSV,可征求家属及患者意见决定是否终止妊娠。妊娠晚期感染 HSV,应给予抗病毒药物阿昔洛韦治疗;若在分娩时有活动性皮损或阴道分泌物仍能检出病毒,在破膜 4 小时内行剖宫产可降低新生儿 HSV 感染率,但如果破膜时间超过 4 小时,剖宫产不能降低新生儿感染率。所有 HSV 感染的孕妇所生的新生儿均应密切随访,及早发现 HSV 感染、及早治疗。

(高新珍)

第五节　获得性免疫缺陷综合征

获得性免疫缺陷综合征(AIDS),又称艾滋病,是由人免疫缺陷病毒(HIV)引起的性传播疾病。HIV 可引起 T 淋巴细胞损害,导致持续性免疫缺陷,多个器官出现机会性感染及罕见恶性肿瘤,最后导致死亡。HIV 属逆转录 RNA 病毒,有 HIV‐1、HIV‐2 两个型别,引起世界流行的是 HIV‐1,HIV‐2 主要在西部非洲局部流行。

一、传播途径

HIV 可以存在于感染者的血液、精液、阴道分泌物、眼泪、尿液、乳汁、脑脊液中。艾滋病患者及 HIV 携带者均具有传染性。传播途径有以下几种。①性接触直接传播:包括同性接触及异性接触。以往同性恋是 HIV 的主要传播方式,目前异性间的传播日趋严重。②血液传播:见于吸毒者共用注射器;接受 HIV 感染的血液、血制品;接触 HIV 感染者的血液、黏液等。③母婴传播:HIV 在妊娠期能通过胎盘传染给胎儿,或分娩时经软产道及出生后经母乳喂养感染新生儿。

二、病因和发病机制

本病是一种获得性免疫缺陷综合征,在患病以前原本是健康的。病因是由一种逆转录病毒——人类免疫缺陷病毒(HIV),也称艾滋病毒引起的。这是属于慢病毒的一种,该病毒的靶细胞是 CD_4^+ 细胞,即含有 CD4 受体的细胞,包括巨噬细胞、单核细胞、树突状细胞、T 淋巴细胞和 B 淋巴细胞等。艾滋病毒对淋巴细胞特别是 T_4 淋巴细胞有高度亲和力,所以主要侵犯 T_4 细胞。病毒膜外的包膜蛋白 GP120 先与 T_4 细胞表面的 CD4 受体牢固结合,随后病毒与 T_4 细胞融合,以病毒的 RNA 为模板,转录为双链 DNA,与宿主细胞的 DNA 相螯合,从而改变宿主细胞的 DNA 密码,以指导新的病毒 RNA 和蛋白质的合成,然后经过装配形成新的病毒颗粒,并以芽生方式从胞膜释放,再感染其他细胞。由此使大量

T_4 细胞相继被感染破坏,严重损坏机体免疫功能,对多种病毒、真菌、寄生虫、分枝杆菌抵抗力下降,从而发生多种条件致病性感染。由于 HIV 感染直接损伤神经系统细胞,也可出现多种神经综合征。

CD_4^+T 淋巴细胞在 HIV 的直接或间接作用下,细胞功能受损和大量破坏,导致细胞免疫缺陷,加之其他免疫细胞均不同程度受损,因而促进并发各种严重的机会性感染和肿瘤。

1. HIV 感染引起的免疫抑制　HIV 对 CD_4^+T 细胞(包括淋巴细胞、单核细胞及巨噬细胞等)有特殊的亲嗜性。这种细胞嗜性是由于病毒表面有 GP120 及 GP 41,前者可与上述细胞的 CD_4 分子结合,后者促进病毒的膜与受累细胞膜相融合,使细胞受到感染,免疫细胞受损有以下几方面。①T 细胞数量及功能异常:主要为 T 辅助细胞数量减少及功能异常。此外还可有淋巴因子减少、白介素 -2 受体表达减弱、对同种异型抗原的反应性减低及对 B 细胞的辅助功能减低等 T 细胞功能异常。②B 细胞数量及功能异常:受 T 细胞功能异常的影响,B 细胞数量及功能也出现异常。表现为多克隆化,IgG 和 IgA 增高,循环免疫复合物存在等。③自然杀伤细胞的功能下降。④单核—巨噬细胞数量和功能下降:使机体对抗 HIV 和其他病原体感染的能力下降。此外,单核—巨噬细胞能作为 HIV 的贮存所,携带 HIV 进入血脑屏障,引起中枢神经系统损害。

2. HIV 抗原变异及毒力变异的影响　抗原变异能使 HIV 逃避特异的体液及细胞免疫的攻击。此外,在感染过程中变异株的毒力也在变,毒力不同可能影响疾病的进程及严重性。携带高毒力变异株的人可能在 0.5～2 年时间内从无症状期发展至艾滋病相关综合征和艾滋病(AIDS)。

3. HIV 感染中协同因子的作用　HIV 感染常潜伏多年而不发展成 AIDS,却可能在某个时候病情迅速进展。此可能与协同因子如毒品、巨细胞病毒感染及其他持续的病毒感染等有关。

病理变化呈多样性、非特异性。包括以下几种。

(1)机会性感染:由于免疫缺陷,组织中病原体繁殖多,而炎症反应少。

(2)免疫器官病变:包括淋巴结病变及胸腺病变。前者又有反应性病变如滤泡增殖性淋巴结肿及肿瘤性病变如卡氏肉瘤或其他淋巴瘤。胸腺病变可见萎缩、退行性和炎性病变。

(3)中枢神经系统:神经胶质细胞灶性坏死,血管周围炎性浸润,脱髓鞘改变。

三、诊断

1. 临床表现　患者多有与高危人群(性工作者、同性恋者、高发区国家的人民、吸毒者、血友病者)性接触史,输血或血液制品史,吸毒史,共用不洁针具史,年轻的旅馆男服务员,有与外宾密切接触史的酒吧、歌舞厅、浴室等女服务员,出国归来的劳务人员,海员,长途卡车司机等。家属中有 HIV 阳性的配偶、亲属者。

艾滋病潜伏期 1～6 年或更长,儿童潜伏期较短。患者受感染后都先经过一个隐性感染期,此时无临床症状,一般称为 HIV 感染。有 60%～70% 的感染者停滞于此期,始终不出现症状。有 30%～40% 的感染者逐渐发展为艾滋病前期,即一般所称艾滋病相关综合征,只有 25% 以下的感染者最终发展为真性艾滋病。

（1）急性 HIV 感染期：部分患者在感染 HIV 初期无临床症状，但大部分 HIV 感染后 6 日至 6 周可出现急性症状，主要临床表现：①发热、乏力、咽痛、全身不适等上呼吸道感染症状；②个别有头痛、皮疹、脑膜脑炎或急性多发性神经炎；③颈、腋及枕部有肿大淋巴结，类似传染性单核细胞增多症；④肝脾大。上述症状可自行消退。在感染 HIV 2~3 个月后出现 HIV 抗体阳性，95% 感染者在 6 个月内 HIV 抗体阳性。从感染 HIV 至抗体形成的时期，称为感染窗口期。窗口期 HIV 抗体检测阴性，但具有传染性。

（2）无症状 HIV 感染：临床常无症状及体征。血液中不易检出 HIV 抗原，但可以检测到 HIV 抗体。

（3）艾滋病：临床表现如下。①原因不明的免疫功能低下；②持续不规则低热超过 1 个月；③持续原因不明的全身淋巴结肿大（淋巴结直径 >1cm）；④慢性腹泻超过 4 次/日，3 个月内体重下降 >10%；⑤合并口腔假丝酵母菌感染、卡氏肺囊虫肺炎、巨细胞病毒感染、弓形虫病、隐球菌脑膜炎、进展迅速的活动性肺结核、皮肤黏膜的卡波西（Kaposi）肉瘤（KS）、淋巴瘤等；⑥中青年患者出现痴呆症。

2. 实验室及其他检查

（1）血常规检查：红细胞、血红蛋白降低，白细胞总数下降到 4×10^9/L 以下，淋巴细胞明显减少，多低于 1×10^9/L，除并发血小板减少症外，血小板一般变化不大。

（2）血清抗 HIV 检测。

1）酶联免疫吸附试验：多用做筛选，两次均阳性，用免疫印迹法复核。

2）免疫印迹法：阳性有诊断价值。

3）放射免疫沉淀试验：最敏感、最有特异性，但操作复杂而费时未推广。

（3）AIDS 病毒检查：有以下 4 种方法。①细胞培养分离病毒；②检测病毒抗体；③检测病毒核酸；④检测逆转录酶。

（4）细胞免疫检查：免疫功能缺陷指标 T_4 减少，$T_4:T_8$: <1，正常值为（2~3）:1。

（5）条件致病性病原体检查：以卡氏肺囊虫性肺炎为例，确诊有赖于组织切片或支气管分泌物中发现典型的病原体。

（6）组织病理学检查：本病并发的 Kaposi 肉瘤须做出病理组织学诊断。某些条件致病性感染亦须有关感染的组织进行活检。

3. 确诊标准

（1）抗 HIV 阳性者，受检血清经初筛试验（如酶联免疫吸附试验或间接免疫荧光试验等方法）检查阳性，再经确诊试验（如电泳印浸检验法即 WB 法）复核确诊者。

（2）抗 HIV 阳性者，又符合下述任何一项，可以诊断为 AIDS。

1）近期内体重减轻 20% 以上，且持续 1 个月发热（38℃左右）。

2）近期内体重减轻 20% 以上，且慢性腹泻（每日至少 3 次）1 个月。

3）卡氏肺孢子虫感染（PCP）。

4）有卡波西肉瘤（KS）。

5）真菌或其他条件致病菌感染。

（3）抗 HIV 阳性者，若出现近期内体重减轻、发热、腹泻但未达到前述第（2）项 1）或 2）的程度和期限，加上以下任何一项时，可确诊为 AIDS。

1）$T_4 : T_8 < 1$。

2）全身淋巴结肿大。

3）患者出现明显的中枢神经系统占位性病变症状和体征,或出现痴呆,辨别能力丧失,或运动神经功能障碍。

4. AIDS 疑似患者　具有以上症状、体征,并有较可靠的接触史,但尚无血清抗 HIV 的结果者。

5. 我国有关《HIV/ADIS 诊断标准及处理原则》的诊断标准

（1）急性 HIV 感染。

1）流行病学史:①同性恋或异性恋者有多个性伴侣史,或配偶、性伴侣抗 HIV 抗体阳性;②静脉吸毒史;③用过进口第Ⅷ因子等血液制品;④与 HIV/AIDS 患者有密切接触史;⑤有梅毒、淋病、非淋菌性尿道炎等性传播疾病史;⑥出国史;⑦HIV 抗体阳性者所生的子女;⑧输入未经 HIV 抗体检测的血液。

2）临床表现:具有典型上述临床表现。

3）实验室检查:①周围血白细胞及淋巴细胞总数患病后下降,以后淋巴细胞总数上升,可见异型淋巴细胞;②$CD_4/CD_8 > 1$;③感染初期 HIV 抗体阴性,2 个月后,最长可达 6 个月 HIV 抗体阳性,在感染窗口期抗体阴性;④少数人感染初期血液 HIVp24 抗原阳性。

（2）无症状 HIV 感染:流行病学史同急性 HIV 感染。无任何临床表现。实验室检查如下:①抗 HIV 抗体阳性,经确诊试验证实;②CD_4 淋巴细胞总数正常,$CD_4/CD_8 > 1$;③血清 p24 抗原阴性。

（3）艾滋病:流行病学史同急性 HIV 感染。临床表现同上述临床表现。实验室检查:①抗 HIV 抗体阳性,经确诊试验证实;②血液 p24 抗原阳性;③CD_4 淋巴细胞总数 < $200/mm^3$ 或 $200 \sim 500/mm^3$;④$CD_4/CD_8 < 1$;⑤周围血白细胞、血红蛋白计数下降;⑥β_2 微球蛋白水平增高;⑦可找到艾滋病合并感染的病原学或肿瘤的病理依据。

（4）病例分类:①HIV 感染者需具备抗 HIV 抗体阳性,急性 HIV 感染系高危人群在追踪过程中抗 HIV 抗体阳转;②若有流行病学史,或有艾滋病的临床表现,并且同时具备艾滋病实验室检查中的①、③、⑦项为艾滋病。

6. 鉴别诊断　本病须与原发性免疫缺陷病、传染性单核细胞增多症及某些中枢神经系统疾病相鉴别。

四、处理

目前仍无满意疗法,主要采用抗病毒、增强免疫、抗感染与抗肿瘤综合治疗。

1. 一般治疗　普及艾滋病的防治基本知识,使群众了解其传播途径,主要临床表现及防护措施,避免与艾滋病患者发生性接触,并普遍提倡用阴茎套。尽量使用国产血液制品,不共用针头及注射器、不共用牙刷及剃须刀等可能被血液污染的物品等。确诊为 HIV 感染后,要进行精神心理治疗,加强咨询活动,使患者正确对待本病,防止其发生消极悲观、甚至绝望厌世的想法,医护人员应给予关心,绝对不能有任何歧视态度。饮食上应加强营养,必要时可用胃肠高营养或静脉高营养。贫血者可输血,血浆白蛋白低者可输白蛋白或血浆。使用大剂量的维生素 C、维生素 A、维生素 D 和复合维生素 B。还有吸氧、补液和纠正电解质失衡。对恶病质和痴呆患者的皮肤黏膜应加强清洁护理。服用免疫增强和抑制病毒中药,防止机会性感染的发生等。

2. 药物治疗　目前正在进行这方面的研制工作。

(1)抗病毒剂:有一些药物体外试验能抑制 HIV 的复制,对 HIV 的逆转录酶有完全或部分抑制作用。

1)叠氮胸苷(AZT):是逆转录酶抑制剂。通过抑制逆转录酶来减慢病毒复制的速度,短期内增加 CD_4^+ 细胞数,延长艾滋病患者的存活时间,推迟临床症状的出现,使患者的症状减轻,神经病变有所恢复。目前主张对早期病例用小剂量,成人每次 200mg,每日 3～4 次,服用 1 年以上者效果差,可能是由于病毒变异产生耐药毒株之故,可联合其他药物如 ddC 或 ddI 应用。常见毒性反应为抑制骨髓细胞,造成全血细胞减少,可加重继发性感染,引起药物热、皮疹等。

2)双脱氧肌苷(ddI):是逆转录酶抑制剂,可减慢病毒的复制。ddI 的半衰期长,骨髓抑制作用较小,对 AZT 耐药者无交叉耐药的情况,常与之联合应用。剂量:150～300mg,每日 2 次服。缺点是:在酸性环境中不稳定;易发生可逆性周围神经炎;大剂量应用时,可引起重症胰腺炎和肝炎。

3)双脱氧胞苷(ddC):是一种逆转录酶制剂,其作用机制同 AZT 和 ddI,可使血清中 HIV – P24 抗原下降而 CD_4^+ 淋巴细胞数增加。常用剂量为 0.75mg,每日 2～3 次。对其产生耐药性的情况也已发现。其不良反应有皮疹、胃炎、肌痛、关节炎、发热、迟发性周围神经炎、胰腺炎和食管溃疡。

4)D_4T(Stavudine):是双脱氧胞苷的不饱和烯羟衍生物,也是一种逆转录酶抑制剂,其作用和 ddC 相近,比 AZT 有效而毒性小。能降低血清 P24 抗原,使 CD_4^+ 淋巴细胞数增加。

(2)免疫调节剂。

1)α – 干扰素:在艾滋病早期预防治疗上可能有价值,有报道治疗后 T 细胞功能改善,NK 活性增强。每次皮下注射,每日 1 次,2～4 周后改为每周 3 次,每一疗程 8～12 周。主要不良反应为发热、乏力、流感样症状、胃肠道反应、周围血白细胞和血小板计数减少。

2)白介素 – 2(IL – 2):是 T 细胞在有丝分裂原和(或)抗原刺激下自然产生的糖蛋白,基因重组技术可使大肠杆菌产生 IL – 2。这种淋巴因子可刺激活化 T 细胞的增殖,周围血淋巴细胞数增加,从而改善免疫的功能。一般临床上对艾滋病患者用重组 IL – 2 连续静脉滴 24 小时,每周 5 次,共 4～8 周,剂量为每日 250 万 U。不良反应有发冷、发热、头痛、恶心、全身不适等。

3)其他:由于设想艾滋病的免疫缺陷可能在骨髓干细胞水平的淋巴系统发生急性不可逆的损害,故采用骨髓移植并输入淋巴细胞来治疗,但临床只获得暂时缓解。由于艾滋病患者免疫系统受到破坏,故抗病毒药物难以奏效,故主张抗病毒剂与免疫增强剂联合应用。

(3)治疗条件致病性感染:HIV 本身虽尚无特效疗法。但如能治疗机会性感染也可以延长患者的生命。降低病死率,改善生命质量。

1)卡氏肺囊虫肺炎:复方新诺明是首选药物,每日 120mg/kg,疗程 6～8 周,如用药 10

日后效果不佳者,应加用或改用其他药物。其次是羟乙基磺胺戊烷脒,剂量是 4mg/kg 肌内注射,每日 1 次,疗程 2~3 周。

2)弓形体病:常用乙胺嘧啶和磺胺嘧啶联合疗法,剂量前者首剂 75mg,以后每日 25mg,后者每日 100~200mg/kg,分 4 次口服,疗程 2~3 周。

3)隐孢子虫肠炎:用螺旋霉素 0.2~0.4g,每日 3~4 次口服,疗程 3~6 周,可使症状减轻,但不能清除虫体。

4)鼠弓形体病:可用乙胺嘧啶和磺胺嘧啶治疗。

5)口腔念珠菌感染:可用制霉菌素或酮康唑治疗。

6)疱疹病毒感染:对引起的皮肤黏膜和生殖器疱疹及全身播散性感染可用无环鸟苷,剂量每日 5mg/kg,分 3 次,每 8 小时静脉滴注 1 次,疗程 2~4 周。

7)肝炎病毒感染:可选用干扰素,特别对早期丙肝有效。

8)其他革兰阳性球菌和阴性杆菌感染:耐药金葡菌可用万古霉素,阴性杆菌可用氧哌嗪青霉素或头孢唑啉等。

9)卡波济肉瘤:可用长春新碱、长春花碱和阿霉素或博莱霉素联合治疗。

10)淋巴瘤:除上述化疗药物外,也可用强的松、环磷酰胺等药物。

3. 中医治疗 中医中药治疗艾滋病已初见眉目。中医辨证基本上都是虚证。

(1)辨证施治。

1)肺气阴两虚型:症见发热、乏力、咳嗽、气短、咽痛、消瘦。脉细数,舌红无苔。治宜益气养阴,宣肺止咳。方药:生脉散加减,人参、甘草、杏仁各 10g,麦冬、北沙参各 15g,五味子、生地、桑白皮各 12g。

2)脾虚型:症见腹泻、纳呆、恶心、呕吐、消瘦、气短、乏力。苔白腻,脉濡小。治宜健脾益气,和胃止泻。方药:香砂六君子汤加减。人参、甘草、陈皮、半夏、木香、升麻、柴胡各 10g,黄芪、茯苓各 15g,白术 12g,砂仁 6g,焦三仙 30g。

3)肺脾两虚型:症见乏力、咳嗽、气短、腹泻、纳呆、恶心、呕吐、消瘦。舌苔白腻,脉沉细。治宜肺脾双补,气阴兼顾。方药:六君子合生脉饮加减。人参、甘草、半夏、陈皮、五味子各 10g,黄芪、白术、茯苓、麦冬各 15g,焦三仙 30g。

4)肾阴不足型:症见潮热(午后热)、消瘦、乏力、腰腿酸软、舌咽干、眩晕、耳鸣。脉细数,舌红无苔。治宜滋补肾阴,潜降相火。方药:知柏八味丸加减。知母、生地、茯苓、山药各 15g,黄柏、山萸肉、丹皮、泽泻、甘草各 10g,夏枯草 12g。

5)热盛型:症见持续高热、口渴、汗出、尿短赤、大便秘结、皮下出血、鼻衄、呕血、黑便、谵语、抽搐。脉滑实有力,舌绛。治宜清热解毒,凉血止血。方药:清营汤加减。水牛角 30g,生地、玄参、麦冬、赤芍各 15g,竹叶心、黄连各 6g,丹参、金银花、连翘各 10g,丹皮、大小蓟各 12g。

(2)中成药。

1)甘草甜素片:60mg,每日 3 次。

2)天花粉素:1.2mg,加于 250mL 生理盐水,静脉滴注,每周 1 次,共 3 次。

3)猪苓多糖注射液:80mg,肌内注射,隔日 1 次。

(3)针灸治疗:针灸治疗有利于改善艾滋病的症状,主要在前驱期能对患者身心平衡起到有益的作用,使患者平静下来,精力好转,对 ARC 患者常见的虚弱、疲乏无力、气短、恶心、盗汗均有缓解作用;能改善睡眠,减轻水肿,减少腹泻次数,使肿大的淋巴结缩小,卡波西肉瘤皮损渐退。对接受化疗者合并针刺能减少化疗的不良反应,大多数患者症状减轻,体重增加或恢复工作。针对本病卫气虚,为固益卫气可选足三里、合谷、曲池、列缺、大椎等穴。根据阴虚、血虚、血滞等证型与涉及各脏腑经络证多少辨证选穴。本病虚损见证突出,宜多用补法为佳,留针时间不宜过长,一般不超过 20 分钟,针具须严格消毒,最好每个患者一套针具,放于密封盒或用一次性针具。运针时要戴手套,拔针后针孔有少量出血,可用大块无菌纱布按压。治疗前后要洗手。灸法:腹泻可合并灸法,取三阴交及下腹部穴位。耳针:交感、神门、肺、肝、肾,留针时间不宜过长(20 分钟),补法为主,每周 2 次。

(4)穴位按摩:虚弱兼气滞者可做,选背俞穴及其他强壮穴。此外,食疗、营养疗法也有一定疗效。

(高新珍)

第十一章　妇科恶性肿瘤

第一节　外阴癌

外阴恶性肿瘤占女性生殖器恶性肿瘤的4%～5%，虽然生育年龄妇女患病并不少见，患者仍以60岁以上的妇女为主；外阴恶性肿瘤最常见的组织学类型为鳞癌，外阴黑色素瘤居第2位，其他的组织病理学类型有：疣状癌、外阴佩吉特病，腺癌、基底细胞癌和前庭大腺癌等。

外阴鳞状细胞癌是最常见的外阴癌，占外阴恶性肿瘤的85%～90%，占妇科恶性肿瘤的3.5%。

一、病因

尚不完全清楚。外阴色素减退伴不典型增生可发生癌变；外阴受长期慢性刺激如人乳头瘤、尖锐湿疣、慢性溃疡等也可发生癌变。目前认为外阴癌与单纯疱疹病毒Ⅱ型、人乳头状瘤病毒、巨细胞病毒的感染可能有关。

二、病理

外阴癌多发生于大阴唇、小阴唇和阴蒂，发生于前庭部位者较少见，偶而可发生于会阴部。病变可为高出于周围皮肤或黏膜之结节，呈圆形、卵圆形或肾形，质地硬，呈实性，表面呈红色或红黄色，覆盖于肿瘤结节之上的皮肤可光滑或糜烂，或有溃疡形成。根据肿瘤的不同生长方式，大体上可分为结节溃疡型、菜花型和混合型。

外阴癌以鳞状细胞癌多见，占90%以上，其余有基底细胞癌、恶性黑色素瘤、巴氏腺腺癌较少见。本病可以扩散到阴道下1/3周围，侵犯坐骨直肠窝前面的蜂窝组织及生殖管沟的蜂窝组织，随后侵犯肛门直肠区。淋巴道转移多见，可转移至一侧或双侧腹股沟淋巴结。虽然有时可以转移到肺、肝、骨，但远处转移仍不多见。

三、临床分期

常采用国际妇产科联盟（FIGO）和国际抗癌协会（UICC）的分期标准（表11－1）分期标准引自FIGO妇科肿瘤委员会2000年9月发表的《妇科恶性肿瘤分期和临床实践指南》。

北京地区医院对外阴癌的临床分期如下。

0期：原位癌，癌灶局限在表皮内。

Ⅰ0期：微浸润癌或早期浸润癌，浸润深度不超过基底膜下5mm。

Ⅰ0A期：无淋巴结转移。

Ⅰ0B 期:有淋巴结转移。

Ⅰ期:病灶直径≤2cm。肿瘤局限于外阴或外阴和会阴。

ⅠA 期:无淋巴结转移。

ⅠB 期:有淋巴结转移。

Ⅱ期:病灶直径 >2cm。肿瘤局限于外阴或外阴和会阴。

ⅡA 期:无淋巴结转移。

Ⅲ期:病灶累及尿道或肛门。

ⅢA 期:无淋巴结转移。

Ⅳ期:已有远处转移。

表 11 − 1　外阴癌分期

FIGO 分期	UICC(TNM)分期
原发肿瘤不能被估计	T_x
无原发肿瘤证据	T_0
0 期:原位癌(浸润前癌)	$T_{is}N_0M_0$
Ⅰ期:肿瘤局限于外阴或外阴和会阴,最大直径≤2cm	$T_1N_0M_0$
ⅠA 期:肿瘤局限于外阴或外阴和会阴,最大直径≤2cm,间质浸润≤1.0mm[a]	$T_{1a}N_0M_0$
ⅠB 期:肿瘤局限于外阴或外阴和会阴,最大直径≤2cm,间质浸润 >1.0mm[a]	$T_{1b}N_0M_0$
Ⅱ期:肿瘤局限于外阴或外阴和会阴,最大直径 >2cm	$T_2N_0M_0$
Ⅲ期:肿瘤侵犯下列任何部位:下尿道、阴道、肛门	$T_{1-3}N_1M_0$
Ⅳ期	$T_{1-3}N_2M_0$
ⅣA 期:肿瘤侵犯下列任何部位:膀胱黏膜、直肠黏膜、上尿道黏膜;或骨质固定	T_4、任何 N、M_0
ⅣB 期:任何部位的远处转移,包括盆腔淋巴结转移	任何 T、任何 N、M_1

注　a,肿瘤浸润深度指从最接近表皮乳头的上皮—间质结合部至最深浸润点的距离。T:原发肿瘤。N:区域淋巴结,N_0:无区域淋巴结转移;N_1:单侧淋巴结转移;N_2:双侧淋巴结转移。M:远处转移,M_0:无远处转移;M_1:远处转移(包括盆腔淋巴结转移)。

四、诊断

1. 病史　仔细评估患者的身体状况,包括:有无不良的生活习惯,如吸烟;有无免疫功能低下性疾病;有无外阴肿块伴有长期外阴搔痒或外阴硬化型苔藓、尖锐湿疣、白带增多史,尤其应注意老年患者。注意有无其他部位的恶性肿瘤等。

2. 临床表现　外阴癌患者最常见的症状是外阴瘙痒,在外阴癌发生前数年即可出现,并伴有癌前病变如萎缩性外阴炎、外阴干枯病。早期在外阴部可发现小而硬的结节或溃疡,但不痛不痒。晚期可发生继发性感染、破溃、疼痛,分泌物增多,呈脓样或脓血样。肿瘤侵犯尿道可出现尿频、尿痛、排尿困难。直肠括约肌受累则出现大便失禁。局部肿物呈菜花状者质脆,易出血,常伴有继发感染,形成质硬、深而不规则的溃疡。结节状肿物的质地硬,且向深部浸润。一侧或双侧腹股沟淋巴结肿大、质硬、固定。侵及淋巴道使股静脉或下肢淋巴回流受阻,可引起一侧或两侧下肢肿胀。

3. 实验室及其他检查

（1）细胞学检查：取阴道液细胞学检查，约有 50% 的阳性率。

（2）组织学检查：对疑为病灶的部分，可进行组织学检查。

（3）其他检查：术前应做胸部摄片检查，对较晚期患者还应行静脉肾盂造影、膀胱镜、B 型超声、CT 检查等，有助于充分评价病变范围。

4. 诊断　活组织病理检查是确诊的必须手段。方法是采用 1% 甲苯胺蓝染色，干后用 1% 醋酸洗去染料，在蓝染部位取材活检，或在阴道镜指导下定位活检。

五、处理

手术治疗为主，辅以放射治疗与化学药物治疗。

1. 手术治疗

0 期：单侧外阴切除。

Ⅰ期：外阴广泛切除及病灶同侧或双侧腹股沟淋巴结清扫术。

Ⅱ期：外阴广泛切除及双侧腹股沟、盆腔淋巴结清扫术。

Ⅲ期：同Ⅱ期或加尿道前部切除与肛门皮肤切除。

Ⅳ期：外阴广泛切除、直肠下段和肛管切除、人工肛门形成术及双侧腹股沟、盆腔淋巴结清扫术。癌灶浸润尿道上段与膀胱黏膜，则需做相应切除术。

2. 放射治疗　不能手术治疗的晚期外阴癌，放射治疗可以收到姑息疗效。放疗也可作为手术前后的辅助治疗，或手术、化学治疗的综合性治疗措施之一。Hacker 等报道，8 例病变广泛之外阴癌患者在手术前用放疗，可使手术范围缩小，易于成功，而术后发病率并不升高，存活 15 个月到 19 年者占 62%（5 例）。Boronow 等报道，对外阴阴道癌采用手术 + 放疗，并提出相同的观点。适应症为对于全身情况差，癌肿较晚，拒绝手术的患者，可采用单纯性放射治疗；对外阴原发灶大或癌肿已累及阴唇系带、会阴和肛门者，手术切除有一定困难，原发灶可给予术前放射治疗，肿瘤量 20～30Gy/2～3 周，休息 2 周后行外阴切除术；对手术后病理证实淋巴结转移且手术切除不彻底者，可给予术后放射治疗。剂量应为根治量。

3. 化学治疗　病灶局部可注射氟脲嘧啶或平阳霉素，也可应用全身治疗。可使个别病例获得姑息效果。

4. 中西医结合治疗　外阴癌的预后与临床分期有关，虽然外阴癌多生长在外阴皮肤表面，但部分患者羞怯忌医或初诊医生忽视病情，临床延误诊治者有之。因此，中西医结合治疗外阴癌可达到减轻症状和并发症，提高生存期效果。如原发病灶行外阴癌根治术，根据需要可给予术前或后放射治疗及中医中药。对于临床上未触及腹股沟淋巴结肿大或不怀疑转移者，可给予该区体外放射治疗，不必行腹股沟淋巴结清扫术，这样可避免一些术后并发症。拟化学治疗后再行手术，但手术切除不彻底或不能切除，可辅以放射治疗及中医中药。此外，需要注意的是，中医疗法中许多单方、验方多有效果，但不可忽视外科手术治疗这一重要手段。中西医结合相互取长补短，扶正祛邪，固本培元，才能提高治疗效果。

（阎永芳）

第二节 子宫颈癌

子宫颈癌是女性生殖系统中最常见的恶性肿瘤,在我国近 20 多年发病率呈下降趋势,但年轻患者发病率上升。大多数患者为鳞状上皮癌,肿瘤在局部生长,多向宫旁组织和盆腔脏器浸润及盆腔淋巴结转移,常见的症状为阴道流血和阴道流液,手术、放射治疗是目前根治宫颈癌的主要手段。早期病例预后良好。

一、病因

宫颈癌的发病因素至今尚未完全明了,但大量资料表明,其发病与下列因素有关。

1. **性生活过早** 早婚、早年分娩、多产、密产发病率高。18 岁以前有性生活者为性生活过早。早婚指 20 岁以前结婚者,其发病率高,约占宫颈癌患者 50%。未婚及未产妇女宫颈癌发病率明显降低。

2. **性生活紊乱** 多次结婚史,发病率高。第二次结婚者宫颈癌发病率为初婚者的 4.5 倍。

3. **慢性宫颈炎** 长期刺激发病率高。宫颈炎患者发病率为正常人的 4.7 倍。

4. **细菌、病毒感染** 可能是诱发宫颈癌的重要因素。近年来发现性交感染的某些病毒,如人类疱疹病毒 II 型(HSV - 2)、人类乳头状病毒(HPV)、人巨细胞病毒(CMV)可能与宫颈癌发病有关。宫颈癌患者血清抗 HPV - 2 抗体,阳性率达 80% ~ 100%,正常对照仅 20%;宫颈癌组织中可检查出 CMV 的 DNA 片断。

5. **其他** 如性激素失调、男性包皮垢刺激、遗传因素、社会经济状况和精神创伤等因素,也可有一定关系。也有报道指出,母亲在妊娠期间服用己烯雌酚,生下的女儿在成年时容易患子宫颈癌。另外,吸烟、长期服避孕药丸可能会增加宫颈癌发病的危险。子宫颈细胞发育不良也可以转变为早期癌。

二、病理

1. 组织学分类

(1)鳞状细胞癌:鳞状细胞癌(简称鳞癌)占 90% ~ 95%,其生长方式有外生型、内生型和溃疡型。其中外生型易出血;内生型临床表现出现晚而淋巴转移发生早;溃疡型易继发感染并有恶臭分泌物排出。

(2)腺癌:来源为被覆宫颈管表面和颈管内腺体的柱状上皮,占 5% ~ 10%,其外观与鳞癌相似。

若腺癌与鳞癌并存时,称为宫颈腺鳞癌;腺癌合并有鳞状上皮化生时,称为宫颈腺角化癌。镜检时,根据细胞形态均可分为高分化、中分化和低分化 3 类,对于选择和制定具体治疗方案有参考价值。

2. 病程发展阶段

(1)不典型增生:属于癌前病变。表现为细胞分化不良、排列不齐、核深染等。

(2)原位癌:又称上皮内癌,宫颈上皮内癌,宫颈上皮全层被癌细胞所替代,但未穿透基底膜。

(3)浸润癌:早期浸润癌,是指癌细胞穿破基底膜,出现间质浸润,但深度不超过

5mm,宽不超过7mm,无临床特征。若进一步发展则成为子宫颈浸润部。

3. 转移途径

（1）直接蔓延:向下方沿阴道黏膜蔓延是最常见的方式,其次为向上至子宫下段肌层,向两侧至阔韧带、阴道旁组织,甚至达骨盆壁。晚期可致输尿管阻塞,向前、后可侵犯膀胱和直肠。

（2）淋巴转移:其发生概率与病程进展阶段有关,越近晚期,转移率越高。首先受累的是宫颈旁,髋内、髂外及闭孔淋巴结,其次为骶前、髂总、腹主动脉旁及腹股沟淋巴结,晚期可转移至左锁骨上淋巴结。

（3）血行转移:多发生于晚期,癌组织破坏小静脉后,经体循环至肺、肾、脊柱等处。

三、临床分期

采用国际妇产科联盟(FIGO,2000年)修订的临床分期(表11-2、图11-1)。

表11-2 宫颈癌的临床分期标准(FIGO,2000)

期别	肿瘤范围
0 期	原位癌(浸润前癌)
Ⅰ期	癌灶局限在子宫(包括累及宫体)
ⅠA 期	肉眼未见癌灶,仅在显微镜下可见浸润癌
ⅠA1 期	间质浸润深度 <3mm,宽度≤7mm
ⅠA2 期	间质浸润深度 3~5mm,宽度≤7mm
ⅠB 期	临床可见癌灶局限于宫颈,或显微镜下可见病变 >ⅠA2
ⅠB1 期	临床可见癌灶最大直径≤4cm
ⅠB2 期	临床可见癌灶最大直径 >4cm
Ⅱ期	癌灶已超出宫颈,但未达盆壁。癌累及阴道,但未达阴道下1/3
ⅡA 期	无宫旁浸润
ⅡB 期	有宫旁浸润
Ⅲ期	癌肿扩散盆壁和(或)累及阴道下1/3,导致肾盂积水或肾无功能
ⅢA 期	癌累及阴道下1/3,但未达骨盆腔
ⅢB 期	癌已达骨盆壁,或有肾盂积水或肾无功能
ⅣA 期	癌播散超出真骨盆或癌浸润膀胱黏膜或直肠黏膜
ⅣB 期	远处转移

四、诊断

1. 病史　由于早婚、多产、地理环境等因素与宫颈癌的发病有关系,故应仔细了解患者的婚姻史、性生活史、慢性宫颈炎的病史、高危男性接触史等,年轻者需了解月经情况,年老者则询问绝经后的阴道不规则流血史,特别重视是否有接触性的阴道出血史。

2. 临床表现

（1）症状:早期宫颈癌常无症状,也无明显体征,与慢性宫颈炎无明显区别,有时甚至见宫颈光滑,尤其老年妇女宫颈已萎缩者。有些宫颈管癌患者,病灶位于宫颈管内,宫颈

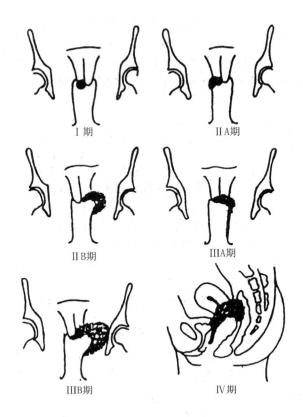

I 期　　　　　　　　　II A期

II B期　　　　　　　　IIIA期

IIIB期　　　　　　　　IV期

图 11 - 1　子宫颈癌的临床分期示意图

阴道部外观正常,易被忽略而漏诊或误诊。患者一旦出现症状,主要表现为以下几方面。

1)阴道流血:年轻患者常表现为接触性出血,发生在性生活后或妇科检查后出血。出血量可多可少,根据病灶大小、侵及间质内血管的情况而定。早期出血量少,晚期病灶较大表现为多量出血,一旦侵蚀较大血管可能引起致命性大出血。年轻患者也可表现为经期延长、周期缩短、经量增多等。老年患者常主诉绝经后不规则阴道流血。一般外生型癌出血较早,血量也多;内生型癌出血较晚。

2)阴道排液:患者常诉阴道排液增多,白色或血性,稀薄如水样或米泔状,有腥臭味。晚期因癌组织破溃、坏死,继发感染有大量脓性或米汤样恶臭白带。

3)晚期癌的症状:根据病灶侵犯范围出现继发性症状。病灶波及盆腔结缔组织、骨盆壁、压迫输尿管或直肠、坐骨神经时,患者诉尿频、尿急、肛门坠胀、大便秘结、里急后重、下肢肿痛等;严重时导致输尿管梗阻、肾盂积水,最后引起尿毒症。到疾病末期,患者常出现恶病质。

(2)体征:检查时可见宫颈呈糜烂、菜花、结节或溃疡状,但内生型癌肿早期宫颈表面无变化,需做双合诊或三合诊检查。

3. 实验室及其他检查

(1)宫颈刮片细胞学检查:是普查采用的主要方法。刮片必须在宫颈移行带处。涂片后用巴氏染色,结果分为5级:I级正常,II级炎症引起,III级可疑,IV级可疑阳性,V级阳性。Ⅲ、Ⅳ、Ⅴ级涂片必须进一步检查明确诊断。

（2）碘试验：用于识别宫颈病变的危险区，以便确定活检取材的部位，提高诊断率。

（3）氮激光肿瘤固有荧光诊断法：用于癌前病变的定位活检。固有荧光阳性，提示有病变；阴性，提示无恶性病变。

（4）宫颈和宫颈管活体组织检查：是诊断子宫颈癌的主要依据。但应注意有时因取材过少或取材不当，而有一定的假阴性，所以多采用在宫颈碘染色情况下，在着色与不着色交界处多点取活检。如宫颈刮片细菌学检查为Ⅲ级或Ⅲ级以上涂片，而宫颈活检为阴性者，应用小刮匙搔刮宫颈管，将刮出物送组织病理学检查。

（5）阴道镜检查：用特制的阴道镜，可将宫颈组织放大数10倍，借以发现肉眼所不能看见的早期宫颈癌的一些表面变化。对于凡宫颈刮片细胞学检查为Ⅲ级以上者，应立即在阴道镜检查下，观察宫颈表面有无异型上皮或早期宫颈癌病变，并选择可疑活检部位，以提高活检阳性率。

（6）宫颈锥形切除检查：宫颈刮片多次阳性，阴道镜下活检又不能确诊者；或活检为重度异型增生，原位癌或镜下早期浸润者；无条件追踪或活检无肯定结论者，可做宫颈锥切术，并将切除组织分块做连续病理切片检查，以明确诊断。目前诊断性宫颈锥切术已很少采用。

4. **诊断** 子宫颈癌早期诊断十分重要。根据病史和临床表现，凡有接触性出血、不规则阴道流血、白带增多或异常排液者，尤其对绝经前后的妇女，首先应该考虑子宫颈癌的可能。早期发现、早期诊断、早期治疗（三早），是提高子宫颈癌治愈率的关键。目前诊断宫颈癌的方法，除做好详细的全身检查与妇科检查之外，还可采取上述辅助诊断方法，以提高早期诊断率。

5. **鉴别诊断** 应与子宫颈柱状上皮外移、宫颈息肉、宫颈乳头状瘤、子宫黏膜下肌瘤、宫颈结核、宫颈尖锐湿疣、宫颈子宫内膜异位症等鉴别，宫颈细胞学检查和活检是可靠的鉴别方法。颈管型宫颈癌应与Ⅱ期子宫内膜癌相鉴别。

五、处理

应根据临床分期、患者年龄、全身情况、设备条件和医疗技术水平决定治疗措施，常用的方法有手术、放疗及化疗等综合应用。

1. **宫颈上皮内瘤样病变** 确诊为 CIN Ⅰ级者，暂时按炎症处理，每3～6个月随访刮片，必要时再次活检，病变持续不变者继续观察。确认为 CIN Ⅱ级者，应选用电熨、激光、冷凝或宫颈锥切术进行治疗，术后每3～6个月随访1次。确诊为 CIN Ⅲ级者，主张行子宫全切术。年轻患者若迫切要求生育，可行宫颈锥切术，术后定期随访。

2. **宫颈浸润癌**

（1）手术治疗：手术适应证仅限于ⅠB至ⅡA期宫颈癌，特别适用于其中的年轻需保留卵巢功能者，合并妊娠者，盆腔内有炎块或伴卵巢肿瘤不宜放疗者，或对放疗不敏感的宫颈腺癌患者。手术范围应根据临床分期、病灶大小、深浅来决定，原则上是既要彻底清除病灶，又要防止因不适当地扩大手术范围而引起的手术后并发症。一般行子宫广泛切除术及盆腔淋巴结清扫术。由于子宫颈癌转移至卵巢的机会极少，年轻患者术时可保留一侧卵巢。对0～ⅠA期要求生育的年轻患者，可做宫颈锥切，定期随访。对年老体弱或有心、肝、肺、肾等脏器严重损害者不宜手术。宫颈癌手术治疗的 5 年生存率，Ⅰ期达97.65%，Ⅱ期达 90.5%。

（2）放射治疗：放射治疗适用于各期患者。但有阴道萎缩、狭窄、畸形或子宫脱垂等解剖结构异常，骨髓抑制，急、慢性盆腔炎，并发膀胱阴道瘘或直肠阴道瘘等病变者，则不宜放疗。放疗时尽可能地保护正常组织和器官。子宫颈癌的放射治疗以腔内照射为主。晚期则除腔内之外，体外照射也非常重要。

（3）化学治疗：仅作为辅助治疗，或用于不能承受手术及放射治疗的患者，或复发癌已有远处转移者。治疗宫颈癌最有效的化疗药物为甲氨蝶呤加博莱霉素或博莱霉素加长春新碱及丝裂霉素 C 的联合化疗。

常用治疗方案：

1）5 – FU $1g/m^2$ 静脉滴注，第 1～5 日；DDP $100mg/m^2$ 静脉滴注，第 1 日。

2）5 – FU $750mg/m^2$ 静脉滴注，第 1～5 日；DDP $20mg/m^2$ 静脉滴注，第 1～5 日。

3）VCR $1mg/m^2$ 静脉注射，第 1 日；MMC $10mg/m^2$ 静脉滴注，第 2 日；BLM 30mg 静脉滴注，第 1 日和第 4 日；DDP 50mg 静脉滴注，第 2～5 日。

4）ADM 45mg 静脉注射，第 1 日；5 – FU $500mg/m^2$ 静脉注射，第 1 日和第 8 日；CTX $100mg/m^2$ 口服，第 1～14 日；VCR $1.4mg/m^2$ 静脉注射，第 1 日和第 8 日。

5）BLM $10mg/m^2$ 肌内注射，每周 1 次；MTX $10mg/m^2$ 口服，每周 2 次。

6）ADM 20～$50mg/m^2$ 静脉注射，第 1 日；DDP 50mg 静脉注射，第 1 日。

以上方案适当水化，每 4 周重复 1 次。

局部用药：腹壁下动脉插管或经皮股动脉穿刺髂内动脉插管。药物有顺铂 $80mg/m^2$，MMC 10mg，5 – FU 0.5～1g 加生理盐水 150～200mL 髂内动脉注射，使药物准确地到达肿瘤局部形成高药物浓度，杀伤肿瘤细胞的作用大大提高。可缩小肿瘤体积和范围，减少肿瘤扩散，为进一步根治性放疗提供有利条件。

（4）其他治疗。

1）激光治疗：激光不仅有杀伤癌细胞的作用，而且能产生免疫性，并能提高化疗效果。宫颈癌早期，病灶局限的患者可以做局部治疗。近年来，激光已被用于治疗宫颈细胞发育不良。

2）电灼治疗：局部电灼能使癌细胞加热坏死，并可提高癌组织对放射和化学药物的敏感性，以达到治疗目的。

3）冷冻治疗：适用于早期无转移的宫颈癌患者，常选用液氮快速制冷的方法。

（董俊英）

第三节　子宫内膜癌

子宫内膜癌又称子宫体癌，多见于 50～60 岁妇女。是女性生殖器三大恶性肿瘤之一。约占女性全身恶性肿瘤的 7%，女性生殖器恶性肿瘤的 20%～30%。近年来发病率有上升趋势，在有些国家，子宫内膜癌的发病已超过子宫颈癌而成为女性生殖器最常见的恶性肿瘤。

一、病因

子宫内膜癌的病因尚不十分清楚,可能与雌激素的长期刺激有关。无排卵、不育、肥胖、糖尿病、高血压、晚绝经、多囊卵巢综合征、功能性卵巢肿瘤、长期大量应用外源性雌激素或他莫昔芬、子宫内膜不典型增生和遗传因素等均是子宫内膜癌的高危因素。

二、分类

按其累及范围和生长方式,可分为两类。①局限型:癌变局限于宫壁某部,肿瘤呈颗粒状、小菜花状或小息肉状生长。范围虽小,可浸润深肌层。②弥散型:癌变累及大部或全部内膜。肿瘤呈息肉状或菜花状生长,可充满宫腔,甚至下达宫颈管,质脆,表面可有坏死、溃疡。如浸润肌层,则形成结节状病灶;如侵及浆膜层,子宫表面出现结节状突起。

按细胞组织学特征,可分为以下几类:①子宫内膜样腺癌,包括腺癌、棘腺癌(腺癌合并鳞状上皮化生)和腺鳞癌(腺癌和鳞癌并存),占80%~90%;②黏液性癌;③浆液性癌;④透明细胞癌;⑤鳞状细胞癌;⑥混合性癌;⑦未分化癌。

三、转移途径

多数生长缓慢,局限于内膜或宫腔内时间较长,也有极少数发展较快,短期内出现转移。主要转移途径是直接蔓延、淋巴转移,晚期可有血行转移。

1. 直接蔓延　癌灶沿子宫内膜向上蔓延生长,经子宫角达输卵管;向下蔓延累及宫颈、阴道;向肌层浸润,可穿透浆膜而延及输卵管、卵巢,并广泛种植于盆腔腹膜、子宫直肠陷凹及大网膜。

2. 淋巴转移　为内膜癌的主要转移途径。其转移途径与肿瘤生长的部位有关。宫底部的癌灶可沿阔韧带上部的淋巴管网转移到卵巢,再向上到腹主动脉旁淋巴结。子宫角及前壁的病灶可经圆韧带转移到腹股沟淋巴结。子宫后壁的病灶可沿骶韧带至直肠淋巴结。子宫下段及宫颈管的病灶与宫颈癌的淋巴转移途径相同。

3. 血行转移　少见,出现较晚,主要转移到肺、肝、骨等处。

四、临床分期

至今仍用国际妇产科联盟1971年的临床分期(表11-3),对手术治疗者采用手术—病理分期(表11-4)。

表11-3　子宫内膜癌的临床分期(FIGO,1971)

分期	肿瘤范围
0期	腺瘤样增生或原位癌(不列入治疗效果统计)
Ⅰ期	癌局限于宫体
ⅠA期	宫腔长度≤8cm
ⅠB期	宫腔长度>8cm
Ⅱ期	癌已侵犯宫颈
Ⅲ期	癌扩散至子宫以外盆腔内(阴道或宫旁组织可能受累),但未超出真骨盆
Ⅳ期	癌超出真骨盆或侵犯膀胱或直肠黏膜或有盆腔以外的播散
ⅣA期	癌侵犯附近器官,如直肠、膀胱
ⅣB期	癌有远处转移

注　根据组织学分类:ⅠA期及ⅠB期又分为3个亚期:G_1:高分化腺癌;G_2:中分化腺癌;G_3:未分化癌。

表 11 - 4　子宫内膜癌手术—病理分期(FIGO,2000)

分期	肿瘤范围
Ⅰ 期	癌局限于宫体
Ⅰ A 期	癌局限在子宫内膜
Ⅰ B 期	侵犯肌层≤1/2
Ⅰ C 期	侵犯肌层 >1/2
Ⅱ 期	癌扩散至宫颈,但未超越子宫
Ⅱ A 期	仅累及宫颈管腺体
Ⅱ B 期	浸润宫颈间质
Ⅲ 期	癌局部或(和)区域转移
Ⅲ A 期	癌浸润至浆膜和(或)附件,或腹腔积液含癌细胞,或腹腔冲洗液阳性
Ⅲ B 期	癌扩散至阴道
Ⅲ C 期	癌转移至盆腔和(或)腹主动脉旁淋巴结
Ⅳ A 期	癌浸润膀胱黏膜和(或)直肠肠黏膜
Ⅳ B 期	远处转移(不包括阴道、盆腔黏膜、附件以及腹主动脉旁淋巴结转移,但包括腹腔内其他淋巴结转移

五、诊断

1. 病史　绝经后妇女患子宫内膜癌的占 70% ~75% ,好发年龄在 50 ~60 岁,评估患者时要注意年龄、肥胖、糖尿病、少育、不育、绝经推迟以及用过激素替代治疗;有无家族史;是否做过检查等。

2. 临床表现

(1)症状。

1)阴道出血:异常阴道出血是子宫内膜癌的最主要症状,特别是绝经后的阴道出血更应引起高度重视。由于 50% ~70% 患者发病于绝经之后,故绝经后阴道出血就成为患者最主要的主诉之一。由于病变部位及情况不同,阴道出血量的多少也因人而异。有的表现为少量不规则出血或极少量点滴出血,也有的表现为经常性较多量出血甚至大出血。至于尚未绝经者,则表现为阴道不规则出血或经量增多,经期延长或经间期出血。出血症状在疾病早期就可出现,到晚期则出血加重,且为持续性,并可导致贫血的发生。

2)阴道排液:阴道排液的症状常先于阴道出血。绝经后患者偶尔以持续阴道流水样液体为首发症状,以后再出现阴道出血。阴道流液常为瘤体渗出或继发感染的结果,在早期多为浆液性或浆液血性排液,晚期合并感染则有脓血性排液,并有恶臭。阴道排液在绝经前患者中比较少见。

3)疼痛:疼痛在子宫内膜癌患者并不多见。少数患者有一种下腹疼痛及酸胀不适感觉,可能与病变较大、突入宫腔引起宫腔挛缩有关。在宫腔内出血较多或积有血块时,由于子宫收缩将其排出,此时患者可感到痉挛性疼痛。晚期患者由于肿瘤侵及或压迫盆腔神经丛可造成持续性疼痛,且较剧烈。继发的宫腔感染或宫腔积脓也是造成疼痛的原因。

4）其他症状：晚期患者可有肺部、脊柱等处转移的症状。全身症状如贫血、消瘦、恶病质、发热及全身衰竭等。

（2）体征：早期可无明显体征，子宫可以正常大小或稍大。疾病发展时，子宫增大变软、固定或在宫旁或盆腔内扪及不规则形结节状肿物。

3. 实验室及其他检查

（1）细胞学检查：子宫颈刮片、阴道后穹隆涂片及宫颈管吸片取材做细胞学检查，但其阳性率不高，故临床价值不高。

（2）B型超声检查：早期子宫内膜癌病变很小，局限在内膜内，在B型超声下可无异常发现。随病变扩大则表现为子宫增大，轮廓清楚，内膜增厚，失去线状结构，边缘不光滑、不规则。可见不均匀粗光点组成的回声增强光团，周边无包膜，后方无衰减，内膜与肌层的分界模糊。随着浸润加深，子宫肌层界限更加不清。若合并出血坏死或溃疡，则内部回声不匀，在杂乱光点间有不规则状积液暗区。在病灶侵犯肌层的周边，彩色多普勒超声可见血流较丰富。经阴道超声可更清楚地看出子宫组织的层次，这种检查可不必充盈膀胱，对子宫内的病灶显现更加清楚，并可获得有无浸润肌层的可靠资料。

（3）宫腔镜检查：目前较广泛地应用于子宫内膜病变诊断。绝经后子宫出血患者中，约20%为子宫内膜癌，应用宫腔镜可直接观察宫颈管及宫腔情况，发现病灶并准确活检，可提高活检准确率，避免常规诊刮漏诊，并可提供病变范围，协助术前正确临床分期。

但因宫腔镜检查时多要注入膨宫液，有可能经输卵管流入盆腔导致癌组织扩散，影响预后。

（4）淋巴造影、CT及MRI检查：淋巴转移为子宫内膜癌转移的主要途径。淋巴造影可放在术前检查预测有无淋巴转移，但操作复杂，穿刺困难，临床难以推广应用。CT、MRI主要用于了解宫腔、宫颈病变，肌层浸润深度，淋巴结有无长大（2cm以上）等。

（5）病理组织学检查：是了解病理类型，细胞分化程度的唯一方法。组织标本采取方法是影响病理检查准确性重要问题，常用方法有子宫内膜活检和诊断性刮宫。

4. 诊断　　多见于老年妇女，绝经后妇女占总数的70%～75%，绝经期妇女占15%～20%，40岁以下仅占5%～10%，根据临床症状及相应检查即可做出诊断。

5. 鉴别诊断

（1）绝经过渡期功能失调性子宫出血：临床症状与体征和子宫内膜癌相似，临床上难以鉴别。应先行分段性诊刮，确诊后对症处理。

（2）子宫内膜增生和息肉：子宫一般不大或稍大，不规则出血的症状和内膜癌相似，但血性分泌物或阴道排液现象少见，最后鉴别需靠诊断性刮取子宫内膜做病理检查。

（3）子宫肌瘤：子宫肌瘤一般有子宫增大、出血等症状。肌层内或浆膜下肌瘤的子宫大而硬，且常不对称，多发肌瘤在子宫表面可摸到多个突起，均有别于内膜癌。但子宫肌瘤和内膜癌常合并存在，应避免片面地把一切症状用肌瘤解释而丧失对癌的警惕性。子宫黏膜下肌瘤在阴道出血的同时可有阴道排液或血性分泌物，临床表现与内膜癌非常相似，可通过阴道检查、宫腔探查及子宫碘油造影进行鉴别。

（4）萎缩性阴道炎：主要表现为血性白带，需与黏膜癌鉴别。前者见阴道壁充血或黏膜下散在出血点，后者见阴道壁正常，排液来自宫颈管内。应警惕两者并存的可能性。

（5）子宫颈癌：一般鉴别没有困难，但黏膜癌如已累及宫颈，则和原发颈管癌有时极难鉴别，组织活检病理检查有时也难区别。如病检为鳞癌则原发于宫颈。如为腺癌则鉴定其来源有时较困难，但如能找到黏液腺体，则原发于宫颈的可能性较大。

（6）原发性输卵管癌：主要表现为阴道排液、阴道流血和下腹疼痛。其与内膜癌的鉴别是前者诊刮阴性，宫旁扪及块物，而后者诊刮阳性，宫旁一般无块物扪及。B 型超声及腹腔镜检查可助鉴别。

六、处理

采用手术治疗为主，放疗、化疗或激素治疗为辅的综合治疗方法。

1. 手术治疗　子宫内膜癌手术分期程序是腹部正中直切口、打开腹腔后立即取盆、腹腔冲洗液或腹腔积液进行细胞学检查，然后仔细探查整个腹腔内脏器。网膜、肝脏、结肠旁沟和附件表面均需检查和触摸任何可能存在的转移病灶，然后仔细触摸腹主动脉旁和盆腔内可疑或增大的淋巴结。在开始手术前先结扎或钳夹输卵管远侧端以防止处理子宫及附件时有肿瘤组织流出。切除子宫后，应该在手术区域外切开子宫以判断病变的范围。许多子宫内膜癌患者过度肥胖或年纪过大，或有并发症和合并症，所以在临床上必须判断患者能否耐受过大的手术。

2. 放疗　单纯放疗适用于晚期或有严重的全身疾病、高龄和无法手术的病例，术后放疗用于补充手术的不足及复发病例。在大多数西方国家，常采用先放疗，然后进行全子宫及双侧附件切除术、选择性盆腔及腹主动脉旁淋巴结切除术的方法。

腔内放射包括宫颈癌腔内放射、宫腔填充法腔内治疗、后装法腔内放射 3 种方法。腔内照射可在术前进行，以利于手术的成功，可减少复发，提高 5 年生存率。研究表明，术前先行腔内放疗，2 周内切除子宫者，36% 已无残余癌；8 周后手术者，59% 无残余癌。无残余癌者 5 年复发率为 3.8%，有残余癌者 19.2% 。又有研究指出，Ⅰ期癌单纯手术 5 年存活率为 69.5% ，术前腔内放疗组 5 年存活率为 93.75% ；单纯手术组复发率为 11.51% ，术前放疗组为 6.97% 。此外，腔内照射也可在术后进行，主要针对病变累及宫颈或阴道切缘残瘤，最好在术后 3~4 周时辅补以阴道内放疗。

体外放射治疗，不论为术前、术后或单纯放疗，都必须概括个体差异区别对待。术前体外放疗主要针对宫旁或盆腔淋巴结可疑转移灶。术后体外照射主要针对手术不能切除的转移灶和盆腔及腹主动脉旁淋巴结转移。单纯体外照射适用于晚期病例，阴道及盆腔浸润较广泛，不宜手术，且腔内放射治疗也有困难者。

3. 化学治疗　子宫内膜癌的化疗主要适宜于晚期或复发、转移的患者或作为高危患者手术后的辅助治疗，如低分化肿瘤，肿瘤侵犯深肌层、盆腔或主动脉旁淋巴结阳性者以及一些恶性程度极高的病理类型的肿瘤。

（1）PAC 方案：顺铂（DDP）$60mg/m^2$，静脉滴注；多柔比星（阿霉素，ADM）$50mg/m^2$，静脉注射；环磷酰胺（CTX）$500mg/m^2$，静脉注射；间隔 4 周，连续 6 个疗程。

（2）CP 方案：环磷酰胺（CTX）$500mg/m^2$，静脉注射；顺铂（DDP）$60mg/m^2$，静脉滴注；间隔 4 周，连续用 6~8 个疗程。

（3）CAF 方案：环磷酰胺（CTX）$500mg/m^2$，静脉注射；多柔比星（ADM）$50mg/m^2$，静脉注射；氟尿嘧啶（5-FU）$500mg/m^2$，静脉滴注；间隔 4 周，连续用 6 个疗程。

4. 激素治疗 对晚期癌、癌复发患者,不能手术切除的病例或年轻、早期患者要求保留生育功能者均可考虑孕激素治疗。

(1)孕激素:正常子宫具有较丰富的雌激素受体(ER)和孕激素受体(PR),能分别识别雌激素和孕激素,与其结合后发挥生物效应。子宫内膜癌为激素依赖性肿瘤,但受体含量较正常内膜低,且肿瘤分化程度越差,临床期别越晚,受体含量就越低。公认激素受体含量与预后和治疗选择有重要关系:受体含量低者,肿瘤复发高,生存期短,预后不良,死亡率高,对孕激素治疗反应差,对细胞毒药物反应好。反之,受体含量高者,肿瘤分化好,生存期长,预后好,适宜孕激素治疗。据报道,受体阳性者,治疗有效率分别为:ER阳性者,50% ~60%;PR阳性者,70% ~80%;两者均阳性为80%;未做受体检测者则为30%。

在孕激素作用下,子宫内膜癌细胞可以从恶性向正常内膜转化,直接延缓脱氧核糖核酸和核糖核酸的合成,从而控制癌瘤的生长。孕激素还可增强癌细胞对放疗的敏感性,使早期患者肿瘤缩小、消失或分化好转。研究表明,孕激素不但对原发灶有抑制作用,对转移灶,尤其是肺转移也有较好疗效,对内膜癌的皮肤转移灶也有治疗作用,年轻未育的子宫内膜癌患者在孕激素治疗后可以妊娠。

当今临床应用的孕激素主要有3种。

1)醋酸甲羟孕酮:200 ~300mg,每日1次口服,或500mg,每日3次口服,或400 ~1 000mg,肌内注射,每周1次。8周以后每周250g;或每日100mg×10日,后每日200mg,每周3次,维持量为每周100 ~200mg。

2)醋酸甲地孕酮:每日每次400mg,肌内注射,连用0.5 ~1年;或每周40 ~60mg口服。

3)17 -羟乙酸孕酮:500mg,每周2次,肌内注射;或1 000mg,肌内注射,每周1次,连用3 ~6个月;或每日500mg,1 ~2个月后每日250mg。

上述长效孕激素通常应连续使用2个月以上,才能产生疗效,对癌瘤分化良好,PR阳性者疗效好,对远处复发者疗效优于盆腔复发者,治疗时间至少1年。大规模随机安慰剂对照研究未显示出辅以孕激素治疗能够改善子宫内膜癌患者的无进展生存率及总生存率,故目前激素治疗多用于晚期和复发转移患者,孕激素的有效率<20%。

孕激素治疗产生的不良反应少,症状轻,偶见恶心、呕吐、水肿、脱发、皮疹、体重过度增加及满月脸等,严重的过敏反应及血栓性静脉炎、肺动脉栓塞较罕见。

(2)抗雌激素药物:近年报道,雌激素拮抗剂三苯氧胺(TMX)对原发性肿瘤为雌激素受体阳性的复发病变有效,或当孕激素治疗失败时,应用此药有效。用法:20mg,每日2次,口服连用3个月至2年。三苯氧胺有促使孕激素受体水平升高的作用,对受体水平低的患者可先用三苯氧胺使受体水平上升后,再用孕激素治疗,或者两者同时应用可以提高疗效。药物不良反应有潮热、畏寒等类似更年期综合征的表现,骨髓抑制表现为白细胞、血小板计数下降,但一般较其他化疗药物反应轻,其他可以有少量不规则阴道流血、恶心、呕吐等。

(3)氨鲁米特(氨基导眠能):是一种作用于中枢神经系统的药物,除有镇静作用外,还能抑制肾上腺,从而抑制外周组织芳香化酶的产生。使血浆17 -羟孕烯醇酮、雄烯二酮下降,体内E水平下降。从20世纪80年代开始,氨鲁米特用于乳腺癌的治疗,取得了一定的疗效,但其对内膜癌的治疗,国内外鲜见报道。国内刘惜时等用氨鲁米特治疗子宫内膜癌患者发现,氨鲁米特可降低患者血中雌激素(E)、孕激素(P)水平,并使内膜癌组织中雌激素受体(ER)、孕激素受体(PR)含量下降,用药后癌组织在光镜下形态学变化主要表现为癌细胞退性变,提示氨鲁米特可抑制癌细胞生长,由于此类报道较少,氨鲁米特对内膜癌的作用有待进一步研究。

由于子宫内膜癌的症状显著,易于诊断,并且其病情发展缓慢,发生转移的时间也较慢,因此子宫内膜癌确诊时多数患者处于早期,无论给予手术治疗还是放射治疗,其治疗效果均较满意。从总体来说,子宫内膜癌的治疗效果在妇科恶性肿瘤中是比较理想的,治疗后 5 年生存率在 60% ~70% ,个别的可高达 80% 左右。影响子宫内膜癌预后的相关因素有临床分期、组织类型、组织学分化程度、肌层浸润、淋巴结转移、腹腔细胞学、子宫大小、发病年龄、治疗方法及患者绝经年龄、生育情况等,这些因素在通常情况下不是孤立存在的,而是相互关联或是多元存在相互影响的。

(阎永芳)

第四节 子宫肉瘤

子宫肉瘤少见,占子宫恶性肿瘤的 2% ~4% 。可原发于子宫体肌层、子宫内膜间质及子宫颈,也可由子宫肌瘤恶变而来。多见于 40 ~60 岁妇女。病因未明,恶性度高,预后差,5 年生存率仅为 20% ~30% 。

一、病因和病理

病因尚不明确。子宫肉瘤近其组织发生来源主要有以下几方面。

1. 平滑肌肉瘤 最多见,来自子宫肌层或子宫血管壁平滑肌纤维,也可由子宫肌瘤肉瘤变而成。巨检见肉瘤呈弥漫性生长,与子宫肌层无明显界限。若为肌瘤肉瘤变常从中心开始向周围播散。剖面失去漩涡状结构,常呈均匀一片或鱼肉状。以灰黄或黄红相间,半数以上见出血坏死。镜下见平滑肌细胞增生,细胞大小不一,排列紊乱,核异型,染色质多、深染且分布不均,核仁明显,有多核巨细胞,核分裂相 >5/10HP。许多学者认为核分裂相越多者预后越差[生存率:(5 ~10)/10HP 为 42% ; >10/10HP 为 15%]。

2. 内膜间质肉瘤 来自子宫内膜间质细胞,分两类。

(1)低度恶性子宫内膜间质肉瘤 曾称淋巴管内间质肉瘤,少见。巨检见子宫球状增大,肌纤维增粗,有多发性颗粒样、小团状突起,质如橡皮、富弹性,用镊夹起后能回缩,似拉橡皮筋感觉。剖面见子宫内膜层有息肉状肿块,黄色,表面光滑,切面均匀,无漩涡状排列。镜下见子宫内膜间质细胞侵入肌层肌束间,细胞浆少,细胞异型少,核分裂相少,细胞周围有网状纤维围绕,很少出血坏死。

(2)高度子宫内膜恶性间质肉瘤 少见,恶性程度较高。巨检见肿瘤起源于子宫内膜功能层,向腔内突起呈息肉状,质软,切面灰黄色,鱼肉状,局部有出血坏死,向肌层浸润。镜下见内膜间质细胞高度增生,腺体减少、消失。瘤细胞致密,圆形或纺锤状,核大,分裂相多,细胞异型程度不一。

3. 恶性米勒管混合瘤 是很少见的一种子宫肉瘤。其特点是肿瘤含有两种恶性组织,即肉瘤组织和癌组织,故又称癌肉瘤。

肿瘤从子宫内长出,向宫腔突出,呈息肉样,多发性或呈分叶状,底部较宽或形成蒂状。晚期可浸润周围组织。肿瘤质软,表面光滑,切面可见小囊肿,内充满黏液,呈灰白色、灰黄色或淡红色。

组织切片镜检有两种类型:可见到与内膜间质相似的异型肉瘤细胞和腺癌细胞;可见有横纹肌、骨、软骨等中胚叶组织。

子宫肉瘤转移途径和其他恶性肿瘤一样,有直接蔓延、淋巴转移及血行转移等,其中以血行转移较多见。血行转移可至肝、肺、淋巴道或直接蔓延可转移到子宫的邻近组织,又可透过子宫浆膜而侵入肠管、大网膜等处,引起腹腔内的广泛转移以及出现腹腔积液。

二、临床分期

子宫肉瘤常用的临床分期是根据国际抗癌协会(UICC)的分期法(表11-5)。

表11-5　子宫肉瘤临床分期

期别	肿瘤范围
Ⅰ期	肿瘤局限于子宫体
Ⅱ期	肿瘤浸润到子宫颈或子宫浆膜层
Ⅲ期	肿瘤累及子宫外或盆腔内器官,仍局限于盆腔
Ⅳ期	肿瘤转移至上腹部或远处脏器

三、诊断

1. 临床表现

(1)异常阴道流血和分泌物增多:出血量多少不等,常为持续性。

(2)腹痛:肿瘤迅速生长或瘤内出血、坏死,可引起急性腹痛。

(3)压迫和转移症状:可压迫膀胱、直肠而出现相应的症状,晚期患者可出现恶病质表现。

(4)体征:子宫增大、外型不规则。宫颈口可有息肉样或肌瘤样肿物突出,如伴有感染,可有恶臭。晚期肉瘤可固定于盆壁,并出现转移至其他器官、组织的表现。

2. 实验室及其他检查

(1)阴道细胞学检查:对诊断子宫内膜肉瘤或子宫颈肉瘤有一定的帮助,但重要性远不如诊断早期宫颈癌。

(2)活检或诊刮:是诊断子宫内膜肉瘤或侵及子宫内膜肌层肉瘤的可靠方法。子宫内膜肉瘤或子宫颈肉瘤,多呈息肉样赘生物突出于子宫颈外口,局部取活组织切片检查,可以明确诊断。疑病变在宫腔内者则行分段诊刮术,将所取组织送病理检查。

(3)其他:B型超声显像及X线断层扫描等检查可用于协助诊断。子宫肉瘤肺部转移较常见,故肺部X线摄片应列为常规检查。

3. 诊断　根据病史、症状、体征,应疑有子宫肉瘤的可能。分段刮宫是有效的辅助诊断方法。刮出物送病理检查可确诊。因子宫肉瘤组织复杂,刮出组织太少易误诊为腺癌。有时取材不当仅刮出坏死组织以致误诊或漏诊。若肌瘤位于肌层内,尚未侵犯子宫内膜,单靠刮宫无法诊断。B型超声及CT等检查可协助诊断,但最后诊断必须根据病理切片检查结果。手术切除的子宫肌瘤标本也应逐个详细检查,有可疑时即做冰冻切片以确诊。子宫肉瘤易转移至肺部,故应常规行胸部X线摄片。

四、处理

1. 手术治疗 以手术治疗为主。手术范围:全子宫及双附件切除术;若肉瘤累及宫颈,则行子宫广泛切除术及盆腔淋巴结清除术。术中将转移病灶尽可能切除,术后给予放疗及化疗,预后良好。晚期病例,可行姑息手术,仅能缓解症状,对延长生命帮助不大。

2. 放射治疗 由于子宫肉瘤一般对放射线敏感度较低,疗效较差,一般不主张单纯做放射治疗。恶性中胚叶混合瘤对放疗较敏感,故在手术前后加用放疗可能提高疗效。

3. 化学治疗 化疗对子宫肉瘤无肯定疗效,可作为综合治疗的措施之一。常用的化疗是长春新碱、更生霉素及环磷酰胺等药物联合应用,5日为1疗程,静脉注射,每4周重复一疗程。其他如六甲密胺、阿霉素、顺铂等联合应用也有一定效果。

4. 中医中药 对于中、晚期子宫肉瘤,术后可使用中医中药与放射治疗、化学治疗综合治疗,中医中药多采用辨证施治(参见第十一章第三节子宫内膜癌)。以杀灭残留细胞,提高机体免疫力,延长生存期。

(阎永芳)

第五节 卵巢肿瘤

卵巢肿瘤是女性生殖器官常见肿瘤。卵巢肿瘤不仅组织学类型繁多,而且有良性、交界性、恶性之分,卵巢恶性肿瘤是女性生殖器官三大恶性肿瘤之一。卵巢位置深在,故卵巢肿瘤的早期发现仍是一个急需解决的问题。

一、病因

卵巢肿瘤的病因至今尚不清楚,近年来对卵巢癌临床研究中发现一些相关因素。

1. 环境因素 在高度发达的工业国家中的妇女,卵巢癌的发病率较高,如瑞典卵巢癌发病率为21/10万,美国为15/10万,而非洲为4/10万,印度为3/10万,故考虑某些化工产品及饮食中胆固醇高与卵巢癌发病可能有关。

2. 内分泌因素 卵巢癌的发生可能与垂体促性腺激素水平升高有关,临床上见到在更年期和绝经期后卵巢癌的发病率增高,动物实验性卵巢肿瘤得到证实。但因发现乳腺癌、子宫内膜癌和卵巢癌的发病可随雌激素的替代疗法而增加,又不支持前述论点。

3. 病毒因素 有报道卵巢癌患者中很少有腮腺炎史,从而推断此种病毒感染可能预防卵巢癌的发生,还未得到充分的证据。

4. 遗传因素 有报道20%~25%卵巢癌患者有家族史。近年发展起来的分子流行病学恰可深刻分析某些卵巢癌患者的高度家族倾向。

5. 致癌基因与抑癌基因 癌瘤的发生与染色体中的致癌基因受刺激,或抑癌基因的消失有关,此论点在目前卵巢癌的病因研究中也有所报道。

二、分类

卵巢肿瘤种类繁多、分类复杂,见表11-6。

表 11 - 6　**卵巢肿瘤的组织学分类**　（WHO,1973;Scally,1988）

（一）上皮性肿瘤　良性、交界性、恶性
　1. 浆液性肿瘤
　2. 黏液性肿瘤
　3. 子宫内膜样肿瘤
　4. 透明细胞（中肾样）肿瘤
　5. 勃勒纳瘤（纤维上皮瘤）
　6. 混合性上皮肿瘤
　7. 未分化癌
　8. 未分类癌
（二）性索间质肿瘤
　1. 颗粒细胞—间质细胞肿瘤
　　（1）颗粒细胞瘤
　　（2）卵泡膜细胞瘤—纤维瘤
　　1）卵泡膜细胞瘤
　　2）纤维瘤
　2. 支持细胞—间质细胞肿瘤（睾丸母细胞瘤）
　3. 两性母细胞瘤
　4. 脂质（类脂质）细胞瘤
（三）生殖细胞肿瘤
　1. 无性细胞瘤
　2. 卵黄囊瘤
　3. 胚胎癌
　4. 多胎瘤
　5. 绒毛膜癌
　　（1）未成熟型
　　（2）成熟型
　　（3）单胚性和高度特异性型:卵巢甲状腺肿,类癌
　6. 畸胎瘤
　7. 混合型
（四）卵巢网肿瘤
（五）性腺母细胞瘤
（六）非卵巢特异性软组织肿瘤（肉瘤、纤维肉瘤、淋巴肉瘤）
（七）未分类肿瘤
（八）转移性肿瘤
（九）瘤样病变

三、病理特点

1. **卵巢上皮性肿瘤**　发病年龄多为 30 ~ 60 岁。有良性、临界恶性和恶性之分。临界恶性肿瘤是指上皮细胞增生活跃及核异型,表现为上皮细胞层次增加,但无间质浸润,是一种低度潜在恶性肿瘤,生长缓慢,转移率低,复发迟。

（1）浆液性肿瘤:占全部卵巢肿瘤的 25%。肿瘤多为单侧,大小不一,表面光滑,囊内充满淡黄色清亮浆液。交界性肿瘤囊内有较多乳头状突起。恶性者多为双侧,体积较大,切面为多房,腔内充满乳头,质脆,可有出血坏死,囊液浑浊。

（2）黏液性肿瘤:发病率仅次于浆液性肿瘤。黏液性囊腺瘤占卵巢良性肿瘤的 20%,单侧、多房、瘤体大小不一,小如蚕豆,大的占据整个腹腔,达数十千克重。瘤体表现光滑,

灰白色,切面有许多大小不等的囊腔,充满灰白色半透明黏液(含黏多糖),囊壁由单层柱状上皮覆盖。囊瘤破裂后,瘤细胞种植于网膜或腹膜并分泌大量黏液形成黏液性腹腔积液,称为腹膜黏液瘤。黏液性囊腺癌由黏液性囊腺瘤恶变而来,占卵巢上皮性癌的40%,多为单侧,切面半囊半实,癌细胞分化较好。

(3)子宫内膜样肿瘤:多为恶性,良性极少见,交界性也不多。良性和交界性肿瘤外观相似,肿瘤为单房,囊壁光滑或有结节状突起。恶性为囊实性或大部分实性,表面光滑或有结节状、乳头状突起,切面灰白色、脆,常有大片出血。镜下结构与子宫内膜癌相似,常并发子宫内膜癌,不易鉴别两者何为原发。

2. 卵巢生殖细胞肿瘤 发生率仅次于上皮性肿瘤。好发于儿童及青少年,青春期前占60%~90%。绝经后仅占4%。

(1)畸胎瘤:多数畸胎瘤由2~3个胚层组织构成,多为囊性,少数为实质性。其恶性倾向与分化程度有关。

1)成熟性畸胎瘤:多为囊性,占畸胎瘤的95%,又称皮样囊肿。单房,内壁粗糙呈颗粒状,有结节状突起,小骨块、软骨、皮脂、牙、毛发、肠管等处可见。镜检可见到3个胚层衍化的各种组织,以外胚层多见。少数恶变为鳞状上皮癌。

2)未成熟畸胎瘤:多见于青少年,单侧实性,体积较大,切面灰白色似豆腐渣或脑样组织,软而脆。该瘤主要是原始神经组织,转移及复发率均高。

(2)无性细胞瘤:属恶性肿瘤。主要发生于儿童及青年妇女。多为单侧表面光滑的实性结节,切面呈灰粉或浅棕色,可有出血坏死灶。

(3)卵黄囊瘤:极少见,肿瘤高度恶性。多见于儿童及青少年。绝大多数为单侧实性,体积较大,呈圆形或分叶状,表面光滑,有包膜。切面以实性为主,粉白或灰白色,湿润质软,常有含胶冻样物的囊性筛状区。该瘤可产生甲胎蛋白,从患者的血清中可以检测到。

3. 卵巢性索间质肿瘤 来源于原始性腺中的性索及间质组织,占卵巢恶性肿瘤的5%~8%,一旦原始性索及间质组织发生肿瘤,仍保留其原来的分化特性,各种细胞均可构成一种肿瘤。

(1)颗粒细胞瘤:为低度恶性肿瘤,占卵巢肿瘤的3%~6%,占性索间质肿瘤的80%左右,发生于任何年龄,高峰为45~55岁。肿瘤能分泌雌激素,故有女性化作用。青春期前患者可出现假性性早熟,生育年龄患者出现月经紊乱,绝经后患者则有不规则阴道流血,常合并子宫内膜增生过长,甚至发生腺癌。多为单侧,双侧极少。大小不一,圆形或椭圆形,呈分叶状,表面光滑,实性或部分囊性,切面组织脆而软,伴出血坏死灶。镜下见颗粒细胞环绕成小圆形囊腔,菊花样排列,即 Call-Exner 小体。囊内有嗜伊红液体。瘤细胞呈小多边形,偶呈圆形或圆柱形,胞浆嗜淡伊红或中性,细胞膜界限不清,核圆,核膜清楚。预后良好,5年存活率为80%以上,少数在治疗多年后复发。

(2)卵泡膜细胞瘤:发病率约为颗粒细胞瘤的1/2,基本上属良性,但有2%~5%为恶性。多发生于绝经前后妇女,40岁前少见。多为单侧,大小不一,圆形或卵圆形。外表常隆起呈浅表分叶状。质硬或韧,切面实性,可有大小不一的囊腔。黄色、杏黄色的斑点或区域被灰白的纤维组织分割是其特征。

（3）纤维瘤：是卵巢实性肿瘤中较为常见者,约占卵巢肿瘤的 2% ~5% ,属良性肿瘤,多见于中年妇女。单侧居多,中等大小。表面光滑或呈结节状,切面实性灰白色、硬。若患者伴有腹腔积液和胸腔积液,称为梅格斯(Meigs)综合征,肿瘤切除后,腹腔积液和胸腔积液可自行消退。

（4）转移性肿瘤：占卵巢肿瘤的 5% ~10% 。乳腺、胃肠道、生殖道、泌尿道等部位的原发性肿瘤均可转移到卵巢。因是晚期肿瘤,故预后不良。克鲁肯贝格(Krukenberg)肿瘤是指原发于胃肠道,肿瘤为双侧性,中等大小,一般保持卵巢原状,肿瘤与周围器官无粘连,切面实性,胶质样,多伴有腹腔积液。预后极坏,多在术后 1 年内死亡。

四、恶性卵巢肿瘤的转移途径

卵巢恶性肿瘤的蔓延及转移主要通过以下途径进行扩散。

1. 直接蔓延　较晚期的卵巢癌,不仅与周围组织发生粘连,而且可直接浸润这些组织,如子宫、壁层腹膜、阔韧带、输卵管、结肠及小肠等。

2. 植入性转移　卵巢癌常可穿破包膜,癌细胞广泛地种植在直肠子宫窝、腹膜、大网膜及肠管等处,形成大量的结节状或乳头状转移癌,并引起大量腹腔积液。

3. 淋巴转移　是卵巢癌常见的转移方式,发生率为 20% ~50% ,主要沿卵巢动、静脉及髂总淋巴结向上和向下转移。横隔是卵巢癌常见转移部位。

4. 血行转移　卵巢恶性肿瘤除肉瘤、恶性畸胎瘤及晚期者外,很少经血行转移,一般远隔部位转移可至肝、胸膜、肺及骨骼等处。

五、临床分期

卵巢恶性肿瘤的临床分期,见表 11 - 7。

表 11 - 7　原发性卵巢恶性肿瘤的分期(FIGO,2000)

分期	肿瘤范围
Ⅰ期	肿瘤局限于卵巢
ⅠA 期	肿瘤局限于一侧卵巢,包膜完整,表面无肿瘤,腹腔积液或腹腔冲洗液中未找到恶性细胞
ⅠB 期	肿瘤局限于两侧卵巢,包膜完整,表面无肿瘤,腹腔积液或腹腔冲洗液中未找到恶性细胞
ⅠC 期	ⅠA 或ⅠB 肿瘤伴以下任何一种情况:包膜破裂,卵巢表面有肿瘤,腹腔积液或腹腔冲洗液中有恶性细胞
Ⅱ期	一侧或双侧卵巢肿瘤,伴盆腔扩散
ⅡA 期	蔓延和(或)转移到子宫和(或)输卵管;腹腔积液或腹腔冲洗液中未找到恶性细胞
ⅡB 期	蔓延到其他盆腔组织;腹腔积液或腹腔冲洗液中未找到恶性细胞
ⅡC 期	ⅡA 或ⅡB 肿瘤,腹腔积液或腹腔冲洗液中找到恶性细胞
Ⅲ期	一侧或双侧卵巢肿瘤,伴显微镜下证实的盆腔外的腹腔转移和(或)区域淋巴结转移。肝表面转移为Ⅲ期
ⅢA 期	显微镜下证实的盆腔外的腹膜转移
ⅢB 期	腹膜转移灶最大直径≤2cm
ⅢC 期	腹膜转移灶最大直径 >2cm 和(或)区域淋巴结转移
Ⅳ期	远处转移,除外腹腔转移。(胸腔积液有癌细胞,肝实质转移)

注　ⅠC 及ⅡC 如细胞学阳性,应注明是腹腔积液还是腹腔冲洗液;如包膜破裂,应注明是自然破裂还是手术操作时破裂。

六、诊断

1. 病史 注意询问患者的饮食习惯、月经史、妊娠分娩史、家族史及有无长期使用促排卵药物的历史等。早期患者无自觉症状,常于妇科普查中发现盆腔肿块就诊,晚期患者可能有腹胀、食欲下降、体重减轻等表现。应注意询问肿块发现的时间、生长速度、伴随的症状等,如肿块短期内迅速增长或伴有腹部增大、贫血等应考虑有恶变可能。

2. 临床表现

(1)症状。

1)腹部包块:早期肿瘤较小,腹部不易扪及,往往在妇科检查时偶然发现。随着肿瘤的增大,患者自觉在腹部扪及包块,并逐渐由下腹一侧向上生长,可活动,如发生恶变,则迅速增大。

2)腹痛:小肿瘤无腹痛,中等以上大小的肿瘤,常有腹胀、隐痛,肿瘤恶变浸润周围组织或压迫神经,可产生腰痛、下腹疼痛。如发生蒂扭转、破裂、继发感染,则可发生急性剧烈腹痛。

3)压迫症状:大的或巨大肿瘤占满盆腔,可出现压迫症状,如尿频、便秘、气急、心悸,以致行动不便。

4)月经改变:良性肿瘤发展慢,肿瘤小,一般不影响月经。当恶变或浸润子宫内膜,或功能性肿瘤分泌激素,则可出现月经不调。

5)全身症状:晚期恶性肿瘤可产生明显的消瘦、严重贫血及恶病质等。

(2)体征。

1)腹部隆起:肿瘤增大时,可出现腹部隆起,如球形,表面光滑,有囊性感,界限清楚或凹凸不平,多偏于一侧,叩诊为实音,无移动性浊音。

2)腹腔积液:良、恶性肿瘤均可出现腹腔积液,但以恶性者为多,恶性肿瘤以血性腹腔积液多见,叩诊有移动性浊音。大量腹腔积液时可扪及肿块在腹腔积液中浮动。

3)妇科检查:在子宫一侧或两侧扪及球形囊性或实质性肿块。良性者囊性,活动好,表面光滑,与子宫无粘连,恶性者为实质性,双侧或单侧,表面高低不平,固定。

晚期,在腹股沟、腋下、锁骨上,可扪及肿大的淋巴结。

3. 实验室及其他检查

(1)细胞学检查:腹腔积液及腹腔冲洗液、后穹隆穿刺吸液、细针吸取法,均可用于卵巢肿瘤的诊断,确定其临床分期。

(2)B 型超声检查:可显示大体轮廓、肿瘤密度和其分布及液体含量,从而对肿块的来源做出定位。提示肿瘤的性质、大小等。并能鉴别卵巢肿瘤、腹腔积液和腹膜炎。能帮助确定卵巢癌的扩散部位。

(3)X 线摄片:腹部平片对卵巢成熟囊性畸胎瘤,常可显示牙及骨质等。静脉肾盂造影可显示输尿管阻塞或移位。

(4)腹腔镜检查:可直接观察盆腔、腹腔内脏器,确定病变的部位、性质。可吸取腹腔积液或腹腔冲洗液,行细胞学检查,或对盆腔、腹腔包块、种植结节取样进行活检。并可鉴别诊断其他疾病。其在卵巢癌诊断、分期治疗监护中有重要价值。

(5)CT 检查:有助于鉴别盆腔肿块的性质,有无淋巴结转移。较清晰区分良恶性,有助于鉴别诊断。

（6）核磁共振检查（MRI）：可判断卵巢癌扩展、浸润及消退情况。优点除同 CT 外，其图像不受骨骼干扰，可获得冠状及矢状断层图像，组织分辨力更清晰，还可避免 X 线辐射。

（7）淋巴造影：诊断标准是以淋巴结缺如和淋巴管梗阻作为阳性。可帮助确定卵巢癌的淋巴结受累情况，特别是了解局限的卵巢上皮性癌及无性细胞瘤的淋巴结转移情况，可以帮助临床分期，决定需否对淋巴结进行辅助放射治疗及放射治疗所用的面积范围。

（8）生化免疫测定：卵巢上皮性癌、转移性癌及生殖细胞癌患者的 CA125 值均升高。血清脂质结合唾液酸在卵巢癌患者中 80% 均升高。此外血清超氧歧化酶、AFP、hCG 的测定对卵巢癌的诊断也有一定意义。

4. 并发症　卵巢肿瘤因早期无症状，有的患者出现并发症时才发现。

（1）蒂扭转：是妇科常见的急腹症。常发生于瘤蒂较长、中等大小、活动度大、重心偏于一侧的肿瘤。在突然改变体位或向同一方向连续转动后发生。肿瘤发生扭转后，可出现瘤内出血、坏死，易破裂和继发感染。典型的症状为突然发生的一侧下腹剧痛，伴恶心、呕吐甚至休克。双合诊可触及压痛的肿块，以蒂部最明显。严重者可有腹膜炎表现。

（2）破裂：约 3% 的卵巢肿瘤会发生破裂。有外伤性破裂和自发性破裂两种，外伤性破裂常因腹部撞击、分娩、性交、妇科检查及穿刺等引起，自发破裂因肿瘤生长过速所致，多为肿瘤浸润性生长，穿破囊壁。症状的轻重取决于囊肿的性质及流入腹腔囊液的性质和量，以及有否大血管破裂。小的单纯性囊腺瘤破裂时，患者仅感轻度腹痛；大囊肿或成熟囊性畸胎瘤破裂后，常引起剧烈腹痛、恶心、呕吐，严重时可导致内出血、腹膜炎及休克。妇科检查发现腹部压痛、腹肌紧张或有腹腔积液征，原有肿块触不清或缩小瘪塌。凡确诊肿瘤破裂，并有临床表现者，应立即剖腹探查。术中尽量吸净囊液，并涂片行细胞学检查，清洗腹腔及盆腔。如为黏液性肿瘤破裂，黏液不易清除时，可腹腔注入 10% 葡萄糖液使黏液液化，有利于彻底清除。切除标本送病理检查，特别注意破口边缘有无恶变。

（3）感染：卵巢肿瘤感染较少见，多继发于肿瘤扭转或破裂后。感染也可来自邻近器官感染灶，如阑尾脓肿扩散。临床表现为发热、腹痛、肿块及腹部压痛、腹肌紧张及白细胞增多等。治疗应先用抗生素，然后手术切除肿瘤。若短期内不能控制感染，宜在大剂量抗生素应用同时进行手术。

（4）恶变：卵巢良性肿瘤均可发生恶变，恶变早期无症状，不易发现。如肿瘤生长迅速，尤其双侧性肿瘤，应疑有恶变。如出现腹腔积液、消瘦，多已属晚期。因此，确诊卵巢肿瘤者应尽早手术。

5. 诊断　卵巢肿瘤虽无特异性症状，但根据患者年龄、病史特点及局部体征可初步确定是否为卵巢肿瘤，并对良、恶性做出估计。诊断困难时应行上述辅助检查。诊断标准如下。

（1）早期可无症状，往往在妇科检查时偶然发现。

（2）下腹不适感，最早为下腹或盆腔下坠感。

（3）当囊肿长大时，呈球形，在腹部可扪及肿物。

（4）肿瘤巨大时可出现压迫症状，出现尿频或尿潴留，大便不畅，压迫横膈时引起呼吸困难、心悸;影响下肢静脉血流可引起腹壁及双下肢水肿。

(5)肿瘤出现蒂扭转时可致腹部剧烈疼痛。

(6)妇科检查多为子宫一侧呈囊性、表面光滑、可活动、与子宫不粘连,蒂长时可扪及。阴道后穹隆常有胀满感,有时可触及肿瘤下界。

(7)超声检查显示卵巢肿瘤内有液性回声。

(8)组织病理检查可确诊。

6. 鉴别诊断

(1)良性卵巢肿瘤需与下列情况鉴别。

1)卵巢非赘生性囊肿:如卵泡囊肿、黄体囊肿,一般直径<5cm,壁薄,大多在3个月内自行消失。如持续存在或继续长大应考虑为真性肿瘤。

2)子宫肌瘤:子宫肌瘤囊性变或浆膜下肌瘤易与卵巢肿瘤混淆,但检查时与子宫无间隙,推动肿瘤即牵动子宫。可用探针探查子宫腔的大小及方向,或做B型超声检查以区别。

3)充盈的膀胱:边界不清,位于下腹正中,见于慢性尿潴留者。如有可疑,导尿后复查。

4)腹腔积液、结核性腹膜炎:应与巨大卵巢囊肿鉴别(表11-8)。

表11-8 巨大卵巢囊肿、腹腔积液与结核性包裹性积液的鉴别

鉴别点	卵巢囊肿	腹腔积液	结核性包裹性积液
病史	下腹肿块,逐渐长大	常有肝病史	低烧、消瘦、胃肠道症状显著,常伴闭经
望诊	平卧时腹部中间隆起似妊娠状	腹部两侧突出如蛙腹	腹部胀大、外形不定
触诊	腹部可触到边界清楚的囊性肿块	无肿块触及	腹部柔韧感,中、下腹有界限不清、不活动的囊性肿块
叩诊	平卧位时腹部中间浊音,两侧鼓音,腰肋角部为鼓音	腹部两侧浊音,中间鼓音,有移动性浊音,大量腹腔积液者腰肋角部浊音	浊音与鼓音界限不清,下腹包块前方可有鼓音
双合诊及三合诊检查	可触及囊肿下缘,子宫位于一侧或囊肿前、后方	子宫正常大小,有漂浮感,双侧附件无包块	子宫正常或较小,活动差
X线胃肠检查	占位性病变将胃、肠挤压于腹内一侧,胃肠功能正常	无占位性病变,肠管漂浮,活动度大	肠曲粘连,不易推开
B型超声检查	单个或多个圆形无回声液性暗区,边界整齐光滑	不规则液性暗区,暗区中可见肠曲光团浮动	囊性液性暗区,边缘多不规则。囊壁常见肠曲光团

(2)恶性卵巢肿瘤需与下列情况鉴别。

1)子宫内膜异位症:子宫内膜异位症形成的粘连性肿块及直肠子宫陷凹结节与卵巢恶性肿瘤很难鉴别。前者常有进行性痛经、月经过多、经前不规则阴道流血等。试用孕激素治疗可辅助鉴别,B型超声检查、腹腔镜检查是有效地辅助诊断方法,有时需行剖腹探查求才能确诊。

2)盆腔结缔组织炎:有流产或产褥感染病史,表现为发热、下腹痛,妇科检查附件区组织增厚、压痛、片状块物达盆壁。用抗生素治疗症状缓解,块物缩小。若治疗后症状、体征无改善,块物反而增大,应考虑为卵巢恶性肿瘤。B 型超声检查有助于鉴别。

3)结核性腹膜炎:常合并腹腔积液,盆、腹腔内粘连性块物形成,多发生于年轻、不孕妇女。多有肺结核史,全身症状有消瘦、乏力、低热、盗汗、食欲不振、月经稀少或闭经。妇科检查肿块位置较高,形状不规则,界限不清,固定不动。叩诊时鼓音和浊音分界不清。B 型超声检查、X 线胃肠检查多可协助诊断,必要时行剖腹探查术确诊。

4)生殖道以外的肿瘤:需与腹膜后肿瘤、直肠癌、乙状结肠癌等鉴别。腹膜后肿瘤固定不动,位置低者使子宫或直肠移位,肠癌多有典型消化道症状,B 型超声检查、钡剂灌肠等有助于鉴别。

5)转移性卵巢肿瘤:与卵巢恶性肿瘤不易鉴别。若在附件区扪及双侧性、中等大、肾形、活动的实性肿块,应疑为转移性卵巢肿瘤。若患者有消化道症状,有消化道癌、乳癌病史,诊断基本可成立。但多数病例无原发性肿瘤病史。

(3)卵巢良性肿瘤与恶性肿瘤的鉴别(表 11 - 9)。

表 11 - 9　卵巢良性肿瘤与恶性肿瘤的鉴别

鉴别点	卵巢良性肿瘤	卵巢恶性肿瘤
病史	病程长,缓慢增大	病程短,迅速增大
体征	单侧多,活动,囊性,表面光滑,一般无腹腔积液	双侧多,固定,实性或囊实性,表面不平、结节状,常伴腹腔积液,多为血性,可找到恶性细胞
一般情况	良好	逐渐出现恶病质
B 型超声检查	为液性暗区,可有间隔光带,边缘清晰	液性暗区内有杂乱光团、光点,肿块周界不清

七、处理

1. 良性肿瘤　手术治疗。年轻患者一侧卵巢肿瘤,可选择一侧附件切除术或肿瘤剥除术,肿瘤切除后应即剖开检查,必要时做冷冻切片检查以排除恶性变。对侧卵巢也应仔细检查,以防遗漏双侧性肿瘤。双侧性肿瘤应做肿瘤剥出术。绝经后患者可做全子宫及双侧附件切除术。除巨大囊肿可考虑穿刺放液外,提倡完整取出肿瘤。

2. 恶性肿瘤

(1)治疗原则及治疗方法的选择:卵巢恶性肿瘤的治疗应采取以手术为主的综合治疗。在辅助治疗中,化疗是重要治疗手段。卵巢恶性肿瘤的治疗原则及各种手段的选择可归纳为以下几点。

1)必须有明确的手术分期及组织学分类。

2)应尽最大努力将肿瘤完全切除以达到理想的减瘤术或最小的残余肿瘤。

3)ⅠA 期高分化(G_1)或交界瘤者术后并非必须辅助化疗,但应定期随访。

4)各期的中、低分化癌(G_2 或 G_3)及ⅠB 期以上者应采用术后化疗。

5)通常先选择含铂类药物的联合化疗作为一线化疗。

6)化疗的剂量要足,疗程要够。

7)对年轻、要求保留生育功能的生殖细胞性肿瘤者可施行较保守的手术(单侧附件切除或减瘤术),术后用 BEP 或 VBP 联合化疗。

8)无性细胞瘤复发或残余病灶局限者可采用术后放疗(外照射)。

9)复发的卵巢恶性肿瘤估计可被切除时,可施二次减瘤术。若能达到较小的肿瘤残余灶(<2cm),术后配合二线化疗可延长生存期。若达不到理想的二次减瘤术则难以延长生存期。

10)复发的卵巢恶性肿瘤对铂类耐药者可选用 Taxol、HMM、IFO 及 TPT 的一种作为二线化疗。若为铂类敏感者可再用以铂为基础的联合化疗或其他二线化疗。

(2)手术治疗。

1)全子宫及双侧附件切除术:卵巢癌确定手术分期步骤如下。①腹部纵切口,自耻骨联合至脐上 4cm 以上。②腹腔细胞学检查:腹腔积液或盆腔、结肠侧沟、横隔面冲洗液行细胞学检查。③仔细的全腹探查:包括可见的全部肠曲、腹膜和网膜。④全子宫和双侧附件切除。⑤沿横结肠下缘切除大网膜。⑥随机活检:双结肠侧沟、膀胱浆膜、乙状结肠浆膜、盆腔侧壁腹膜、直肠子宫陷凹、粘连可疑病变、横隔等处的腹膜随机活检。⑦盆腔及腹主动脉旁淋巴结清除术:至少是取样活检。⑧阑尾切除。

近年来,有关年轻的早期卵巢恶性肿瘤患者能否保留健侧附件而保存生育功能的问题,引起众多学者的关注,特别是恶性生殖细胞肿瘤。由于该类肿瘤患者多为年轻妇女或幼女,肿瘤常为单侧性;盆腔复发较少见,这类肿瘤对化疗比较敏感,故恶性生殖细胞肿瘤保留生育功能的手术取得较大进展,甚至有学者主张这类肿瘤保留生育功能手术的适应证可不受期别限制。

2)大网膜切除术:大网膜是卵巢癌患者最早及最常见的腹腔内转移部位,尤其是伴有腹腔积液者。文献报道大网膜转移率可高达 23% ~71%。故多数学者主张无论是早期还是晚期卵巢癌,均应常规切除大网膜,以排除亚临床转移,缩小肿瘤体积,减少肿瘤负荷,有利术后化疗,预防大网膜癌灶复发,减少腹腔积液生成,提高生存率。至于大网膜切除范围,一般在横结肠下缘,若大网膜已被癌明显浸润,则应从胃大弯下缘切除,此时应注意保留胃左、右动脉。

3)腹膜后淋巴结清除:淋巴转移是卵巢恶性肿瘤扩散的重要途径,总的转移率高达50% ~60%,甚至Ⅰ期卵巢癌也有 10% ~20% 的淋巴转移率,浆液性囊腺癌及恶性生殖细胞肿瘤的淋巴转移率更高,特别是恶性生殖细胞肿瘤,甚至在盆腔尚无任何转移扩散病灶时,已有了腹主动脉旁淋巴结转移。淋巴转移者对全身化疗和腹腔化疗几乎无明显反应或反应较差。手术切除是主要方法,故近年来不少学者把盆腔淋巴结和腹主动脉旁淋巴结清除作为卵巢癌细胞减灭术的一个组成部分。如果盆腹腔已有广泛转移,腹膜后淋巴结已完全固定者,应考虑放弃该项手术。

4)肿瘤细胞减灭术:晚期卵巢癌的治疗原则往往不同于一般癌,对一些虽已有腹腔积液,大网膜或盆腔脏器已有播散的晚期卵巢癌,只要一般情况许可,应尽量考虑手术,尽量切除原发灶及肉眼所能见到的盆腹腔转移灶,甚至上腹部的转移灶,有时还需切除部分肠曲、部分膀胱等,若不能完全切净,则尽量使肿瘤体积减小,使残留灶直径在 1.5cm 或2cm 以下,以利术后化疗,即瘤体缩减术或肿瘤细胞减灭术。

手术范围包括全子宫及双侧附件、大网膜、阑尾、转移灶、腹膜后淋巴结切除,必要时切除部分膀胱和(或)肠管等。此种手术范围大、创伤大、出血多、手术历时长,而行此种手术者均为晚期卵巢癌患者,一般情况较差,故应充分估计患者是否能耐受。若估计肿瘤不能较满意切除、出血多,且患者不能耐受者,切勿强行施术,可先化疗1～2个疗程,待腹腔积液消退,肿瘤稍松动,患者一般情况改善后再做手术。临床上常碰到一些不能手术切除的晚期患者,经有效化疗后而获肿瘤较满意切除者。

5)二次探查术:卵巢恶性肿瘤二次探查术是指患者经过初次手术并足够疗程化疗以后,临床检查没有病灶发现,CA125及影像检查无异常,达到临床完全缓解,为评估治疗效果及有否病灶继续存在所施的二次手术。根据二探术的结果决定是否停止化疗或更换化疗方案。

二次探查术应与初次手术分期一样,首先进行盆腹腔等部位冲洗液检查,认真探查整个盆腔、腹腔,对上次手术部位及可疑部位进行活检。肉眼观正常的腹膜也应行多处随机活检,以便达到全面估计盆腔、腹腔内病灶情况。手术时间一般距初次手术6～10个月。

(3)化学治疗:为主要辅助手段,因卵巢恶性肿瘤对化疗比较敏感,即使已广泛转移,也能取得一定疗效。化疗用于术后可预防复发,提高治愈率;针对残余癌灶,以期暂时缓解,甚至患者得以长期存活;使原先无法切除的肿瘤缩小、变活动而为再次手术创造条件。

除全身用药外,也可经动脉插管(如腹壁下动脉、胃网膜右动脉)做区域灌注。也可经皮股动脉穿刺,髂内动脉插管化疗,如 DDP 200mg/d,第 1 日和第 4 日,KSM 400μg/d,第 2 日和第 5 日,5－FU 250mg/d,第 3 日和第 6 日。

(4)放射治疗:通过对局部肿瘤的照射,达到杀灭和控制肿瘤的目的。主要作为卵巢癌术前、术后辅助治疗,及晚期患者的姑息治疗。由于卵巢癌的病理类型不同,所以对放射线的敏感性也有差异。放射治疗敏感的有无性细胞瘤,中度敏感的有颗粒细胞瘤和卵巢绒毛膜癌,低度敏感的有浆液性癌,不敏感的为黏腺癌。放疗主要用于无性细胞瘤、颗粒细胞瘤等对放疗较为敏感的肿瘤或用于早期患者的术后预防治疗。照射剂量在下腹部及盆腔为 5 000～6 000cGy,在上腹部则为 3 000～4 000cGy。一般术前照射剂量 3 000～4 000cGy,于放疗后 2～3 周手术。

(5)免疫治疗:对恶性卵巢肿瘤近年提倡使用的白介素－2、LAK 细胞、肿瘤坏死因子、干扰素、转移因子及单克隆抗体等,均有机体反应,但目前还难以实现其理想效果。

(6)激素治疗:研究表明,上皮性卵巢癌患者40%～100%激素受体阳性。给予Depostat 200mg,肌内注射,每周 1～2 次,于确诊或术后立即开始,长期使用,可使症状改善显著,食欲、体重增加,可作辅助治疗。

(7)中医中药:术前给予中药扶正,兼以软坚消症以祛邪,可为手术创造条件。术后放、化疗期间给予中药健脾和胃,扶助正气,减轻不良反应。化疗间歇期可给予扶正清热解毒,软坚消症的中药。以提高机体免疫功能,增强对外界恶性刺激的抵抗力,抑制癌细胞的生长,促进机体恢复,延长生命,以达到抗癌抑癌作用。中西医结合治疗既有利于标本兼治,又有利于提高生存率。

(阎永芳)

第十二章　妊娠滋养细胞疾病

妊娠滋养细胞疾病（GTD）包括葡萄胎、侵蚀性葡萄胎、绒毛膜癌（简称绒癌）和一类少见的胎盘部位滋养细胞肿瘤，皆来源于胎盘绒毛滋养细胞。葡萄胎是一种良性的绒毛病变，侵蚀性葡萄胎属低度恶性肿瘤，绒毛膜癌为高度恶性滋养细胞肿瘤。妊娠滋养细胞疾病之间存在一定的联系，部分葡萄胎患者可继续发展为侵蚀性葡萄胎，发生子宫肌层侵犯或子宫外转移，侵蚀性葡萄胎可再进一步发展为绒毛膜癌。

第一节　葡萄胎

葡萄胎又称水泡状胎块，妊娠后胎盘绒毛滋养细胞异常增生，终末绒毛水肿而成水泡，其间相连成串，形如葡萄因而得名。葡萄胎分为完全性葡萄胎和部分性葡萄胎两类。大多数为完全性葡萄胎，即全部胎盘绒毛变性，无胚胎、脐带及羊膜等，10%～15% 发生恶变；少数为部分性葡萄胎，即胎盘的部分绒毛变性，可伴有胚胎及其附属物，恶变罕见。

一、病因

发病原因至今不明，各种假说很多，但不能解释全部临床现象。

1. 营养不良　研究显示，葡萄胎在不发达地区发病较高，在滋养细胞疾病患者血清中叶酸活力较低，滋养细胞疾病高发区饮食结构以大米蔬菜为主，且习惯熟食，可造成营养物质破坏，叶酸缺乏。

2. 病毒感染　滋养细胞疾病与妊娠关系密切，妊娠期易合并各种病毒感染，部分病毒可通过胎盘屏障或产道，引起宫内感染，导致流产、死胎、畸形。

3. 内分泌失调　资料显示，滋养细胞疾病在年龄 <20 岁或 >40 岁发病率相对升高，卵巢功能尚不稳定或卵巢功能逐渐衰退等内分泌因素可能导致滋养细胞疾病。

4. 免疫功能失调　对孕妇来说，胎盘是一种不被排斥的异体移植物，葡萄胎的免疫遗传学特性为葡萄胎有免疫源性，滋养细胞在母体组织中游走，侵蚀甚至种植而不被排斥。

5. 细胞遗传异常　研究发现，绝大多数葡萄胎的滋养细胞均为性染色质阳性，完全性葡萄胎染色体核型95% 是46XY，46 条染色体均来自父方，提出了完全性葡萄胎空卵受精学说及部分性葡萄胎的双精子受精学说。

6. 种族因素　葡萄胎发病率在东南亚地区明显高于世界其他地区，在新加坡，欧亚混血人种葡萄胎的发病率比中国、印度及马来西亚高 2 倍，提示可能与种族有关。

二、病理

1. 病理类型

(1)完全性葡萄胎:宫腔内充满葡萄样水泡样组织,水泡间隙混有血液。

(2)部分性葡萄胎:宫腔内除水泡状组织外,还有部分正常的胎盘组织和胚胎。

2. 镜下组织学特征

(1)滋养细胞(细胞滋养层细胞和合体滋养层细胞)不同程度增生。

(2)绒毛间质水肿呈水泡状。

(3)绒毛间质中血管稀少或消失。

三、诊断

1. 病史 询问患者及其家族的既往疾病史,包括滋养细胞疾病史。患者的月经史,生育史,此次妊娠的反应,有无剧吐、阴道流血等。如有阴道流血,应询问阴道流血的量及时间,并询问是否有水泡状物质排出。

2. 临床表现 葡萄胎患者可出现下列临床症状与体征。

(1)停经后阴道流血:是最常见症状,多数患者在停经2~4个月后(平均为妊娠12周)发生不规则阴道流血,开始量少,以后渐多,并可反复大量出血。因葡萄胎从蜕膜剥离,促使母体血管破裂,血液中可混有水泡状胎块,出血量多,但腹痛并不十分明显。长时间流血可导致贫血和继发感染。

(2)子宫异常增大:由于绒毛水肿及宫腔内积血,约2/3葡萄胎患者子宫大于正常妊娠月份,质地很软,由于扩大的宫腔内被增生的滋养细胞充填,故hCG显著升高;另1/3患者的子宫大小与停经月份相符合。子宫小于停经月份者只占少数,可能是水泡退行性变、停止生长的缘故。

(3)卵巢黄素化囊肿:25%~60%患者伴黄素囊肿,一般不产生症状,只有较大者可因蒂扭转而致急性腹痛,葡萄胎清除后,此囊肿可自行消退。

(4)妊娠期高血压疾病征象:葡萄胎患者出现妊娠呕吐比正常妊娠早且持续时间较长,程度较重。妊娠中期即可出现高血压、水肿及蛋白尿。子宫迅速增大者尤易发生,约1/4葡萄胎患者发展为先兆子痫,但子痫较罕见。

(5)甲状腺功能亢进现象:约10%患者出现轻度甲亢症状,如心动过速、皮肤温热及震颤、血浆T_3和T_4浓度上升,葡萄胎清除后这些症状迅速消失。可能与绒毛促甲状腺素有关。

(6)滋养细胞肺栓塞:约2%患者出现急性呼吸窘迫。多在大子宫(宫体相当于妊娠16周以上)的葡萄胎块自宫腔排出后发生。主要由滋养细胞栓塞肺小血管引起,经积极治疗后可在72小时内恢复。

(7)贫血与感染:多因反复出血或突然大出血未及时治疗而致不同程度的贫血。可因急性失血而发生休克,个别病例可死于大出血。患者因阴道出血,宫颈口开放,贫血致抵抗力低,细菌从阴道上行侵袭造成宫腔感染,甚至全身感染。

3. 实验室及其他检查

(1)绒毛膜促性腺激素测定(hCG):葡萄胎时,血清中hCG浓度大大高于正常妊娠相应月份。测定hCG水平的常用方法有2种:尿hCG酶联免疫吸附试验及血hCG放射免疫测定。

（2）超声检查。

1）B 型超声检查：葡萄胎时见明显增大的子宫腔内充满弥漫分布的光点和小囊样无回声区，仪器分辨率低时呈粗点状或落雪状图像，但无妊娠囊可见，也无胎儿结构及胎心搏动征。

2）超声多普勒探测胎心：葡萄胎只能听到子宫血流杂音，听不到胎心。

4. 诊断　根据临床表现，尤其排出血中可见水泡状组织，结合 hCG 明显增高和超声检查征象即可诊断。诊断标准如下。

（1）闭经、阴道不规则出血或流血水，子宫迅速增大（有时增大不明显），可伴有妊娠期高血压疾病（高血压、水肿、蛋白尿）。

（2）多数子宫大于闭经月份，无胎心及胎体，双侧卵巢可有黄素囊肿。

（3）闭经 12 周以内尿稀释 1∶512 以上，妊娠试验阳性，或在 12 周以后 1∶256 以上阳性者，有诊断价值。

（4）尿和血清 hCG－β 亚基水平明显升高，连续测定方较可靠，正常血 hCG－β 亚基＜3.1ng/mL；尿 hCG＜50U/L。

（5）超声检查协助诊断，A 型宫腔见 m 波，B 型则见雪花样内容物。

（6）宫底达脐上时，X 线摄片无胎儿骨骼阴影。

（7）病理检查可确诊。

5. 鉴别诊断

（1）流产：有停经、阴道出血及下腹疼痛史。通过妇科检查子宫与孕周相符或较小。

（2）多胎妊娠：停经后子宫比单胎妊娠增大明显，早孕反应较重，无阴道出血及腹痛。超声检查协助确诊。

（3）羊水过多：妊娠中期以后子宫异常增大，伴有明显压迫症状，可借助超声、X 线检查鉴别。

四、处理

葡萄胎一经诊断明确，应及时清除宫内容物。但若有严重并发症时，如重度贫血、甲亢、高血压综合征、心力衰竭等，则应先处理并发症，待情况好转后再处理葡萄胎。葡萄胎的处理包括葡萄胎组织的清除，并发症的处理，恶性变的预防及术后调理，随访等。

1. 清除宫腔内容物　葡萄胎一经确诊，应及时清除宫腔内容物。一般采用吸刮术。术前应做好输液、配血准备，操作时应选用大号吸管吸引，子宫明显缩小后改用轻柔刮宫。为减少出血和预防子宫穿孔，术中可应用缩宫素静脉滴注，为防止宫缩时滋养细胞被压入宫壁血窦，造成肺栓塞和转移，所以缩宫素一般在充分扩张宫颈管和大部分葡萄胎组织排出后开始应用。第一次清宫不应强调吸净，可于 1 周后行第二次刮宫。每次刮出物均需送病理检查，应注意选择近宫壁的小水泡组织送检。

2. 子宫切除术　对于年龄＞40 岁、无生育要求者，可行子宫切除术，保留双侧卵巢。单纯子宫切除并不能阻止葡萄胎发生子宫外转移。

3. 卵巢黄素囊肿　随着葡萄胎的排出、hCG 下降，黄素囊肿可自行消退，一般不需处理。如发生扭转者需行剖腹探查术。

4. 贫血者应争取输血　急性失血造成失血性休克者更须立即输血,以便及早清宫。如果一时不能输血而又有活动性失血,在输液情况下,立即清宫止血。

5. 预防性化疗　约 14.5% 的葡萄胎可发生恶性变,为防止葡萄胎恶变,对高危患者应进行预防性化疗:①年龄大于 40 岁;②葡萄胎排出前 hCG 值异常升高;③滋养细胞高度增生或伴有不典型增生;④葡萄胎清除后,hCG 下降曲线不呈进行性下降,而是降至一定水平后即持续不再下降,或始终处于高值;⑤出现可疑转移灶者;⑥无条件随访者。一般选用 5 - 氟尿嘧啶或更生霉素单药化疗 1~2 个疗程。

6. 随诊　为了早期发现葡萄胎后的恶性变,定期随访极为重要。葡萄胎清除后每周 1 次进行 hCG 定量测定,直到连续 3 次降至正常水平。然后每月 1 次持续至少半年,此后每半年 1 次,共随访 2 年。同时应注意有无阴道异常流血、咳嗽、咯血及其他转移灶症状。随诊期间应坚持避孕,用避孕套或阴道隔膜或口服避孕药,不宜放置宫内避孕器,以免因引起流血而与葡萄胎的并发症(残存或恶变)混淆。

一般不做预防性化疗,但排空宫腔后 hCG 持续居高不下者例外。

(阎永芳)

第二节　侵蚀性葡萄胎

侵蚀性葡萄胎指葡萄胎组织侵入子宫肌层局部,少数转移至子宫以外,因具恶性肿瘤行为而命名。侵蚀性葡萄胎来自良性葡萄胎,多数在葡萄胎清除后 6 个月内发生,也有在未排出前即恶变者。侵蚀性葡萄胎的绒毛可侵入子宫肌层或血管,或两者俱有,起初为局部蔓延,水泡样组织侵入子宫肌层深部,有时完全穿透子宫壁,引起腹腔内大出血,并可扩展进入阔韧带或腹腔形成肿块。半数以上病例随血可转移至肺、阴道、宫旁甚至脑部。

一、病因和病理

多由葡萄胎恶变而来,少数继发于自然或人工流产之后,如当时流出物未经化验,则不能完全排除继发于葡萄胎后的可能。侵入子宫肌层的水泡状组织可继续发展穿透肌层及其血管导致腹腔内出血、阔韧带血肿;或随血流转移,破坏局部组织,引起出血,形成血肿。血行转移的最常见部位是肺,其次为阴道,尤其是阴道前壁及尿道口处,脑转移也不少见。转移灶可出现在葡萄胎排出前,但较多出现在葡萄胎排出后数周或数月内。侵入子宫肌层的深度可仅数毫米,也可直达浆膜面,以致子宫表面有单个或多个紫蓝色结节。剖探子宫,可见肌层内有不等量的水泡状物,周围为出血及坏死组织;镜下可见滋养细胞中、高度增生,并分化不良。个别病例,肉眼检查转移灶仅见血块及坏死组织,镜检才能找到残存绒毛结构。

二、诊断

1. 病史　侵蚀性葡萄胎多数发生在葡萄胎排空后 6 个月之内,若发生在葡萄胎排空后 0.5~1 年内则约有一半为侵蚀性葡萄胎,一半为绒毛膜癌。

2. 临床表现

(1)原发灶表现:最主要症状是阴道不规则流血,出血量多少不定。子宫复旧延迟,葡萄胎排空后 4~6 周子宫未恢复到正常大小,黄素化囊肿持续存在。若病灶穿破子宫浆膜层,则表现为腹痛及腹腔内出血症状。

(2)转移灶表现:其症状、体征视转移部位而异。最常见部位是肺,其次是阴道、宫旁,脑转移较少见。在肺转移早期,胸片显示肺野外带单个或多个半透明小圆形阴影为其特点,晚期病例所见与绒毛膜癌相似。阴道转移灶表现为紫蓝色结节,溃破后大量出血。脑转移的典型病例出现头痛、呕吐、抽搐、偏瘫及昏迷,一旦发生,致死率高。

3. 实验室及其他检查

(1)hCG 连续测定:葡萄胎排空后 9 周以上或子宫切除术 8 周以上,血及尿 hCG 仍持续高于正常水平,或曾一度降至正常而又再次升高,已排除葡萄胎残留或再次妊娠,可诊断为侵蚀性葡萄胎。在怀疑有脑转移时,可作脑脊液 hCG 测定。

(2)B 型超声检查:子宫壁显示局灶性或弥漫性强光点或光团与暗区相间的蜂窝样病灶。难与绒毛膜癌相鉴别。

(3)其他检查:包括 X 线胸片、CT 等,见绒毛膜癌相应检查。

(4)组织学诊断:单凭刮宫标本对诊断侵蚀性葡萄胎的价值相对较差,因为仅从刮宫材料难以判断肌层侵犯的深度。若在子宫肌层内或子宫外转移灶中见到绒毛或退化的绒毛结构,即可诊断为侵蚀性葡萄胎。若原发灶和转移灶诊断不一致,只要在任一标本中见有绒毛结构,均诊断为侵蚀性葡萄胎。

4. 诊断 根据葡萄胎清除后半年内出现典型的临床表现或转移灶症状,结合辅助诊断方法,临床诊断可确立。

5. 鉴别诊断

(1)残存葡萄胎:葡萄胎排出后,有不规则阴道出血,子宫大而软,血及尿中 hCG 仍较高,首先应排除残存葡萄胎。可行刮宫术,如刮出葡萄胎组织,术后血或尿 hCG 转为正常,子宫出血停止,且恢复正常大小,即可诊断为残存葡萄胎。

(2)较大的卵巢黄素囊肿尚未萎缩:盆腔检查可摸到双侧卵巢肿大,血及尿 hCG 定量测定数值均在低水平而未见上升,阴道出血也不常见。B 型超声检查可协助诊断。

(3)肺、脑等转移病灶与原发疾病的鉴别:主要依据病史、临床表现、妇科检查及血和尿 hCG 的测定相鉴别。

三、处理

侵蚀性葡萄胎以化学治疗为主,包括全身化疗和局部病灶化疗,可取得良好的治疗效果,患者多能治愈。个别对化疗不敏感者,且病灶局限于子宫者可行子宫切除术。

1. 化学治疗 以化疗为主。因患者多为年轻女性,要求保留生育能力,用化学药物治疗可达痊愈。

(1)单一化疗。

1)5-氟尿嘧啶(5-FU):28～30mg/kg 每日溶于 5% 葡萄糖注射液 500mL 中,6～8 小时静脉缓滴,连用 10 日,疗程间隔 2 周。每日 25～30mg/kg,溶于 5% 葡萄糖注射液 500mL 中,动脉滴注 6～8 小时缓滴,连用 10 日,疗程间隔 2 周。适用于脑、肝转移。局部每次注射用 250～500mg,连用 2～3 日,疗程间隔按病情决定。适用于阴道、宫颈转移及盆腔肿物。

2)6-巯基嘌呤(6-MP):每日 6～6.5mg/kg,早、晚 8 点口服,10 日为 1 疗程,间隔

3～4 周。适用于一般病情。

3)更生霉素(KSM):每日 8～10μg/kg,溶于 5% 葡萄糖注射液 500mL 中,静脉滴注,10 日为 1 疗程,间隔 2 周。适用于一般病情,尤其肺转移。

4)溶癌呤(AT1438):每日 400～600mg,静脉滴注,10 日为 1 疗程,间隔 2～3 周。用于对上述药物有耐药性的患者。

5)甲氨蝶呤(MTX):每日 10～15mg,溶于 5% 葡萄糖注射液 500mL 中静脉滴注 4 小时,5～7 日为 1 疗程,间隔 3～4 周。脊髓腔注射每日 10～15mg,2～3 日 1 次,3～4 次为 1 疗程,溶于 4～6mL 双蒸馏水中,疗程间隔按病情定。适用于脑转移。

(2)联合化疗:方案较多,各家不一。

1)MAC 方案:甲氨蝶呤(MTX)0.3mg/(kg·d),肌内注射,共 5 日。放线菌素(Act-D)10～12μg/(kg·d),共 5 日。环磷酰胺(CTX)3mg/(kg·d)静脉推注,共 5 日。

2)MKF 方案:甲氨蝶呤(MTX)10mg/d,肌内注射,共 5～7 日。更生霉素(KSM)400μg/d,静脉滴注,1 日。5-氟尿嘧啶(5-FU)750～1000mg/d,静脉滴注,1 日。

上述两种方案小剂量持续用药,一般一个疗程结束后,休息 3～5 日开始下一疗程。治疗期间注意观察不良反应,严重者需停药。如无严重不良反应,治疗需持续至无症状,hCG 每 10 日测定 1 次,连续 3 次在正常范围,再巩固 2 个疗程,观察 3 年无复发者为治愈。

2. 手术治疗　病灶在子宫,化疗无效时可切除子宫。

如能早期诊断和治疗,一般预后好。有死于脑转移、肺栓塞、腹内转移灶破裂大出血者,或发展成为绒毛膜癌。故应严密随访。

(阎永芳)

第三节　绒毛膜癌

绒毛膜癌是滋养细胞疾病中恶性程度最高的一种。早期就可通过血行转移至全身,破坏组织或器官。患者多为育龄妇女,其中 50% 继发于葡萄胎,少数发生于足月产、流产及异位妊娠后。绒毛膜癌也可发生于绝经后的妇女,这是因为滋养细胞具有可隐匿多年的特性。

一、病理

绒毛膜癌多发生在子宫,也有子宫内原发病灶已消失而只有转移灶表现。大体见子宫增大,质软,癌肿在宫壁形成单个或多个肿瘤,呈深红色、紫色或棕褐色。可突入宫腔或穿破宫壁而至阔韧带或腹腔。癌肿质脆,极易出血,宫旁静脉中往往发现癌栓。卵巢也可形成黄素囊肿。

镜下表现为滋养细胞极度不规则增生,分化不良并侵入肌层及血管,周围大片出血、坏死,绒毛结构消失。

二、临床分期和预后评分

国内外临床分期较多,我国多年采用北京协和医院分期(1962 年)或国际妇产科联盟(FIGO)分期(1991 年),预后评分采用世界卫生组织(WHO)预后评分系统(1983)。近年国际推荐联合应用临床分期和预后评分系统,经大量临床实践表明这种方法行之有效。为此 FIGO 于 2000 年审定并颁布了新的 FIGO 分期,新分期有机地融合了解剖学分期及预后评分系统两部分,其中解剖学分期保存了北京协和医院分期法的基本框架,分为 Ⅰ、Ⅱ、Ⅲ和Ⅳ期(表 12 – 1);而预后评分则在原 WHO 评分的基础上,对不明确或不完善部分做适当修改,总分≤6 分者为低危,≥7 分者为高危(表 12 – 2)。例如,绒毛膜癌肺转移患者,预后评分为 8 分,诊断描述应为绒毛膜癌(Ⅲ:8)。新的 FIGO 分期更准确地反映了患者的实际情况,更有利于治疗方案的选择和预后的评估。

表 12 – 1　滋养细胞肿瘤解剖学分期(FIGO,2000)

分期	肿瘤范围
Ⅰ 期	病变局限于子宫
Ⅱ 期	病变扩散,但仍局限于生殖器官(附件、阴道、子宫阔韧带)
Ⅲ 期	病变转移至肺,有或无生殖系统病变
Ⅳ 期	所有其他转移

表 12 – 2　改良 FIGO 预后评分系统(FIGO,2000)

评分	0 分	1 分	2 分	4 分
年龄(岁)	<40	≥40	—	—
前次妊娠	葡萄胎	流产	足月产	—
距前次妊娠时间(月)	<4	4 ~ <7	7 ~ <13	≥13
治疗前血 hCG(U/mL)	$<10^3$	$10^3 ~ <10^4$	$10^4 ~ 10^5$	$>10^5$
最大肿瘤直径(cm)	—	3 ~ <5	≥5	
转移部位	肺	脾、肾	胃肠道	肝、脑
转移病灶数目	—	1 ~ 4	5 ~ 8	>8
先前失败化疗	—	—	单药	两种或两种以上联合化疗

三、诊断

1. 病史　有葡萄胎、流产、足月产或异位妊娠病史。有葡萄胎排空史者,排出在 1 年以后发生恶变者,多为绒毛膜癌。有流产或足月产史者,先行妊娠至绒毛膜癌发病的时间在 3 个月以内者占 44%,1 年以内者为 67.2%,1 年及 1 年以上者为 32.8%。

2. 临床表现

(1)阴道流血:表现为产后、流产后,尤其在葡萄胎刮宫手术后有不规则阴道流血,量多少不定,如果原发灶消失而仅有转移灶者,可以无阴道流血,甚至闭经。也可表现为一段时间月经正常,以后发生闭经,然后阴道流血。

(2)假孕症状:由于增生的滋养细胞分泌 hCG 及雌孕激素的作用,乳头、外阴色素加深,阴道及宫颈黏膜着色,并有闭经、乳房增大、生殖道变软等症状。

(3)盆腔包块及内出血:因增大子宫或阔韧带内血肿形成或增大的黄素囊肿,患者往往有下腹包块,也可因原发灶消失,子宫不增大,黄素囊肿也不如葡萄胎时明显。如肿瘤穿破子宫壁,可引起大出血。

(4)腹痛:癌组织侵蚀子宫壁或子宫腔积血所致,也可因转移所致。

(5)转移灶表现:基本与侵蚀性葡萄胎相同,但症状更严重,破坏性更强。肺部最多发,阴道次之。脑转移常继发于肺转移之后,是死亡的主要原因。

3. 实验室及其他检查

(1)hCG测定:一般情况下,葡萄胎清除后84～100日、人工流产后30日、自然流产后19日、足月产后12日、异位妊娠手术后8～9日,血β-hCG值应降至正常水平。若超过上述时间β-hCG仍持续高值或有上升,结合临床应高度怀疑绒毛膜癌或侵蚀性葡萄胎。

(2)影像学检查:B型超声及彩色多普勒血流显像(CDFI)对子宫病灶有诊断价值。胸片、CT、MRI等对肺、脑、肝、肾等处转移灶具有重要的诊断价值。

(3)病理检查:根据有无绒毛结构鉴别绒毛膜癌或侵蚀性葡萄胎。

4. 诊断 凡流产、分娩、异位妊娠后4周以上出现症状或转移灶,并有hCG升高者,可诊断为绒毛膜癌。葡萄胎排空后1年以上发病者,临床可诊断为绒毛膜癌;半年至1年内发病者则侵蚀性葡萄胎和绒毛膜癌均有可能,需经组织学检查鉴别。

5. 鉴别诊断

(1)侵蚀性葡萄胎:发生于葡萄胎后,出现持续不规则的阴道流血,妊娠试验阳性,在葡萄胎排出后半年以内出现肺及其他部位的转移。

(2)合体细胞子宫内膜炎:足月产后特别是流产或葡萄胎排出后,刮宫或子宫切除病检可在浅肌层内尤其是胎盘附着部位,可见散在滋养细胞及炎症细胞,深肌层无浸润,血或尿内hCG测定多为阴性。

(3)肺部其他肿瘤:结合病史、X线摄片及其他有关检查,不难做出鉴别。

(4)颅内出血:育龄妇女原因不明颅内出血,结合病史、妊娠试验阴性及其他检查可行鉴别。

四、处理

治疗原则以化疗为主,手术和放疗为辅。但手术治疗在控制出血、感染等并发症及切除残存或耐药病灶方面仍占重要地位。化疗前要做出正确的临床分期和预后评分,配合中医药辨证论治,可增强疗效,减轻化疗不良反应。

1. 化疗 恶性滋养细胞肿瘤的化疗与其他肿瘤不同,为保证疗效,宜采用大剂量用药方法。

低危组:hCG>10万U/24h尿,病程<4个月,转移灶仅发现在盆腔及肺。此组病例可仅用MTX每日10～30mg,肌内注射,5日为1疗程,缓解率可达100%。

高危组:hCG>10万U/24h尿,病程不拘,肝脑转移。此组病例用三联药物:每日MTX 15mg肌内注射;放线菌素D 0.5mg,苯丁酸氮芥10mg口服或环磷酰胺200mg静脉注射,连用5日。缓解率可达70%～85%。

转移灶的治疗如下。

(1)外阴、阴道转移灶:瘤体内及其周围注射5-FU 500mg,每日2次,至病灶消失为止。如转移结节破溃、出血,5－FU 每日 28～30mg/kg 静脉注射 5～6 日。局部纱布填塞止血。

(2)盆腔转移灶:切除有困难者,采用腹壁下动脉插管,每日滴注 5－FU 26～28mg/kg,每日 1 次,10 次为 1 疗程。靠近阴道穹隆或近腹壁肿块,可以进行肿块穿刺,注入 5－FU 500～1 000mg,缓慢推入,每 2 日 1 次或每周 2 次,至肿块缩小不易注入为止。

(3)肺转移灶:静脉滴注 5－FU 和 KSM。如有血胸,胸腔注入 AT1258 或 DPP,每 5～7 日 1 次。

(4)脑转移灶:是绒毛膜癌的主要死亡原因之一,均继发于肺转移。

1)全身治疗:当前最常用的全身治疗药物为 5－FU 合用 KSM。其用量和方法同前述,但为加强脱水作用,宜用 10% 葡萄糖注射液,其他用药还有磺巯嘌呤钠、硝卡芥等。

2)局部用药:有鞘内给药及颈内动脉给药两种。

鞘内给药:可选用 MTX,每次 10～15mg 溶于 4～6mL 的双蒸水中(不用盐水,也不用脑脊液溶化),每毫升中含 2.5mg。每隔 1～3 日注射 1 次(视病情而定,一般情况下第一针和第二针相隔 1 日,第二、三、四针隔 2～3 日,如病情急可缩短间隔),3～4 次为 1 疗程,第一、二针各为 15mg,第三、四针各为 10mg,总量为 50mg。为避免颅内压增高,穿刺时发生脑疝,操作时须注意:①腰椎穿刺前先给甘露醇等脱水药,必要时需于 4 小时后再给 1 次。然后穿刺;②穿刺宜用细针,应一次成功,避免针眼过大或过多,以发生脑脊液外渗,诱发脑疝;③穿刺时不可放取过多的脑脊液做常规化验,一般可将测颅压时测管内脑脊液留下,进行蛋白含量测定即可,细胞计数可从脑脊液外观上(清亮度)估计(如呈粉色则需要镜检红细胞是新鲜的或陈旧的,以鉴别是颅内出血或是穿刺损伤。鞘内给 MTX 时,如全身用 5－FU＋KSM,各药量可不必减少,如不良反应明显,则 5－FU 和 KSM 用药可减至 5 日,鞘内给药也可免去第四针(10mg)。为巩固疗效,一般需要持续 3～4 个疗程,疗程间隔为 3～4 周。

颈动脉插管法:可选用 5－FU 或 6－MP。方法有两种:①由甲状腺上动脉插入颈内动脉,输入药物可通过脑前和脑中动脉全部进入脑内,但操作较困难;②由颞浅动脉逆行插入颈总动脉,操作较简单,但输入药液只部分经颈内动脉进入脑内,部分经颈外动脉进入面部,故以颈内动脉插管较为理想。

动脉给药的方法如下。①将输液瓶挂高 2m(从患者心脏所在的高度算起),利用液体压力将药输入,优点为方法简单,无须特殊设备,但有加液或换瓶时需要登高进行的缺点,不可将瓶放下以免管内回血导致堵塞。同时,患者应长期卧床,护理工作量很大。②接上特制的动脉泵,利用机械压力将药输入,特点为护理较简单,特别携带式动脉输液泵,患者能下地活动。但不及时加液则可出现药液走空后发生气栓的危险。且动脉泵目前国内供应不多,一般单位无此设备。药物用法和用量与静脉给药基本相似。但如插入颈内动脉则药量可酌减[26mg/(kg·d)],每日用药 1 次,每次约经 8 小时滴完。其余时间输 10% 葡萄糖注射液,缓慢滴注,500mL 滴注 12 小时,以维持插管通畅。此外,葡萄糖输液器应每日换 1 次,插管及周围皮肤需要每日用 75% 乙醇消毒,以防发生感染。为避免药液走空,需要有专人护理。颈动脉插管给药,由于插管技术复杂,术后护理工作要求高,工作量大,目前已少应用。

3)应急治疗:主要有以下几项。①持续降颅压,以减少症状,防止脑疝。一般可用甘露醇等。一般需要4~6小时给药1次,每次20%甘露醇250mL,须于半小时内滴完,否则起不到降压作用,连续2~3日,至症状缓解,然后逐步撤除。若肾功能良好,也可用尿素脱水,但需要新配制,且不宜反复用,以防损伤肾功能。也可用地塞米松静脉滴入,每次5.0mg,有良好的消除脑水肿、降颅压作用。其他依他尼酸(利尿酸)和呋塞米等也可选用。②应用镇静止痛药,以控制抽搐和剧烈头痛等症状。为控制抽搐可肌内注射副醛6mL或地西泮10~20mg,3~4小时酌情给予维持量。为控制剧烈头痛,可给哌替啶等强效止痛药,为了减少用药可以静脉注射哌替啶100mg,2小时后再静脉滴注100mg(溶于1 000mL10%葡萄糖注射液中,8~10滴/分),止痛作用可维持10~12小时,对呼吸无影响。③控制液体摄入量:以免输入过多抵消脱水作用。脑转移患者由于用药多,且大半需要经静脉滴入,输液常偏多,与脱水治疗发生矛盾。为不影响脱水疗效,每日输液量应限制在2 500~3 000mL以内(包括甘露醇等各种药物量)。所用液体最好为高渗的10%葡萄糖液。禁止钠盐的摄入。为了不限制输液量而影响其他药物的应用,应每日做出计划,计算好总输入量,并规定各阶段的用药和输入量以便随时核对。④给予有效止血药:以防止颅内出血。可静脉滴注氨甲环酸(止血环酸),每次200~300mg。如患者可口服,也可给云南白药,每4h 1次,每次0.3g。⑤防止并发症:昏迷、抽搐、偏瘫可发生跌伤、咬伤、吸入性肺炎和压疮等,需要做好护理工作,采取预防性措施。同时要注意电解质及酸碱平衡,如有失调,需要及时纠正。

化疗的不良反应:化疗药物在杀伤癌细胞的同时,对人体的免疫功能和体内增生活跃的正常细胞也有破坏和抑制作用,主要表现如下。①骨髓造血功能抑制:患者白细胞和血小板计数下降明显,多发生在疗程后几天和停药后1~2周内,白细胞的计数下降一般在停药后1周降至最低水平,持续2~3日后开始回升,经1周左右恢复到正常水平;血小板计数下降稍晚,下降至最低后迅速回升。患者可表现为乏力、精神淡漠、鼻出血、皮下出血,严重时可发生败血症及内脏出血而危及生命。在化疗过程中应隔日查血常规,如白细胞<4×10⁹/L或血小板计数<100×10⁹/L,则停药1日,如白细胞和血小板回升超过以上标准则可继续用药,同时可给患者少量多次输新鲜血或成分输血。②消化系统反应:由于药物刺激或消化道黏膜受损所致,表现为食欲不振、恶心、呕吐、口腔溃疡、腹痛和腹泻等,如出现血便时应警惕伪膜性肠炎,立即停用化疗药物;肝脏的损害表现为血清谷丙转氨酶增高,严重者可出现黄疸和腹腔积液。可给予对症处理、预防感染和保肝治疗。③其他:皮肤损害可表现为脱发、皮炎;泌尿系统反应有出血性膀胱炎等。

2. 手术治疗 对控制大出血等各种并发症,消除耐药病灶,减少肿瘤负荷缩短化疗疗程等方面有一定作用,在一些特定的情况下应用。手术方式有子宫切除术、病灶切除术、肺叶切除术等。

3. 放射治疗 目前应用较少,主要用于脑转移和肺部耐药病灶的治疗。

患者治疗结束后应严密随访。第1次随访在出院后3个月,以后每6个月1次直至3年,此后每年1次直至5年,以后每2年1次。国外推荐Ⅰ~Ⅲ期随访1年,Ⅳ期随访2年。随访内容同葡萄胎。随访期间应严格避孕,应于化疗停止≥12个月方可妊娠。

(阎永芳)

第十三章　生殖内分泌疾病

第一节　功能失调性子宫出血

功能失调性子宫出血是妇科常见的一种疾病,简称功血。常表现为月经周期失去正常规律、经量增多、经期延长,甚至不规则阴道流血等。此疾病内外生殖器多无明显器质性病变,而是由于神经内分泌系统调节紊乱而引起的异常子宫出血。

功能失调性子宫出血根据有无排卵分为两大类,即无排卵性功能失调性子宫出血和有排卵性功能失调性子宫出血。前者好发于青春期及更年期,后者多发生于育龄期。

一、病因和发病机制

机体内外任何因素影响了下丘脑—垂体—卵巢轴任何部位的调节功能,均可导致月经失调。常见的因素有精神过度紧张、环境改变、气候骤变、过度劳累、营养不良及其他全身性疾病等。通过大脑皮质的神经递质,影响下丘脑—垂体—卵巢轴之间的相互调节和制约的机制,以致卵巢功能失调,性激素分泌失常,从而影响了子宫内膜的周期性变化,出现一系列月经紊乱的表现。

直接影响卵巢功能的激素是垂体所分泌的促性腺激素,即促卵泡素(FSH)和促黄体素(LH)。正常情况下,整个月经周期中都有 FSH 和 LH 分泌,只是周期的不同阶段,分泌量有所不同。任何因素使下丘脑对垂体促性腺激素的分泌失调,以致不能形成月经中期的 LH 峰,卵巢就不能排卵。此种无排卵性功血为最常见的一种功血,约占功血的 90%,多见于青春期及更年期。有时,虽有排卵,但黄体功能异常,如黄体功能不全、子宫内膜脱落不全。黄体功能不全这类患者月经周期中,有卵泡发育,也有排卵,但黄体期孕激素的分泌不足。子宫内膜脱落不全由于卵巢黄体萎缩不全,持续分泌孕激素,内膜受它的影响,不能很好的脱落,虽然卵巢内已有新生卵泡产生雌激素,创面修复缓慢,从而经期延长,流血量增多。排卵性功血较无排卵性功血少见。

二、诊断

1. 病史　询问患者年龄、月经史、婚育史、避孕措施、既往史、有无慢性疾病(如肝脏疾病、血液病、高血压、代谢性疾病等),了解患者发病前有无精神紧张、情绪打击、过度劳累及环境改变等引起月经紊乱的诱发因素,回顾发病经过如发病时间、目前流血情况、流血前有无停经史及诊治经历、所用激素名称和剂量、效果、诊刮的病理结果,区分异常子宫出血的几种类型。①月经过多:周期规则,但经量过多(>80mL)或经期延长(>7 日);②月经频发:周期规则,但短于 21 日;③不规则出血:周期不规则,在两次月经周期之间任何时候发生子宫出血;④月经频多:周期不规则,血量过多,应询问有无贫血和感染。

2. 临床表现

(1)无排卵性功能失调性子宫出血。

1)常见于青春期及更年期。

2)出血无周期性,常在短期闭经后出现出血,量多少不定,时间长短不一,有时大量短期出血可导致休克,长期小量出血可变成不规则出血,持续数月,不伴腹痛。

3)妇科检查:一般子宫正常大小,质偏软,两侧附件无异常。

(2)有排卵性功能失调性子宫出血。

1)黄体不健者,月经周期缩短,往往不孕或易于早孕期流产。

2)黄体萎缩不全者,月经周期正常,但经期延长,出血量不等。

3)妇科检查均无异常发现。

3. 实验室及其他检查

(1)血常规检查:如红细胞、白细胞,血红蛋白,血小板计数,出凝血时间,以了解贫血程度及有无血液病。

(2)基础体温测定:基础体温呈单相型,提示无排卵;呈双相型,但上升幅度偏低或缓慢,后期升高时间短,仅 9～11 日,为黄体功能不足;呈双相型,直至行经始缓慢下降,则是黄体萎缩不全。

(3)宫颈黏液结晶检查:经前出现羊齿状结晶,提示无排卵。

(4)阴道脱落细胞检查:出血停止间连续涂片检查反映有雌激素作用但无周期性变化,为无排卵性功血。如缺乏典型的细胞堆集和皱褶,提示孕激素不足。

(5)激素测定:如需确定排卵功能和黄体是否健全,可测孕二醇,如疑卵巢功能失调者,可测雌激素,睾酮,孕二醇,17 羟孕酮或 hCG 等水平。

(6)诊断性刮宫:为排除子宫内膜病变和达到止血目的,必须进行全面刮宫,搔刮整个宫腔。若确定排卵或黄体功能,应在经前期或月经来潮 6 小时内刮宫;若怀疑子宫内膜脱落不全,应在月经来潮第 5 日刮宫;不规则流血者可随时进行刮宫。刮出物送病理,病理检查子宫内膜呈增生期变化或增生过长,无分泌期出现。

(7)B 型超声波检查:可除外器质性病变,并可监测卵泡大小,以除外其他原因引起的出血。

4. 诊断

(1)无排卵性功血。

1)凡月经周期、经期及出血量不正常,经检查全身及内外生殖器无明显器质性病变者。

2)基础体温呈单相。

3)月经周期中阴道脱落细胞涂片检查可反映雌激素的作用,而无正常周期性的变化。

4)宫颈黏液在月经前检查仍持续呈不同的羊齿结晶,而缺少在黄体期应有的椭圆体。

5)经前或经行 1 日子宫内膜活检呈增殖期或各种类型的增生,而无分泌期变化。

上述1)必备,2)~5)4条中具备3条即可诊断无排卵性功血。

(2)有排卵性功血。

1)凡月经频发或经期及血量不正常,经检查全身及内外生殖器无明显器质性病变者。

2)卵巢功能检查:①基础体温双相,但黄体期短,在10日以下;或呈梯形上升或下降者亦可维持14日左右,或上升幅度偏低;②经前或经行1日子宫内膜活检,显示分泌功能不良;③排卵后6日,尿孕二醇含量<5mg/24h或血清孕酮2次含量<10ng/mL;④阴道涂片有时见角化细胞指数偏高,细胞堆积,皱褶不佳;⑤经期第5日子宫内膜活检尚能见到分泌反应的组织;⑥基础体温双相或不典型双相,下降延迟或逐渐下降。

卵巢功能检查中,符合①~④者可诊断黄体功能不足;符合⑤~⑥可诊断黄体萎缩不全。

5. 鉴别诊断　青春期功血需与全身性疾患如慢性肝病、血液病等及生殖器肿瘤等相鉴别;更年期功血需与子宫内膜癌、子宫肌瘤或子宫其他肿瘤相鉴别,并与肝病、高血压、甲状腺功能低下等相鉴别;有排卵性功血需与异位妊娠、流产、葡萄胎、绒毛膜癌及宫内感染、子宫肌瘤、卵巢肿瘤等相鉴别。

三、处理

患者体质往往较差,呈贫血貌,应加强营养,纠正贫血,改善全身情况。出血期间避免过度疲劳和剧烈运动,保证足够的休息。尽快止血,适当使用抗生素以预防感染治疗。不同年龄应用不同的治疗方法。青春期患者应以止血和调整周期为主,促使卵巢功能恢复和排卵;更年期妇女止血后以调整周期、减少经量为原则,不必多考虑恢复卵巢功能。

1. 无排卵性功血　按不同年龄采取不同措施。青春期、育龄期患者以止血和调整周期为主,促使卵巢功能恢复和排卵。更年期妇女止血后以调整周期和减少经量为原则。

(1)止血:有止血药、激素及手术止血,还可输血加强支持疗法以达止血目的。

1)刮宫术:已婚者应为首选。此法止血迅速,是一种有效的止血方法,刮取的子宫内膜送病理检查还有助于诊断。

2)雌激素止血:大量雌激素可使子宫内膜迅速修复,而达到止血目的。常用己烯雌酚1~2mg,每6~8小时1次,一般用药3日内血止、血止或出血量明显减少后递减,每3日减量1次,每次减药量不超过原用量的1/3,直至维持量,即每日1mg。或用苯甲酸雌二醇2mg肌内注射,每6~8小时1次,可达到快速止血,血止后再用己烯雌酚逐渐减至维持量。不论应用何种雌激素,2周后开始加孕激素,使子宫内膜转化,黄体酮10mg肌内注射,每日1次,或安宫黄体酮6~10mg每日1次,共7~10日停药。雌、孕激素同时停药。一般在停药3~7日撤药性出血。

3)孕激素止血:适用于体内已有一定雌激素水平的患者。①若为少量不断出血,黄体酮20mg肌内注射,每日1次,共3~5日。更年期患者配伍应用丙酸睾丸酮25~50mg肌内注射,每日1次,可增强止血效果。②对出血量多的患者,需用大剂量合成孕激素方可止血,安宫黄体酮8~10mg,每6小时1次,用药3~4次后出血明显减少,则改为每8小时1次,再逐渐减量,每3天递减1/3量直至维持量,即安宫黄体酮4~6mg每日1次,持续用到血止后20日左右,停药后发生撤药性出血。③出血量多者可口服短效避孕药。

4）三合激素止血：每支含苯甲酸雌二醇 2mg，黄体酮 12.5mg，丙酸睾丸酮 25mg。每次肌内注射 1 支，可在 6 ~ 8 小时后重复注射，一般在 24 小时可血止，血止后停药，等待撤药性出血。雄激素有拮抗雌激素，增强子宫肌肉及子宫血管张力作用，可改善盆腔充血，减少出血量，常用于更年期妇女。

5）其他止血药物：因部分功血患者，子宫骨膜纤溶活性增加，出血量增多，用抗纤溶治疗有一定效果，可选用：止血芳酸（PAMBA）100 ~ 200mg 加 25% ~ 50% 葡萄糖注射液 40mL 静脉缓慢注射，每日 1 ~ 2 次，出血明显减少后停止。本药效果较好，毒性较低，不易发生血栓。6 - 氨基己酸（EACA）4 ~ 6g 加 5% ~ 10% 葡萄糖注射液或生理盐水 100mL 稀释，15 ~ 30 分钟滴完，维持量每 1 小时 1.0g，出血明显减少后停止。止血环酸 0.25 ~ 0.5g 溶于 25% 葡萄糖注射液 20mL 内静脉注射，每日 1 次，连用 2 ~ 3 日。

此外，也可配合使用止血敏 0.5g 静脉或肌内注射，每日 1 ~ 2 次（注意该药不可与 6 - 氨基己酸混合注射，以免引起中毒）。安络血 2.5 ~ 5mg，每日 3 次口服或每次 5 ~ 10mg 肌内注射。西苑医院妇科用止血芳酸 300mg、止血敏 3g、维生素 K_1 10mg、维生素 C 3g 加入 5% 葡萄糖注射液 500mL 中静脉滴注，每日 1 次，一般使用 3 日能减少出血量或止血。

（2）调整周期：使用性激素人为地控制流血的周期及减少出血量是治疗月经失调的一项过渡措施。其目的在于：①使患者本身的下丘脑—腺垂体—卵巢轴暂时抑制一段时期，停药后可能出现反跳，恢复正常月经的内分泌调节；②性激素直接作用于生殖器官，使子宫内膜发生周期性变化，按期剥脱，并且出血量也不致太多。常用方法如下。

1）雌、孕激素疗贯法：即人工周期，适用于青春期功血患者。己烯雌酚 1mg，于出血第 5 日起，每晚 1 次，连服 20 日，至服药第 11 日，每日加用黄体酮 10mg 肌内注射（或安宫黄体酮 6 ~ 10mg），两药同时用完，停药后 3 ~ 7 日出血。于出血第 5 日重复用药。

2）雌、孕激素合并应用：适用于育龄期（有避孕要求）和更年期功血。己烯雌酚 0.5mg 及安宫黄体酮 4mg，于出血第 5 日起两药并用，每晚 1 次，连服 20 日，撤药后出现出血，血量较少。

3）孕—雄激素合并法：常用于更年期功血以减少撤药性出血量。自预计下一次出血前 8 日开始，每日肌内注射黄体酮 10mg 和丙酸睾丸酮 10 ~ 25mg，共 5 日。

4）全周期孕激素：适用于雌激素水平较高（血中 $E_2 > 370pmol/L$）于月经周期或药物撤血第 5 ~ 25 日，选择炔诺酮 2.5mg、甲地孕酮 4mg 或安宫黄体酮 5mg，每日 1 次，连服 22 日。治疗时间长短，可根据子宫内膜病理报告而确定，一般不得短于 3 个周期。内膜增生过长，疗效不得少于 6 周期，然后再根据治疗后内膜检查结果，再制订治疗方案。

（3）促进排卵：是治愈无排卵性功血的关键。青春期、育龄妇女在月经周期已基本控制后，即应选用下列药物促排卵，期间测基础体温观察疗效。

1）雌激素：适用于体内雌激素水平较低者。自月经第 6 日开始，每晚口服己烯雌酚 0.125 ~ 0.25mg，20 日为一周期，连续 3 ~ 6 周期。另有文献报道应用小剂量雌激素加中药当归、白芍、熟地各 10g，菟丝子、巴戟肉各 12g，仙灵脾、鹿角霜各 10g，覆盆子、何首乌各 12g，共用 3 个周期，适用于雌激素不足子宫发育欠佳的患者，疗效较好。

2）枸橼酸氯米芬：促排卵效果较满意。对要求生育的育龄妇女用枸橼酸氯米芬促生育，排卵率为 65% ~ 87%，19% 无效，15% 虽未排卵，但子宫出血可得到控制。另有学者对 40 例无排卵性功血病例,采用枸橼酸氯米芬 50mg,每日 1 次,共 5 日,加用 3 个月的方法进行治疗。用药期间,月经周期、经期及经量均趋于正常。停药后随访 3~4 个月,仍保持正常月经,枸橼酸氯米芬治疗无排卵性功血能迅速达到止血、调整周期和促进排卵的目的。对于青春期、生育期和接近更年期的无排卵性功血病例,采用枸橼酸氯米芬小剂量、短疗程治疗,可以迅速达到止血、调整周期和部分达到排卵的目的。

3)促性腺激素释放激素(LHRH、LRH):于月经周期的中期,仿效生理分泌形式,连续脉冲式给药,肌内注射或静脉注射,每日 5μg,共 3 日,可能促使排卵。也有在月经第 5 日开始给 50μg 肌内注射,每日 1 次,连用 7~10 日,或在月经周期第 14~15 日皮下注射 100μg。

4)人类绝经期促性腺激素(hMG)与 hCG 合用:适用于合并不育症患者。于月经周期或撤血第 5 日予 hMG,每日 75U,治疗 7 日后卵泡仍不大,可加大到每日 150U,当卵泡发育达 20mm、卵巢增大不超过 10cm 时,可加肌内注射 hCG 5 000U,每日 1 次,连注 1~3日,起促排卵作用。

5)枸橼酸氯米芬与 hCG 合用:一般停用枸橼酸氯米芬 7~8 日再用 hCG 3 000~5 000U肌内注射,一般均可达到有效的诱导排卵。

(4)其他:对顽固性功血或年龄较大且子宫内膜呈腺瘤型增生过长或不典型增生者,可选择子宫切除术或通过电凝切除子宫内膜。

2. 有排卵性功血

(1)黄体功能不足:可选用以下方法。

1)黄体功能替代法:是治疗黄体功能不足普遍采用的方法。在经前第 8 日起,每日肌内注射黄体酮 10~20mg 或口服安宫黄体酮 8~12mg,共 5 日;也可在基础体温显示排卵后,肌内注射长效黄体酮 250mg 1 次。

2)绒毛膜促性腺激素:于基础体温开始上升后第 3 日起,每日或隔日肌内注射1 000~2 000U,共 5 次,可起刺激及维持黄体功能的作用。

(2)黄体萎缩不全:常用以下方法。

1)孕激素,可调节下丘脑—垂体—卵巢轴的反馈功能,使黄体及时萎缩。药物与用法同前。

2)绒毛膜促性腺激素,可促进黄体功能,用法同前。

3)雌—孕激素疗贯疗法:目的在于抑制下丘脑—垂体—卵巢轴活动,以期停药后产生功能的反跳反应而恢复正常。用法同前。

(3)正常排卵型月经过多。

1)雄激素对抗雌激素法:丙酸睾丸酮 25mg,每日 1 次,肌内注射,连用 3 日。月经过多时也可用 50mg,每日 1 次,可减少出血量。甲基睾丸素 5mg,每日 2 次,舌下含化或口服,可从月经周期第 10 日起,共服 10 日。

2)前列腺素合成酶制剂:近年来随着前列腺素研究工作的进展,认为正常月经过多可能由于子宫内膜中前列腺素(PG)的增加,特别是 PGE_α 与 $PGF_{2\alpha}$ 比例的失调和 PGI_2 的增多。故可采用以下药物能减少流血量。甲灭酸 0.25g,每日 3 次,首次加倍,月经期开始服,不宜超过 1 周。肾功能不正常者慎用。消炎痛 25mg,每日 3 次,饭后服药可减轻对胃的刺激,月经期开始服药,不超 1 周。氯灭酸 0.2g,每日 3 次,首次加倍,经期第 1 日开始,约服 7 日。

3)止血剂:可酌情选用止血芳酸、6 - 氨基己酸、止血敏等。

(阎永芳)

第二节 闭 经

闭经是妇科疾病中常见的症状。可由多种原因引起。根据其发生的原因,分为生理性闭经和病理性闭经两类。生理性闭经是指妇女因某种生理原因而出现一定时期的月经不来潮,见于青春期前、妊娠期、哺乳期及绝经期后等。病理性闭经是指因某种病理性的原因所致妇女月经不来潮。闭经分原发性和继发性两类。近百年来,月经初潮的平均年龄已由 15 岁提前到 13 岁,故原发性闭经是指年龄超过 16 岁,第二性征已发育,或年龄超过 14 岁,第二性征尚未发育,且无月经来潮者;继发性闭经则是指以往曾建立了正常的月经周期,但此后因某种病理性原因而月经停止 6 个月,或按自身原来月经期计算停经 3 个周期以上者。

一、病因和分类

月经是指子宫内膜周期性变化随之出现的周期性子宫出血。正常月经的建立和维持有赖于下丘脑—垂体—卵巢轴的神经内分泌调节,以及靶器官子宫内膜对性激素的周期性反应,其中任何一个环节发生障碍就会出现月经失调,甚至导致闭经。

1. 子宫性闭经 闭经的原因在于子宫,月经调节功能正常,卵巢有功能,但子宫内膜对卵巢不能产生正常的反应,称子宫性闭经。引起子宫性闭经的常见疾病有以下几种。

(1)先天性无子宫或子宫发育不良:如始基子宫、实体子宫,由于副中肾管不发育或发育不全所致,均表现为原发性闭经。

(2)子宫内膜损伤或粘连综合征:常发生在人工流产后、产后出血或流产后出血刮宫以后,多是由于刮宫过度,损伤了子宫内膜,造成宫腔粘连,出现闭经。

(3)子宫内膜结核:青春期前,体内任何脏器的结核感染可经血液循环扩散到生殖器,也可由腹腔结核直接蔓延到生殖器,子宫内膜因结核感染而被破坏,最后形成瘢痕组织,失去功能,而表现为原发性闭经。如月经来潮后患病则表现为继发性闭经。

(4)子宫内膜反应不良:子宫内膜对卵巢分泌的性激素不起反应,无周期性改变,故无月经。

(5)子宫切除后或子宫腔内放射治疗后:因生殖道疾病切除子宫后或因某些子宫恶性肿瘤经腔内放射治疗破坏子宫内膜后而出现闭经。

(6)神经反射性刺激:如哺乳时间过长可使子宫内膜过度萎缩。

2. 卵巢性闭经 闭经的原因在于卵巢,卵巢性激素水平低落,子宫内膜不发生周期性变化而致闭经,常见的疾病有以下几种。

(1)先天性无卵巢或卵巢发育不良:如性染色体异常引起特纳综合征、真性卵巢发育不全。

(2)卵巢损坏或切除:卵巢组织因物理性创伤(如放射治疗、手术切除)、炎症或肿瘤全部被破坏。

（3）卵巢功能性肿瘤：如睾丸母细胞瘤、含肾上腺皮质瘤、卵巢门细胞瘤等，产生雄激素，抑制下丘脑—垂体—卵巢轴的功能而致闭经。卵巢颗粒细胞瘤、卵泡膜细胞瘤等产生雌激素，可抑制排卵，并使子宫内膜过度增生以致短暂闭经。

（4）无反应性卵巢综合征：此征可能由于细胞膜受体缺陷，使卵巢对垂体促性腺激素不敏感，而起对抗作用。

（5）卵巢功能早衰（POF）：妇女绝经期提早，40岁前绝经者为卵巢功能早衰。具有高促性腺素及低雌激素特征，卵巢组织学呈围绝经期或老年妇女绝经后的变化。卵巢功能早衰其病因不明，可能与如下因素有关。

1）遗传学因素：因某种原因卵巢中贮存的始基卵泡先天性减少，出生后不断闭锁，至青春期仅剩下少数始基卵泡，不久即消失殆尽。可能与X性连锁遗传有关。进行性肌营养不良是一种X性连锁遗传病，患者群中常合并出现卵巢早衰。

2）性腺发育不全：性腺呈条索状或卵巢小于正常的一半，卵泡缺如或少于正常，皮质层所含卵泡数的差异很大。染色体核型为46,XX或嵌合型45,XO/46,XX,Xp－Xq及47,XXX,偶见45,XO。

3）先天性酶的缺乏：如17－羟化酶、碳链酶、3β－碳烃脱氢酶及17－酮还原酶不足等以及半乳糖血症。

4）卵巢被破坏：常见原因如下。①放疗及化疗：放疗及化疗对卵母细胞有损害作用，卵母细胞受损吸收以后，卵泡结构消失，纤维化导致卵巢功能衰退，放射剂量>8Gy导致永久性闭经，烷化剂如环磷酰胺等可导致卵巢功能受损。②卵巢手术：卵巢双侧手术切除引起卵巢功能急性消失，一侧或部分卵巢切除可使剩余卵巢组织的功能寿命缩短。③感染：儿童腮腺炎可导致病毒性卵巢炎，双侧输卵管卵巢脓肿可引起卵巢组织破坏。④其他：环境中毒，如镉、砷、汞可损伤卵巢组织，吸烟也如此。⑤免疫性损害：有学者认为，20%~35%的POF与卵巢受到自身免疫性损害有关，POF是一种自身免疫性疾病或其他自身免疫性疾病累及卵巢后的表现。常见于自身免疫性甲状腺炎。⑥促性腺激素作用障碍：卵巢在胚胎发育期因母体缺乏促性腺激素而引起卵泡闭锁过程加速，先天性无胸腺小白鼠模型支持这一学说，但在人类尚无类似证据。

3. 垂体性闭经　主要病变在垂体。垂体前叶的器质性疾病或功能失调可影响促性腺激素的分泌，从而影响卵巢出现闭经，主要疾病有以下几种。

（1）垂体损坏：垂体可因炎症、放射及手术等损伤而丧失部分或全部功能。较常见的是在大出血、特别是产后大出血伴较长时间休克时，垂体缺血坏死，随之出现功能减退，不仅促性腺激素的分泌减少，还可影响促甲状腺素及促肾上腺皮质激素的分泌，临床表现为闭经、消瘦、畏寒、乏力、性欲减退、毛发脱落、生殖器官及第二性征萎缩、产后乳汁分泌减少或无乳，并且低血压、低血糖、低基础代谢，称为垂体功能减退症或席汉综合征。

（2）垂体肿瘤：位于蝶鞍内的脑垂体前叶的各种腺细胞，都可发生肿瘤，尚有发生在蝶鞍上方的颅咽管瘤，种类很多，按电镜和临床资料以及其所分泌的激素，可分为生长激素腺瘤、催乳素腺瘤、促甲状腺激素腺瘤、促性腺激素腺瘤的混合瘤、无功能的垂体腺瘤等。根据不同性质的肿瘤出现不同的有关症状，多有闭经的表现。

（3）原发性垂体促性腺功能低下：为一种罕见的遗传病。卵巢内的始基卵泡不能生长发育，表现为原发性闭经，内外生殖器官及第二性征不发育。

4. 下丘脑性闭经 最常见的一类闭经，由于下丘脑功能失调而影响垂体，进而影响卵巢而引起闭经，其病因复杂，可由于中枢神经器质性病变、精神因素、全身性疾病、药物和其他内分泌功能紊乱而引起。

（1）精神、神经因素：过度精神紧张、恐惧、忧虑等精神创伤，期盼或担忧妊娠，生活环境改变，寒冷等各种外界刺激因素，均可影响中枢神经和下丘脑功能，从而影响垂体功能，常先出现排卵障碍，尔后卵泡不能发育终至闭经。

（2）消耗性疾病或营养不良：全身消耗性疾病如胃肠道功能紊乱、神经性厌食、重度贫血、严重肺结核、血吸虫病、疟疾等都可引起营养不良，影响下丘脑促性腺激素释放激素的合成与分泌，从而导致闭经。

（3）药物抑制综合征：少数妇女注射长效避孕针或口服避孕药后继发闭经，这是由于药物抑制下丘脑分泌促性腺激素释放激素所致。多见于原有月经不调或流产后、产后过早服用避孕药者。此外，某些药物，如吩噻嗪类镇静剂，在常用剂量范围内，也可影响下丘脑功能而引起闭经。

（4）闭经溢乳综合征：患者除闭经外，尚有持续性乳汁分泌及内生殖器萎缩。下丘脑生乳素抑制因子或多巴胺分泌减少引起异常泌乳，促性腺激素释放激素分泌不足导致闭经。此病常发生在产后断乳后，也可由口服避孕药、长期服用利血平、氯丙嗪、眠尔通等药物引起。

（5）多囊卵巢综合征：患者主要表现闭经、不孕、多毛、肥胖、伴双侧卵巢多囊性增大，雄烯二酮和睾酮分泌量增多而雌激素产量相应减少。发病原因尚不清楚，可能与下丘脑—垂体功能失衡，LH/FSH 比例偏高有关。

（6）其他内分泌腺功能异常：肾上腺、甲状腺、胰腺等功能紊乱时也可影响月经，如肾上腺皮质功能亢进时的库欣综合征，肾上腺皮质功能减退时的艾迪生病、甲状腺功能减退症、糖尿病等，均可通过下丘脑影响垂体功能而引起闭经。

二、诊断

闭经只是一个症状，诊断时首先必须寻找引起闭经的原因，即下丘脑—垂体—卵巢轴的调节失常发生在哪一环节，然后再确定是何种疾病所引起。

1. 询问病史 闭经发生的期限及伴发症状（如溢乳、肥胖、多毛等），发病前有无精神因素、环境改变、各种疾病和用药情况等诱因。详细了解月经史、婚育史（孕产次、人工流产情况、分娩及哺乳情况）、避孕方法，以及既往史、个人史有无先天性缺陷，自幼生长发育过程和双亲婚育史及家族史，以及院外治疗用药情况。

2. 体格检查 注意患者精神状态、营养、全身发育及智力状况、身高及体重，有无侏儒症、颈蹼、黏液水肿、肢端肥大、有无多毛，并挤双乳观察有无乳汁分泌。注意女性第二性征的发育情况，如音调、乳房发育、阴毛及腋毛情况、是否呈女性特有的体态，如骨盆横径较大、胸部及肩部皮下脂肪较多。妇科检查注意内外生殖器发育，有无先天性畸形和肿瘤。

3. 辅助诊断方法

（1）子宫功能检查。

1）诊断性刮宫：刮宫可以了解子宫腔的大小、宫颈或宫腔有无粘连以及子宫内膜情况。刮出物送病检，有助于子宫内膜结核的诊断与了解性激素的水平。

2）子宫输卵管碘油造影：有助于诊断生殖系统的发育不良、宫腔粘连及是否有生殖道结核等。

3）宫腔镜检：对疑有宫腔粘连者可在宫腔镜直视下明确有无粘连、粘连部位与范围，还可分离粘连进行治疗。

4）腹腔镜检查：可直接观察子宫、输卵管和卵巢等，需要时做活组织检查。

5）药物试验：孕激素试验、雌激素试验观察子宫内膜有无反应。

（2）卵巢功能检查。

1）基础体温测定：如呈双相型，提示虽无月经来潮，而卵巢功能正常，有排卵和黄体形成。

2）阴道脱落细胞检查：观察表层、中层、底层细胞的百分比，表层细胞百分率越高，反映雌激素水平越高。

3）宫颈黏液检查：涂片如见羊齿状结晶，羊齿状结晶越明显、越粗，反映雌激素作用越强；如见成排的椭圆体，提示在雌激素作用基础上，有孕激素影响。

4）血雌、孕激素含量测定：如血中雌、孕激素含量低，提示卵巢功能异常或衰竭。

（3）垂体功能检查。

1）测定血中 FSH、LH 的含量：正常值 FSH 为 5～40U/L，LH 为 5～25U/L，排卵时最高值为正常时的 3 倍。如 FSH、LH 均低于正常值，表示垂体功能低下。如 FSH、LH 高于正常水平，提示卵巢功能低下。

2）垂体兴奋试验：静脉推注 LHRH 后，测定血中 LH 含量变化。如 LH 值高于推注 LHRH 前的 2～4 倍，提示垂体功能良好。如不升高或升高很少，说明病变可能在垂体。

3）蝶胺摄片：疑有垂体肿瘤时，可做蝶鞍摄片。肿瘤较大而影响蝶鞍骨质及鞍腔者，X 线平片即可辨认。如肿瘤微小，需做蝶鞍多向断层摄片或电子计算机断层检查。

4）其他：CT、MRI 等检查，除外垂体肿瘤。

4. 闭经检查步骤

（1）子宫性闭经。

1）基础体温双相型，连续阴道涂片或宫颈黏液检查结果均表示有排卵。

2）用孕酮试验和雌激素试验的均不能导致子宫内膜发生撤退性出血。

3）诊刮时取不出子宫内膜或发现宫腔有粘连。

（2）卵巢性闭经。

1）基础体温单相型，阴道涂片或宫颈黏液提示无排卵及雌激素水平低落。

2）孕激素试验阴性，雌激素试验阳性。

3）24 小时尿 FSH > 52.8 小白鼠子宫单位，血清 FSH 放射免疫测定 > 40min/mL，LH 也高于正常。

4）血雌二醇降低。

（3）垂体性闭经。

1）有产后大出血或感染史,有头痛、视力减退或偏盲、肥胖、多毛、紫纹及泌乳等症状。

2）基础体温单相型,阴道涂片及宫颈黏液提示激素水平低落。

3）血 E_2 水平低,溢乳时查血清催乳素(PRL)>20ng/mL。

4）人工周期后有撤药性出血。

5）血、尿 FSH 及 LH 水平低下,肌内注射 LHRH 100μg 后不增加。

6）颅骨蝶鞍区 X 线摄片可见有异常。

三、诊断标准

1. 下丘脑性闭经

（1）有精神紧张,消耗性疾病,特殊药物抑制(如避孕药、镇静药)及其他内分泌腺功能异常等。

（2）血、尿 FSH 及 LH 水平低下,在肌内注射 LHRH 100μg 后能升高。

（3）阴道涂片、宫颈黏液示雌激素水平低。

（4）人工周期后有撤药性出血。

2. 其他内分泌功能异常闭经

（1）全身检查,肥胖且伴有紫纹,多毛提示可能为库欣综合征,肥胖而无紫纹,多毛,可能是肥胖生殖无能综合征(为颅底创伤、肿瘤、蝶鞍范围内的血管瘤、颈内动脉的动脉瘤和颅咽痛等大都侵犯蝶鞍上区,是引起本病的主要病因)。

（2）了解肾上腺皮质功能可做 24 小时尿液 17－羟及 17－酮含量测定。怀疑甲状腺功能病变可做 T_3、T_4 及甲状腺吸碘检查。

四、鉴别诊断

1. 早孕　除月经停闭外,常有晨起呕恶、倦怠、嗜睡、厌食、择食等妊娠反应。妇科检查子宫增大与停经月份相符合。尿妊娠试验阳性。也可通过超声检查以资鉴别。

2. 闭经泌乳综合征　除闭经外,还有溢乳,并伴生殖器官萎缩。

五、治疗

闭经的治疗原则为早期诊断,早期治疗。一旦诊断清楚则采取支持疗法改善全身健康情况和心理状态;针对病因治疗,相应的性激素替代治疗,调节下丘脑—垂体—卵巢轴的周期关系,恢复月经周期;对于继发性闭经要以预防为主;对一时性闭经如服避孕药后引起的闭经可短期观察。

1. 一般治疗　全身体质性治疗和心理学治疗在闭经中占重要地位。若闭经由于潜在的疾病或营养缺乏引起,应积极治疗全身性疾病,提高机体体质,供给足够的营养,保持标准体重。若闭经受应激或精神因素影响,则应进行耐心的心理治疗,消除精神紧张和焦虑。

2. 病因治疗　治疗引起闭经的器质性病变。如结核性子宫内膜炎应积极抗结核治疗;宫腔粘连者行宫颈、宫腔粘连分离术;先天性畸形如处女膜闭锁、阴道横隔等可手术切开或成形术;卵巢或垂体肿瘤可行手术或放射治疗;口服避孕药引起的闭经应停药,月经多在半年内恢复。

3. 雌、孕激素替代治疗　因某种疾病或某些因素使卵巢破坏,造成卵巢功能早衰或无功能,不能产生激素时,采用激素替代治疗,以促进或维持患者适宜的生理与心理状态,一般采取人工周期疗法。

(1)小剂量雌激素周期疗法:己烯雌酚每日 0.5 ~ 1mg,连用 20 日,口服,停用 8 ~ 10日,重复如上 2 ~ 3 周期。可促进垂体功能,分泌黄体生成素,从而增加卵巢分泌雌激素,并促进排卵。

(2)雌、孕激素序贯疗法:作用在于抑制下丘脑—垂体轴,停药后月经可能恢复并排卵。己烯雌酚每日 1mg,连用 20 ~ 22 日,在后 10 日加服安宫黄体酮每日 8 ~ 20mg,或在后 5 ~ 7 日加黄体酮每日 10 ~ 20mg,肌内注射。

(3)雌、孕激素合并疗法:其作用是抑制垂体促性腺激素,停药后可有回跳反应而使月经恢复并排卵。用口服避孕药每晚 1 片,连服 22 日停药。自撤药性出血第 5 日起,开始第二疗程,共用 3 ~ 6 个周期。

4. 诱发排卵　要求生育而卵巢功能未衰竭者,可根据不同病因采用不同激素或其类似物诱发排卵。氯米芬从月经第 5 日始,每日 50 ~ 150mg,共 5 日。首先 1 ~ 2 周期应以小剂量每日 50mg 开始。用于卵巢和垂体有正常反应、下丘脑功能不足或不协调者,以纠正其功能而诱发排卵。对于垂体功能不全可用人类绝经期促性腺激素(hMG)及人绒毛膜促性腺激素(hCG)以促进卵泡发育成熟以致排卵而有黄体形成。每日肌内注射 hMG75 ~ 150U,连续 7 ~ 14 日。当尿中雌激素 24 小时达 60 ~ 100μg,B 型超声检查显示发育卵泡直径达 16 ~ 25mm 时,肌内注射 hCG 1 000 ~ 3 000U。对下丘脑功能不足,以致 LHRH 分泌不足者,可采用脉冲式微量 LHRH 注射法,诱发排卵。

5. 溴隐亭　是目前应用最普遍的药物,是一种半合成麦角碱的衍生物,多巴胺能增效剂,其药理作用为直接作用于垂体,抑制泌乳素细胞的增殖、PRL 的合成与分泌,使泌乳素瘤减小;激动中枢神经系统的多巴胺受体,降低多巴胺在体内的转化;促进 PRL 的代谢。初服量为 1.25mg,每日 1 ~ 2 次,与食物同时服下,如连服 3 日无不适,可逐渐加量,常用剂量为 5 ~ 7.5mg/d。也可阴道用药 2.5mg 或 5mg,放入阴道深处,每日 1 次,吸收效果好,99% 进入全身血液循环,避免通过肝脏代谢,能更好地发挥药物作用,也能减轻胃肠道反应。阴道内用小剂量溴隐亭(2.5 ~ 7.5mg/d)对精子功能无明显干扰作用。

6. 长效溴隐亭针　每 28 日肌内注射 1 次,每次 50 ~ 100mg,最大剂量 200mg,效果好而不良反应小,可有效抑制 PRL 水平及减小肿瘤体积。用于对溴隐亭耐药或不能耐受的泌乳素瘤患者,它能降低大腺瘤的泌乳素水平,恢复正常垂体功能。

7. 诺果宁　是一种非麦角碱类多巴胺 D_2 受体激动药,为新一代特异、高效抗 PRL 药物。用法为治疗最初的剂量为 25μg/d,第 2 日、第 3 日为 50μg/d,从第 7 日开始 75μg/d,维持量一般为 75 ~ 150μg/d,于晚餐时服或睡前与一些食物同服。该药使用安全,不良反应轻。大剂量时可出现头痛、头晕、恶心、呕吐等。

六、健康指导

(1)积极治疗月经后期、月经量少等病,防止病情进一步发展导致闭经的发生。

(2)保持心情舒畅,避免精神过度紧张,减少精神刺激。治疗中应注意精神调理,解除顾虑,促进痊愈。

(3)调节饮食,避免过分节食。经行之际,忌食寒凉酸冷之物,以免阴寒内盛,凝滞气血。

(董俊英)

第三节 痛 经

凡在行经前后或月经期出现下腹疼痛、坠胀、腰酸或合并头痛、乏力、头晕、恶心及其他不适,影响工作和生活质量者称为痛经。痛经分为原发性和继发性两类,前者指生殖器官无器质性病变的痛经,后者指由于盆腔器质性病变如子宫内膜异位症、盆腔炎或子宫颈狭窄等引起的痛经。本节只叙述原发性痛经。

一、病因

1. 精神、神经因素 痛经常发生于严重精神抑郁、焦虑、恐惧及精神过度紧张的患者,由于对月经产生恐惧心理,使痛阈降低,无法忍受月经期的不适,而致痛经。

2. 内分泌因素 痛经常发生于有排卵周期,无排卵周期一般不发生疼痛,因此认为痛经与体内孕激素水平增高有关。分泌期子宫内膜可产生大量的前列腺素,尤其是前列腺素 $F_{2\alpha}$ 增高明显,前列腺素 $F_{2\alpha}$ 过多,作用于子宫及其血管,引起痉挛性收缩,造成子宫血运不足,组织缺氧,产生疼痛。部分前列腺素 $F_{2\alpha}$ 还可进入血液循环,引起胃肠道平滑肌收缩,产生恶心、呕吐及腹泻等症状。

二、临床表现

原发性痛经在青少年期常见。文献统计,初潮后第 1 年内发生原发性痛经的占 75%,第 2 年内为 13%,第 3 年内为 5%,第 4 年内为 4%。多在初潮后 6~12 个月发病,这时排卵周期多已建立,在孕激素作用下,分泌期子宫内膜剥脱时经血 PG 含量显著高于增生期内膜经血中浓度。主要症状为下腹疼痛,常于经前数小时开始,月经第 1 日疼痛最剧,多呈痉挛性疼痛,持续时间长短不一,从数小时至 3 日。严重者常伴有面色苍白、出冷汗、恶心、呕吐、头痛等。疼痛一般位于下腹部,也可放射至腰骶部、外阴及肛门。妇科检查无异常发现。

三、诊断和鉴别诊断

诊断原发性痛经,主要是排除盆腔器质性病变的存在。完整的采集病史,做详细的体格检查,尤其是妇科检查,必要时结合辅助检查,如 B 型超声、腹腔镜、宫腔镜、子宫输卵管碘油造影等,排除子宫内膜异位症、子宫腺肌症、盆腔炎症等,以区别于继发性痛经。另外,还要与慢性盆腔痛区别,后者的疼痛与月经无关。

关于疼痛程度的判定,一般根据疼痛程度对日常生活的影响、全身症状、止痛药应用情况而综合判定。轻度:有疼痛,但不影响日常生活,工作很少受影响,无全身症状,很少用止痛药;中度:疼痛使日常生活受影响,工作能力也受到一定影响,很少有全身症状,需用止痛药且有效;重度:疼痛使日常生活及工作明显受影响,全身症状明显,止痛药效果不好。

四、治疗

1. 一般治疗 加强锻炼,增强体质,注意经期保健,重视精神心理治疗,必要时适当应用镇痛、镇静、解痉药。

2. 药物治疗

（1）镇痛解痉药：季铵类抗 M 胆碱受体药可以解除平滑肌痉挛，起到解痉镇痛作用。阿托品：每次 0.3～0.6mg，口服，针剂每支 0.5mg，皮下注射；山莨菪碱（654-2）：片剂每片 5mg，每次 1～2 片，口服，针剂每支 5mg，皮下注射。注意：青光眼、麻痹性肠梗阻患者禁用。颠茄片也有解痉镇痛作用，8mg，每日 3 次，口服。

（2）前列腺素拮抗药：前列腺素可诱发子宫平滑肌收缩，产生分娩样下腹痉挛性绞痛。前列腺素拮抗药均可抑制环氧合酶系统而减少前列腺素。常用的药有以下几种。

1）阿司匹林：每次 0.3～0.6g，每日 3 次；不良反应为胃肠道反应、过敏反应。

2）吲哚美辛（消炎痛）：25mg，每日 2～4 次，口服。本药的抗炎镇痛效果较阿司匹林强 20～30 倍。长期服用有头痛、眩晕、胃肠道反应、白细胞计数下降、肝炎、与阿司匹林有交叉过敏等。吲哚美辛还有 2 种剂型。一种是栓剂，如消炎痛栓，为直肠给药。药物 50% 以上不通过肝脏而直接进入血液作用于全身，这就避免了口服时引起的胃、肠、肝不良反应。一般每日 1 枚。另一种为吲哚美辛缓释片，药物作用持续时间长，不良反应相对较低。

3）布洛芬：每次 0.2～0.4g，每日 4 次。长期服用有恶心、皮疹、眩晕，与阿司匹林有交叉过敏，胃肠道反应较吲哚美辛、阿司匹林少。布洛芬缓释胶囊，每次 0.3～0.6g，每日 3 次。

前列腺素拮抗药类药物还有甲氯芬那酸（甲氯灭酸）、氟芬那酸（氟灭酸）、萘普生等。

（3）口服避孕药：有避孕要求者，可采用短效口服避孕药抑制排卵达到止痛的效果。口服避孕药可有效治疗原发性痛经，使 50% 的患者痛经完全缓解，40% 明显减轻。口服避孕药可抑制内膜生长，降低血中前列腺素、血管紧张素胺及缩宫素水平，抑制子宫活动。原发性痛经妇女，子宫活动增强部分是由于卵巢激素失衡，可能是黄体期或月经前期雌激素水平升高所致，雌激素可以刺激 $PGF_{2\alpha}$ 和血管紧张素胺的合成、释放。口服避孕药可能通过改变卵巢激素的失衡状态，抑制子宫活动。

（4）钙通道阻滞药：硝苯地平可以明显抑制缩宫素引起的子宫收缩，经前预服 10mg，每日 3 次，连服 3～7 日或痛经时舌下含服 10～20mg，均可取得较好效果，该药毒性小，不良反应少，安全有效，服药后偶有头痛。

（5）β肾上腺素受体激动药：特布他林（间羟舒喘宁）治疗原发性痛经，有一定疗效，但不良反应较非甾体抗炎药（NSAID）为多。

（6）中药：中医认为不通则痛，痛经是由于气血运行不畅，治疗原则以通调气血为主。应用当归、芍药、川芎、茯苓、白术、泽泻组成的当归芍药散治疗原发性痛经，效果明显，并且可以使血中的 $PGF_{2\alpha}$ 水平降低。

五、健康指导

（1）增强体质，消除精神紧张和恐惧，可给予暗示疗法、催眠疗法、认知疗法等。注意经期卫生和经期保护。月经期忌食寒凉之品，下腹部放置热水袋。原发性痛经一般在结婚并生育以后多能自然消失，如有生殖器官器质性病变，应及时治疗。

（2）患者应卧床休息，给易消化清淡食物，忌食生冷及刺激性食物。

（3）加强心理护理,消除精神紧张,避免情绪波动。

（4）因受寒腹痛明显者,可做下腹热敷。

（5）注意经期卫生及保护。

（6）了解有无月经来潮时腹痛的病史,以及初次发病年龄、时间及既往有无子宫内膜异位症、盆腔炎等妇科疾病。发作时注意观察意识、脉象、面色及腹痛等情况。

（位玲霞）

第四节　绝经综合征

绝经综合征是女性卵巢功能逐渐衰退直至完全消失,出现性激素波动或减少所致的一系列躯体及精神心理症状。一般发生于 45 ~ 55 岁。绝经指月经完全停止 1 年以上。绝经是每一名女性生命进程中必然发生的生理过程,提示卵巢功能衰退,生殖能力终止。我国城市妇女的平均绝经年龄为 49.5 岁,农村妇女为 47.5 岁。

一、病因

1. 卵巢功能衰退　卵泡数量和质量下降,卵巢分泌的雌激素水平下降,垂体促性腺激素分泌增加,残存的卵泡对其反应性降低或丧失,最终导致卵泡不再发育。

2. 雌激素　卵巢功能衰退后,使雌激素水平减低,但同时使 FSH 的分泌量增加,进一步刺激了雌激素的分泌。随着卵泡对 FSH 的敏感性降低,卵泡生长发育逐渐停止,雌激素水平开始下降。

3. 孕激素　因卵巢排卵功能明显衰退,孕激素分泌减少。

4. 促性腺激素　绝经后雌激素水平下降,减弱对下丘脑的负反馈,使 GnRH 的分泌量增加,进而使垂体释放 FSH 和 LH 增加。绝经后 2 ~ 3 年 FSH 和 LH 达最高水平,其中 FSH 升高较 LH 更显著。

5. 催乳激素　雌激素在围绝经期抑制下丘脑分泌催乳激素抑制因子,使催乳激素水平升高,在绝经后随着雌激素水平的下降,下丘脑分泌 PIF 增加,催乳激素水平降低。

二、临床表现

1. 生殖系统症状

（1）月经紊乱:多数由稀发而逐渐绝经,少数人由月经不规律而渐绝经。

（2）生殖器官萎缩:阴道、子宫逐渐萎缩,阴道干燥疼痛,外阴瘙痒。盆底肌肉松弛,易出现子宫脱垂和阴道壁膨出。

（3）泌尿系症状:由于尿道括约肌松弛,可出现尿失禁,容易发生感染。

（4）第二性征:逐渐退化,乳房逐渐萎缩。

2. 雌激素水平下降引起的症状

（1）血管舒缩症状:是围绝经期的典型表现。患者自感胸部向颈部和面部涌向的轰热感,同时伴有上述部位皮肤弥散性或片状发红,继之出汗,潮热突然出现,持续时间数秒至数分钟,伴有头痛、口干、心悸、烦躁等表现,在夜间或情绪变化后更易出现。出现此症状的主要原因是雌激素减少导致血管舒缩功能失调有关。此种血管舒缩症状可历时 1 年,有时长达 5 年之久。

（2）精神神经症状：雌激素的减少使患者出现情绪、记忆和认知功能障碍的症状，临床上可出现情绪烦躁、易激动、失眠、注意力不集中、多言多语等兴奋型表现，也有的患者出现抑郁型表现如烦躁、焦虑、内心不安、惊慌恐惧和记忆力减退等。

（3）心血管症状：雌激素水平降低后可因血管舒缩功能失调，导致以收缩压升高为主要表现的围绝经期高血压。同时由于雌激素减少可使血胆固醇水平升高，各种脂蛋白增加，而低密度脂蛋白增加的幅度高于高密度脂蛋白，使绝经期妇女患心脑血管疾病的风险增加。

（4）泌尿、生殖道症状：外阴、阴道萎缩、干燥、性交痛。约 40% 绝经后妇女出现压力性尿失禁。主要原因是尿道黏膜萎缩而管腔变宽，同时盆底肌肉张力下降，当腹压增加时即不能控制而溢尿；由于尿道变宽，上行感染的机会增加，容易并发泌尿道感染。

（5）骨质疏松：围绝经期妇女由于雌激素的降低，约 25% 的妇女患有骨质疏松症，患者可出现急慢性的腰背部疼痛，身材变矮，严重者导致骨折。

三、实验室及其他检查

1. 基础体温　呈单相。宫颈黏液示无排卵。内膜活检可见增殖期或增生过长，无分泌期变化。

2. 阴道细胞学检查　显示以底层、中层细胞为主。

3. 激素测定　雌激素可降低或正常，促性腺激素（FSH）升高。还应测定血或尿的游离皮质醇、甲状腺激素（T_3、T_4）、TSH、甲状旁腺素等。

4. 生化检查　血钙、血磷、血糖、血脂及肝肾功能测定，尿糖、尿蛋白、24 小时尿钙/肌酐、24 小时尿羟脯氨酸/肌酐比值测定。

绝经后妇女是经过尿液排钙的增加使骨钙丢失的，空腹尿钙来源于骨钙，空腹尿羟脯氨酸来源于骨的胶原，二者间接反映骨吸收情况。测定 24 小时尿钙/肌酐、24 小时尿羟脯氨酸/肌酐比值比较方便，可避免测 24 小时尿。定期测定可预测骨丢失速度。正常妇女空腹尿钙/肌酐比值为 0.06 ± 0.04，绝经期妇女比值为 0.14 ± 0.01。

5. 影像学检查

（1）B 型超声检查：可了解子宫卵巢情况，排除妇科器质性疾病。骨骼的超声波通过骨骼的速度及振幅衰减反映骨矿含量及骨结构，但对其应用价值有不同意见。

（2）骨量测定：是帮助确诊骨质疏松症，有单、双光子骨吸收测量法和定量计算机层面扫描法。前者测定骨矿含量，精确度较差。后两者的测值与脊柱骨质疏松密切相关，可进行全身骨骼的检测，测定骨密度，但价格昂贵，不能用做普查。

测量骨矿含量和骨密度有很多方法，以骨矿含量或骨密度低于正常青年人均值的 2.5 个标准差以上，作为诊断骨质疏松的标准。低于 1 ~ 2.5 个标准差，为骨含量减少，是预防干预的对象。

（3）X 线检查：不能准确提示骨量减少，在骨丢失 30% 以上才能显示。但可准确诊断骨折。

四、诊断

（1）多发生于 45 岁以上的妇女，多有月经不规则或闭经，以及出现潮热、出汗、心悸、抑郁、易激动与失眠等症状。

（2）第二性征可有不同程度的退化。

（3）生殖器官可有不同程度的萎缩，有时并发萎缩性阴道炎。

（4）血、尿 FSH 及 LH 明显升高。

五、鉴别诊断

1. 原发性高血压　家族有高血压史，多年来以高血压为主症，病程缓慢，发作期收缩压和舒张压同时升高，晚期常合并心、脑、肾损害。

2. 心绞痛　每因劳累过度、情绪激动或饱餐等诱发胸骨后疼痛，甚至放射至左上肢，持续 1 ~ 5 分钟，经休息或舌下含服硝酸甘油片后，症状得以缓解和控制。

3. 子宫肌瘤、子宫内膜癌　子宫肌瘤好发于 30 ~ 50 岁的女性，子宫内膜癌多发生于 50 岁以上者。二者均可见不规则阴道出血，前者通过妇科检查和 B 型超声可行鉴别，后者通过诊刮病检可与围绝经期月经失调相鉴别。

4. 尿道及膀胱炎　有尿频、尿急、尿痛，甚至尿失禁，但尿常规化验可见白细胞，尿培养有致病菌，经抗炎治疗能迅速缓解和消除症状。

5. 增生性关节炎　脊柱、髋、膝等关节酸痛和发僵，且随年龄增长而加重。X 线检查，关节有骨质增生，或有骨刺，或关节间隙变窄等。

六、治疗

为了缓解围绝经期的临床症状，提高妇女的生活质量，预防或治疗骨质疏松等老年性疾病，可选择相应的治疗措施以帮助妇女顺利度过围绝经期。

1. 一般治疗　为了预防骨质疏松，围绝经期妇女应坚持体格锻炼，增加日晒时间，摄入足量蛋白质及含钙丰富食物，并补充钙剂以减慢骨的丢失。适当的运动，可以刺激骨细胞的活动、维持肌张力、促进血液循环，有利于延缓老化的速度及骨质疏松的发生。围绝经期精神症状可因神经类型不稳定或精神状态不健全而加剧，故应进行心理治疗。口服谷维素 20mg，每日 3 次，有助于调节自主神经功能。必要时可夜晚服用艾司唑仑 2.5mg 以助睡眠。α 受体阻滞剂可乐定 0.15mg，每日 2 ~ 3 次，可缓解潮热症状。

2. 绝经及绝经后期激素替代疗法　有学者推荐绝经后采用激素替代治疗，理由是合理用药方案及定期监护可将雌激素的潜在有害因素完全消除或降到最低程度。而且，激素替代对妇女生活质量的有益作用远远超过其潜在的有害作用。

（1）适应证：雌激素替代治疗适用于具有雌激素水平低落症状或体征而无禁忌证者。雌激素减少对健康的危害始于绝经后，故应于绝经早期用药。

（2）禁忌证：①绝对禁忌证有妊娠、不明原因子宫出血、血栓性静脉炎、胆囊疾病、肝脏疾病；②相对禁忌证有乳腺癌病史、复发性血栓性静脉炎病史或血栓、血管栓塞疾病。

（3）药物制剂及剂量选择：主要成分是雌激素。有子宫者，用雌激素同时必须配伍孕激素以对抗单一雌激素对子宫内膜刺激引起的子宫内膜增生过长病变和阻止子宫内膜癌的发生。

1）雌激素：常用药物如下。①己烯雌酚（DES）：为合成非甾体激素，肌内注射较口服作用强，不良反应较重，易引起消化道反应和突破性出血。②炔雌醇（EE）：为甾体类雌激素的衍生物；是半合成雌激素。是强效雌激素，活性为己烯雌酚的 20 倍，由于雌激素作用强，因而国外学者提出不合适用作 HRT 中的雌激素。目前是口服避孕药中的雌激素成分。③尼尔雌醇:是半合成雌激素,口服吸收后贮存于脂肪组织,缓慢释放,代谢为乙炔雌三醇起作用,是口服长效雌激素。用于 HRT 疗效明显,选择性地作用于阴道和子宫颈管,对子宫内膜也有促生长作用。④雌酮(E_1):为天然雌激素,雌激素活性较 E_2 弱,但可转化为 E_2 在靶细胞起作用。国外有硫酸哌嗪雌酮等,国内尚无此药,也用于 HRT。⑤雌二醇(E_2):为天然雌激素,在循环中与性激素结合蛋白结合,非结合的亲酯游离 E_2 分子进入靶细胞,与雌激素受体结合发挥生物效应。E_2 在体内停留时间最长,因而雌激素活性最强,是体内起主要作用的雌激素。E_2 经微粉化处理后可在消化道内迅速吸收,口服数周后,血 E_2 浓度达稳态。丹麦产的诺坤复为该类产品,即 17β – 雌二醇,欧洲将其广泛应用于 HRT。戊酸雌二醇(E_2V):是 E_2 的酯类,口服后在消化道迅速水解为 E_2,药代与药效与 E_2 相同,为天然雌激素。⑥雌三醇(E_3):是 E_2、E_1 的不可逆代谢产物,是天然的雌激素,雌激素活性较小,选择作用于生殖道远端,对子宫内膜影响小。有片剂和栓剂,阴道用药为雌三醇栓或药膏。⑦妊马雌酮:从妊马的尿中分离,是天然的复合雌激素,其中 45% 为硫酸雌酮(E_1S),55% 是各种马雌激素。代谢复杂,药物作用也较复杂,临床用于 HRT 历史最久,目前仍在探讨其用药的复杂性。预防骨质疏松效果较好。并可使心肌梗死的发病率降低达 50%。有片剂和阴道用霜剂。⑧贴膜 E_2:所含的 E_2 储存在贴膜的药库或基质内,缓慢稳定的释放 E_2,0.05mg 的皮贴膜每日向体内释放 50μg E_2。多数剂型为每周 2 贴。进口的贴膜有妇舒宁(药库型)、得美舒(基质型)、松奇(基质型)。国内产品有更乐和伊尔贴片。⑨皮埋片 E_2:片内有结晶型 E_2,植入皮内 1 片,每片有 25mg、50mg、100mg E_2 等,可稳定释放 E_2 6 个月。⑩爱斯妥凝胶:为一种涂抹胶,含有乙醇的胶状物,涂抹在臂、肩和腹部皮肤,透过表皮的 E_2 储存在角质层内,缓慢释放,每日涂 1 次。⑪诺舒芬:是一种片剂,含 0.025mg 的 E_2,为阴道用药。⑫E_2 环:每日释放 7.5μg E_2,一环可使用 3 个月,可自由取出和放入。⑬普罗雌烯:是一种特殊的雌二醇—雌二醇二醚,特殊的分子结构使其不能被皮肤及阴道上皮细胞吸收,具有严格的局部作用。作用于外阴、阴道及尿道上皮细胞,常用于雌激素缺乏引起的外阴、阴道、尿道萎缩及炎症改变。有胶囊和软膏两种剂型。

2)孕激素制剂:最常用的是甲羟孕酮,可根据各种方案选用不同剂量。

3)雌孕激素复方制剂:常用的制剂如下。①倍美盈:每盒包装 28 片,其中前 14 片每片只含结合雌激素 0.625mg,后 14 片每片含结合雌激素 0.625mg 及甲羟孕酮 5mg,适用于周期性序贯激素替代治疗。②倍美安:每盒包装 28 片,每片含结合雌激素 0.625mg 及甲羟孕酮 2.5mg,适用于连续联合激素替代治疗。③诺康律:是一种天然人体雌激素及孕激素的复方制剂,三相片模拟妇女自然的月经周期,适用于周期性序贯疗法。日历盘包装,每盘含 28 片,于月经第 5 日开始服用,每日 1 片。④诺更宁:是一种含有适当比例的人体天然雌激素及孕激素的复方制剂,适用于连续联合疗法,日历盘包装,每盘含 28 片,每片含微粉化雌二醇 2mg 及醋炔诺酮 1mg,每日 1 片。⑤克龄蒙:日历式包装,每板含有 11 片戊酸雌二醇,每片含戊酸雌二醇 2mg 及 10 片戊酸雌二醇与醋酸环丙孕酮复方片剂,每片含戊酸雌二醇 2mg,醋酸环丙孕酮 1mg。适用于周期性序贯疗法,按顺序服用,停药 7 日后再开始下一个周期。克龄蒙中含有孕激素醋酸环丙孕酮,有抗雄激素作用,并可维持血清中脂蛋白的水平稳定。因此,雌二醇在脂肪代谢中的积极作用被充分利用,有助于预防心血管系统动脉硬化的发生。⑥7-甲异炔诺酮:是一种仿性腺甾体激素,在体内代谢后可与雌激素、孕激素及雄激素受体结合,兼有这三种激素弱的活性。每片2.5mg,适用于绝经后妇女使用,有症状时每日1片,症状缓解后维持量为每2日1片或每3日1片。

3. 非激素类药物

(1)钙剂:可减缓骨质丢失,如氨基酸螯合钙胶囊,每日口服1粒(含1g)。

(2)维生素D:适用于围绝经期妇女缺少户外活动者,每日口服400~500U,与钙剂合用有利于钙的吸收完全。

(3)降钙素:是作用很强的骨吸收抑制剂,用于骨质疏松症。有效制剂为鲑降钙素。用法100U肌内或皮下注射,每日或隔日1次,2周后改为50U,皮下注射,每日2~3次。

(4)双磷酸盐类:可抑制破骨细胞,有较强的抗骨吸收作用,用于骨质疏松症。常用氯甲双磷酸盐,每日口服400~800mg,间断或连续服用。

七、预后

围绝经期妇女约1/3能通过神经内分泌的自我调节达到新的平衡而无自觉症状,因此进入围绝经期的妇女必须对这一生理过渡有正确的认识,达到自我调节的目的。约2/3的妇女则可出现一系列性激素减少所致的症状,通过上述一系列调治,可以达到控制症状和减轻症状,预后较好。

八、健康指导

(1)围绝经期是妇女一生必然度过的一个过程,也是不以人的意志为转移的生理过程。因此围绝经期妇女应建立良好的心态对待这一生理过程,掌握必要的围绝经期保健知识,保持心情舒畅,注意劳逸结合,使阴阳气血平和。尚需注意饮食有节,加强营养,增加蛋白质、维生素、钙等的摄入。维持适度的性生活。定期咨询"妇女围绝经期门诊"和做必要的妇科检查,以便及时治疗和预防器质性病变。

(2)加强卫生宣教,使患者认识到围绝经期是一个正常的生理过程,心胸要开阔,保持乐观的生活态度,解除思想顾虑。此外,医护人员应指导患者科学安排时间,参加力所能及的体力和脑力劳动,保持良好的生活习惯,坚持适当的体育锻炼。

(3)对患者家属进行有关更年期常识的宣传,理解女性更年期症状给患者带来的不适,主动分担日常家务,谅解患者出现急躁、焦虑、忧郁、发怒等消极情绪,避免发生冲突,并提供精神心理支持,协助患者度过此时期。

(4)注意补充营养,补充足够的蛋白质,多吃富钙食物,必要时补充钙剂。鼓励其坚持到户外活动,多晒阳光。

(5)研究显示,补充雌激素是针对病因的预防性措施,护士应协助医师让患者了解用药目的,药物剂量、用法及可能出现的不良反应。督促长期使用雌激素者接受定期随访。

(位玲霞)

第十四章　子宫内膜异位症

　　子宫内膜异位症的发病率近年明显增高,是常见的妇科病之一。据统计,在妇科剖腹手术中,5%～15%的患者有此病,因不孕在行腹腔镜检的患者中12%～48%有子宫内膜异位症的存在,已成为25～45岁妇女的多发病、常见病。一般在初潮前不发病,青春期罕见。绝经前后或切除卵巢后异位内膜组织可逐渐萎缩吸收,妊娠或服用性激素使排卵受到抑制时,病变和临床症状能够暂时减轻或缓解,故子宫内膜异位症的发展与卵巢的周期性变化有关。

　　异位子宫内膜可出现在身体不同部位,但绝大多数位于盆腔内的卵巢,宫骶韧带、子宫下部后壁浆膜面以及覆盖直肠子宫陷凹、乙状结肠的腹膜层和阴道直肠膈,其中以侵犯卵巢者最常见,约占80%。其他如宫颈、阴道、外阴也有受波及者。此外,脐、膀胱、肾、输尿管、肺、胸膜、乳腺、淋巴结,甚至手、臂、大腿外均可发病,但极罕见。

一、病因和发病机制

　　子宫内膜异位症为一种常见的良性病变,主要发生在盆腔以内,但具有远处转移和种植能力,对于其发病原因,目前有下列不同学说。

　　1. 子宫内膜种植学说　月经期脱落的子宫内膜碎屑随经血逆流经输卵管进入腹腔。种植于卵巢表面或盆腔其他部位,并在该处继续生长蔓延,因而形成盆腔内膜异位症。剖宫取胎手术后形成的腹壁瘢痕子宫内膜异位症是医源性的,为种植学说的有力例证。先天性宫颈狭窄或阴道闭锁等经血外流不畅的患者易并发子宫内膜异位症,也支持经血逆流种植的观点。

　　2. 体腔上皮化生学说　卵巢生发上皮、盆腔腹膜、直肠阴道隔等都是由具有高度化生潜能的体腔上皮分化而来。在反复经血回流、慢性炎症刺激或长期而持续的卵巢激素作用下,上述由体腔上皮分化而来的组织均可被激活而转化为子宫内膜,以致形成子宫内膜异位症。

　　3. 淋巴及静脉播散学说　在远离盆腔部位的器官,如肺、胸膜、消化道等处偶见异位的子宫内膜生长,有学者认为这可能是子宫内膜碎屑通过淋巴或静脉播散的结果。

　　4. 免疫学说　研究已证实,患子宫内膜异位症妇女免疫系统有变化。细胞(包括红细胞、白细胞)及体液免疫均有变化。因此,认为内膜碎片的种植或排斥可因细胞免疫缺陷而发生。

　　5. 基因学说　某些子宫内膜异位症患者,在其家属中同病的发生率较一般妇女为高,推测其中可能有遗传因素存在。关于遗传因素问题尚有待今后进一步探讨。

　　以上学说可相互补充,共同阐明子宫内膜异位症的发生机制。

二、诊断和鉴别诊断

1. 病史　有痛经及不孕史,或者有刮宫、剖腹产及其他宫腔内手术操作史。

2. 临床表现　因病变部位不同而出现不同症状。少数患者可无自觉症状。

(1)痛经:继发性痛经是其典型症状,且随局部病变加重而逐年加剧。疼痛多位于下腹部及腰骶部,可放射至阴道、会阴、肛门或大腿部。经期过后逐渐消失。

(2)不孕:异位症患者的不孕率高达40%。主要是内分泌失调所致卵泡发育和排卵障碍及黄体功能不足,再加免疫因素对配子及子宫内膜的损害造成。此外,广泛粘连影响排卵、摄卵及受精卵的运行。

(3)下腹痛或盆腔痛:是盆腔腹膜子宫内膜异位症的典型表现。

(4)性交痛:系病变累及直肠阴道隔的表现。

(5)月经紊乱:15%~30%患者有月经失调,主要表现为经前期点滴状阴道流血,经量过多,不规则阴道流血等。

(6)其他症状:经期排便困难、腹泻、便血等消化道子宫内膜异位的表现;膀胱子宫内膜异位时有尿频、尿急等膀胱刺激症状。

(7)妇科检查:子宫后倾粘连、固定或活动受限,子宫附件处有粘连性包块或子宫后壁、子宫骶骨韧带、后陷凹处有触痛性结节。

3. 实验室及其他检查

(1)红细胞沉降率:少数病例增快。

(2)尿常规检查:累及膀胱黏膜时可有尿血。

(3)大便常规检查:月经期便血时应予检查。

(4)B型超声波检查:临床常用于鉴别卵巢子宫内膜囊肿与其他卵巢肿瘤。

(5)腹腔镜检查:既可在直视下确定异位病灶的诊断,还可对病灶施行电灼、活检及子宫内膜囊肿穿刺抽液。

(6)膀胱镜检查:周期性膀胱炎症状者,诊断困难时可施行。

(7)直肠镜检查:周期性肠道症状者,诊断困难时可施行活检。

4. 诊断　凡育龄妇女有进行性痛经和不孕史,盆腔检查时扪及盆腔内有触痛性结节或子宫旁有活动的囊性包块,即可初步诊断为盆腔子宫内膜异位症。但临床确诊尚需结合上述辅助检查,特别是腹腔镜检查和组织病检。

5. 鉴别诊断

(1)卵巢恶性肿瘤:早期无症状,有症状时多有持续性腹痛、腹胀,病情发展快,一般情况差。妇科检查除触及包块外,多伴有腹腔积液。B型超声图像显示肿瘤为混合性或实性包块,肿瘤标志物CA125值多大于200U/mL。凡诊断不明确时,应及早剖腹探查术。

(2)盆腔炎性包块:患者有反复发作的盆腔感染病史,平时也有下腹部隐痛,疼痛无周期性,可伴发热。妇科检查子宫活动差,双侧附件有边界不清包块,抗生素治疗有效。

(3)子宫腺肌病:痛经症状与异位症相似,但更剧烈,疼痛位于下腹正中。妇科检查子宫呈均匀性增大,质硬,经期检查子宫触痛明显。

三、处理

治疗目的是缓解症状、改善生育功能及防止复发,故治疗应根据患者年龄、症状、病变部位和范围以及对生育要求等不同情况加以全面考虑。原则上年轻又有生育要求的患者宜采用中医治疗,结合激素治疗或保守性手术;年龄较大,无生育要求的重症患者可行根治性手术。

1. 期待疗法　病程进展缓慢,症状轻微,体征不明显者可每半年随访一次,一旦症状或体征加剧时,应改用其他较积极的治疗方法。患者有生育要求则应做有关不孕的各项检查,促进受孕。经过妊娠分娩,病变可能自然消退。

2. 药物治疗　由于子宫内膜异位症是激素依赖性疾病,妊娠和闭经可避免发生痛经和经血逆流,还能导致异位内膜萎缩、退化,故西药治疗主要采用性激素疗法。其原理主要是:①阻断下丘脑促性腺激素的释放,通过直接作用或反馈抑制垂体促性腺激素的合成及释放;②使卵巢功能减退,继发于垂体促性腺激素水平降低或直接抑制卵巢功能;③使异位子宫内膜萎缩,缺乏卵巢激素的支持及直接对子宫内膜的作用使其萎缩。由于以上3种机制达到使异位病灶缩小,病情缓解的目的。

适应证:没有较大的卵巢巧克力囊肿;有手术禁忌证的重症患者;作为手术的辅助治疗,术前用药有利于粘连的分离、减少盆腔中的炎性反应,有助于卵巢巧克力囊肿的缩小及减轻粘连与剥离等优点。保守性手术或不彻底的手术,术后用药有防止复发及继续治疗的作用。

禁忌证:盆腔包块不能除外恶性肿瘤者;肝功能异常者不宜使用性激素。

(1)短效避孕药:避孕药为高效孕激素和小量乙炔雌二醇的复合片,连续周期服用,不但可抑制排卵起到避孕作用,且可使子宫内膜和异位内膜萎缩,导致痛经缓解和经量减少,并可因此而避免经血及脱落的子宫内膜经输卵管逆流及种植腹腔的可能。服法与一般短效口服避孕药相同。此疗法适用于有痛经症状,但暂无生育要求的轻度子宫内膜异位症患者。

(2)高效孕激素:1956年Kistner提出用大剂量高效孕激素,辅以小剂量雌激素防止突破性出血,以造成类似妊娠的人工闭经的方法,被称为假孕疗法。常用的方法有:①甲羟孕酮(安宫黄体酮),第1周4mg,每日3次口服,第2周8mg,每日2次,以后10mg,每日2次,连服6~12个月;②炔诺酮,第1周5mg,每日1次,第2周10mg,每日1次,以后10mg,每日2次,连服6~12个月;以上两种方法可同时每日都加服乙炔雌二醇0.05mg以防突破出血;③炔诺孕酮(18-甲基炔诺酮)0.3mg和炔雌醇0.03mg,连服6~12个月;④己酸孕酮250~500mg肌内注射,每周2次,共3个月。

长期应用大量高效孕激素可引起恶心、呕吐、突破性出血、体重增加及诱发卵巢子宫内膜异位囊肿破裂;还可对肝脏有损害,停药后而复发。一般可用于:没有较大的卵巢子宫内膜异位囊肿;有手术禁忌证的重症患者;手术前药物准备,有利于粘连的分离;术后防止复发及残留病灶的治疗。复发后再用药物治疗仍可有效。

(3)达那唑:为合成的17α-乙炔睾酮衍生物,自1971年开始应用于治疗内膜异位症,此药能阻断垂体促性腺激素的合成和释放,直接抑制卵巢甾体激素的合成,以及有可能与靶器官性激素受体相结合,从而使子宫内膜萎缩导致患者短暂闭经,故称假绝经疗法,用法:每日400~800mg,分2~4次口服,自经期第1天开始连服6个月。停药后每年约有15%复发,重复用达那唑仍有效。不良反应:主要为男性化作用致体重过度增加,往往超过 3kg,其他轻度男性化作用如皮肤多油(20%)、声音低沉(10%)。因雌激素水平降低,少数患者可有乳房缩小或绝经期症状。用药后 SGPT 增高为一时性可逆性的,停药后都恢复。SGPT 增高由药物致胆汁郁积,也有认为因蛋白同化作用加强所致,不是肝功损害。此外,糖和脂肪代谢受影响,并减少纤维蛋白原和增加纤维蛋白溶酶原等。这些不良反应均不严重,发生率也不高,且停药后都很快恢复正常。

达那唑适用于轻度或中度子宫内膜异位症但痛经明显或要求生育的患者。一般在停药后 4~6 周月经恢复,治疗后可提高受孕率,但此时内膜仍不健全,可待月经恢复正常 2 周期后再考虑受孕为宜。

(4)雄激素疗法:雄激素通过间接对抗雌激素,直接影响子宫内膜,使之退化,缓解痛经。方法:甲基睾丸素 5mg,每日 2 次,舌下含化,连续应用 3~6 个月。小剂量服药,不抑制排卵,仍可受孕,一旦受孕及时停药,以免引起女胎男性化。丙酸睾丸酮 25mg 肌内注射,每周 2 次,共 8~12 周,每日总量不超过 300mg。不良反应:长期使用或用量过大,可能出现痤疮、多毛、声音低沉等男性化表现。用药期间不抑制排卵,仍能受孕可使女胎男性化,故一旦妊娠,应即停药。

雄激素疗法对早期病例解除症状有效,用法简单,不良反应少,但作用不持久,停药常易复发,不适于病情较严重者。多数学者认为仅起对症治疗作用,不宜长期使用。

(5)棉酚:是我国在 20 世纪 70~80 年代从棉子油中提出的一种萘醛化合物,作用于卵巢。对卵巢及子宫内膜有直接抑制作用,可导致闭经,从而使症状减轻或消失,晚期患者疗效也较满意,复发率约 24%。一般治疗 1 个月痛经即可减轻。对年轻有生育要求者,每日服 20mg,连服 2 个月;症状好转后酌情改为 200mg 每周 2~3 次。可用 3~6 个月,或待月经稀少或闭经时停药。对近绝经患者,可持续服至闭经后。不良反应:最严重的是血钾过低,故服药期间必须补钾。肝功能可能受损,个别一过性肝功能异常。棉酚治疗子宫内膜异位症疗效与达那唑相近且价格低,但由于棉酚的作用机制、用药最佳剂量以及有无致畸等问题尚未完全阐明,故临床还未普遍应用。

(6)促性腺释放激素增效剂(LHRH - A):通过过度刺激垂体,消耗 LHRH 受体,使之失去敏感性而降低了促性腺激素和雌激素的分泌,造成了药物性绝经,又称"药物性卵巢切除"。一般用喷鼻法 400μg 每日 2 次,皮下注射法 200μg 每日 1 次,6 个月为 1 疗程。治疗后出现闭经病灶消失或减轻,内膜萎缩,用药第 1 个月有突破性出血,停药后 2 个月内恢复月经和排卵,但易复发。

(7)三苯氧胺:具有拮抗雌激素及微弱雄激素作用。现已试用于治疗病变轻而痛经明确的子宫内膜异位症,以暂时缓解症状并防止病情继续发展。一般剂量为每次 10mg,每日 2~3 次,连服 3~6 个月。用药过程中,可出现潮热等类似更年期综合征症状或恶心、呕吐等不良反应,应定期检查白细胞与血小板计数,如有骨髓抑制表现,应立即停药。

(8)氟灭酸:为前列腺素合成的抑制剂,减少异位子宫内膜所产生的前列腺素,缓解痛经效果好。用量为 0.2g,每日 3 次,至症状消失后停药。

(9)甲氧萘丙酸钠:为前列腺素拮抗剂,能封闭异位内膜产生前列腺素,进而抑制子宫收缩而止痛。用法:出现痛经时首次用 2 片(每片 250mg),以后根据病情需要,每 4~6 小时服 1 片,为时 3~5 日。对痛经效果良好。一般无明显不良反应,少数可出现疲乏、轻度头痛、胸痛等症。

（10）孕三烯酮：具有较强抗孕激素和雌激素作用，抑制垂体 FSH、LH 分泌，使体内雌激素水平下降，用法为 2.5mg，每周 2 次，月经第 1 日开始，连服半年，不良反应少。

（11）亮丙瑞林：是促性腺激素释放激素（GnRH）的同类药物，用法：3.75mg，每月只需要肌内注射 1 次，6 个月为 1 疗程。在治疗初期，体内性激素的分泌将会有短暂性的增加，原有症状稍加重。1 周左右，体内的性激素迅速下降至停经期的状态。同时，由于雌激素的减少，导致停经期的症状出现，如潮热感、阴道分泌物减少、头痛、情绪不稳定、性欲减低等。因患子宫内膜异位症而导致不孕的患者，经亮丙瑞林治疗后，有27.6%的患者妊娠。总有效率达 82.6%。目前多主张连续用药超过 3 个月时，同时应用反加疗法即雌激素替代疗法以防止骨质过量丢失。给予雌激素的量很重要，既能减少不良反应又不降低 GnRHa 治疗效果，此量称为"窗口"剂量。应用 GnRHa 3 个月后需要反向添加治疗，其联合方法：①GnRHa + 倍美力 0.625mg/d + 甲烃孕酮 2.5mg/d；②GnRHa + 炔诺酮 5mg/d；③GnRHa + 利维爱2.5mg/d。

（12）米非司酮：具有抑制排卵、诱发黄体溶解、干扰子宫内膜完整性的功能，是一种孕激素拮抗药，对垂体促性腺激素有抑制作用。用法：米非司酮 12.5 ~ 25mg/d，3 ~ 6 个月为一个疗程，除轻度潮热外无明显不良反应。

近年已经研制出 GnRH 拮抗药 Cetrorelix，正在观察其治疗性激素敏感疾病的效果，其中包括子宫内膜异位症。也有学者用释放左炔诺孕酮的宫内节育器曼月乐治疗子宫内膜异位症，有一定疗效，由于例数尚不多，有待于进一步积累经验。

3. 手术治疗　手术可切除病灶及异位囊肿，分离粘连，缓解疼痛，增加生育力，并可确诊异位症及进行临床分期。手术方式有经腹手术和腹腔镜手术两种。

（1）保留生育功能的手术：适用于年轻和有生育要求的患者，尤其适用于药物治疗无效者。手术可经腹腔镜或剖腹直视下进行，手术时尽量切净或灼除子宫内膜异位灶，保留子宫和卵巢。

（2）保留卵巢功能的手术：适用于年龄 <45 岁、无生育要求的重症患者。切除子宫及盆腔内病灶，至少保留一侧或部分卵巢。有少数患者术后复发。

（3）根治性手术：适用于 45 岁以上的重症患者。切除子宫及双附件，并尽量切除盆腔内膜异位灶。即使残留小部分内膜异位灶，也会自行萎缩退化。

顽固性盆腔疼痛也可选择其他术式，如腹腔镜下骶神经切除（LUNA）或骶前神经切除（LPSN）。

4. 药物与手术联合治疗　手术治疗前先用药物治疗 2 ~ 3 个月以使内膜异位灶缩小、软化，有可能适当缩小手术范围和有利于手术操作。术后也可给予药物治疗 3 ~ 6 个月，以使残留的内膜异位灶萎缩退化，降低术后复发率。

5. 辅助生育技术（ART）　妊娠不仅是年轻患者就医的主要目的，也是对子宫内膜异位症的最好治疗。对于药物、手术治疗后仍不能受孕者，需考虑进行 ART 治疗。可选择促排卵—人工授精（CIH – AIH）抑或体外受精—胚胎移植（IVF – ET），尽可能争取在手术后半年内受孕。

6. 青春期内异症　有手术指征的轻度患者可清除病灶，术后连续用低剂量口服避孕药预防复发。重症患者术后先用药物治疗 6 个月,然后连续用低剂量口服避孕药。16 岁以上、性成熟的青春期患者才可用 GnRHα 治疗,一般主张加用反加疗法治疗。

7. 放射治疗　仅对近绝经期,且有全身严重慢性疾病不能耐受手术治疗的严重内膜异位症患者,可考虑放射治疗。

（位玲霞）

第十五章　女性生殖器官发育异常

第一节　处女膜闭锁

处女膜闭锁又称无孔处女膜,临床上较常见,是泌尿生殖窦上皮未能贯穿前庭部所致。

一、诊断

常见原发性闭经,青春期前一般无症状,青春期后可伴有逐渐加重的周期性下腹坠痛。阴道及子宫腔积血可产生肛门或阴道部胀痛。检查可见处女膜向外膨隆,表面呈紫蓝色,无开口;肛门检查可扪及阴道膨隆,凸向直肠;如扪及盆腔肿块,用手指按压肿块可见处女膜向外膨隆更明显时,应考虑子宫腔积血或伴输卵管积血。

二、治疗

确诊后应立即手术治疗,将处女膜作"×"形切开,引流积血,再切除部分处女膜使开口成圆形。也可先用7号、8号针穿刺处女膜膨隆部,抽出积血后再进行"×"形切开。切口边缘如有出血,应做缝扎止血。术后留置导尿管1~2日,外阴部置消毒会阴垫,每日擦洗外阴1~2次直至积血排净为止。术后给予抗感染药物。

(位玲霞)

第二节　阴道发育异常

阴道由副中肾管和泌尿生殖窦发育而来。在胚胎第6周,在中肾管外侧,体腔上皮向外壁中胚叶凹陷成沟,形成副中肾管。双侧副中肾管融合形成子宫和部分阴道。胚胎6~7周,原始泄殖腔被尿直肠隔分隔为泌尿生殖窦。在胚胎第9周,双侧副中肾管下段融合,其间的纵行间隔消失,形成子宫阴道管。泌尿生殖窦上端细胞增生,形成实质性的窦—阴道球,并进一步增殖形成阴道板。自胚胎11周起,阴道板开始腔化,形成阴道。因此副中肾管的形成和融合过程异常以及其他致畸因素均可引起阴道的发育异常。

1998年美国生殖学会提出较为认可的阴道发育异常分类法:①副中肾管发育不良,包括子宫、阴道未发育综合征(MRKH),是一种以没有生殖潜力为特征的生殖系统功能缺陷,即为临床上常见的先天性无阴道;②泌尿生殖窦发育不良,泌尿生殖窦未参与形成阴道下端,典型的患者表现为部分阴道闭锁,多位于阴道下段;③副中肾管融合异常,副中肾管融合异常又分为垂直融合异常和侧面融合异常,垂直融合异常表现为阴道横隔;侧面融合异常表现为阴道纵隔和阴道斜隔综合征。

一、先天性无阴道

先天性无阴道为双侧副中肾管发育不全的结果,病因不清楚。但目前所知,先天性无阴道既不是单基因异常的结果,也不是致癌物质所致。多数伴泌尿系畸形,但有正常子宫者较少,一般均有正常的卵巢功能,第二性征正常。

(一)诊断

原发性闭经或婚后性交困难而就诊。极少数子宫发育正常的患者因经血倒流,症状与处女膜闭锁同。检查可见患者体格、第二性征以及外阴发育正常,但无阴道口,或仅在前庭后部见一浅凹。偶见短浅阴道盲端。常伴子宫发育不良(无子宫或痕迹子宫)。45%~50%患者伴有泌尿道异常,10%伴脊椎异常。此病须与处女膜闭锁和雄激素不敏感综合征相鉴别。肛门检查时,处女膜闭锁可扪及阴道内肿块,向直肠膨隆,子宫正常或增大。雄激素不敏感综合征为X连锁隐性遗传病,染色体核型为46XY;而先天性无阴道为46XX,血清睾酮为女性水平。

(二)治疗

1. 模具压扩法　用木质或塑料阴道模具压迫阴道凹陷,使其扩张并延伸到接近正常阴道的长度。适用于无子宫且阴道凹陷组织松者。

2. 阴道成形术　方法多种,各有利弊。若有正常子宫,应使阴道与宫颈相接。阴道成形术有乙状结肠代阴道术、盆腔腹膜阴道成形术、皮瓣阴道成形术、羊膜阴道成形术。

二、阴道纵隔

阴道纵隔为双侧副中肾管会合后,其中隔未消失或未完全消失所致。分为完全纵隔或不全纵隔,偶见斜隔。

(一)诊断

阴道完全纵隔者无症状,性生活和阴道分娩无影响。不全纵隔者可有性生活困难或不适,分娩过程中胎先露下降可能受阻。阴道斜隔者有痛经。阴道检查可见阴道被一纵形黏膜壁分成两纵行通道,黏膜壁上端近宫颈,完全纵隔下端达阴道口,不全纵隔未达阴道口。阴道完全纵隔常合并双子宫。阴道斜隔有双子宫,双宫颈,隔膜源于两宫颈间,斜形附着于阴道侧壁,斜隔与宫颈间留有空间,经血可滞留其间,形成囊形肿块。有时斜隔有小孔,经血可沿小孔滴出。

(二)治疗

如阴道纵隔影响妊娠或分娩者,宜在非妊娠时将纵隔切除,并将创面缝合以防粘连。如已临产,发现纵隔阻碍先露部下降时,可在纵隔中央切断,分娩后缝扎止血。

三、阴道横隔

阴道横隔为阴道板未腔化所致。横隔由纤维肌组织组成,外覆鳞状上皮。厚薄不一,一般为1cm左右。阴道横隔无孔称为完全性横隔;隔有小孔称为不全性横隔。横隔可位于阴道任何部位。位于阴道上端的横隔多为不完全性横隔;阴道下部的横隔多为完全性横隔。

(一)诊断

不完全性阴道横隔较多见,常在横隔中央或侧方有一小孔,故经血可以排出。横隔位置较高者一般无症状,不影响性生活及受孕,但分娩时,影响胎先露部的下降。横隔位置低者可影响性生活,常较早就医。

（二）治疗

常采取横隔切开并切除多余部分,间断缝合切缘,术后放置阴道模型,以防止粘连;在分娩时发现横隔,横隔薄者可行切开,经阴道分娩,间断缝合切缘,横隔较厚者应行剖宫产术结束分娩。

（位玲霞）

第三节 子宫发育异常

子宫发育异常是女性生殖器官发育异常最常见的一种。

一、子宫未发育或发育不全

1. 先天性无子宫 两侧副中肾管中段及尾段未发育和会合,常合并无阴道,但卵巢发育正常,第二性征不受影响。肛腹诊扪不到子宫。

2. 始基子宫 又称痕迹子宫,系因两侧副中肾管融合后不久即停止发育。子宫极小,仅 1 ~ 3cm 长,无宫腔。常合并无阴道。

3. 子宫发育不良 又称幼稚子宫,是因副中肾管融合后短时间内即停止发育。子宫小于正常,宫颈相对狭长,宫体和宫颈之比为 1:1 或 2:3。患者常因月经少、闭经或婚后不孕就诊。肛腹诊可触及小而活动的子宫。治疗方法可采用雌激素、孕激素序贯疗法。

二、子宫发育异常

1. 双子宫 系因两侧副中肾管完全未融合,各自发育形成两个子宫体和两个宫颈,阴道也完全分开,左、右侧子宫各有单一的输卵管和卵巢。患者无自觉症状,通常在人工流产术、产前检查甚至分娩时偶然发现。早期人工流产术时可能误刮未孕侧子宫,以致漏刮胚胎,妊娠继续。妊娠晚期胎位异常率增加,分娩时未孕侧子宫可能阻碍胎先露部下降,子宫收缩乏力较多见,使剖宫产率增加。偶见两侧子宫同时妊娠、各有一胎儿者,这种情况属双卵受精。也有双子宫、单阴道,或阴道内有一纵隔者,患者可能因阴道纵隔妨碍性交,出现性交困难或性交痛。

2. 双角子宫和鞍状子宫 因子宫底部融合不全呈双角者,称为双角子宫;子宫底部稍下陷呈鞍状,称为鞍状子宫,又称弓形子宫。双角子宫和鞍状子宫一般无症状,有时双角子宫可有月经量较多伴痛经,妊娠时易发生胎位异常,以臀先露居多。发育不良宫腔狭窄的双角子宫可能发生妊娠中期流产或妊娠晚期早产。子宫矫形手术较为困难,尚缺乏有效的临床证据。

3. 中隔子宫 系因两侧副中肾管融合不全,在宫腔内形成中隔,较为常见。从子宫底至宫颈内口将宫腔完全隔为两部分为完全中隔;仅部分隔开为不全中隔。中隔子宫易发生不孕、流产、早产和胎位异常;若胎盘附着在隔上,可出现产后胎盘滞留。中隔子宫外形正常,经超声、子宫输卵管造影或宫腔镜检查确诊。对有不孕和反复流产的中隔子宫患者,可在腹腔镜监视下通过宫腔镜切除中隔,术后宫腔内置金属 IUD,防止中隔创面形成粘连,数月后取出 IUD。

4. 单角子宫　系因一侧副中肾管发育,另一侧副中肾管未发育或未形成管道。未发育侧的卵巢、输卵管、肾常同时缺如。妊娠可发生在单角子宫,但妊娠中、晚期反复流产、早产较多见。

5. 残角子宫　系因一侧副中肾管发育正常,另一侧发育不全形成残角子宫,可伴有该侧泌尿系发育畸形。检查时易将残角子宫误诊为卵巢肿瘤。多数残角子宫与对侧正常宫腔不相通,仅有纤维带相连;偶有两者间有狭窄管道相通者。若残角子宫内膜无功能,一般无症状,无须治疗;若内膜有周期性出血且与正常宫腔不相通,往往因宫腔积血而出现痛经,甚至并发子宫内膜异位症,需切除残角子宫。若妊娠发生在残角子宫内,人工流产时无法探及,至妊娠 16~20 周时破裂而出现典型输卵管妊娠破裂症状,若不及时手术切除破裂的残角子宫,患者可因大量内出血而死亡。

（位玲霞）

第十六章　不孕症

不孕症指由于内分泌功能障碍、生殖器官异常,卵子、精子的质、量缺陷,导致胚胎在女性体内无法形成。不育症指女性虽有妊娠,但未能有正常分娩。由此可见,对女性而言,有女性不孕症、女性不育症之分。因各种男性原因引起的女方不孕、不育,均称为男性不育症。

不孕症与不育症(简称不孕不育症),可进一步区分为原发性与继发性:原发性指从未妊娠,继发性指患者曾有过妊娠而后未避孕连续 1 年不孕。

统计表明,正常性生活、未避孕的夫妇,60% 左右可在半年内受孕,85% 左右可在 1 年内受孕,另有 4% ~5% 可在第 2 年内受孕。WHO 在 1995 年版《不育夫妇检查与诊断手册》中将不孕不育症的诊断时间推荐为 1 年。如以 1 年为界,不孕不育症的发生率为10% ~20% 。

一、原因

夫妇双方都对生育力有影响。单纯女性因素致不孕占 40% ,单纯男性因素致不孕占30% ~40% ,男女共同因素致不孕占 10% ~20% ,原因不明约占 10% 。因此,在查找不孕病因时,要强调对男女双方的检查。

1. 女方不孕因素

(1)输卵管因素:输卵管炎是不孕症最常见原因。炎症引起输卵管的粘连、扭曲和堵塞使输卵管的拾卵和配子输送功能受阻,有时输卵管炎虽管腔通畅,但内膜破坏或瘢痕形成,管壁僵硬,也可影响拾卵和精子、卵子或(和)受精卵运送而致不孕。常见的输卵管炎有:①化脓性输卵管炎,多见于产后、流产后引起的生殖道逆行感染,或由化脓性阑尾炎引起的盆腔继发感染;②淋球菌性输卵管炎,逆行感染,是性传播疾病之一;③结核性输卵管炎,是一种组织破坏性炎症;④无菌性输卵管炎,多数为输卵管子宫内膜异位所致;⑤支原体、衣原体性输卵管炎;⑥少数情况下,输卵管的发育不良(过度细长扭曲、纤毛运动功能和管壁蠕动功能丧失等)也是输卵管性不孕的病因之一。

(2)卵巢因素:不排卵为不孕的最常见原因。卵巢局部因素有先天性卵巢发育不全、卵巢早衰、功能性卵巢肿瘤及多囊卵巢综合征。其他致不排卵的因素有:①下丘脑—垂体—卵巢轴紊乱所致的功血、闭经;②高催乳素血症;③子宫内膜异位症;④全身其他内分泌疾病(甲亢、甲低、库欣综合征等)和重度营养不良。有时虽有排卵但黄体功能不足也能致不孕。

(3)子宫因素:先天性子宫发育不良、始基子宫、先天性子宫畸形等严重影响受精卵着床。子宫腔病变,如子宫黏膜下肌瘤、内膜息肉、内膜结核、宫腔粘连、子宫内膜炎等均可使宫腔狭窄、阻塞而致不孕,子宫内膜分泌不全使受精卵着床环境不良。

(4)宫颈病变:宫颈息肉、宫颈肌瘤能阻塞颈管致不孕。重度的宫颈炎症可改变黏液性状,炎性物质可杀伤精子而影响受孕。体内雌激素分泌不足使宫颈黏液变稠厚,不利于精子的活动和进入子宫腔也可造成不孕。

(5)阴道因素:①阴道畸形或狭窄,如阴道横隔、先天性无阴道、处女膜闭锁、损伤后形成阴道粘连瘢痕性狭窄等可影响性生活并阻碍精子通过;②严重的阴道炎,大量的白细胞和炎症细胞消耗精液中存在的能量物质,降低精子活力,缩短精子在女性生殖道生存的时间而致不孕。

2. 男方不育因素

(1)精子生成障碍:少精症、无精症、弱精症、畸精症等可由先天性隐睾、睾丸发育不全症等引起;全身慢性消耗病、长期营养不良、慢性中毒(吸烟、酗酒)、精神过度紧张也可影响精子产生;腮腺炎并发睾丸炎导致的睾丸萎缩、结核性的睾丸破坏、睾丸精索曲张等均能影响精子的生成和质量。

(2)精子输送障碍:输精管、附睾炎症使输精管阻塞,精子运送受阻,致精液中无精子。

(3)免疫因素:男性自身免疫为主要因素,精子、精浆可刺激机体本身产生自身精子抗体,使射出的精子自凝或失去活力不能穿过宫颈黏液。

(4)性功能异常:外生殖器发育不良或阳痿致性交困难,早泄不能使精子进入阴道。

(5)其他:遗传因素、染色体异常或全身内分泌疾病(垂体、甲状腺和肾上腺功能障碍)可影响精子的产生。

3. 男女双方因素

(1)缺乏性生活的基本知识。

(2)男女双方盼子心切造成的精神过度紧张。

(3)免疫因素:主要有两种免疫情况影响受孕。

1)同种免疫:精子、精浆或受精卵是抗原物质,被阴道及子宫内膜吸收后,通过免疫反应产生抗体物质,使精子与卵子不能结合或受精卵不能着床。

2)自身免疫:认为不孕妇女血清中存在透明带自身抗体,与透明带反应后可防止精子穿透卵子,因而阻止受精。

二、影响因素

在排除生殖系统发育异常或生殖系统有器质性病变而影响生育以外,还有以下因素可影响受孕。

1. 年龄 男性生育力最强年龄为 24 ~ 25 岁,女性为 21 ~ 24 岁。据有些学者统计,不论男女在 35 岁之前生育能力无显著区别,而在 35 岁之后其生育能力逐渐下降,不孕的发生可上升至 31.8%,40 岁之后不孕可达 70%,而到 45 岁之后则很少妊娠。

2. 营养 营养与生殖功能的关系密切,据文献报道,婚后严重营养不良,贫血,消瘦及经济落后的生活贫困地区的妇女受孕能力较低或不孕;然而另一个极端是营养过剩,即过度肥胖,也可引起性腺功能减退,导致不孕或生育能力下降。

3. 微量元素与维生素 近年来有许多国内外学者注意到微量元素即锌、锰、硒、铜等元素,还有维生素 E、维生素 A、维生素 C、维生素 B$_{12}$ 等与男女的性功能,性激素的分泌有密切关系,这些微量元素和维生素对维持人体生殖内分泌的功能及下丘脑—垂体—性腺轴功能的协调起重要作用。如果微量元素严重不足甚至维生素缺乏者同样可以降低受孕能力或引起不孕。

4. 精神因素 有学者发现精神过度紧张或过度忧虑、焦急,致妇女情绪紊乱及各种心理失调,随后通过神经内分泌系统对下丘脑—垂体—卵巢之间的内分泌平衡产生影响,导致不排卵和闭经而不孕。

5. 其他方面 不论男女,若存在不良嗜好,也会影响其生育能力,如长期吸烟、酗酒或接触麻醉药品、有毒物质,对男女的生育能力也存在不利影响,还有环境及职业性的污染,如噪音、化学染料、汞、铅、镉等同样可影响妇女的生育能力。

三、诊断

不孕经常是男女双方诸多因素综合影响的结果。通过对双方的全面检查,找出不孕的原因,是治疗不孕症的关键。检查应按一定顺序进行,以免遗漏。

1. 男方检查 男性不孕的辅助检查首先要进行精液常规检测,正常精液量 2~6mL,平均 3~4mL,pH 7.0~7.8,pH <7 或 pH >8 时精子活力大大下降;正常精液在室温下放置 20 分钟左右即液化,若超过 1 小时不液化为异常;精子数正常时应在 60×10^9/L 以上,小于 2×10^9/L 应视为异常;正常精子活动力 Ⅱ~Ⅲ 级以上的应在 60% 以上;异常精子不超过 20%,超过 40% 则影响生育。其他辅助检查主要有精液生化测定、精子功能测定、精子穿透试验、前列腺液检查、内分泌功能测定、细胞遗传学检查、输精管造影以及睾丸活检等。一般认为在影响受孕方面,精子的质量,包括精子的活动力和精子的形态远比精子绝对数重要。上述检查最好在男性不孕专科进行,在检查后如男方属永久性绝对不孕者,若双方要求人工授精,则女方再做进一步的相关检查。

2. 女方检查

(1)询问病史。

1)主诉:不孕的时间、月经的情况,肥胖、有无溢乳等症状。

2)现病史:月经异常和治疗情况,性生活史,以及以前的关于不孕的检查和结果。

3)生长发育史:有无生长发育迟缓,青春期发育是否正常,生殖器和第二性征发育情况以及有无先天性畸形。

4)月经生育史:月经初潮、周期、经期和经量、有无痛经及其程度及最近 3 次月经的具体情况;并询问结婚年龄、有无避孕史(含避孕方式和避孕持续时间),有无人流史(具体手术的时间、方式和手术时的孕周),有无再婚史,过去生育情况,有无难产和产后大出血史。

5)不育史:原发不育、继发不育,不育年限,是否接受治疗及疗效。

6)既往史:有无内分泌疾病、代谢性疾病、精神疾病、高血压和消化系统疾病及用药史;有无感染史,如炎症、结核病;有无接触有害化学物质、放射线物质;有无手术史等。

7)家族史:有无先天性遗传性疾病、了解兄弟姐妹生育情况。

(2)体格检查:注意第二性征、内外生殖器的发育情况,有无畸形、炎症、包块及乳房泌乳等。胸片排除结核,必要时做甲状腺功能检查、蝶鞍 X 线摄片和血催乳激素测定排除甲状腺及垂体病变,测定尿 17 - 酮、17 - 羟及血皮质醇排除肾上腺皮质疾病。

（3）女性不孕特殊检查。

1）卵巢功能的检查:主要了解卵巢有无排卵及黄体功能情况。可通过基础体温测量、宫颈黏液结晶检查、子宫内膜活检及 B 型超声监测排卵等。

2）输卵管通畅试验:在男方检查未发现异常而女方有排卵时可做此试验,包括输卵管通液术、输卵管通气术、子宫输卵管造影（HSG）等方法。近年来,腹腔镜与输卵管通液联合检查、超声监测下子宫输卵管通液试验、宫腔镜下行输卵管通液术、输卵管镜以及介入技术等新的检查手段逐渐应用于临床,并取得良好的效果,通过上述检查不仅可以检查输卵管的通畅程度、阻塞部位、宫腔内状况,如有无息肉、黏膜下肌瘤,有无子宫畸形、内膜结核等,而且能进行适当的治疗,如分离粘连、矫正轻度扭曲的输卵管、切除黏膜下肌瘤和内膜息肉等。在做上述检查时应严格掌握各种检查的适应证和禁忌证,一般选在月经干净后 3 ~ 7 日进行,这样可减少出血并降低感染,降低子宫内膜异位症、气体或油剂进入血窦造成栓塞等危险,术前 3 日应避免性生活,术前应适当使用镇静或解痉药物以缓解通液时输卵管可能发生的痉挛,操作过程中应严格遵守无菌原则,防止医源性感染。

3）性交后试验:主要检查精子穿透宫颈黏液的能力、精子的活动力和活动率,同时还可观察宫颈黏液的性状及判断性交是否成功。PCT 是临床上常用的检查宫颈功能和是否存在局部自身免疫的不孕因素的重要方法。一般选在预计排卵期进行。在性交后 2 ~ 8 小时来医院检查,取阴道后穹隆液检查,如见活动精子,证明性交成功,然后吸取宫颈管内黏液涂片镜检,如每高倍镜视野下见有 20 个以上活动精子,为试验阳性,表明宫颈黏液与精子的相容性良好,精子能正常地穿透宫颈黏液上升,如仅见死精子或精子活动力减弱为阴性,表明宫颈黏液或阴道环境不利于精子活动,应怀疑有免疫问题,须进行相关检查。在做 PCT 时应注意以下几点:①试验前 1 周内应避免性交;②试验前 3 日内避免阴道内用药;③性交后应平卧床 30 分钟;④在试验时应同时做宫颈评分,宫颈评分越高,越利于精子穿透;⑤在 PCT 阴性时,应考虑排除试验选择时间不当,预测排卵过早或过晚,宫颈 pH 异常以及宫颈管狭窄或发育不良等影响因素。

4）诊断性刮宫:可了解宫腔大小、有无变形,并取子宫内膜做病理检验,间接了解卵巢功能,除外内膜结核。

5）宫颈黏液、精液相合试验:于预测的排卵期进行,先在玻片一端放一滴新鲜精液,再取宫颈黏液一滴放在距精液滴旁 2 ~ 3mm,轻摇玻片使两液滴接触,37℃下放置 1 ~ 2 小时,用显微镜观察,如精子能穿过、深入宫颈黏液,提示精子的活动能力及宫颈黏液的性质正常,黏液中无抗精子抗体。

6）腹腔镜检查:上述各项检查均属正常者,仍未妊娠,可做腹腔镜检查进一步了解盆腔情况,对盆腔内病变可给予更详细的资料。子宫内膜异位症只能在腹腔镜下或剖腹探查时直接观察盆腔器官得出确切的诊断。盆腔粘连可以从病史或造影中提出怀疑,也只有在腹腔镜直视下才能证实与估价。通过腹腔镜可了解子宫、卵巢和输卵管有无先天或后天病变;还可向宫腔注入染液,在腹腔镜下观察染液流入腹腔（输卵管通畅时）或阻塞部位。在观察到病变的同时,可通过腹腔镜做粘连分解术或子宫内膜异位病灶的电凝术,达到治疗的效果。因此,腹腔镜检查对不孕症的诊断具有重要的价值。约 20% 的患者通过腹腔镜检查术可以发现术前没有诊断出来的病变。

7）免疫学检查：常用方法如下。①性交后精子穿透力试验：是检测女性生殖道局部精子抗体的方法之一。要求试验选择在预测排卵期进行。试验前3日禁止性生活，避免阴道用药和冲洗。性生活后2~8小时，先取阴道后穹隆液在显微镜下观察有无精子，性交成功可在液体中见到活动精子。然后取宫颈黏液检查，拉丝度长，显微镜下见到羊齿状结晶，表明选择试验的时间合适。正常情况应在每个高倍视野见20个以上的活动精子；若精子不活动或精子穿透能力差，要考虑有免疫因素存在。宫颈有严重炎症时，不宜做此试验，因为黏液稠厚并有白细胞，会影响试验结果。②宫颈黏液、精液相和试验：该试验在预测排卵期的时间内进行。在玻片相距2~3mm的位置分别放置一滴宫颈黏液和一滴液化后的精液，轻晃玻片使两滴液体相互接近，显微镜下观察到精子穿过宫颈黏液并继续向前运行，说明精子活动能力正常，宫颈黏液良好，无抗精子抗体存在。

8）宫腔镜检查：通过宫腔镜的检查，可直接观察子宫腔和子宫内膜的情况。能发现子宫黏膜下肌瘤、子宫内膜息肉、宫腔粘连和子宫畸形等，还可观察子宫内膜厚薄和输卵管开口的情况。

9）染色体检查：正常女性为46，XX，正常男性为46，XY。

四、诊断标准

（1）夫妇同居1年，未采用过避孕措施而未妊娠者，可诊断为不孕症。从未妊娠者为原发不孕症，曾有妊娠史者为继发不孕症。

（2）根据原因，下列几种原因的不孕症有以下诊断标准。

1）无排卵的诊断：①基础体温连续记录单相3个月以上；②阴道脱落细胞涂片检查无周期性变化；③宫颈黏液结晶检查无椭圆体出现；④月经前6日子宫内膜检查无典型分泌期变化。以上4项中具备3项者可诊断为无排卵。

2）黄体功能不足的诊断：①基础体温双相，经前期子宫内膜呈分泌期变化，黄体期卵巢B型超声显像见黄体表现而不孕；②基础体温后期上升少于12日；③分泌期子宫内膜反应与正常月经周期的反应日期相比相差2日以上（此点可确诊）；④排卵后6日尿孕二醇量 <5mg/24h 或两次血清孕酮量 <10ng/mL。

3）输卵管炎症引起不孕的诊断（不包括生殖道结核）：①子宫输卵管造影：证实输卵管不通畅阻塞，或积水等；②腹腔镜检查下做输卵管通液，证实输卵管不通畅或不通，且存在盆腔内粘连；③不孕。

4）宫腔粘连的诊断：①有宫腔炎症或刮宫病史，痛经或周期性下腹痛而闭经或经量少，不孕；②经子宫输卵管造影或宫腔镜检查证实有粘连。

5）免疫性不孕的诊断：①临床及各项检查除外以上因素引起的不孕症；②血清或宫颈黏液抗精子抗体阳性或抗卵透明带抗体阳性（此点可确诊）；③性交后试验，排卵前性交后2小时内，每高倍视野下宫颈黏液中有力前进的精子少于5个；④精子宫颈黏液接触试验：排卵前试验，镜下见和宫颈黏液接触面的精子"颤抖"，不活动或活动迟缓。

五、鉴别诊断

本病的鉴别诊断，与其他疾病不同。由于涉及的病因十分复杂，故凡涉及可能影响整个生殖及性腺—内分泌轴的各种疾病，都与本病有关，明确诊断这些疾病可为诊断本病提供依据。但对某些严重的先天性器官缺陷及畸形、胚胎形成而孕妇尚无明显的妊娠反应、因故而自然流产者,通过基础体温、早孕试验及病理学检查来诊断。

六、治疗

不孕与年龄的关系是不孕最重要的因素之一,选择恰当治疗方案应充分估计到女性卵巢的生理年龄、治疗方案合理性和有效性。尽量采取自然、安全、科学有效的方案进行治疗。首先应增强体质和增进健康,纠正营养不良和贫血;改掉不良生活方式,戒烟、戒毒、不酗酒;掌握性知识,学会预测排卵期性交(排卵前 2～3 日至排卵后 24 小时内),性交频率适中,以增加受孕机会。

1. 治疗生殖器器质性疾病　若发现能导致不孕症的生殖器器质性疾病应积极治疗。

(1)输卵管慢性炎症及阻塞的治疗。

1)一般疗法:口服活血化瘀中药,中药保留灌肠,同时配合超短波、离子透入等促进局部血液循环,有利于炎症消除。

2)输卵管内注药:用地塞米松磷酸钠注射液 5mg,庆大霉素 4 万 U,加于 20mL 生理盐水中,在 20.0kPa(150mmHg)压力下,以每分钟 1mL 的速度经输卵管通液器缓慢注入,有减轻输卵管局部充血、水肿,抑制梗阻形成,达到溶解或软化粘连的目的。应于月经干净 2～3 日始,每周 2 次,直到排卵期前,可连用 2～3 个周期。

3)输卵管成形术:对不同部位输卵管阻塞可行造口术、吻合术以及输卵管子宫移植术等,应用显微外科技术达到输卵管再通的目的。

(2)卵巢肿瘤:可影响卵巢内分泌功能,较大卵巢肿瘤可造成输卵管扭曲,导致不孕。直径 > 5cm 的卵巢肿瘤有手术探查指征,应予以切除,并明确肿瘤性质。

(3)子宫病变。

1)先天性无子宫、阴道缺如或发育异常:往往先予以矫形,恢复阴道、子宫的形态后,再考虑治疗不孕不育。对不孕不育伴子宫畸形者,可考虑先进行手术治疗,一旦妊娠,给予保胎及重点产前监护,放宽剖宫产手术指征,预防早产及母婴并发症。

2)子宫肌瘤:子宫肌瘤导致不孕的原因是多方面的,除引起内膜发育不良、影响胚胎种植、导致流产外,肌瘤发生的内在因素本身常常导致排卵障碍、内膜发育不良或子宫及内膜微循环功能失调。根据症状、妇检,尤其是阴道 B 型超声、宫腔镜和腹腔镜检查,子宫肌瘤的诊断并不困难。但应同时明确子宫肌瘤的大小、部位、数目、有无变性及生长速度等。一旦确诊,大部分子宫肌瘤患者可行观察、随访。子宫肌瘤合并无排卵可考虑枸橼酸氯米芬(CC),CC + hMG/FSH + hCG 或 hMG/FSH + hCG 治疗。子宫肌瘤合并月经过多、痛经者可适当选择他莫昔芬(三苯氧胺)、米非司酮、达那唑等抗孕激素、雄激素治疗。

对药物治疗无效、要求生育、明显影响到黏膜的完整性及功能(如黏膜下肌瘤)或有变性、生长加速、局部不适时应首选肌瘤挖除术。术中尽可能完整挖除所有肌瘤,但注意尽量不要涉及子宫内膜。术后抗孕激素、抗雄激素应治疗 3 个月以上。并常规避孕 2 年,以避免过早妊娠后子宫破裂。有学者认为,妊娠是愈合子宫切口的最佳方法,因而常规建议患者避孕 6 个月左右。

3)宫腔粘连性不孕:宫腔镜检查是诊治 IUA 的最佳方法,术中可直视下完全分离粘连。无条件者可行 HSG 或做子宫探针探查及探针子宫粘连分解,但手术不易彻底。术毕放置 IUD,同时给予雌激素或孕激素促进子宫内膜生长 3 个月,防止再次粘连。

4)宫颈性不孕:治疗方法应综合子宫畸形情况而定。宫颈炎症如宫颈柱状上皮外移、宫颈肥大可引起宫颈黏液的质、量异常及局部免疫功能失调而影响精子的通过,造成不孕。在排除癌变,养成良好的卫生习惯基础上,应给予局部抗感染治疗。鉴于物理治疗可引起局部瘢痕及宫颈黏液分泌障碍,必要时才考虑物理治疗,如射频、激光、微波、冷冻、电烫等治疗。

另外,全身内分泌失调,局部宫颈瘢痕(手术、分娩创伤、物理治疗后)也可导致宫颈黏液质、量下降而致不孕,为此应针对病因进行治疗,必要时行子宫腔内人工授精。

(4)阴道炎:严重的阴道炎应做细菌培养及药物敏感试验,根据结果及时、彻底的治疗。

(5)子宫内膜异位症:可致盆腔粘连、输卵管扭曲、输卵管阻塞及免疫性不孕,应尽早保守治疗,必要时可行腹腔镜检查,术中同时清除异位病灶,松解粘连。

(6)生殖系统结核:行抗结核治疗,并检查是否合并其他系统结核。用药期间应严格避孕。

2. 诱发排卵　对无排卵者,可采用药物诱发排卵。

(1)氯米芬:适用于体内有一定雌激素水平的患者,目前是诱发排卵的首选药物。用法为月经第 3~5 日起,每日 50~100mg,连续 5 日,3 个周期为 1 疗程。该药虽然有较高的排卵率,但具有抗雌激素作用,影响子宫内膜的容受性,使宫颈黏液变稠不利精子的通过,受孕率仅 30% 左右。由于氯米芬常引起用药周期黄体功能不足,可在黄体期适当补充黄体酮制剂和绒促性素。在排卵前期,可补充小量雌激素以改善宫颈黏液情况。

(2)绒促性素(hCG):由于组成 hCG 的两条。链与 LH 相同,hCG 具有 LH 的类似作用。排卵前一次大剂量(2 000~10 000U)肌内注射,用于促排卵。黄体中期 1 000~2 000U hCG 用于维持黄体功能。

(3)人类绝经期促性腺激素(hMG):起一种替代性治疗作用,适用于缺乏促性腺激素,而靶器官 - 性腺反应正常的患者。目前临床亦用于其他类型的患者。每支 hMG 含 FSH 及 LH 各 75U,能促进卵泡发育成熟。从月经周期第 6 日开始,每日肌内注射 1 支 hMG,共 7 日。用药期间密切观察宫颈黏液、测定雌激素水平及用 B 型超声监测卵泡发育,一旦卵泡成熟即停用 hMG,停药后 24~36 小时加用 hCG 5 000~10 000U 一次肌内注射,促进排卵及黄体形成。

(4)雌激素:主要是抑制排卵,调节下丘脑—垂体功能。小剂量雌激素周期疗法:对雌激素水平低下的患者可采用之。从月经周期第 6 日开始,每晚口服己烯雌酚 0.125~0.25mg,共 20 日,连用 3~6 个周期。

短期大量雌激素冲击疗法可使 LH 分泌增多而诱发排卵,适用于体内有一定雄激素水平的妇女。于月经周期第 8~11 日口服己烯雌酚 20mg,在 24 小时内分次服完;或用苯甲酸雌醇 10mg 肌内注射,连用 3 个周期。

(5)黄体生成素释放激素(LHRH)脉冲疗法:适用于下丘脑性无排卵。采用微泵脉冲式静脉注射(排卵率 91.4% ,妊娠率为 85.8%);大剂量为每脉冲 10~20 μg(排卵率 93.8% ,妊娠率 40.6%)。用药 17~20 日。

（6）溴隐亭：主要药理作用是抑制垂体分泌催乳激素（PRL），属多巴胺受体激动剂。适用于高催乳血症而无排卵患者，以及垂体微腺瘤患者；常用剂量为每日2.5mg，不良反应严重者可减少剂量至每日1.25mg，每日2次服用，连续3~4周，直至PRL下降至正常水平。排卵功能多能在PRL水平正常后自然恢复。排卵率为75%~80%，妊娠率为60%左右。

3. 促进和补充黄体分泌功能　于月经周期第20日开始每日肌内注射黄体酮10~20mg，共5日。可促进或补充黄体分泌功能。

4. 改善宫颈黏液　炔雌醇0.005mg，自月经周期的第1~12日，每日1次口服。可改善宫颈黏液，利于精子通过。适用于性交后试验证实宫颈黏液不适精子通过时的患者。

5. 免疫性不孕的治疗

（1）避孕套疗法：如因免疫因素引起不孕者，应用避孕套半年或以上，暂避免精子与女方生殖器接触，以减少女方体内的抗精子抗体浓度。在女方血清内精子抗体效价降低或消失时于排卵期不再用避孕套，使在未形成抗体前达到受孕目的。此法约1/3可获得妊娠。

（2）皮质类固醇疗法：皮质类固醇有抗炎及免疫抑制作用，临床上可用于治疗免疫失调病。男女都可用以对抗精子抗原，抑制免疫反应。可在排卵前2周用泼尼松5mg，每日3次，也有用ACTH者。

（3）子宫内人工授精：对子宫颈黏液中存在抗精子抗体者，可从男方精子中分离出高活力的精子，进行宫内人工授精。

6. 反复早期流产　早期反复流产确诊后，应尽可能寻找病因，对因治疗。

（1）子宫、宫颈的畸形：子宫肌瘤挖除后，宫腔粘连，进行整形、子宫肌瘤挖除、宫腔粘连分解术，对宫颈功能不全者行宫颈环扎术。

（2）黄体功能不全：进行促排卵治疗，避免单用枸橼酸氯米芬（CC）促排卵，尽可能使用CC+hMG/FSH+hCG或hMG/FSH+hCG，以保证正常卵泡的形成。排卵后即给予hCG或黄体酮支持黄体。

（3）遗传因素：进行遗传咨询，根据风险复发概率，结合夫妇双方的意愿决定是否妊娠。有条件时进行供精人工授精（AID）或供卵。妊娠期应选择做绒毛活检、羊水穿刺等对胎儿进行遗传诊断。

7. 辅助生育技术　辅助生育技术从广义上包括人工授精和体外受精—胚胎移植及其派生技术两大部分。

（1）人工授精：将精子取出体外，经洗涤等特殊处理后用器械注入女性生殖道的过程称为人工授精。一般采用丈夫精液为宜，称为丈夫精液人工授精（AIH），对于丈夫患阳痿、早泄、逆行射精等可用丈夫精液的人工授精。对无精症者可用供精者的精液行人工授精（AID）。临床上对于免疫性不孕，原因不明的不孕，或促排卵后仍不能自然受孕者常用人工授精的方法加以治疗。

（2）人工授精—胚胎移植（IVF-ET）：俗称试管婴儿。主要的适应证：①输卵管性不孕；②男性少精、弱精和畸精症；③子宫内膜异位性不孕；④免疫性不孕；⑤原因不明性不孕。

操作步骤为:①药物促排卵,采用 B 型超声、血清性激素(雌二醇和 LH)检测卵泡发育;②B 型超声下获取卵子,注射 hCG 后 36 小时,穿刺成熟卵泡,吸取卵泡液在显微镜下找出卵子;③体外受精,将卵子放入培养基中培养数小时,与处理过的精子一起培养,14 ~ 16 小时后受精成原核,继续培养 2 ~ 3 日,发育成胚胎;④胚胎移植,受精卵发育成 4 ~ 16 个细胞时,将胚泡植入宫腔;⑤移植后处理,卧床休息 24 小时,限制活动 2 ~ 3 日;肌内注射黄体酮 40mg/d,以维持黄体功能;14 ~ 16 日测定血 hCG,以确定妊娠与否。hCG 阳性为生化妊娠,B 型超声下见胚囊和胎心为临床妊娠。

(3)配子输卵管内移植(GIFT):GIFT 是指将卵子和处理过的精子放入输卵管壶腹部受精的方法。其条件是患者至少有一侧输卵管是通畅的,适应于不明原因的不孕症;各种精液缺陷所致的不孕;IVF - ET 失败者;只有一侧卵巢及对侧输卵管。

(4)赠卵、赠胚:极个别情况因卵巢早衰,遗传性疾病,染色体异常,可赠卵、赠胚。对此受者及供精者均需履行手续,坚持优生优育原则,在法律允许情况下严肃进行。一般受者自己寻找来源。

七、健康指导

(1)提倡婚前检查,及时发现男女双方生殖系统的先天畸形和不利于妊娠的因素。如结婚 1 年未孕应及时检查治疗,争取有利时机。

(2)做好计划生育,避免非意愿妊娠。注意预防产后、流产后的感染,防止继发不孕。

(3)注意卫生,洁身自好,避免发生生殖器官炎症及性传播疾病。

(4)尽量避免婚前性行为,减少意外妊娠流产可能导致的继发不孕。

(5)加强锻炼,注意营养,增强体质,不吸烟,不酗酒,保证充足的睡眠,为精卵的产生提供良好的物质基础。

(6)注意提高自身修养,保持良好心态,将有利于神经、内分泌系统的平衡,使精子、卵子有规律地生长、成熟和排出。

(位玲霞)

第十七章 体外受精—胚胎移植临床技术

体外受精—胚胎移植技术包括从妇女体内获取卵子,放入培养基内培养后再加入处理获能后的精子,卵子在体外受精后继续培养,至受精卵发育成几个分裂球或囊胚,再移植到妇女子宫内。

第一节 不孕症的诊断

一对夫妇在没有采取避孕措施的情况下,有规律性生活同居 1 年或以上而未能自然妊娠,即诊断为不孕症。首诊时详细询问并记录患者的不孕时间、既往婚姻史、性生活史、既往妊娠史、既往检查及结果、个人史、家族史等。详细询问可能影响生育能力的疾病史,包括糖尿病、内分泌疾病、自身免疫性疾病、结核病等。了解初潮年龄、月经周期、经期、经量、是否痛经等,询问患者性生活的频率,了解有无性功能障碍,既往治疗情况。并根据情况建议不孕症夫妇接受以下检查,以明确不孕症病因。详见不孕症章节。

(位玲霞)

第二节 体外受精—胚胎移植的适应证与禁忌证

一、体外受精—胚胎移植的适应证

(1)女方各种因素导致的配子运输障碍:输卵管造影、腹腔镜术或手术证实输卵管性不孕,如严重盆腔粘连、双侧输卵管梗阻、双输卵管结扎术后(必须符合计划生育政策)等输卵管已丧失功能者。

(2)盆腔子宫内膜异位症,特别是中至重度的子宫内膜异位症性不孕,反复其他治疗而未能妊娠。

(3)排卵障碍经反复治疗失败。

(4)不明原因不孕或免疫性不孕,反复的一般治疗(包括多次促排卵、宫腔内人工授精)失败。

(5)男性因素的不育症:如轻度少、弱精子症或复合因素的男性不育,经一般的治疗(包括宫腔内人工授精或结合使用促排卵技术)后仍未能获得妊娠的患者。

二、体外受精—胚胎移植禁忌证

(1)男女一方患有严重的精神疾患、泌尿生殖系统急性感染、性传播疾病。

(2)患有《母婴保健法》规定的不宜生育的、目前无法进行胚胎植入前遗传学诊断的

· 237 ·

遗传性疾病。

（3）任何一方具有吸毒等严重不良嗜好。

（4）任何一方接触致畸量射线、毒物、药物并处于作用期。

（5）女方子宫不具备妊娠功能或严重躯体疾病不能承受妊娠。

三、卵细胞浆内单精子注射（ICSI）指征

（1）严重少、弱、畸精子症。

（2）不可逆的梗阻性无精子症。

（3）生精功能障碍（排除遗传缺陷疾病所致）。

（4）常规体外受精失败。

（5）精子顶体染色分析异常或顶体功能检测提示严重异常。

（6）补救 ICSI。

四、Half - ICSI 指征

（1）边缘男性因素　轻度少、弱精：多次精液检查 $5 \times 10^6/\mathrm{mL} <$ 密度 $< 20 \times 10^6/\mathrm{mL}$。

（2）不明原因不育。

（位玲霞）

第三节　体外受精—胚胎移植助孕前常规检查

体外受精—胚胎移植助孕前需要做常规检查，具体如下。

一、全身体格检查

血压、脉搏、身高、体重、体重指数、皮肤黏膜、甲状腺、心脏、肺、乳房、肝、脾、肾、脊柱、四肢等。

二、女性生殖系统检查

有无生殖道畸性、分泌物异常；宫颈有无柱状上皮外移；子宫大小、质地、位置、活动度、有无压痛；附件有无包块及大小、有无增厚及压痛。

三、实验室检查项目

1. 女方

（1）必查项目：①基础血清性激素水平（LH、FSH、PRL、T、E_2、P）；②病毒筛查，如乙肝五项、丙肝、梅毒、艾滋病；③性传播性疾病，如淋球菌、沙眼衣原体；④优生学检查，如TORCH；⑤健康检查，包括血常规、尿常规、红细胞沉降率、凝血功能、血型、肝肾功能、空腹血糖、甲筛、心电图、白带常规、TCT、结核菌素试验；⑥阴道 B 型超声检查，了解子宫、卵巢情况。

（2）选择性检查项目：子宫输卵管造影、宫腔镜、阴道镜及腹腔镜检查；肿瘤标志物（如 CA125 等）；外周血染色体核型分析；必要时月经第 1 日取内膜送病理。

2. 男方　正常精液必须有 1 份报告；异常的少、弱精必须有 2 份报告；精子形态学分析；少、弱精者必须有内分泌和外周血染色体核型分析。健康检查：血常规、肝肾功能、空腹血糖、病毒筛查、解脲支原体、沙眼衣原体、淋球菌检查。

TORCH、病毒筛查、分泌物检查半年内有效，其余 1 年内有效。

合并其他疾病必须有专科会诊或诊治意见,并有详细记录,保留或复印专科门诊病历。在确认患者没有不能耐受超排卵及妊娠的内、外科疾病、肿瘤等;具备恰当的适应证和没有禁忌证后,进入治疗程序。

(位玲霞)

第四节　体外受精—胚胎移植方案

体外受精—胚胎移植常用方案有以下几种。

一、控制性超排卵长方案

1. 适用对象　年龄小于 35 岁、B 型超声检查窦卵泡数 ≥6 个,基础 FSH ≤10mU/mL,卵巢储备功能较好的患者。

2. 经前 1 周(相当于黄体中期)B 型超声检查了解子宫和双卵巢情况及血清激素检查 P。若子宫内膜呈 C 型,卵巢见排卵痕,P >5ng/mL 提示已排卵,即排卵后第 7 ~9 日,开始每日皮下注射 GnRH – a 0.05 ~0.1mg 至 hCG 日,持续 14 ~21 日后复查 B 型超声、血清激素,达到以下标准:E_2 <50pg/mL、LH <5mU/mL、FSH <5U/mL,双卵巢窦卵泡直径 <0.7cm,子宫内膜厚度 <0.6cm,提示达垂体降调节标准。若未达到上述降调节标准,则继续使用 GnRH – a,使用 21 日仍未达到上述降调节标准,则取消该周期。

3. 垂体达降调节标准后,开始给予 Gn ,Gn 使用前若存在直径 ≥0.8 cm 的残余卵泡或黄素化卵泡及影响卵巢暴露的小囊肿(<5cm),穿刺后开始 Gn 启动,一般应用 8 ~12 日,同时 GnRH – a 减至每日 0.05mg。Gn 启动参考以下剂量。

(1)年龄 <30 岁,Gn 启动剂量 112.5 ~150U/d。

(2)年龄 30 ~35 岁,Gn 启动剂量 150 ~225U/d 或更低剂量。

(3)年龄 35 ~39 岁,Gn 启动剂量 225 ~300U/d。

(4)年龄 >40 岁,Gn 启动剂量 300 – 450U/d。

4. Gn 4 ~5 日进行第一次常规 B 型超声及血清激素检测,根据检测结果,个体化调整 Gn 用量。

5. Gn 7 ~8 日第二次 B 型超声及血清激素检测,根据患者情况酌情增减 Gn 用量。当卵泡平均直径达 1.4cm,每日 B 型超声及血清 E_2、P、LH 检测。

6. 当 2 ~3 个优势卵泡直径达 1.8cm,平均每成熟卵泡 E_2 水平 200 ~300pg/mL,则可注射 hCG 6 000U 或者 r – hCG 0.25μg,34 ~36 小时后取卵。

7. 若卵泡数目 >20 个,卵泡平均直径达 1.6cm, E_2 ≥5 000pg/mL,为防止卵巢过度刺激综合征,可采用:①"Coasting"治疗,即停用 Gn,仅给予达必佳皮下注射 1 ~2 日,不超过 4 日,待水平 E_2 水平降低至 ≤3 000pg/mL 后注射 hCG 扳机;②减少 hCG 的扳机剂量 3 000 ~5 000U;③全胚冷冻;④取消周期,不推荐。

8. 注射 hCG 日评价子宫内膜厚度、类型。子宫内膜的监测,即子宫内膜厚度及形态变化。子宫内膜的测量:取子宫纵切面,清晰显示内膜,从一侧内膜、子宫肌层交界垂直于子宫纵轴测量至对侧内膜、肌层交接处。分型标准:A 型示内膜呈清晰"三线征";B 型示三线征欠清晰;C 型内膜呈团块状,回声增强,三线征消失。当子宫内膜厚度 ≥0.7cm,提示子宫内膜发育正常。

二、拮抗剂方案

1. 适用对象　拮抗剂不仅适用于正常和高反应患者,也适用于卵巢功能低下或既往促排卵治疗低反应者、微刺激方案抑制内源性 LH 峰、常规方案反复失败者。

2. 具体方案

(1)固定方案:多适用于正常卵巢反应者。

月经第 2~3 日开始使用 FSH 或 hMG 或 FSH + hMG(Gn 用量从 2~4 支不等开始)促排卵,于 Gn 使用第 5 或 6 日开始加用拮抗剂 250μg,每日 1 次至 hCG 日(包括 hCG 日)。

(2)灵活方案:多适用于卵巢慢或低反应患者。

于优势卵泡直径≥14mm 或≥12mm 和血清 E_2 > 300pg/mL 或 LH≥10U/L 时开始加用拮抗剂 0.25mg,每日 1 次至 hCG 日(包括 hCG 日)。

当至少 2 个主导卵泡直径达≥18mm 或 3 个≥17mm 时给予 hCG 或曲普瑞林 0.1~0.2mg 扳机,34~36 小时后取卵。

三、COH 短方案

1. 适用对象　35 岁以上,窦卵泡数少于 6 个,或检查提示卵巢储备功能减退者;或年龄 <35 岁,卵巢功能正常,窦卵泡直径 <0.5cm,双卵巢静止状态。

2. 具体方案　M2 天检测血清激素水平,内分泌达以下标准:E_2 < 50pg/mL,FSH < 15mU/mL,双卵巢窦卵泡直径≤0.7cm,子宫内膜厚度 <0.6cm,开始注射 GnRH - a 每日 0.1mg,至注射 hCG 日。M3 天开始注射 Gn,Gn 启动剂量:根据 GnRH - a 注射 24 小时后血清 E_2、FSH、LH 水平和双卵巢窦卵泡数目决定。

3. 监测方法　同 COH 长方案,至 hCG 注射。

四、GnRH - a 超长方案

1. 适用对象　EMT 患者或反复着床失败患者,卵巢低储备者慎用。

2. 具体方案　月经第 2 日注射长效 GnRH - a 3.75mg,28 日后注射第 2 次全量或半量,14 日后根据 E_2、FSH 及 LH 水平、卵泡直径及数量启动 Gn 促排。或者改良超长方案,即月经第 2 日注射长效 GnRH - a 3.75mg,28 日后达到降调标准后即启动 Gn 促排。由于超长方案可能对 LH 抑制较深,需要补充 LH 或 HMG 启动。其他监测同长方案。

五、微刺激方案

1. 适用对象　高龄患者;卵巢储备功能下降者;既往常规促排卵周期卵巢反应差者;多次 IVF 失败者;合并有肝肾等脏器疾病,对药物耐受差者。

2. 具体方案

(1)枸橼酸氯米芬(CC)或来曲唑微刺激方案:于月经第 2~3 日行性激素测定、阴道 B 型超声检测,当性激素正常,双侧卵巢的窦状卵泡直径≤8mm,子宫内膜厚度≤5mm 开始进入促排卵周期,开始应用 CC 或 LE 5 日,后每日或隔日加用 Gn 75U 或 150U。用药第 5 日起 B 型超声监测卵泡发育,当最大卵泡直径≥14mm,监测血清 LH、P、E_2,并根据激素水平调整 Gn 用量。至注射 hCG 日停药。

当主导卵泡直径≥18mm 或 2 个达 17mm,3 个卵泡直径≥16mm,或血清中平均每个大卵泡的 E_2≥300pg/mL,当晚肌内注射 hCG 10 000U,36 小时后取卵,或皮下注射

GnRH – a 0.1mg,34 小时后取卵。

（2）Gn + CC + hCG 方案：于促排周期的月经第 2 ~ 3 日开始应用 Gn 4 ~ 5 日，后加 CC 至注射 hCG 日停药。用药监测和取卵同上。

六、黄体期促排方案

1. 适用对象　高龄患者，卵巢储备功能下降者，既往常规促排卵周期卵巢反应差者，多次 IVF 失败者。

2. 具体方案　自然周期排卵后或卵泡期取卵后联合黄体期促排方案：B 型超声监测自然周期的卵泡发育，卵泡排出后 1 ~ 3 日内或者卵泡期经自然周期方案、微刺激方案取卵后 1 ~ 3 日，经阴道 B 型超声监测双侧卵巢有 2 ~ 8mm 的卵泡，血清激素 P > 1ng/mL，即可以开始黄体期促排方案。CC（50mg/d）或 LE（2.5mg/d）连续使用 7 日，同时加用 hMG（150 ~ 225U/d），根据激素水平及卵泡发育调整 Gn 用量，当主导卵泡中有 1 ~ 2 个直径达 18mm，血 E_2 水平达每个主导卵泡 200 ~ 300pg/mL，当日给予注射 hCG 后 36 小时后取卵。行全胚冷冻，等下一月经周期行 FET。

（位玲霞）

第五节　卵子采集

1. 采卵手术时间　注射 hCG 34 ~ 36 小时。

2. 手术前检查　术前 1 周内检查白带常规、血常规，术前 1 日用生理盐水冲洗阴道，手术当日晨测体温、脉搏、呼吸、血压。

3. 术前准备　排空膀胱，术前 30 分钟塞双氯芬酸钠栓 100mg。患者取膀胱截石位。生理盐水擦洗外阴、阴道、宫颈。

4. 手术经过　阴道 B 型超声检查确认双卵巢位置，卵泡数目及大小，注意周围大血管分布。显示欲穿刺卵细胞的最大切面，在阴道 B 型超声引导下自阴道穹隆进针，超声屏上可显示针尖的强回声影，超声监视下沿穿刺线由近至远依次穿刺所有卵泡，抽吸负压 90 ~ 120 mmHg（依据采卵针型号不同而改变压力）。随着卵泡液抽出，卵泡迅速缩小消失。卵泡液大体观分为 3 部分：第一部分为透明、淡黄、量较多；第二部分稍浑浊，淡红色；第三部分为少量血性液体，表明颗粒细胞和卵冠丘复合体已脱落，卵泡膜细胞层的血管已暴露。

5. 术后检查　阴道穿刺点，发现活动性出血用纱布压迫止血，记录纱布数量，2 小时后取出。监测血压、心率正常后，回病房观察。

6. 阴道 B 型超声引导下取卵术的注意事项

（1）尽量快速而稳固的穿刺入卵巢，有助于固定卵巢。

（2）尽量减少穿刺次数，力争每侧卵巢一次穿刺结束。

（3）手术中的负压应保持在 90 ~ 120mmHg。

（4）穿刺前转动阴道探头，充分暴露所显示的卵泡，注意和髂血管鉴别，通过转动探头，可以发现血管由"卵泡样"回声转变为长管状的回声。

（5）巧克力囊肿、输卵管积液可于取卵完成后穿刺抽吸，如在取卵过程中穿刺经过巧克力囊肿,应立即更换穿刺针及试管。卵巢非赘生性囊肿、输卵管积液与巧克力囊肿均应在取卵完成后再行穿刺。

（6）卵泡数≤3 个时,使用双腔穿刺针,通过冲洗卵泡,避免丢失卵子。

（位玲霞）

第六节　胚胎移植与黄体支持

一、胚胎移植

胚胎移植是将体外受精后形成的早期胚胎通过子宫颈或输卵管置放到母体子宫腔的技术。

（1）胚胎移植时间:取卵后 48~72 小时（细胞期胚胎）进行胚胎移植。

（2）移植步骤:手术前 30~60 分钟饮水 500~800mL,待觉有尿意后,患者取膀胱截石位,用生理盐水棉球清洁外阴、阴道及宫颈,铺无菌巾。通过 B 型超声测量宫腔以核定移植外套管进入深度,植入外套管。实验人员用内套管抽取胚胎,取出外套管内芯,植入移植内套管至距宫腔底 1.0~1.5cm 处。缓慢注入胚胎。停留 30 秒后缓慢取出移植管,送入实验室确认有无胚胎滞留。整个过程在 B 型超声监视下进行。

（3）将患者送观察室,协助患者排空膀胱,嘱其卧床休息 1 小时后可离院回家。

二、黄体支持

采卵术当日起黄体酮阴道缓释凝胶 90mg/d + 地屈孕酮 20mg/d 或肌内注射黄体酮针 40mg/d + 地屈孕酮 20~40mg/d 至验血 hCG 日。

三、保胎治疗

（1）ET 后 14 日,验尿和血 hCG, 血 hCG >4mU/mL,确定为生化妊娠。

1）血 hCG >100mU/mL ,黄体酮 40mg,肌内注射,每日 1 次。ET 后 28~35 日 B 型超声检查。

2）4mU/mL < 血 hCG <100mU/mL,继续原剂量黄体支持,隔日复查血 hCG。血 hCG 下降,提示生化妊娠流产,停用所有用药,随访 hCG 至转阴及月经来潮。hCG 升高者继续原剂量黄体支持,严密随访,高度警惕宫外孕,至 ET 后 28 日复查 B 型超声。

（2）ET 后 28 日,B 型超声见妊娠囊,确定临床妊娠,同时检查双侧附件区,排除宫外孕。黄体酮针剂减量为 20mg/d。若 B 型超声提示为三胎及三胎以上,应实施减胎术,具体见减胎手术操作。

（3）ET 后 35 日再次复查 B 型超声确定妊娠情况。B 型超声见胚芽、胎心,黄体酮针剂停药,继续口服黄体酮类药物至妊娠 12 周。嘱产科随访。

（4）ET 后 28~35 日,B 型超声提示宫腔内未见孕囊,停用所有保胎治疗,1 周后复查,随访 hCG 至血 hCG 下降到正常,月经来潮,确诊为生化妊娠流产;若血 hCG 持续升高,高度怀疑异位妊娠,住院随访;B 型超声见胎心,随访过程发现胎心消失,提示临床妊娠流产,停用所有用药,行清宫术。

（位玲霞）

第七节　控制性超排卵中特殊病例的处理

一、卵巢非赘生性囊肿穿刺

1. 适应证

（1）黄素化未破裂卵泡（LUF）。

（2）卵巢黄体囊肿。

（3）盆腔子宫内膜异位囊肿。

（4）输卵管积液。

（5）其他卵巢非赘生性囊肿。

（6）盆腔其他良性囊肿。

上述囊肿直径 1～5cm 时穿刺，超过 5cm 建议腹腔镜手术。

2. 禁忌证

（1）卵巢肿瘤。

（2）急性生殖系统炎症或慢性炎症急性发作。

（3）体温≥38℃者。

3. 操作步骤

（1）患者排空膀胱，取膀胱截石位，5% 聚维酮碘消毒外阴、阴道，尤其注意阴道穹隆的消毒。

（2）阴道 B 型超声确认囊肿位置及性质，并注意子宫位置及卵巢外侧的血管。

（3）将探头置于拟穿刺囊肿侧的阴道穹隆处，沿穿刺引导线快速进入穿刺针。

（4）屏幕显示针尖在囊肿内的回声，以 15～20kPa（1mmHg = 0.133kPa）的负压将囊内液体吸出，屏幕显示囊肿壁塌陷，直至囊肿消失。将穿刺针退至卵巢外，若该侧有多个囊肿，可依次穿刺。

（5）退出穿刺针，若对侧有囊肿，可同法穿刺，直至囊肿全部穿刺完毕。

（6）再次阴道 B 型超声扫描，注意盆腔有无积血。

（7）放置阴道窥器，检查阴道穹隆穿刺点有无活动出血，若有，以干纱布压迫止血。

（8）术毕，观察 30 分钟，无异常情况者，患者即可回家。

（9）术后给予抗生素预防感染。

4. 注意事项

（1）穿刺针尽量不穿过子宫。

（2）若系巧克力囊肿，液体粘稠，不易抽吸，可以双腔穿刺针进行穿刺，边冲洗，边抽吸。

（3）若抽吸出的液体为脓性分泌物，应加强抗生素的应用，抽出的分泌物做细菌培养。

（4）若抽吸出的液体性质不明，应送细胞学检查。

二、COH 取消周期指征

1. 早熟 LH 峰或隐匿 LH 峰　卵泡直径大于 14mm，每天检测血清 LH、E_2、P 水平及尿 LH 定性检测。当尿 LH 阳性或较基础 LH 水平升高 3 倍以上,伴随 P 水平逐步升高(>1.5ng/mL),可诊断早熟 LH 峰或隐匿 LH 峰,处理选择:①取消周期;②立即注射 hCG,hCG 次日根据血 E_2 水平决定取卵时机;③继续完成 COH 周期,胚胎移植时选择部分优质胚胎冷冻保存,待以后行 FET。

2. 反应不良 各种 COH 方案中,若注射 Gn 7 日以上,双卵巢无卵泡发育或卵泡数量 <4 个,增加 Gn 剂量 2~3 日后卵巢无反应或卵泡数仍少于 4 个,E_2 <500pg/mL 为反应不良,建议取消 COH 周期,若患者坚决要求继续周期者必须签字。

3. 子宫内膜因素 注射 hCG 日,B 型超声检查提示子宫内膜厚度 <7mm,建议取消该周期胚胎移植,冷冻胚胎,待以后行 FET。

(位玲霞)

第八节 冻融胚胎移植的子宫内膜准备

一、自然周期

适用于月经规律,有自然排卵者。

(1)月经周期第 10~12 日开始 B 型超声监测卵泡发育。

(2)卵泡直径 < 1.0cm 前,隔 2 日 B 型超声监测卵泡 1 次,卵泡直径 1.0~1.4cm 时,隔日 B 型超声监测 1 次,优势卵泡直径 > 1.4cm 时,每日 B 型超声监测 1 次,并监测血清 LH、E_2、P。

(3)B 型超声监测至排卵后,根据冷冻胚胎情况安排移植时间。胚胎移植后给予黄体支持。移植后 14 日验血 hCG,提示生化妊娠者胚胎移植后 28 日 B 型超声检查确定临床妊娠,续用黄体支持至妊娠 8~12 周。

二、人工周期

适用于既往月经不规则、既往监测无排卵及自然周期内膜较薄者。

月经 2~5 日开始口服 17β－雌二醇 2mg/d,每 4~5 日增加 2mg,服药第 10~12 日始 B 型超声监测子宫内膜生长情况。子宫内膜 <7mm 时,增加药物剂量,待内膜 ≥7mm 时,予以孕激素转化内膜,转后 3~5 日后移植胚胎或囊胚。移植后继续使用补佳乐和孕激素药物,维持剂量不变至妊娠 8 周后逐渐减量。

三、促排卵周期

适用于排卵障碍者(如 PCOS 患者)。

月经 2~5 日开始口服 LE 2.5mg/d,服用 5 日,后监测卵泡发育情况,可根据情况添加小加量 hMG 75U/d,至卵泡 ≥18mm,内膜厚度 ≥7mm 当日给予 hCG 注射,监测排卵后给予孕激素转化内膜,余同自然周期方案。

四、降调节联合人工周期方案

适用于有子宫内膜异位症、子宫腺肌瘤、反复 FET 失败的患者。

月经第 2 日给予长效 GnRH－a,28 日后复查 B 型超声及激素水平,待降调达标准后,进行人工周期方案。

(位玲霞)

第九节 体外受精—胚胎移植过程中的并发症及其处理原则

一、卵巢过度刺激综合征(OHSS)

OHSS 是促排卵治疗引起的严重并发症,以卵巢增大、血管通透性增加、第三体腔积液及相关的病理生理过程为主要特征,严重时可危及患者生命。

1. OHSS 的高危因素及预测指标 OHSS 预防重于治疗,采取有效的手段可以降低 OHSS 的发生,因此,预防 OHSS 的发生尤为重要。常用预测 OHSS 的指标见表 17-1。

表 17-1 OHSS 的高危因素及预测标

高危因素	标准
原发因素(患者本身因素)	
高抗米勒管激素(AMH)水平(A 级证据)	>3.36μg/L 可独立预测 OHSS
低龄(A 级证据)	<33 岁可预测 OHSS,2013 年 ESHPE 建议 <30 岁
既往 OHSS 病史(B 级证据)	既往有中、重度 OHSS 史,住院患者
多囊样(POO)卵巢(A 级证据)	双侧卵巢窦卵泡计数 >24 枚
基础窦卵泡计数(AFC)(A 级证据)	AFC >14 枚
低体质量指数(存争议)	结论存在争议
过敏体质(自身免疫性疾病)(存争议)	结论尚不确定
甲状腺功能低(存争议)	促甲状腺激素使卵巢增大
继发因素(卵巢功能相关因素)	
中/大卵泡数量多(存争议)	≥13 个直径 ≥11mm 的卵泡或 >11 个直径 ≥10mm 的卵泡
高的或增长迅速的雌二醇(E_2)水平及大量卵泡(存争议)	E_2≥5 000ng/L 和/或≥18 个卵泡可预测重度 OHSS
获卵数(存争议)	获卵数 >11 个,2013 年 ESHPE 建议 >20 个获卵数
应用 hCG 触发排卵或黄体支持(A 级证据)	hCG 触发排卵或黄体支持与 OHSS 相关
早期妊娠(hCG)(A 级证据)	早期妊娠致内源性 hCG 升高与晚发型 OHSS 相关

2. OHSS 的预防

(1)早发型 OHSS 的预防。

1)个体化的促排卵方案:①降低 Gn 使用剂量;②采用拮抗剂方案;③微刺激方案。

2)Coasting:最佳时机是主导卵泡直径 >16mm,继续使用激动剂或拮抗剂,而停用 Gn 或者 Gn 减量,直至血清 E_2 水平降至≤3 000pg/L,给予 hCG 扳机。一般持续时间不超过 4 日,否则种植率下降。

3)减少 hCG 的剂量:研究显示,使用 3 300U 的 hCG 扳机可有效促使卵母细胞成熟,但低至 2 000U 则无效。

4)应用 GnRH-A 方案。

5)利用 GnRH-a 代替 hCG 扳机。

（2）晚发型 OHSS 的预防。

1）选择性胚胎冷冻。

2）有 OHSS 风险患者避免使用 hCG 进行黄体支持。

3. OHSS 的诊断　OHSS 的最早临床表现是腹胀，可在 hCG 注射 24 小时后发生，并在 hCG 注射后 7～10 日伴随早期妊娠出现重度 OHSS。

OHSS 根据发生时间分为早发型及晚发型。早发型与促排卵有关，多发生在 hCG 注射后 9 日内。晚发型与早期妊娠内源性 hCG 升高及应用外源性 hCG 黄体支持有关，多发生在 hCG 注射 9 日后，临床症状更为严重。

怀疑 OHSS 必需要做的检查：B 型超声、血常规、凝血功能、肝肾功能等，必要时可行腹腔积液穿刺了解腹腔积液性质。

OHSS 的诊断主要依据促排卵病史，结合腹痛、腹胀、体重增加和尿少等症状，以及结合相应的实验室检查。但应与盆腔感染、盆腹腔出血、异位妊娠、阑尾炎、卵巢蒂扭转及卵巢黄体破裂等疾病相鉴别。

一旦确诊 OHSS，必须进行详细分级，其严重程度决定临床治疗方案。

OHSS 的分度如下。

（1）轻度 OHSS：临床表现为腹胀（或）腹部不适，轻度恶心、呕吐，腹泻，卵巢增大（＜8cm）。实验室指标：红细胞比容＜0.45，白细胞计数升高＜15×10^9/L。

（2）中度 OHSS：临床表现为轻度表现＋B 型超声证实腹腔积液，卵巢增大（8～12cm）。实验室指标：红细胞比容＜0.45，白细胞计数升高＜15×10^9/L。

（3）重度 OHSS：临床表现为缓解的恶心、呕吐，严重呼吸困难，晕厥，严重腹痛，少尿（或）无尿，卵巢增大（＞12cm）；腹腔积液的临床表现，张力性腹腔积液，胸腔积液，低血压（或）中心静脉压，快速体质量增加（＞1kg/24h），静脉血栓。实验室指标：血液浓缩，红细胞比容＞0.45，白细胞计数升高＞15×10^9/L；Cr＞1.0g/L；K^+＞5mmol/L；Na^+＜135mmol/L；肝酶升高。

4. OHSS 的治疗

（1）OHSS 患者的评估：对 OHSS 患者进行细致的评估，并确定其严重程度。

（2）OHSS 患者的治疗。

1）患者管理：当患者接受 Gn 治疗时，需详细评估患者发生 OHSS 的风险。与患者充分沟通，如出现相关症状，及时进行相应诊断及处理。

2）门诊患者管理：轻度 OHSS、单纯卵巢增大的中度 OHSS，一般不会发生并发症，无须特殊治疗。根据病情对症治疗，并门诊监测相关指标。建议患者记录每日体质量及尿量，每日液体入量 2～3L，注意休息（避免绝对卧床），易消化饮食，避免剧烈活动或性生活。

确诊为中、重度 OHSS 患者，需进一步检查：B 型超声、血常规、凝血常规、肝肾功能。临床医生需根据病情及结果与患者进行沟通，病情严重者应建议住院治疗。

3）住院患者管理：住院治疗的指征：门诊无法处理的严重症状；严重腹痛或腹膜炎；严重恶心、呕吐，无法进食；无法依靠口服药物缓解严重腹痛；少尿；低血压；晕厥；严重电解质紊乱；严重血液浓缩等。

每日测定生命体征,包括体重,腹围,记录出入量,进行妊娠试验,查血常规及电解质,凝血功能及肝肾功能。必要时测定血浆和尿渗透压。肾衰竭或呼吸衰竭时需血气分析和酸碱平衡测定,根据病情的严重程度决定测定频率。B 型超声测定卵巢大小,有无腹腔积液,以及胸腔积液和心包积液。同时 B 型超声有助于诊断多胎或异位妊娠。

治疗的原则是纠正循环液量和电解质紊乱,保护肝肾功能。呼吸困难者,给吸氧。扩容:可给予白蛋白、血浆、低分子右旋糖酐,以纠正低血容量及血液浓缩,防止血栓形成,使尿量维持在 30mL/h 以上。白蛋白效果最佳。常用量及用法:白蛋白 10g,加入 5% 葡萄糖注射液 300 ~ 500mL,必要时增加白蛋白用量,应控制静脉液量。若 24 小时尿量 < 500mL,水肿,或肺充血,应在静脉给予白蛋白完毕后,即静脉滴注 20% 甘露醇 250mL 或静脉推注速尿 20mg。利尿剂应慎用,必须在扩容的基础上进行,不应常规使用,尤其是在红细胞比容较高时。

腹腔积液量多,腹围增加 >4cm,24 小时尿量 <500mL,呼吸困难,不能平卧者,腹部穿刺腹腔积液,或在阴道 B 型超声引导下穿刺抽吸卵泡液,降低腹压,改善压迫症状,如呼吸困难,增加尿量和肌酐清除率。穿刺放腹腔积液可能造成大量血浆蛋白的丢失,腹腔积液再次迅速产生,增加再次穿刺的可能性。必要时 3 ~ 5 日可以重复穿刺。

根据血生化结果适当补充 5% 碳酸氢钠及电解质。当临床提示血栓形成或实验室提示患者处于高凝状态时,就需要抗凝治疗。多巴胺可以用于扩张肾血管,改善肾小球的灌注,减少水钠潴留,防止急性肾衰竭。使用时必须严密观察,在血容量已扩充的前提下给予。治疗剂量:3 ~ 5μg/kg·min。出现卵巢囊肿蒂扭转或卵巢囊肿破裂时,需手术治疗。

胚胎移植前症状严重者,本周期不行胚胎移植,将胚胎冷冻。已妊娠者,若治疗效果差、病情危重者,可征得患者及家属同意后,终止妊娠。

二、医源性多胎妊娠

1. 定义　药物诱导排卵或体外受精—胚胎移植等医疗干预后受孕发生的多胎妊娠称为医源性多胎妊娠。

2. 多胎妊娠风险　多胎妊娠孕产妇发生妊娠剧吐、妊娠期高血压疾病、GDM、贫血、产前及产后出血等孕期并发症发生率显著高于单胎妊娠,剖宫产率升高;早产和胎儿宫内生长受限发生率增加,导致低出生体重儿发生,新生儿窒息、新生儿呼吸窘迫综合征、颅内出血的发生率升高,新生儿死亡率升高。

3. 多胎妊娠处理　医源性多胎妊娠一般建议在妊娠 6 ~ 12 周实施减胎术。

(1)多胎妊娠减胎术适应证。

1)自然妊娠及辅助生殖技术助孕妊娠三胎及三胎以上的患者必须减胎,根据患者情况,减至单胎或双胎,双胎妊娠的应充分告知风险。

2)产前诊断多胎妊娠中遗传病、染色体病或结构异常胎儿必须实施减胎术。

3)早期妊娠诊断为多胎妊娠需要减胎,但如夫妇一方有染色体异常、先天畸形儿分娩史、孕妇高龄,可保留至妊娠中期,根据产前诊断结果再选择性减胎。

4)高龄孕妇、瘢痕子宫、子宫畸形、宫颈功能不全等,多胎妊娠建议减为单胎。

5)孕妇合并其他疾病,如高血压、糖尿病等,建议减为单胎。

(2)多胎妊娠减胎术禁忌证。

1）孕妇存在各器官系统特别是泌尿生殖系统的急性感染。

2）有先兆流产者应慎行减胎时机。

（3）术前准备。

1）向患者及家属讲明手术的必要性、可行性及可能存在的风险,签署"多胎选择性减胎知情同意书"。

2）术前检查:白带常规、血常规、凝血功能、肝肾功能及心电图。

3）确认手术方式和方法,拟定减灭的目标胚胎,确定保留和减灭的胚胎数,并获得夫妇双方的书面同意。

4）必要时预防性使用抗生素。

（4）目标胎儿的选择:妊娠早期多胎妊娠首先确定多胎妊娠的绒毛膜数和羊膜囊数,综合双胎的膜性、妊娠囊位置、胚胎发育的一致性等因素选择。

1）选择有利于操作的妊娠囊,如最靠近阴道壁的妊娠囊。

2）选择含有最小胚体的妊娠囊。

3）选择靠近宫颈的妊娠囊。

4）当宫内一胎囊为单绒毛膜单胎,另一胎囊为单绒毛膜双胎时,首先对单绒毛膜双胎行减胎术。

妊娠中期多胎妊娠者需通过超声确定各胎儿妊娠囊位置、胎儿大小、胎盘附着位置、脐带附着处及绒毛膜性等。

（5）减胎术的方法:主要依据减胎时妊娠周数及绒毛膜性。妊娠早期多采用经阴道途径,妊娠中期多采用经腹壁途径。

经阴道减胎术:多适用于 7～10 周的早期妊娠,也可应用于个别 11～12 周的多胎妊娠。①患者排空膀胱,取膀胱截石位,按照无菌要求操作,碘伏消毒外阴及阴道、宫颈后,生理盐水擦净阴道残液,在阴道 B 型超声探头上套无菌橡胶套,安装穿刺架,常规扫描盆腔,确切记录子宫及各妊娠囊位置及相互关系,选择拟减灭的妊娠囊。②选择 16～18G 穿刺针,在阴道 B 型超声引导下,由阴道穹隆部缓慢进针,进针过程中沿穿刺线对准胚胎搏动位置,进一步将针尖刺入胚体的胎心搏动点,转动针尖可见胚体联动证实已刺入胚体。③减灭胚胎:a. 对于妊娠 7～8 周者,确定穿刺针位于胚胎内后,负压抽吸,若穿刺针管内无任何吸出物,进一步证实穿刺针位于胚胎内,迅速增加负压,抽吸可见胚胎组织突然消失,穿刺针管内有吸出物,并见白色组织样物混于其中,提示胚胎组织已被吸出,尽量不吸出羊水。将抽吸物置于显微镜下检查,见胚胎的体节,表明胚胎已解体且部分被吸出。b. 对于妊娠 8～9 周者,稍大的胚胎难以在负压下吸出,可采用反复穿刺胚胎心脏,并抽吸胎心的方法,直至胎心搏动消失。c. 对于妊娠 9～12 周者,由于胚胎较大,可在针尖进入胎心搏动区时,回抽无液体或者少许血液,然后注射 0.6～2mL 10% KCl,超声显示胎心搏动消失,5～10 分钟后再次观察确认无复跳,提示减胎成功。④术后观察:再次超声检查宫内妊娠囊情况,注意所减妊娠囊是否从宫壁剥离、有无囊下及其他穿刺位置的活动性出血,并详细记录手术过程、术后观察情况,尤其是所减胚胎的位置、减胎后有无残留的胎体、大小等,已备复查时判定所减胚胎。⑤术后处理:a. 术后住院观察,卧床休息,监测孕妇生命体征,严密观察有无腹痛及阴道分泌物情况,保持外阴清洁。b. 鼓励孕妇多进富含维生素、蛋白质、纤维素的易消化饮食,保持大便通畅。c. 预防性用抗生素 3 日。术后阴道有少量出血或血性分泌物,适当延长抗生素用药时间。d. 术后可使用孕激素进行保胎。e. 术后 1 日、3 日及 7 日,分别复查 B 型超声,以确认减灭的胎儿死亡,并了解保留胎儿及各妊娠囊宫内情况。f. 出院后注意保持外阴清洁,禁止性生活,以免引起流产、早产。g. 减胎成功后继续产科随诊。h. 分娩后检查胎盘、期待及死胎,确认胎盘绒毛膜性质与手术效果,随访新生儿。

三、出血、感染、损伤的处理

经阴道 B 型超声引导下取卵手术比较安全,但仍然可能发生出血、感染、邻近脏器的损伤、术后疼痛等并发症,必须向患者交代。

1. 术后疼痛 阴道 B 型超声引导下取卵术最常见的并发症,无须特殊处理。

2. 出血 穿刺点出血,以纱布压迫止血,2 小时后取出。若取出时仍有活跃出血,继续纱布压迫,24 小时后取出。严格记录压迫纱布的数目及取出数目。少量盆腔内出血,嘱卧床休息,严格观察血压、脉搏,给予止血药物。卵巢或周围脏器损伤,引起盆腔大量内出血,应在输液或输血条件下,立即开腹手术。少见的术后出血,包括腹膜后血肿,须开腹手术。

3. 感染 术后出现明显的腹痛、体温升高、白细胞升高等征象提示感染发生,应给予抗炎治疗,注意鉴别诊断。OHSS 也可出现下腹部压痛、肌紧张、反跳痛、体温上升、白细胞计数上升。严重少见的感染还有穿刺后的骨髓炎。

4. 邻近脏器的损伤 包括临近的膀胱、直肠、血管甚至输尿管的损伤,应立即手术。

5. 出血、感染、损伤的预防

(1) 术前做好外阴、阴道、宫颈的冲洗消毒,预防性使用抗生素 3 日。减少穿刺次数。

(2) 取卵医师应熟练掌握盆腔 B 型超声影像学,正确掌握盆腔各器官、大血管和卵巢、卵泡的图像特征,切不可误穿。

(3) 卵巢因为炎症而粘连,固定于盆腔较高位置,穿刺困难,必须经过子宫时,应尽量选择穿刺宫颈,避免穿入子宫体和子宫峡部。

(位玲霞)

第十节 临床结局的判断标准规范

生化妊娠:胚胎移植后 14 日血 hCG≥4mU/mL,或尿 hCG 阳性,提示生化妊娠。生化妊娠率 = 生化妊娠数/ET 周期数。

临床妊娠:胚胎移植后 28 日,B 型超声见孕囊,确诊为临床妊娠。临床妊娠率 = 临床妊娠率/ET 周期。

(位玲霞)

第十八章　妇产科实验室及其他检查

第一节　阴道分泌物检查

阴道分泌物检查可判断女性生殖器官有无致病微生物的感染、发现生殖系统恶性肿瘤和推测卵巢的功能状态或内分泌治疗的反应等。

一、一般性状检查

正常阴道分泌物为白色稀糊状,一般无味,于近排卵期白带量多,清澈透明、稀薄似鸡蛋清,排卵期2～3日后白带浑浊黏稠、量少,行经前量又增加。妊娠期白带量较多。白带异常可表现为色、质、量的改变。

1. 大量无色透明黏性白带　常见于应用雌激素后及卵巢颗粒细胞瘤。
2. 脓性白带　黄色或黄绿色,味臭,见于滴虫或化脓性感染;泡沫状脓性白带常见于滴虫性阴道炎;其他脓性白带见于慢性宫颈炎、萎缩性阴道炎、子宫内膜炎、宫腔积脓及阴道异物引起的感染。
3. 豆腐渣样白带　见于念珠菌阴道炎。
4. 黄色水样白带　见于子宫黏膜下肌瘤、宫颈癌、宫体癌、输卵管癌等。
5. 奶油状白带　见于阴道加德纳菌感染。

二、阴道清洁度检查

阴道清洁度是以阴道杆菌、上皮细胞、白细胞(或脓细胞)和杂菌的多少来分度的,是阴道炎症和生育期妇女卵巢性激素分泌功能的判断指标。用生理盐水将阴道分泌物制成涂片,在高倍镜镜检下,进行分度。

清洁度Ⅰ～Ⅱ度为正常,Ⅲ～Ⅳ度为异常,大多数为阴道炎,同时常可发现病原菌、真菌或滴虫等病原体。在卵巢功能不足,雌激素水平降低时,阴道上皮增生较差,糖原减少,阴道杆菌也少,易感染杂菌,也可使阴道清洁度变差。

三、原虫检查

引起阴道感染的原虫主要有阴道毛滴虫,可致滴虫性阴道炎。患者外阴灼热痛、瘙痒,阴道分泌物呈稀脓性或泡沫状,将此分泌物采用生理盐水悬滴法置于低倍显微镜下观察,可见波动状或螺旋状运动的虫体将周围白细胞或上皮细胞推动。在高倍镜下可见虫体为8～45μm,呈颈宽尾尖倒置梨形,大小多为白细胞的2～3倍,虫体顶端有前鞭毛4根,后端有后鞭毛1根,体侧有波动膜,借以移动。此时阴道分泌物的清洁度为Ⅲ、Ⅳ度。阴道滴虫适宜在25～42℃活动生长繁殖,故检查时应注意保温,方可观察到滴虫的活动。

阴道分泌物中查到阴道分泌物滴虫是诊断滴虫性阴道炎的依据,近年来采用阴道毛滴虫单抗制的胶乳免疫凝聚法剂盒可提高滴虫性阴道炎的诊断率。除滴虫外,偶见溶组织内阿米巴和微丝蚴感染。

四、真菌检查

真菌性阴道炎主要由白念珠菌感染所致。此菌平时可寄生在阴道内,当阴道皮细胞内糖原增多时,可迅速繁殖。通过性接触可传染给男性,引起龟头炎或龟头包皮炎。白念珠菌感染常见于糖尿病患者、孕妇、不良卫生习惯或交叉感染患者。长期大量使用广谱抗生素和肾上腺皮质激素造成阴道菌群失调时,也易感染真菌。检查方法为直接涂片法和浓集法。

1. 直接涂片法　于玻片上加 2.5mol/L KOH 溶液 1 滴,将阴道分泌物与其混匀涂片,加盖片于低倍镜和高倍镜下观察。低倍镜下真菌呈发丝状或发丝团状。高倍镜下可见单个散在或成群状、链状的卵圆形,无色透明的孢子,常为芽状或链状分支样。可疑时应选择适宜培养基进行培养鉴定。

2. 浓集法　取阴道分泌物 1mL 于清洁干燥的试管中,加入等量的 2.5mol/L KOH 溶液混匀,放 37℃ 水浴 5 分钟后取出,以 RCF 40g(500r/min)离心 3 分钟,取管底沉淀物涂片观察。也可使涂片干燥后进行革兰染色或瑞特染色,于油镜下观察,以提高阳性检出率。

五、病毒检查

可从阴道分泌物中检测的病毒主要有以下几种。

1. 单纯疱疹病毒(HSV)　HSV 有 2 个血清型,HSV–Ⅰ型和 HSV–Ⅱ型。引起的生殖道感染的以 HSV–Ⅱ型为主。由于阴道分泌物检查阳性率低,病毒培养操作复杂、费时,近年来对 HSV 的检查主要采用荧光抗体检查或分子生物方法诊断,特别是利用 HSV 基因组中特异性强的 DNA 片段 HSV–Ⅰ和 HSV–Ⅱ,胸腺激酶的寡核苷酸探针和 RNA 探针进行分子杂交,可快速而灵敏地对 HSV 感染做出诊断。

2. 人巨细胞病毒(HCMV)　HCMV 是先天感染的主要病原,故孕妇阴道分泌物巨细胞病毒检查对孕期监测尤其重要,常用宫颈拭子采取分泌物送检。HCMV 实验室诊断方法除传统的病毒分离法外,光镜检测包涵体阳性率极低,电镜可直接见到典型的疱疹病毒类形态结构,但无特异性,目前可采用 CC–ABC 法,即将标本接种于人胚肺成纤维细胞培养细胞,使病毒在敏感细胞中增殖,培养 2 日后收获,再用针对 HCMV 早期抗原的单克隆抗体,利用生物素亲和素放大作用染色鉴定。也可用 HCMV、DNA 片段或 RNA 探针与样品进行斑点杂交,夹心杂交或 PCR 后勤部的分子杂交来检测,临床最常用的方法是用 ELISA 法检测孕妇血清 HCMV–IGM 来诊断活动性感染。

3. 人乳头状病毒(HPV)　HPV 目前鉴别有 50 余型。引起女性生殖道感染的有 23 型,其中最主要的有 6、11、16、18、31、33 型。目前常采用 ABC 法以兔抗 HPV 为一抗,生物素标记的羊抗兔 IgG 为二抗检测病毒抗原。也可采用病毒相应的寡核苷酸探针,与阴道分泌物中提取的 DNA 进行斑点杂交或夹心杂交进行检测。采用 PCR 技术则可检测极微量的 HPV(即 10^6 个细胞中有一个感染细胞)。

六、衣原体检查

泌尿生殖道沙眼衣原体感染是常见的性传播疾病之一,由于感染后无特异症状,易造成该病流行,引起女性急性阴道炎和宫颈炎。衣原体感染的白带呈脓性黏液,与细菌感染的脓性白带不同。取脓性分泌物涂片,吉姆萨染色,镜下可见到细胞内包涵体,但阳性率很低。目前应用较多的是荧光标记的单克隆抗体的直接荧光抗体法,可快速确定是何种血清型衣原体敏感。20 世纪 80 年代发展的 DNA 探针技术,可检出沙眼衣原体的 15 个血清型,而与其他细菌、病毒、立克次体等无交叉反应,敏感性和特异性均为 95% 左右。DNA 探针方法对泌尿生殖道衣原体疾病的诊断、流行病学调查和无症状衣原体携带者的诊断很有意义。

七、淋病奈瑟双球菌检查

标本采集:患者清洗尿道口后,将尿道采样棒缓慢插入尿道 1.5 ~ 2.5cm,待 15 秒后轻轻旋转数秒,取出采样棒涂片。若取阴道分泌物或宫颈刮片,应先擦去表面黏液和脓性分泌物,再用无菌小拭子深入宫颈内 1 ~ 2cm 处,放置 30 秒充分吸取分泌物取出棉拭子,以滚动方式涂片后进行革兰染色或亚甲蓝染色。

结果观察:于油镜下选择涂片边缘或尾部,细胞分布均匀,染色良好的部位查找淋球菌,如在白细胞、脓细胞或吞噬细胞内找到呈肾形、卵圆形成对排列的革兰染色阴性球菌,结合患者症状和病史,即可初步诊断为淋病奈瑟双球菌。

报告方式:细胞内查见革兰染色阴性球菌。男性患者阳性率为 95% ~ 99%,女性因易受阴道分泌物中杂菌干扰阳性率为 60% ~ 80%。

注意事项:①涂片不可用力来回涂擦,加温固定不可过热,以防细胞破裂细菌逸出;②涂片应厚薄适宜,过厚易将革兰染色阴性染成阳性造成误诊,必要时可培养后进行细菌生化和免疫学鉴定。

淋病奈瑟双球菌快速检验法的原理:将抗淋病奈瑟球菌多价抗血清与葡萄球菌蛋白 A(SPA)菌体结合,使其致敏,然后加入标本处理液,观察协同凝集反应。试剂:已有快速诊断试剂盒供应,可按说明书要求操作。操作:①将分泌物或培养物置于约含 0.5mL 的处理液洗脱 10 分钟,其间不断轻轻摇动,使其呈颗粒状混悬液,以 1 000r/min 离心 5 分钟,取上清液供试;②向反应板孔内分别加入待检上清液和阴性对照液各 50μL,再各加抗淋球菌 - SPA 菌体试剂 25μL,充分混匀,在 5 分钟内观察结果。阴性对照孔无凝集,测定孔出现明显颗粒状凝集者为阳性。注意事项:冻干抗淋球菌 - SPA 菌体试剂溶化后放 4℃保存,7 日内用完;受检者 48 小时内无性生活,防止出现假阳性;本试验应与临床表现、病史和镜检结果相吻合。

八、梅毒螺旋体检查

梅毒是由苍白螺旋体引起的一种性传播疾病。梅毒螺旋体为菌体纤细、螺旋整齐致密、两端尖直的密螺旋体。梅毒的实验室诊断方法较多,现常用的有不加热血清反应素试验(USR)、快速血浆反应素环状卡片试验(RPR)、密螺旋体抗原(TP)、荧光密螺旋体抗体吸收试验(FTA - ABS)、梅毒螺旋体制动试验(TPI)、梅毒螺旋体血凝试验(TPHA)等方法。临床实践证明,进行梅毒螺旋体的直接涂片染色检验及活动力观察,不但操作简便快速,而且结果可靠,对一期或二期梅毒的诊断更为适用。

1. 涂片染色检验 根据一期或二期梅毒患者受损的皮肤黏膜或肿大的淋巴结中含有梅毒螺旋体的规律,取其渗出物或穿刺液制成厚薄适宜的涂片,用镀银染色法,染色后镜下查找有无棕黑色或棕黄色弹簧状致密螺旋体。

2. 活动力观察 将新鲜生殖道标本与玻片上少许生理盐水混合涂片,用暗视野显微镜观察,螺旋体常呈快速活泼的有规律的运动,但也可见较缓慢地围绕长轴旋转,或进行前后伸缩运动,或呈全身弯曲状的蛇行运动。若发现运动活泼的弹簧状致密螺旋体,即有临床意义,可结合临床和病史报告"找到弹簧状螺旋体"(疑为梅毒螺旋体)。

暗视野显微镜检查,对一期和二期梅毒皮肤黏膜损害或淋巴结受损肿大者具有快速、简便、可靠的诊断价值。但并非所有各期梅毒都能找到螺旋体,如遇阴性,也不能完全排除梅毒,因此本法有一定的局限性。

(贾世英)

第二节 妇产科脱落细胞学检查

一、概述

(一)脱落细胞学的概念

脱落细胞学和细针吸取细胞学属于细胞病理学的一个分支,是采集人体各部位的上皮细胞,经染色后用显微镜观察其形态,协助临床诊断疾病的一门学科。

(二)脱落细胞学检查的优点和缺点

1. 优点 脱落细胞学检查简单易行、对设备要求不高、安全性强;对患者造成的痛苦少,可反复取材检查;诊断迅速,癌细胞检出率较高,特别适用于大规模防癌普查和高危人群的随访观察。

2. 缺点 脱落细胞学检查有一定的误诊率,这是由于细胞病理学检查的局限性,只能看到少数细胞,不能全面观察病变组织结构;具体部位难确定;不易对癌细胞做出明确的分型。

二、正常脱落细胞形态

(一)正常脱落上皮细胞

正常脱落的上皮细胞主要来源于复层鳞状上皮(扁平上皮)和柱状上皮。

1. 鳞状上皮细胞 复层鳞状上皮一般有10多层细胞,被覆于全身皮肤、口腔、喉部、鼻咽的一部分、食管、阴道的全部以及子宫颈。鳞状上皮细胞分为基底层细胞、中层细胞和表层细胞。

(1)基底层细胞:包括内底层细胞和外底层细胞。

1)内底层细胞:细胞呈圆形或卵圆形,直径 $12 \sim 15\mu m$;胞质巴氏染色呈深蓝色、暗绿色和灰蓝色,HE 染色呈暗红色;胞核圆形或卵圆形,居中,染色质细颗粒状;核与胞质比(即核的直径与细胞质幅缘之比,简称核胞质比)为 1:(0.5~1)。

2)外底层细胞:细胞呈圆形或椭圆形,直径 $15 \sim 30\mu m$;胞质较丰富,巴氏染色呈淡绿色或灰色,HE 染色呈暗红色;胞核圆形、居中或偏位,染色质疏松细颗粒状;核与胞质比为 1:(1~2)。

（2）中层细胞：位于鳞状上皮中部。细胞呈圆形、梭形或多角形，直径 30～40μm；胞质巴氏染色呈浅蓝色或淡绿色，HE 染色呈淡红色；胞核较小、居中，染色质疏松呈网状；核与胞质比为 1:（2～3）。

（3）表层细胞：位于上皮的最表面，细胞扁平，呈不规则多边形，细胞体积增大，直径 40～60μm。根据细胞成熟程度，又分为角化前细胞、不完全角化细胞和完全角化细胞。

1）角化前细胞：细胞核圆而小，直径 6～8μm，染色较深，但染色质仍均匀细致呈颗粒状；胞质巴氏染色呈浅蓝色或淡绿色，HE 染色呈淡红色；核胞质比为 1:（3～5）。

2）不完全角化细胞：细胞核明显缩小，固缩、深染，直径为 4μm；胞质透明，巴氏染色呈粉红色，HE 染色呈淡红色，边缘可卷褶；核胞质比为 1:5。

3）完全角化细胞：细胞核消失；胞质极薄，有皱褶，巴氏染色呈杏黄色或橘黄色，HE 染色呈淡红色，胞质内可见细菌，此种细胞为衰老死亡的细胞。

（4）复层鳞状上皮从底层到表层细胞形态的变化规律：①细胞体积由小到大；②胞核由大到小，最后消失；③核染色质由细致、疏松、均匀到粗糙、紧密、固缩；④核胞质比由大到小；⑤胞质量由少到多，胞质染色由暗红色到浅红色。

2. 柱状上皮细胞　柱状上皮主要被覆于鼻腔、鼻咽、支气管树、胃肠、子宫颈管、子宫内膜及输卵管等部位。柱状上皮脱落细胞主要包括涂片纤毛柱状细胞、黏液柱状细胞和储备细胞。

（1）纤毛柱状细胞：细胞呈锥形，顶端宽平，其表面有密集的纤毛，纤毛巴氏染色呈亮红色；胞质泡沫状，巴氏染色染蓝色，HE 染淡红色；胞核圆形，位于细胞中下部，染色质细颗粒状。在涂片中的常见排列形式：①蜂房状排列，细胞成群或呈片，排列紧密，不重叠；②栅栏状，细胞紧密排列，可有重叠。

（2）黏液柱状细胞：细胞呈圆柱形或卵圆形，有时呈锥形；胞质丰富，含大量黏液呈空泡状，故着色淡而透明，有时含巨大空泡，将核挤到一侧，呈月牙形或戒指形，染色与纤毛柱状细胞同；胞核卵圆形或圆形，位于细胞的底部，染色质细致呈网状，可见小核仁。

（3）储备细胞：是有增生能力的幼稚细胞（未分化），居假复层柱状上皮的基底部，体积小，呈圆形、卵圆形或多角形，染色质呈均匀细颗粒状，核边清楚，常见核仁；胞质量少，略嗜碱性。

3. 上皮细胞成团脱落时的形态特点

（1）成团脱落的鳞状上皮：基底层细胞呈多边形，细胞大小一致，核一致，距离相等，呈嵌铺砖状。

（2）成团脱落的纤毛柱状上皮：细胞常紧密聚合成堆，细胞间界限不清楚，呈融合体样，可见细胞核互相重叠，形成核团。在核团的周围是胞质融合形成的"胞质带"。整个细胞团的边缘有时可见纤毛。

（3）成团脱落的黏液柱状上皮：细胞呈蜂窝状结构，胞质内含大量黏液，细胞体积较大。

（二）脱落上皮细胞的退化变性

细胞脱落后，因营养不良会发生变性、坏死称为退化变性，简称退变。脱落细胞退变可分为肿胀性退变和固缩性退变两类。

1. 肿胀性退变 肿胀性退变表现为胞体肿胀,增大 2~3 倍,细胞边界不清楚;胞质内出现液化空泡,有时可将细胞核挤压至一边;细胞核表现为肿胀变大,染色质颗粒模糊不清;最后胞膜破裂,胞质完全溶解消失,剩下肿胀的淡蓝色裸核,直至逐渐核溶解消失。

2. 固缩性退变 固缩性退变表现为整个细胞变小而皱缩变形;胞质染成深红色;细胞核染色质致密着深蓝色,最后细胞核破裂为碎片或溶解成淡染的核阴影,称为影细胞。

表层鳞状上皮常表现为固缩性退变;中层细胞和底层细胞常表现为肿胀性退变。柱状上皮细胞较鳞状上皮细胞更易发生退变,表现为细胞质横断分离或纤毛消失。

三、良性病变的上皮细胞形态

(一)上皮细胞的增生、再生和化生

1. 增生 指细胞分裂增殖能力加强,数目增多,常伴有细胞体积增大。多由慢性炎症或其他理化因素刺激所致。增生的细胞形态特点表现在以下 4 个方面。

(1)胞核增大,可见核仁。

(2)胞质量相对较少,嗜碱性,核胞质比略大。

(3)少数染色质形成小结,但仍呈细颗粒状。

(4)核分裂活跃,可出现双核或多核。

2. 再生 组织损伤后,由邻近组织的同类细胞增殖补充的过程称为再生。细胞形态与增生的细胞相似,常伴有数量不等的白细胞。

3. 化生 一种成熟的组织在某些因素的作用下,被另一类型的成熟组织替代的过程称为化生。如子宫颈柱状上皮细胞在慢性炎症时转变为鳞状上皮细胞,这种过程叫鳞状上皮化生,简称鳞化。若鳞化的细胞核增大,形态、大小异常,染色质增粗、深染,表明在化生的同时发生了核异质,称为异型化生或不典型化生。

(二)上皮细胞的炎症变性

按病程可将炎症分为急性、亚急性和慢性 3 种类型,其细胞学特征如下。

1. 急性炎症 以变性(肿胀性退变)、坏死为主,伴有大量的中性粒细胞和巨噬细胞。

2. 亚急性炎症 除有变性、坏死外,还有增生的上皮细胞和各种白细胞。

3. 慢性炎症 以增生、再生和化生病理性改变为主,可见较多成团的增生上皮细胞,炎症细胞以淋巴细胞和浆细胞为主。

炎症时上皮细胞的改变主要是核的改变,表现为以下 3 个方面。

(1)核增大较明显,核胞质比稍增大。

(2)核固缩、深染,核胞质比不大。

(3)核形轻度畸形。

炎症时背景有大量白细胞、红细胞,有时可见小组织细胞或多核巨细胞,也可见到黏液及退化坏死的细胞碎屑。

(三)核异质

核异质是指上皮细胞的核异常。主要表现为核增大、形态异常、染色质增多、分布不均、核膜增厚、核染色较深,胞质尚正常。核异质细胞是介于良性和恶性之间的过渡型细胞,根据核异质细胞形态改变程度,可分为轻度核异质和重度核异质。

1. 轻度核异质 多由慢性炎症细胞刺激而引起,又称炎症核异质。细胞核轻度增大,较正常细胞大 0.5 倍左右,并有轻至中度畸形,染色质轻度增多,染色稍加深,核胞质比尚在正常范围内。多见于鳞状上皮中层细胞和表层细胞。

2. 重度核异质　因部分可发展为癌,故又称癌前核异质。细胞核体积比正常大 1~2 倍,染色质增多,呈粗网状,分布不均,偶见染色质结节,核边增厚,核有中度以上畸形,核胞质比轻度增大。应结合临床进行动态观察。

（四）异常角化

异常角化是指鳞状上皮细胞胞质的成熟程度超过胞核的成熟程度,又称不成熟角化或角化不良。巴氏染色表现为上皮细胞核尚幼稚,而胞质已出现角蛋白,并染成红色或橘黄色。若出现在中层细胞和底层细胞称为早熟角化;若出现在表层角化前细胞,则称为假角化。有学者认为可能是一种癌前表现,应给予重视,定期复查。

四、肿瘤脱落细胞形态

恶性肿瘤与正常细胞相比,具有超正常的增生能力并具有浸润性和转移性。一般来说,确定癌细胞主要是根据细胞核的改变。根据癌的细胞学类型可将癌分为鳞状细胞癌、腺癌和未分化癌。

（一）恶性肿瘤细胞的主要形态特征

1. 细胞核的改变

（1）核增大:胞核显著增大,为同类正常细胞 1~4 倍,有时可达 10 倍以上。

（2）核畸形:各种畸形,如结节状、分叶状、长形、三角形、不规则形,可有凹陷、折叠。某些腺癌细胞畸形不明显。

（3）核深染:由于癌细胞 DNA 大量增加,染色质明显增多、增粗,染色加深,呈蓝紫色似墨滴状。腺癌深染程度不及鳞癌明显。

（4）核胞质比失调:胞核显著增大,使核胞质比增大。癌细胞分化越差,核胞质比失调越明显。

2. 细胞质的改变

（1）胞质量异常:胞质相对减少,分化程度越低,胞质量越少。

（2）染色加深:由于胞质内含蛋白质较多,HE 染色呈红色,且着色不均。

（3）细胞形态畸形:癌细胞呈不同程度的畸形变化,如纤维形、蝌蚪形、蜘蛛形及其他异型。细胞分化程度越高,畸形越明显。

（4）空泡变异:腺癌细胞较为突出,常可融为一个大空泡,将核挤向一侧,形成戒指样细胞。

（5）吞噬异物:癌细胞胞质内常见吞噬的异物,如血细胞、细胞碎片等。偶见胞质内封入另一个癌细胞,称为封入细胞或鸟眼细胞。

3. 癌细胞团　涂片中除可见单个散在癌细胞,还可见成团脱落的癌细胞。癌细胞团中,细胞大小、形态不等,失去极性,排列紊乱,癌细胞繁殖快,互相挤压,呈堆叠状或镶嵌状。

（二）恶性肿瘤细胞涂片中背景成分

涂片中常见较多红细胞和坏死组织,如继发感染,还可见数量不等的中性粒细胞。

（三）癌细胞与核异质细胞的鉴别

癌细胞与核异质细胞的鉴别见表18-1。

表18-1　癌细胞与核异质细胞的鉴别

鉴别点	癌细胞	核异质细胞
核增大	显著增大（1~5倍）	轻度增大（1倍左右）
核畸形	显著	轻至中度
染色质结构	明显增多、增粗、深染	轻度增多，轻度加深
核胞质比	显著增大	无明显变化

（四）常见癌细胞类型形态特征

1. 鳞癌　由鳞状上皮细胞癌变称为鳞状上皮细胞癌，简称鳞癌。根据细胞分化程度，可分为高分化鳞癌和低分化鳞癌。

（1）高分化鳞癌：癌细胞分化程度较高，以表层细胞为主。癌细胞的多形性和癌珠是高分化鳞癌的标志。

（2）低分化鳞癌：癌细胞分化程度较低，以中层细胞和底层细胞为主。

2. 腺癌　由柱状上皮细胞恶变而来的癌称为腺癌，根据分化程度分为高分化腺癌和低分化腺癌。

（1）高分化腺癌：胞体较大，可单个脱落也可成排成团脱落，胞质丰富，含有空泡，有时大空泡将核挤于一侧，形成印戒样癌细胞。

（2）低分化腺癌：胞体较小，多成团互相重叠，极性紊乱，易融合成团呈花边样或桑葚样。

3. 未分化癌　从形态上难以确定其组织来源，分化程度最低、恶性程度最高的癌，称为未分化癌。细胞较小，胞质量也很少。根据癌细胞形态分为大细胞未分化癌和小细胞未分化癌。

脱落细胞学主要是研究恶性肿瘤细胞的异型性，为此做出正确诊断。但任何一种异型性表现都不能作为绝对指征，须综合判断，并以涂片中背景细胞作对照，慎重得出结果。

五、标本采集与涂片制作

（一）标本采集主要方法

1. 直视采集法　在肉眼观察下直接采集，如阴道、宫颈、口腔、鼻咽部等部位，采用刮取、吸取或刷取等方式采集标本，对食管、胃、肠道、气管、支气管可借助于内镜在病灶处直接刷取标本。

2. 直接留取　液体标本的采集如尿液、痰液、乳头溢液等。

3. 针穿抽吸法　浆膜腔积液可用穿刺吸取标本；浅表及深部组织器官，如淋巴结、乳腺、甲状腺、肝等则用细针刺吸取。

4. 灌洗法　向空腔器官或腹腔、盆腔（剖腹探查时）灌注一定量生理盐水冲洗，使其细胞成分脱落于液体中，收集灌洗液离心制片，做细胞学检查。

5. 摩擦法　用摩擦工具在病变处摩擦，取擦取物直接涂片。常用的摩擦工具有线网套、气囊、海绵球摩擦器等。可对鼻咽部、食管和胃等处病灶取材涂片。

（二）常用的涂片制作方法

1. 推片法 适用于较稀薄的液体标本,如尿液、浆膜腔积液。通常将标本低速离心或自然沉淀后,取沉淀物推片。方法同血液制片。

2. 涂抹法 适用于较黏稠的标本,如食管和宫颈黏液及痰液。用竹签将标本顺向涂抹,不宜重复。

3. 薄层细胞检测法（TCT）或液基细胞学检查（LCT） 是用特制的刷子将所取到的脱落细胞样本收集到细胞保存液中,通过 ThinPrep2000 系统程序化处理制成薄层涂片。优点是:①几乎保留了取材器上所得到的全部标本;②避免了细胞过度干燥造成的假象;③薄片中的不正常细胞容易被观察,易于鉴别。

（三）固定

1. 常用固定液

（1）乙醚乙醇固定液:此液渗透性强,固定效果好。适用于 HE 染色和巴氏染色。

（2）95% 乙醇固定液:制备简单,但渗透能力较差。适用于大规模防癌普查。

2. 固定方法

（1）带湿固定:即涂片尚未干燥即行固定。适用于痰液、宫颈刮片及食管刷片等较黏稠的标本。

（2）干燥固定:即涂片自然干燥后,再行固定。适用于较稀薄的标本,如尿液、浆膜腔积液等。

3. 固定时间 一般为 15 ~ 30 分钟。含黏液较多的标本如痰液、宫颈刷片等,固定的时间要适当延长;不含黏液的标本,如尿液、胸腔积液、腹腔积液等,固定时间可酌情缩短。

（四）常用染色方法

染色是利用细胞中各种结构的生化组成不同,对染料的亲和力不同,而显示不同的颜色,使细胞的形态和结构易于辨认。常用的染色有 HE 染色、巴氏染色及瑞—吉染色,其特点如下。

1. HE 染色 此法染色效果好,只是胞质色彩不丰富,不能用于观察阴道涂片对雌激素水平测定。优点是操作简易,试剂易配制。

2. 巴氏染色 此法染色特点是细胞具有多色性,色彩丰富鲜艳,胞内结构清晰,染色效果好,是细胞病理学检查常用的方法,尤其是观察女性雌激素水平对阴道上皮细胞的影响。此法的缺点是操作程序复杂。

3. 瑞—吉染色 此法适用于血片、淋巴穿刺液、胸腔积液、腹腔积液涂片。

六、显微镜检查

（一）涂片观察方法

主要在低倍镜下观察,当发现有异常细胞时,再换用高倍镜辨认,必要时用油镜观察。

（二）报告方式

1. 直接法 根据细胞形态,对有特异性细胞学特征的、较容易确诊的疾病可直接做出诊断,如脂肪瘤等。

2. 分级法 是常用的报告方式,能客观地反映细胞学的变化。目前有三级、四级和五级 3 种分类方法。

（1）三级分类法：①Ⅰ级，阴性，涂片中均为正常细胞或一般炎症变性细胞；②Ⅱ级，可疑，涂片发现核异质细胞；③Ⅲ级，阳性，涂片中找到典型的癌细胞。可根据癌细胞形态，进一步分类。

（2）四级分类法：①Ⅰ级，阴性；②Ⅱ级，核异质，涂片中发现少量轻度核异质细胞，多由炎症变性所致；③Ⅲ级，可疑，涂片中有重度核异质细胞，其形态基本符合癌细胞标准，但由于数量过少，或形态不典型，不能排除癌前病变的可能性；④Ⅳ级，阳性。涂片中可见典型的癌细胞。

（3）五级分类法：①Ⅰ级，涂片中均为正常细胞和一般炎症变性细胞；②Ⅱ级，有少量轻度核异质细胞，但无恶性迹象；③Ⅲ级，有较多重度核异质细胞，但不能肯定为恶性；④Ⅳ级，有大量重度核异质细胞，强烈提示为恶性肿瘤，但仍缺乏特异性癌细胞；⑤Ⅴ级，可见典型癌细胞，并能根据细胞学特点，作出初步分类。

（三）质量控制

1. 标本采集　只有合格的涂片，诊断才是可靠的。各类标本中应出现有效细胞成分才能称为满意的标本。

2. 制片　取材满意，好的涂片应厚薄适当、分布均匀、细胞结构须清晰。标本制好后应立即固定，苏木素染液每日须进行过滤。

3. 阅片复查　仔细认真阅片，疑难片子要请示有经验的检验人员，对涂片进行复查或会诊是细胞诊断质量管理体系一个重要措施。

4. 定期随访　加强与临床的联系，对细胞学诊断阳性或出现异常细胞病例，要进行定期随访，以达到早期诊断、及时治疗的目的。

七、阴道脱落细胞检查

阴道脱落细胞多数为宫颈及阴道上皮，较少见子宫内膜细胞。阴道细胞学检查在脱落细胞中应用最为广泛。

（一）正常脱落上皮细胞

1. 鳞状上皮细胞　从外阴向内直至子宫颈外口的黏膜均被覆鳞状上皮。在其脱落细胞中可见底层细胞、中层细胞、表层细胞，细胞形态与正常脱落的鳞状上皮细胞基本相同。阴道上皮细胞形态变化与卵巢激素密切相关。

（1）底层细胞：分为内底层细胞和外底层细胞。阴道涂片一般不见内底层细胞，仅在哺乳期、闭经后，阴道高度萎缩或糜烂、创伤时才见。外底层细胞根据来源不同，分为宫颈型外底层细胞、产后型外底层细胞、萎缩型外底层细胞 3 型。

（2）中层细胞：分为非妊娠期中层细胞和妊娠期中层细胞。

（3）表层细胞：月经周期中阴道上皮变化，主要表现在表层角化前和角化细胞所占比率上的变化。此层最能反映雌激素水平。

2. 柱状上皮细胞

（1）子宫颈内膜细胞：根据其形态，分为两种。①分泌型柱状细胞：又称黏液细胞，常见于排卵期分泌旺盛时的涂片；②纤毛柱状细胞：较少见，在绝经后较多见。

（2）子宫内膜细胞：可出现于月经周期的开始直到周期的第 10～12 日。一般而言，除使用子宫内避孕器具外,如在月经周期第12日后出现,应认为宫内膜有病变。根据其雌激素水平可分为周期型和萎缩型。输卵管上皮细胞一般不易脱落,即使脱落也与子宫内膜细胞相混而不易辨认。

（二）正常脱落非上皮细胞

可见少许中性粒细胞、红细胞、阴道杆菌、黏液(呈蓝染丝状)、纤维素(呈红染网状)、精子(有精子的涂片不宜做阴道细胞学检查)等。

（三）阴道上皮与卵巢功能关系

阴道上皮受卵巢内分泌直接影响,其成熟程度与体内雌激素水平呈正相关,雌激素水平高时,涂片内有大量角化细胞,核深染致密;雌激素水平低时,涂片内出现底层细胞,故根据涂片内上皮细胞的变化可以评价卵巢功能。利用阴道细胞学检查来反映体内雌激素水平。分为雌激素水平低落和雌激素水平影响两大类。

1. 雌激素水平低落　分为极度、高度、中度及轻度低落4级,涂片主要是底层细胞及中层细胞多,多见于老年妇女和卵巢切除者。

2. 雌激素水平影响　分为轻度、中度、高度及极度影响4级,以角化细胞为主,随着角化程度的增加,角化细胞从20%可增加到90%以上。见于行经后至排卵前、接受雌激素治疗及卵巢颗粒细胞癌,子宫内膜囊状增生,子宫肌瘤,卵泡膜细胞瘤等。

（四）女性一生中各阶段阴道脱落细胞表现

1. 青春期　内分泌系统尚未稳定,故阴道涂片上皮细胞无明显周期性改变。

2. 性成熟期　青春期后,阴道上皮随卵巢激素水平改变而发生周期性变化。

（1）行经期:雌激素轻度影响,角化前细胞增多。

（2）行经后期:雌激素水平轻到中度影响,以角化前细胞为主,角化细胞逐渐增多。

（3）排卵前期:角化细胞占30%～50%,背景较清晰。

（4）排卵期:雌激素高度影响,角化细胞占50%～70%,胞质鲜艳多彩,涂片背景清晰。

（5）排卵后期:角化细胞减少,主要以中层细胞为主。细胞聚集成堆,边缘卷折。

（6）月经前期:角化细胞难见,涂片中上皮细胞破碎,聚集成堆,边缘不清,易见裸核和碎屑。白细胞和杂菌大量出现,阴道杆菌裂解、黏液黏稠。

（五）阴道炎症细胞学改变

1. 炎症时阴道涂片一般改变

（1）背景:有大量白细胞、红细胞,有时可见小组织细胞或多核巨细胞,也可见到黏液及退化坏死的细胞碎屑。巴氏染色特征如下。

1）小组织细胞:呈圆形或椭圆形,常成群散在排列,少数单个出现;胞质蓝灰色呈泡沫状;核常偏位,典型的核呈肾形,也可呈圆形或卵圆形。

2）多核巨噬细胞:胞体巨大,呈不规则圆形;胞质丰富,染淡蓝色,含空泡;核常达数个至几十个,大小形态基本一致。

（2）上皮细胞。

1）上皮细胞变性:涂片见核淡染或呈云雾状或出现核固缩或碎裂。

2）上皮细胞增生、化生:上皮细胞增大,形态轻度不规则;胞质致密,可有空泡、核周晕、异染或多彩性,甚至胞质可消失出现裸核;胞核轻度增大,双核、多核;涂片中外底层细胞增多,也可出现内底层细胞、修复、储备细胞。

2. 特殊病原体感染阴道涂片改变　除有炎症时阴道涂片一般改变外,常见的滴虫、真菌及嗜血杆菌感染。巴氏染色特征如下。

(1)滴虫:形态多样,常为梨形,也可为圆形、椭圆形、不规则形。胞质染蓝灰色,核模糊常偏位。

(2)真菌:常见的类型是白念珠菌。以菌丝及孢子形式存在。菌丝呈长线状分节,染蓝色或紫红色。孢子较小呈卵圆形。

(3)嗜血杆菌:是一种染淡蓝色或紫红色球杆菌。此菌常均匀地黏附在表层上皮细胞,细胞边缘呈锯齿状或模糊不清,称为线索细胞。

3. 萎缩性炎症改变　以嗜碱性外底层细胞多见;核可出现增大、固缩、碎裂及溶解;合并炎症时,背景中伴有大量白细胞、组织细胞及黏液和杂菌。

(六)宫颈癌及癌前病变

自 WHO 分类法应用后,核异质被不典型增生取代,近年来又逐渐被宫颈上皮内瘤样变取代。宫颈上皮内瘤样变主要出现在癌前病变,还可出现在一些良性病变,如慢性宫颈炎等。

1. 宫颈上皮内瘤样变

(1)低度鳞状上皮内病变,涂片有下列表现:①细胞单个散在或片状排列,细胞边界清楚可见;②以中表层细胞为主,胞质嗜酸性;③核增大;核中度畸形,双核或多核常见;核深染,染色质均匀;核膜清晰可见或模糊不清;核仁少见或不明显。

(2)高度鳞状上皮内病变,涂片有下列表现:①细胞常单个散在或成片排列;②以底层细胞为主,大多胞质嗜碱性,偶见嗜酸性;③核增大明显,核胞质比明显增大;核中度以上畸形;核深染明显,染色质细颗粒状或块状;核见有不规则核轮廓;核仁常不明显。

2. 宫颈鳞状上皮癌

(1)低分化鳞癌特点(最常见):①癌细胞多成群出现;②癌细胞呈圆形或卵圆形,相当于外底层细胞或中层细胞,分化越差,细胞越小,胞质越少,核着色越深;③胞核呈不规则圆形或卵圆形,畸形明显。核胞质比明显增大。

(2)高分化鳞癌特点:①癌细胞多散在分布;②癌细胞体积较大,胞质丰富,多数有角化;③胞核显著增大,畸形、深染明显;④癌细胞形态多异,可出现纤维形、蝌蚪形、蜘蛛形,有时可见癌珠。

(七)阴道细胞学诊断结果报告方式

1. 五级分类法　即改良巴氏五级分类法。

2. TBS 报告系统　是目前一种较新的报告方式。1988 年,美国由 50 位病理学家提出的宫颈/阴道细胞病理学诊断报告方式,并提出两个癌前病变的术语,低度鳞状上皮内病变(LSIL)和高度鳞状上皮内病变(HSIL),目的是进一步促进宫颈/阴道细胞病理学诊断报告系统的统一,达到细胞病理与临床有效交流。TBS 是一种描述性诊断,包括以下 4个部分。

(1)对涂片的满意程度。

（2）良性细胞改变:①感染;②反应性改变。

（3）上皮细胞的异常,包括鳞状上皮细胞和腺上皮细胞不正常。

（4）雌激素水平的评估。

（王　俭）

第三节　遗传病实验检查

一、概述

临床遗传学是研究遗传病的预防、诊断和治疗的一门学科,是医学遗传学的一个重要分支。临床遗传学包括:①遗传咨询,由专科医生和遗传咨询员对遗传病患者进行临床诊断、治疗或提出相应的医学建议和预防措施;②细胞遗传学实验室诊断,对遗传疾病患者进行染色体水平的诊断,内容可涉及妇产科、肿瘤科、血液科以及出生缺陷患者等;③生化遗传学实验室诊断,对遗传病患者进行生化、酶水平的诊断;④分子遗传学实验诊断,对遗传病患者进行 DNA 水平的诊断,逐步开发对其他临床各科疾病诊断的新方法。随着人类基因组研究计划的全部完成,人们将找到人类全部基因,其中有许多将被证明是疾病的易感基因。因此,临床遗传学的范畴将远远超越主要是在婴幼儿期发病的传统遗传病,而将包括医学的所有分支。

（一）遗传的物质基础

人类子代与亲代之间无论在形态结构、生理活动、生化代谢等功能方面都十分相似,这种现象称为遗传。人体细胞的遗传信息几乎全部都编码在组成染色体的 DNA 分子长链上。染色体主要由 DNA 和蛋白质组成。DNA 分子是由两条多核苷酸链组成的双螺旋结构,核苷酸是由脱氧核糖、磷酸和碱基构成。脱氧核糖和磷酸排列在链的外侧,碱基在链的内侧。碱基有 4 种即腺嘌呤（A）、胸腺嘧啶（T）、孢嘧啶（C）和鸟嘌呤（G）。两条多核苷酸链上的碱基互补成对（A 和 T,C 和 G）,由氢键相连形成双螺旋 DNA。在 DNA 长链上,每 3 个相连的核苷酸碱基构成一个密码子,即代表一种氨基酸,亦即是 DNA 分子贮存的遗传信息。能够编码一条肽链的一个 DNA 分子片段即是基因。染色体是遗传信息的载体,每一种生物都具有一定数目和形态稳定的染色体。正常人体细胞的染色体为23对（46 条）,其中 22 对（44 条）为常染色体,1 对（2 条）为性染色体,女性为 XX,男性为 XY。

控制机体各种性状的遗传单位是基因。基因主要位于细胞核内的染色体上。基因的表达是 DNA 分子贮存的遗传信息经过转录,形成 mRNA,释放入细胞质作为合成蛋白质的模板,由 tRNA 按照密码子选择相应的氨基酸,在核蛋白体上合成蛋白质。基因突变,即 DNA 分子中的碱基顺序发生变异时,必然导致组成蛋白质的氨基酸发生改变,遗传表型也因此不同,临床上有可能出现遗传性疾病。

（二）遗传性疾病的分类

根据遗传物质的类型及突变类型将遗传性疾病分为基因病、染色体病和体细胞遗传病。

1. 基因病　遗传物质的改变仅涉及基因水平的遗传病,包括分子病、单基因遗传病、多基因遗传病和线粒体遗传病。

（1）分子病：编码生物大分子（如蛋白质分子）的基因突变导致生物大分子结构或数量改变所致的疾病，涉及血红蛋白（如血红蛋白病、珠蛋白生成障碍性贫血等）、血浆蛋白（如血友病、肝豆状核变性等）、细胞受体蛋白（如遗传性高脂蛋白血症等）、膜转运蛋白（如先天性葡萄糖、半乳糖吸收不良综合征、胱氨酸尿症等）和脂蛋白（如半乳糖血症、苯丙酮尿症等）。

（2）单基因遗传病：由单个基因突变导致的遗传病，其遗传符合孟德尔定律。此类疾病目前报道已达数千种，发病率较低，但临床表现型较复杂，如先天性聋哑Ⅰ型、原发性生长激素缺乏症等。

（3）多基因遗传病：由多对异常基因与环境因素共同作用，超出阈值而产生的遗传病。这一类疾病的种类繁多，目前约有120种，且每种疾病的发病率较高，故危害面广，如高血压、糖尿病、哮喘等。

（4）线粒体遗传病：由线粒体基因组突变引起的疾病。现已发现100余种疾病与线粒体基因突变或结构异常有关，如帕金森病，母系遗传糖尿病等。

2. 染色体病　由人类染色体数目异常或结构畸变所引起的疾病，分为常染色体病和性染色体病两大类。

3. 体细胞遗传病　由体细胞中的遗传物质改所引起的疾病，如各种肿瘤发病中都涉及特定组织细胞中的染色体、癌基因或抑癌基因的变化，故属体细胞遗传病。某些先天畸形亦属此范畴领域。

（三）遗传方式

1. 单基因遗传病的遗传方式及特点　这类遗传病主要与一对基因有关，它们按简单的孟德尔方式遗传。通过分析亲代和子代之间的性状或遗传病的相似及变异情况，就可了解遗传信息传递特点，即遗传方式。

临床上判断单基因遗传病的遗传方式常用系谱分析法。所谓系谱或家系图，是指某种疾病患者与家族成员相互关系图解。

家系分析的方法常从确诊第一个遗传病患者（先证者）开始，追溯其直系和旁系亲属世代成员数目、亲属关系及该基因表达的疾病在该家族亲属中的分布，并按一定方式将调查结果绘制成图，根据对绘制成的系谱进行回顾性的分析即家系分析，以便确定所发现的某一特定疾病在这个家族中是否有遗传因素及其可能的遗传方式。系谱中不仅包括患病个体，也包括全部健康的家族成员。

（1）常染色体显性遗传（autosomal dominant inheritance，AD）：其致病基因位于常染色体上，且在杂合子情况下即可发病。特点：①通常连续几代出现；②父母至少一方患病，其子女约有1/2患病；③男女发病机会均等。常见的常染色体显性遗传病有软骨营养发育障碍、成骨发育不全、马方综合征、视网膜母细胞瘤、遗传性神经性耳聋、家族性多发性结肠息肉、家族性多囊肾、遗传性球形红细胞增多症、先天性肌强直、结节性脑硬化症、遗传性共济失调、遗传性舞蹈病、多发性神经纤维瘤等。

显性基因并不是绝对的，当杂合子的表现型介于显性纯合子和隐性纯合子之间时，称为半显性遗传（semidominant inheritance），如对苯硫脲的尝味能力即为半显性遗传性状。

此外,在杂合状态下、一对等位基因所控制的性状都表现出来,称为共显性遗传(codominant inheritance),人类 ABO 血型的遗传属于此种方式。

(2)常染色体隐性遗传(autosomal recessive inheritance,AR):致病基因在常染色体上,且只有在纯合子情况下才能发病。特点:①只有父母都带有隐性致病基因,才有纯合子患儿的出生(多见近亲婚配);②每次妊娠有 1/4 概率患病,男女患病机会相近;③一般不连代出现。

常见的常染色体隐性遗传病有垂体性侏儒症、白化病、苯丙酮尿症、糖原累积病Ⅰ型、半乳糖血症及先天性聋哑等。

(3)X 连锁显性遗传(X-linked dominant inheritance,X-LD):此类遗传病较少见。其控制某种遗传性状的基因位于 X 染色体上,Y 染色体非常短小,没有相应的等位基因,这些基因随 X 染色体的行动而传递,这种遗传方式称为 X 连锁遗传。在 X 连锁遗传中,男性的致病基因只能从母亲获得,将来只能传给女儿,不存在从男性到男性的传递,故称为交叉遗传。

某些显性性状的基因位于 X 染色体上,其传递方式称为 X 连锁显性遗传。

女性有两条 X 染色体,其中任何一条带有致病基因($X^D X^d$),都会患病,如果是纯合子患者($X^D X^D$),则病情往往更加严重;男性只有一条 X 染色体,如果带有致病基因($X^D Y$),就表现为患者。因此,这类病的女性患者往往多于男性。

X 连锁显性遗传病的特点:①患者双亲中必有一个是患者;②男性患者的后代中,女儿全患病,儿子都正常;③女性患者后代中,子女各有 1/2 的发病风险;④人群中女性患者多于男性患者,前者病情较轻;⑤系谱中可看到连续传递。

常见的 X 连锁显性遗传病有遗传性肾炎、抗维生素 D 性佝偻病、无脉络膜症、毛囊角化症等。

(4)X 连锁隐性遗传(X-linked recessive inheritance,X-LR):一种隐性性状的基因位于 X 染色体上,其传递方式称为 X 连锁隐性遗传。目前已知的 X 连锁遗传有 412 种。绝大部分是 X 连锁隐性遗传病,常见的有红绿色盲、假肥大型进行性肌营养不良、家族性低血素贫血、甲型血友病等。

如血友病是一种出血性疾病。患者血浆中缺少抗血友病球蛋白,凝血机制发生障碍,所以皮下肌肉反复出血,形成瘀斑,下肢各关节的关节腔内出血可使关节呈强直状态,颅内出血可导致死亡。

先证者Ⅲ₁和其弟Ⅲ₄的致病基因应是从其母亲Ⅱ₂遗传而来,它们的舅父Ⅱ₃,姨表兄Ⅲ₇都是血友病患者。Ⅱ₂、Ⅱ₃、Ⅱ₆的致病基因都是从其外祖母Ⅰ₂遗传来的。这里,患者都是男性,可以明显地作出交叉遗传的现象。另外,Ⅲ₂、Ⅲ₃、Ⅲ₈各有 1/2 的可能是携带者,他们将来婚配后都有可能出生血友病患儿。

X 连锁隐性遗传病的系谱特点:①人群中男性患者远多于女性患者,系谱中往往只有男性患者;②双亲都无病时,儿子可能发病,儿子的致病基因是携带者母亲传递的;③患者的同胞兄弟、舅父、姨表兄弟、外甥常为本病患者。

(5)Y 连锁遗传(Y-linked inheritance,Y-L):致病基因位于 Y 染色体上,因此只有男性才出现症状,即该致病基因由父亲传给儿子,再由儿子传给孙子,故又称限性遗传。

目前已知外耳道多毛症是 Y 连锁遗传的。

单纯掌握单基因病的遗传方式往往是不够的,还需善于处理一些不典型的情况。如表现度和外显率,表现度是指致病基因在发病程度上的作用不同,而使所患遗传病的轻重程度有很大差异,如并指畸形轻者有蹼,重者有骨性并指;外显率是具有致病基因的若干个体发生相应遗传病的频率,以百分数来表示。如某人群中有短指基因 25 人,而出现短指性状的只有 10 人,那么短指基因的外显率则为 40%。产生表现度和外显率差异的原因是复杂的,包括内、外环境的影响。表现度和外显率差异的影响,常给遗传病的诊断带来一定困难。

2. 多基因遗传病 临床上,一些常见的先天性疾病,如唇腭裂、脊柱裂、高血压、冠心病等,往往有家族倾向,即有一定的遗传基础。但患者同胞中的发病率并不像单基因病那样,为 1/2 或 1/4,而是远远比这个发病率要低,为 1%～10%。过去曾有学者认为,这些病的发生与遗传因素有关。近年来的研究表明,这些病是多基因遗传病。这些遗传性状或遗传病的遗传基础不是一对等位基因,而是受多对等位基因控制,每对基因彼此间没有显性与隐性的区别而呈共显性。这些基因对遗传性状形成的影响都很微小,称为微效基因,但作用可以累加,形成明显的表型效应。多基因遗传病的形成,除受很多微效基因影响外,与环境因素也有很大关系。

3. 线粒体遗传病 线粒体内有一个很小的 DNA 分子。人线粒体 DNA 是一个总长 16 569 碱基对的环形分子,含 37 个基因,分别编码 13 个 mRNA、2 个 rRNA 和 22 个 iRNA。已知人类有的神经系统疾病和神经肌肉疾患与线粒体 DNA 突变有关。

其突变方式已确定的线粒体遗传病有:遗传性球后视神经炎,神经原性肌无力、共济失调及视网膜色素变性,线粒体脑性肌病、乳酸中毒及中风样发作,癫痫性肌阵挛及破损性红肌纤维,慢性假性肠梗阻并发肌病和眼肌麻痹,慢性进行性外眼肌麻痹,母系遗传肌病及心肌病,致命性儿童心肌病以及线粒体脑性肌病、乳酸中毒及中风样发作相关的心肌病,致死性婴儿线粒体肌病,慢性外眼肌麻痹及卡恩斯－塞尔综合征。

形成受精卵时几乎没有精子细胞质参与,所以线粒体遗传呈现为母系遗传。同时,由于每个细胞中各个核内染色体最多只有 2 份拷贝而线粒 DNA 却可以有数千份拷贝,因而线粒体遗传不表现为孟德尔式遗传。

4. 染色体及染色体畸变

(1)正常人体细胞染色体及核型:正常人体细胞的染色体为 46 条(23 对),其中 22 对(1～22 号)男女均一样,称为常染色体;1 对是决定性别的,称为性染色体,男性为 XY,女性为 XX。

染色体在细胞增殖周期中,经历着凝缩和舒展的周期性变化,即染色体在间期时疏松伸展为染色质而失去其特有的形态特征,而进入分裂期后逐渐变短变粗;到细胞分裂中期,染色体达到凝缩的高峰,轮廓结构清楚,因而最有利于观察。

每一条中期染色体都是由两条染色单体构成,两条单体仅在着丝粒处互相连接。该处为染色体的缩窄处,又称为主缢痕。着丝粒是有丝分裂时纺锤丝附着之点,在细胞分裂时与染色体的运动密切相关,失去着丝粒的染色体片断通常因不能在分裂后期向两极移动而丢失。着丝粒又将染色体横向分为两个臂较短的称为短臂,以 P 表示;另一个称为长臂,以 q 表示。

在中期染色体上,还可以看到如下结构。①次缢痕:为染色体上狭窄和浅染的区域,和着丝粒一样,是染色体物质稀少或去螺旋化的结果,较常见于 1、3、9、16 和 Y 染色体,但并不是这些染色体必需具备的特征。②随体:位于近端着丝粒染色体的短臂通常是由于随体柄(或随体蒂)的存在,致使末端的染色体物质与其余部分仅以一丝相连而呈小球状。随体的形态和数量是按孟德尔方式遗传的。在群体中,各人随体的形态、数量是不相同的,但在个体的所有细胞却都是一致的。③端粒:每条染色体的末端都有一种称为端粒的物质。它可以防止染色体在互相缠绕时彼此黏连,只有失去端粒的部分才能发生染色体重排现象。④核型:是一个个体的细胞的全部染色体,通过一定程序,在标本上显示的数目和形态特征。也就是说,在临床上,进行染色体检查时,把一个个体细胞中全套染色体按照约定的规定从大到小成对排列起来,称为该个体的核型。研究细胞中染色体数目、形态特点的过程,即称为核型分析。

(2)染色体带型:显带技术可准确地鉴别每条染色体序号及微小变化。1968 年,瑞典细胞化学家 Casperson 用氮芥喹吖因染植物染色体,发现在荧光显微镜下,每条染色体沿其长轴出现宽窄和亮度不同的辉纹,即荧光带。1970 年,他又发表了人类染色体的带型。这个技术上的重大突破,大大促进了医学遗传学的发展。因为每条染色体都有其独特的带型。显带技术不仅解决了染色体的识别问题,还能准确地鉴别每条染色体上的微小变化,为鉴别染色体微小缺陷和复杂重排提供了有效手段,为深入研究染色体异常及基因定位创造了条件。显带技术的应用发现了许多新的染色体病。

随后,许多细胞遗传学家用不同的显带技术使染色体显现带纹,有 Q 带、G 带、C 带、R 带、T 带、N 带和高分辨带等。为了国际上统一命名,1971 年在巴黎召开了人类染色体国际会议,规定了人类染色体带型的命名原则和模式组型图。即在分带的染色体上,首先选用着丝粒、臂端或某些显著的带作为界标。位于两个邻近的界标之间的染色体区域称为区。人类染色体界标、带、区的定义及命名如下。

1)带:染色体的带是指一条染色体上显示的明暗或深浅相间的一系列连续的节段,从而可以与其相邻的节段区分。所以,整条染色体是由连续的带组成,没有带间区。带的编号标记在带的正中部而不是边缘。带的序号从近着丝粒处开始,向远侧展开。

2)界标:是一个恒定的、明确的形态特征,界标都标在带的正中部。染色体的末端和着丝粒都是界标。被着丝粒部界标分开的带是两条带,分别属于 P^{11} 和 q^{11}。明显恒定的带也可以作为界标,如 1 号染色体短臂近 1/2 处的两条深染和宽阔的带就是两个界标;再如 X 染色体短臂和长臂的各一条深染带。界标被认为属于远端那个区,并为该区的第一条带。

3)区:两个界标之间的节段是一个区。区的序号也是从近着丝粒处开始向远侧排列。

4)染色体区带的标记方法:先写染色体编号,再写臂的符号,臂符号后的第一个数字为区的序号,第二个数字为带的序号。如 2 号染色体的长臂 2 区 2 带写为 $2q^{22}$。如果有的带需要再划分为亚带,就在原来的 2 个序号后面加一小数点,再写出亚带的序号。如 $14q^{24}$ 带可分为 3 个亚带,则分别写成 $14q^{24.1}$、$14q^{24.2}$、$14q^{24.3}$;亚带序号仍从着丝粒端开始向远侧计算。如果亚带再分,则只加数字不加小数点,如 $14q^{24.31}$。

命名符号、缩写术语及核型描述:为了简单明确地记述人类染色体及其畸变,1978 年国际体制在总结经验的基础上,提出了一个命名符号和缩写术语体系。

利用上述国际会议规定的符号即可对核型进行描述,其顺序为染色体总数、性染色体组成、染色体畸变情况。如:46,XY,表示正常男性;46,XX,表示正常女性;47,XY,+21,表示男性先天愚型患者;46,XX,−14,+t(14q,21q),表示某女性个体缺少一条 14 号染色体,但增加了一条 14 号染色体长臂与 21 号染色体长臂之间发生易位而形成的衍生染色体。

(3)染色体畸变:遗传物质的缺失,重复或重排而造成的染色体异常,分为染色体数目畸变和结构畸变两大类。这种畸变发生在体细胞中,可遗传给其子细胞;若发生在生殖细胞中,则可遗传给其子代。

1)染色体数目畸变:在有性生殖的生物中,来自一个正常配子的全部染色体称为染色体组(genome,简写 n)。正常人有 23 对染色体,其中 23 条来自父方,另 23 条来自母方,即含有两个染色体体组,故称为二倍体(2n)。以二倍体为标准,所出现的整条染色体增多或减少以及成倍性的增减,统称为染色体数目畸变。

数目畸变是由于染色体在减数分裂或有丝分裂时不分离而不能平均地分到 2 个子细胞内。若为前者就会出现两种配子:一种配子缺乏某一号染色体,而另一种配子则多了一个染色体。这种配子与正常配子结合时,就可以产生子代的该号染色体的单体病或三体病。如果是整个染色体组都不分离,就会使受精卵具有 23＋46＝69 或 46＋46＝92 条染色体,分别称为"三倍体"(griploid,3n)和"四倍体"(teraploid,4n),总称为"多倍体"。多倍体的遗传信息极度异常,多数流产,临床上较罕见。若染色体不分离畸变发生在受精之后,就产生嵌合体,体内存在两种或两种以上的细胞株,它们具有的染色体数目不同,这种不分离畸形发生越晚,体内正常二倍体细胞所占比例越大,临床症状也就越轻。此外,染色体在细胞有丝分裂中期至后期过程中,某一染色单体在向一极移动时可能由于不明原因而迟滞在细胞质中被分解消失,这种丢失是嵌合体形成的一种方式。

2)染色体结构畸变:染色体结构畸变发生的基础是断裂。临床上常见的结构畸变有缺失、易位、倒位、插入、环状染色体和等臂染色体等。染色体某一片段的丢失和重复,常引起严重病变,甚至死亡。断裂的片段不在原位重建而连接到另一染色体上者称为易位。易位后,基因没有丢失或增加者,称为平衡易位,临床无症状,但这种平衡易位染色体携带者的子代易患染色体病。当一条染色体的长、短臂同时发生断裂,含有着丝点节段的长、短臂断端相接,即形成环状染色体。若断裂发生在着丝点的横向分裂,就形成等臂染色体。

(四)遗传性疾病的预防

1. 携带者的检出　携带者是指生殖细胞中染色体、DNA 带有隐性致病基因的杂合体(Aa),或染色体有平衡易位与变异型的个体。一般无临床症状,但能将携带的致病基因或易位的染色体传给子代,可发病;携带者检出是遗传病诊断的重要内容。人群中隐性遗传病发病率不高,数千至数万分之一,但人群中隐性致病基因携带者的比例较高,如白化病群体发病率为 1/20 000,而人群中携带者频率为 1/10;苯丙酮尿症群体发病率为

1/10 000～1/20 000,携带者频率为 1/50。携带者频率均比该病发病率高数十或数百倍,染色体发病率为 5‰,平衡易位携带者,每 250 对夫妇有 1 名携带者。检出携带者是指导婚姻、生育、产前诊断的必要前提,是防止遗传病的主要措施。

目前国内较常用的携带者检出内容有:①甲型血友病测定血浆第Ⅷ因子,携带者为正常人的 50%,PCR、RFLP 分析 DNA 均可证实;②G－6－PD 缺乏症,红细胞组化学测定,携带者为正常红细胞与病态红细胞的嵌合体;③假性肥大型肌营养不良(DMD)携带者有55%～80% 血清 CPK、LDH、Mb 均高于正常人含量,RFLP、PCR 分析 DNA 也可证实;有学者(1987～1990 年)对 DMD 携带者(244 例)采用血清联合测定 CPK、LDH、Mb,检出率达87.3%;④苯丙酮尿症携带者检出,测定肝细胞苯丙氨酸羟化酶活性为正常人的 50%,口服或静脉注射苯丙氨酸负荷试验,血浆苯丙氨酸水平下降缓慢;⑤半乳糖血症携带者,其红细胞半乳糖－1－磷酸苷转移酶活性为正常人的 50%;⑥α－珠蛋白生成障碍性贫血携带者,分子杂交法体细胞 cDNA(互补 DNA)α－珠蛋白结构基因数目减少;⑦糖原代谢病Ⅲ型携带者,其红细胞脱支酶活性与正常人有差异;⑧异染性脑白质营养不良携带者,其白细胞芳基硫酸酯酶 A 活性约为正常人的 50%;⑨尼曼—匹克病携带者,其白细胞神经鞘磷脂酶活性为正常人的 54%～57%;⑩高雪病携带者,其白细胞和培养的皮肤成纤维细胞 β 葡萄糖苷酶活性为正常人的 60%。迄今遗传病携带者检出可检测 40 余种。

2. 产前诊断 又称宫内诊断或出生前诊断,是在胎儿出生前应用各种先进的科技手段,采用影像学、生物学、细胞遗传学及分子生物学等技术,了解胎儿在宫内发育状况,对先天性和遗传性疾病做出诊断。

(1)产前诊断的对象:①35 岁以上的高龄孕妇;②生育过染色体异常儿的孕妇;③夫妇一方有染色体平衡易位者;④生育过畸形儿者;⑤性连锁隐性遗传病基因携带者;⑥夫妇一方有先天性代谢疾病,或已生育过病儿的孕妇;⑦妊娠早期接受过大剂量化学毒剂、辐射和严重病毒感染的孕妇;⑧有遗传性疾病家族史或近亲婚配的孕妇;⑨原因不明的流产、死胎、畸形、死产史的孕妇;⑩本次妊娠羊水过多或疑有畸胎的孕妇。

(2)产前诊断的疾病种类:①染色体病;②性连锁遗传病;③先天性代谢缺陷病;④非染色体性先天畸形。

二、常用染色体检查方法

染色体检查又称染色体核型分析,是将特定的细胞短期或长期培养后,经过特殊制片和显带技术,在光学显微镜下观察分裂中期的染色体,确定染色体的数目及结构是否发生畸变,是确诊染色体病的基本方法。进行染色体检查最常用的标本是外周血。此外,骨髓细胞、皮肤、肾、睾丸、羊水等均可作为检查标本。在染色体检查中,除常规染色体技术外,有各种显带及其他分子生物学技术用于不同的检查目的。

染色体常用分子生物学检查方法包括原位杂交、DNA 限制性片段长度多态性分析(RFLP)、聚合酶链反应(PCR)、核苷酸序列分析、差异 RNA－PCR 法、脉冲场凝胶电泳等。

(一)一般技术

1. 染色体形态观察 染色体在正常情况下呈杆状,经秋水仙素处理后使原来已纵裂的染色体在着丝粒处不能分开,故此时的染色体呈"X"形,又称秋水仙素中期染色体,固定后经吉姆萨染色可直接在显微镜下观察。

2. 分组及核型　根据染色体的相对长度、染色体臂率和着丝粒指数 3 个测量数据,把人类体细胞的 23 对染色体分成 7 个组,排列成染色体组型。

所谓核型是指用显微照相等方法,将某一个体的单个体细胞的整套中期染色体,成对排列形成的图像,以表示该个体的染色体组成。根据一些正常个体许多细胞的核型,综合绘制的图形称模式核型图,它代表一个物种的核型模式。依靠模式核型图,对比待检细胞的核型是否正常以及异常特点来做出诊断,即称为核型分析。

（二）显带染色体技术

中期染色体经固定后染色观察,只能发现染色体的数目畸变,无法检测染色体结构的畸变。用某些荧光染料可使染色体的不同区域呈强弱不等的荧光着色。显示明暗相间的独特带型。不同的染料能够使染色体的不同部位着色,如 Q 带技术使 Y 染色体长臂末端呈特异的荧光区可用于鉴别性别,R 带技术有利于观察染色体末端区域的结构改变和测定每条染色体的长度,C 带技术尤其能反映 1、9、16 号染色体着丝粒区的多态性和 Y 染色体长臂末端的变化等。另外还有高分辨 G 带技术可使染色体显示出 550 ~ 850 条的高分辨条带,这一技术使在染色体上更精确地进行基因定位成为可能,也使人们发现了染色体的一些微小结构畸变综合征。

三、染色体病的检查

染色体异常或畸变是先天性多发畸形、不明原因的智力发育迟缓,以及胎儿自然流产的重要原因。在一般新生儿群体中,染色体异常的发生率为 0.5% ~ 0.7%,而早期自然流产儿中 50% ~ 60% 是由于染色体异常而引起的。染色体异常包括数目异常与结构畸变。

（一）染色体数量异常

由于 1 ~ 22 号染色体先天性数目异常或结构畸变引起的疾病。由于它涉及数十、数百、数千甚至上万个基因的增减,故常表现为严重的多发的先天性异常或畸形。按照染色体畸变的特点,可将此类疾病分为单体综合征、三体综合征、部分单体综合征和部分三体综合征四大类。其共同的发病机制是破坏了基因的平衡。对于单体和部分单体来说,可能与基因的剂量效应和（或）等位基因的缺失导致隐性基因的表达有关;对于三体或部分三体来说,则可能与基因的剂量效应和（或）位置效应有关。

1. 21 - 三体综合征　又称先天愚型或唐氏综合征,为常染色体畸变。本病为最常见的染色体病,发病率随母亲年龄的增高而增高,活婴中的发病率为 1/600 ~ 1/800,60% 的患儿在胎儿早期夭折流产。

本病分 3 型:标准型、易位型、嵌合体型。标准型的发病机制为亲代（多为母方）的生殖细胞染色体在减数分裂时不分离所致,易位型的发病机制为父母之一的 21 号染色体平衡易位携带者遗传而来,嵌合体型是因受精卵在早期分裂过程中染色体不分离所引起,临床表现随正常细胞所占的百分比而定。

（1）21 - 三体型:患者核型为 47,XX 或（XY）, + 21,即患者的第 21 号染色体不是两条而是三条。生殖细胞在减数分裂时第 21 号染色体不发生分离,结果形成染色体数目异常的精子（24,X 或 24,Y）或卵子（24,X）。异常的精子或卵子与正常的卵子或精子受精后,就产生 47, +21 的 21 - 三体型的先天愚型患儿。

(2)嵌合型:理论上有 46/45, -21/47, +21 三种细胞系。但 45, -21 细胞由于少一条男 21 号染色体而易被自然淘汰,故患者一般常为 46/47, +21 的嵌合型。该型患者的临床症状多数不如 21 - 三体型典型,故有学者称为副先天愚型、半先天愚型或类先天愚型。

(3)易位型:患者具有典型先天愚型临床症状,但其增多的一条第 21 号染色体不像 21 - 三体型那样独立存在,而是易位到另一近端着丝粒染色体上,两者合成一条,故患者的染色体总数为 46 条,称为假二倍体。

2. X 单体综合征(特纳综合征) 大多数病例的 X 染色质(巴氏小体)为阴性。核型为 45, X,即少了一条 X 染色体。本病发生率约占女婴的 1/2 500,但在自发流产儿中发生率为 7.5%。表明 45, X 胚胎多在胎儿期流产。患者的核型包括下面几种。

(1)X 单体型(45, X):为本综合征的主要核型,体细胞内只有一条 X 染色体,X 染色质阴性。症状最典型。

(2)嵌合型(45, X/46, XX45, X/47, XXX, 45, X/46, XX/47, XXX):这一类型的患者临床症状轻重取决于正常与异常细胞比例,若 45, X 的细胞占绝对优势,则可表现典型的特纳综合征症状。若 46, XX 细胞占绝对优势,则表型近似正常个体,但生育力降低并常伴发先天性心脏病如肺动脉瓣狭窄伴房间隔缺损。

(3)X 长臂等臂[46, X, I(Xq)]:患者表型近似 45, X 型,但症状较轻。X 染色质较大。

(4)X 短臂等臂[46, X, I(Xp)]:表型似 45, X 型。

(5)X 短臂缺失(46, XXp -):呈典型的特纳综合征症状。

(6)X 长臂缺失(46, XXq -):症状似前述的 X 短臂等臂的患者,X 染色质阴性或较小。

(7)环状 X 染色体[46, X, r(X)]:相当于 X 染色体的短臂和长臂的部分缺失。环的大小表明其缺失程度并决定其症状的表现程度,环越小,表明缺失的部分多,表型可近似特纳综合征,环越大,表明缺失的部分少,表型可与正常女性相近。

3. X 三体综合征 指体细胞中 X 染色体数目比正常人多 1 条或 1 条以上,为 X 三体型或多体型,在活产女婴中的发病率约为 0.1%。该综合征的临床表现变化很大,核型为 47, XXX 的女性大多具有正常的表型,生育能力也可以正常,子女一般具有正常核型。X 染色体增加 2 条或 3 条时,对于面部及智能的发育影响更为显著。四体型女性一般智能发育不全。五体型女性罕见,其脸型、生殖器、某些第二性征及智能发育均明显受累。

4. 克兰费尔特综合征 又称先天性睾丸发育不全症或小睾征,1942 年由克兰费尔特(Klinefelter)等报道。发病占男性的 1/700 ~ 1/800。患者外表为男性,儿童期无症状,于青春期出现症状,且逐渐加重,其特征为男性乳房发育,外生殖器发育不良,睾丸小而硬,曲精管萎缩,97% 的患者呈不育症。还有一些非恒定的症状,如身材较高,手腿均长,皮肤细嫩,毛发稀少等。

本征患者的核型 80% 是 47, XXY,其余为嵌合体或含有更多 XX 染色体的核型,如 46, XY/47, XXY;46, XX/47, XXY;48, XXXY;49, XXXXY 等。临床上,47, XXY 的个体多

数智力基本正常,但是核型中多余的 X 染色体的基因对睾丸发育有不利影响,对智力的影响也随 X 染色体数目的增多而愈加严重。至于嵌合型患者,则取决于嵌合细胞的比例,若正常核型占优势,表型可能正常;反之则表型与上述症状相似。

47,XXY 型患者大部分(60% 以上)是由于其母亲在形成卵子的减数分裂过程中产生了 XX 染色体不分离,因异常卵子(XX)和 Y 型精子受精后造成的。母亲年龄增大,出生本病患儿的风险亦增加。

在年龄达 11~12 岁时,可采用长效睾酮制剂,如庚酸睾酮,开始剂量为每 3 周肌内注射 50mg,每隔 6~9 个月增加 50mg,直至每 3 周注射 200mg(成人剂量)为止。

5. XYY 综合征 1961 年由 Sandberg 等报道,核型为 47,XYY,发病率约占男性的 1/750~1/1 000,患者表型男性,症状不明显,并无一目了然的染色体病表现,但有些异常可作为儿童期 XYY 综合征的疑点,儿童中期生长加快,智力迟钝,行为暴躁,偶有反社会性质的举动,不能做精细动作,眉间突出,脸不对称,耳长,骨骼细长,四肢常有关节病;成人智力正常或略低,有学者认为本征患者有暴力或犯罪趋向,常有攻击性行为。

6. 超雌及多 X 综合征 核型为 47,XXX 者,因其 X 染色体较正常女性多一条,故称"超雌"。在新生女婴中占 1.2‰。就其染色体数目而言,超过了正常女性,但就其生理功能来说却不胜于常人。有些患者第二性征发育不良、闭经、不孕、卵巢中可能缺乏滤泡,超雌的嵌合体,如 46,XX/47,XXX 症状一般较轻。有的患者表型可能与正常女性无异,可生育。理论上讲,其子代有 50% 为 47,XXX 或 47,XXY,但实际上 47,XXX 妇女极少生育这类异常个体。这可能是由于 XX 卵子不易受精,经选择而淘汰。

多 X 综合征尚有 48,XXXX 和 49,XXXXX 等。患者症状与 47,XXX 相似,但更严重,智能更低下。超雌发生的机制是由于母亲生殖细胞在减数分裂时出现了不分离现象,这在母亲年龄在 40 岁以上者更易发生。

(二)染色体结构异常

1. 部分三体综合征 部分三体是指某条染色体的某一片段的重复。多数将因基因失平衡而导致胚胎死亡,存活病例则有一系列临床症状。现已报道 1~22 号各染色体都有部分三体病例并表现出各种综合征,而且临床症状大都有相似的身体、智力发育迟缓的特征。

(1)4p 部分三体综合征:患者核型为 46,4p+,即第 4 号染色体短臂有部分重复。主要源自亲代的易位携带者。30% 患儿在婴儿期死亡。约 50% 易位至第 22 号染色体短臂,其次易位至 D 组。发病有家族聚集现象。

(2)4q 部分三体综合征:患者核型为 46,XX(或 46,XY),dup(4q)。男性患者多于女性患者(约 10:7)。1/4 患者死于婴儿期。

(3)9p 部分三体综合征:是人群中较常见的一种部分三体综合征。患者核型为 46,XX(XY),dup(9p),多源自亲代平衡易位携带者。预后较好,多数能活至成年。

(4)20p 部分三体综合征:几乎均源自亲代的易位携带者。除智力发育迟缓外,无明显的特异性共同特征。发病有家族聚集倾向。

2. 部分单体综合征 部分单体是指某对染色体之一发生长臂或短臂的部分丢失,或长、短臂的部分同时发生缺失形成环形染色体。即某条染色体发生断裂后,无着丝粒断片滞留在细胞质内,不再参加新细胞核的形成,终至丢失而引起各种临床症状。部分单体的形成也可由父母之一的平衡易位携带者传递。

(1)4P-综合征:本征是由于4号染色体短臂部分缺失造成。主要临床症状为头小或不对称,眼距宽,斜视,虹膜发育畸形、眉间突出;唇或腭裂,口角向下呈鱼嘴形,下颌小,上唇短;鼻呈钩状而宽;耳位低,耳郭扁平且平滑;皮嵴发育不良,嵴纹数少,通贯掌纹,马蹄内翻足;严重智力低下,癫痫发作,常有心脏异常。

患者的核型为46,XX(XY),del(4)(pl5.32)。约90%病例源自新发生的染色体畸变。发病率约1/160 000,男多于女。

(2)猫叫综合征:又称5p部分单体综合征,具有似猫叫哭声、特殊脸容和智力发育障碍的特点。本症为第5号染色体短臂部分缺失所致,患者的核型为46,XX(XY),del(5)(pl5.1)。发病率为1/50 000,是部分缺失综合征中较常见的一种。出生时女性患者约占了70%,但年龄较大的患者多数是男性。如患者存活,猫叫样哭声可随年龄增长而逐渐消失。患儿的5p-染色体的产生原因,10%与父母之一平衡易位携带者有关,而大部分的父母染色体正常。因此,它的产生可能是其父母一方在形成生殖细胞时,第5号染色体短臂发生断裂,结果形成5p-的配子与正常生殖细胞受精而产生的。

(三)染色体不稳定综合征

1. 范科尼贫血(Fanconi anemia,FA)　FA是一种少见的常染色体隐性遗传性疾病,通常在8岁左右时发病。临床特征为多发性先天异常、骨髓衰竭和肿瘤易感性增高。FA细胞对DNA交联剂双环氧丁烷(DEB)和丝裂霉素C(MMC)特别敏感,易发生染色体断裂,产生多种染色体异常。

90%以上的纯合子患者呈严重型再生障碍性贫血表现。这些纯合子的染色体对DNA交联剂DEB和MCC特别敏感,易发生染色体断裂,从而可导致多种先天性异常,如身材矮小、皮肤色素沉着、骨骼异常(包括拇指和桡骨发育不良)、生殖泌尿系统和心血管系统以及中枢神经系统异常。在>16岁的患者中,最为常见的异常为身材矮小和皮肤色素沉着。这些症状在增生减低性血小板减少和全血细胞减少患者发病时可能并不明显。但也有报道在一范科尼贫血的三同胞中(在22~36岁确诊)未见体格异常。至少20%的范科尼贫血患者患恶性肿瘤,主要为急性髓系白血病。其他器官恶性肿瘤主要包括皮肤、胃肠道和生殖系统。接受雄激素治疗者易患肝癌。在一儿童病例中,范科尼贫血的最初表现是持续性的血小板减少和巨核细胞低下,但在这之前,该患儿曾患过急性髓系细胞性白血病,经治疗缓解。

2. 布卢姆(Bloom)综合征　具有染色体断裂和核异常,还可见到不对称的双着丝粒染色体、三联体和新的异常单着丝粒染色体。常染色体最易发生四联体的是1、19和20号染色体。除表现为生长发育迟缓外,还有窄脸、钩鼻、脸部毛细血管扩张性红斑等特征。

3. 毛细血管扩张性共济失调症　是一种常染色体隐性遗传疾病,7、14号染色体常发生断裂,断裂点多见于7pl3、7q35、14q11~q12和14q32。临床特征有进行性小脑性共济失调;眼和皮肤毛细血管扩张、生长发育迟缓及肺部感染等。

四、基因突变检查

（一）血友病

血友病是一种 X 连锁的隐性遗传疾病。该病主要的临床表现为频发的关节及软组织出血。其病因是由于凝血因子基因的缺陷,而使血浆中的某一凝血因子蛋白的表达降低或缺如,使凝血系统受到阻碍。血友病在遗传性凝血疾病中最为常见。血友病一般分为 A、B 两种类型,分别是由于凝血因子Ⅷ、Ⅸ缺失而引起的。此外,还存在着同时缺乏凝血因子Ⅷ与Ⅸ的 A、B 混合型血友病。发病者几乎全部为杂合子的男性,女性杂合子为携带者。凝血因子Ⅷ基因全长达 186kb,定位在 Xq28,约占 X 染色体总长的 0.1%。由 26个外显子和 25 个内含子组成。其外显子的长度为 69 ~ 3 106bp。最短的内含子 207bp,最长的达 324kb,所有内含子的剪切位点遵守 GT – AG 法则。凝血因子Ⅷ的 mRNA 约9kb,其 cDNA 长度为 9 009bp。编码区编码 2 351 个氨基酸。成熟的凝血因子Ⅷ为一条含232 个氨基酸残基的单一肽链,分子量为 264 763。

凝血因子Ⅸ的 cDNA 总长度为 2.8kb,含 1 383bp 的编码区,编码区编码 461 个氨基酸,其 N 末端的 46 个氨基酸为信号肽。成熟的凝血因子Ⅸ由 415 个氨基酸残基组成。完整的凝血因子Ⅸ基因总长约 35kb,定位于 Xq27.3 上。由 8 个外显子和 7 个内含子组成。最大的内含子长为 9 473bp,最小的为 188bp。最短的外显子为 24bp,最长的外显子编码182 个氨基酸。外显子与内含子之间的剪切部位的碱基排列顺序符合 GT – AG 法则。

1. 凝血因子Ⅷ基因异常　通过对甲型血友病患者凝血因子Ⅷ基因结构的分析,发现凝血因子Ⅷ基因异常有以下方式。

（1）点突变:凝血因子Ⅷ基因的点突变,如果发生在内含子与外显子相接部位,那么转录的 tRNA 就无法进行正常的剪切过程,不能形成成熟的 mRNA 链,不能有效地合成凝血因子Ⅷ蛋白质。基因序列中的密码子突变为终止密码子,如 CGA 突变为 TGA,使得在正常开放读码框架（ORF）提前出现了终止密码子,以致产生不完整的、无活性的或不稳定的凝血因子Ⅷ异常蛋白质。

（2）基因缺失突变:在一些严重的甲型血友病患者中,发现了凝血因子基因内检出有大 DNA 片段的缺失。但也有一些严重的甲型血友病患者却未见其凝血因子Ⅷ基因结构有很明显的改变。

2. 凝血因子Ⅸ基因异常　也包括点突变和缺失突变两种。

（1）点突变:乙型血友病患者凝血因子Ⅸ基因点突变的位点,如外显子Ⅱ中的 AGG改变为 AGT 或 AGC 而编码丝氨酸,这一改变使 N 端的信号肽序列不能被正常水解,产生无活性的凝血因子Ⅸ;也有外显子Ⅵ与内含子 F 相交处 GT 突变为 TT,使剪切信号丢失。

（2）缺失突变:基因的缺失突变也是乙型血友病患者较常见的基因异常类型。基因的缺失,包括内含子 D、外显子 Ⅴ,内含子 E、外显子Ⅵ及部分内含子 F 的基因序列达 18kb以上。有的基因缺失部位发生在外显子Ⅵ及其 3 侧达 9kb。有的出现外显子Ⅰ上游7.5kb 处到外显子Ⅷ前一部儿的 33kb 部分全部缺失。有的则缺失从外显子Ⅴ到外显子Ⅵ的一段 10kb 的片段。

（二）血红蛋白病

由于珠蛋白基因结构和表达的异常,珠蛋白合成发生缺陷所导致的血红蛋白分子病。

习惯上分为两类:一类是由于珠蛋白的分子结构异常,称为异常血红蛋白病;另一类是由于珠蛋白链合成速率降低,由此产生的疾病称为珠蛋白生成障碍性贫血。

1. 异常血红蛋白病　异常血红蛋白是指珠蛋白结构变异的血红蛋白。是由于血红蛋白基因的 DNA 碱基发生变化,引起 mRNA 相应的碱基变化,而导致珠蛋白的结构产生变异。至今,全世界发现的异常血红蛋白达 471 种。其中珠蛋白链异常的 144 种,β 链的 259 种,δ 链的 17 种,γ 链的 42 种,还有 9 种涉及两种珠蛋白链的异常。根据异常血红蛋白的产生原因一般为以下 5 种情况:单个碱基替代、终止密码突变、无义突变、移码突变、密码子缺失和嵌入。

2. 珠蛋白生成障碍性贫血

(1)α - 珠蛋白生成障碍性贫血:受累个体的 α 珠蛋白链合成部分或完全缺失,即 1～4 个 α - 珠蛋白基因的缺失或功能障碍。如果在一条 16 号染色体上的 2 个基因均缺失称为 α - 珠蛋白生成障碍性贫血 1,如果只有一个 α 基因缺失称为 α - 珠蛋白生成障碍性贫血 2。α - 珠蛋白生成障碍性贫血 1,最常见的缺失类型为 α 基因复合体缺失,包括 5' 非编码区顺序和编码区第 1～56 个氨基酸密码子在内的缺失,以及其他多种类型的缺失。珠蛋白生成障碍性贫血 2,分为左侧缺失和右侧缺失。左侧缺失为结构基因及其周围区域的缺失;右侧缺失则是结构基因 α_1 的 5 端和 α_2 的 3 端缺失。以上两种缺失的发生机制是类 α 链基因不等交换的结果。还有一种称为非缺失型 α - 珠蛋白生成障碍性贫血,包括以下 4 种情况。

1)α 基因 IVS Ⅰ 的 5 个核苷酸(TGAGG)缺失,因在 5 * 剪接点处,导致 α 基因转导的 mRNA 前体不能进行正常的剪切,不能形成成熟的 mRNA。

2)α 基因终止。

3)α 基因编码区碱基突变,如 α_2 基因编码的第 125 位亮氨酸密码子 CTG 突变成脯氨酸的 CCG,因而妨碍了叫 $\alpha_1\beta_1$ 二聚体的形成。

4)聚腺苷酸信号突变,α_1 基因 3 端的加尾信号 AATAAA 盒子突变为 AATAAA,因而使成熟的 mRNA 不稳定,合成量降低。

(2)β - 珠蛋白生成障碍性贫血:主要特征是在 11 号染色体上 β 链的合成缺陷,而持续地和不同程度地产生 γ 和 δ 链。β - 珠蛋白生成障碍性贫血包括两种类型:β 链合成完全受到抑制的 β^0 型珠蛋白生成障碍性贫血,β 链合成部分受到抑制的 β^+ 型珠蛋白生成障碍性贫血。该病的分子基础有两种,即点突变:大多数 β - 珠蛋白生成障碍性贫血都是由于 β 链基因编码区的无义突变、移码突变导致 β 链 mRNA 无功能,非编码区或编码区突变影响到 mRNA 的拼接,以及转录突变等造成的;类 β 链珠蛋白基因缺失:按类 β 基因簇缺失的长短大致分为 5 类,即 β^0、δβ、γδβ 珠蛋白生成障碍性贫血、HPFH 及融合基因等。

(三)脆性 X 综合征

人类染色体脆性基因座是一类新的遗传变异,迄今国际上已有 21 个染色体的脆性基因座被发现。脆性 X 综合征与 X 连锁智力低下有关。脆性 X 染色体在严重智力低下男性中占 7%,轻微智力低下男性中占 4.5%。X 脆性基因座产生的机理尚不完全清楚,目前认为与 DNA 合成代谢过程有关。已经发现在缺乏叶酸和胸苷或用 5 - 氟尿嘧啶核苷

（FrdU）等处理的条件下,因缺少胸腺核苷合成酶的辅助因子,致使胸腺核苷的合成部分受到抑制,因而错误结合了 FrdU。如结合后仍保持甲基化,将影响 DNA 的紧密折叠,则染色体结构就可能在某些特定的部位上塌陷,产生裂隙和断裂。

（四）亨廷顿舞蹈症

亨廷顿舞蹈症又称慢性进行性舞蹈病或遗传性舞蹈病,是基底节及大脑皮质变性病,以慢性进行性舞蹈样动作、痴呆阳性家族史为其特征。

本病病理改变主要是壳核、尾状核及大脑皮质的神经细胞变性和萎缩。基底节内谷氨酸脱羧酶和胆碱乙酰化酶活性降低,以致 γ 氨基丁酸缺乏,乙酰胆碱生成不足。另外,还有突触后多巴胺受体超敏,纹状体—苍白球通路或纹状体—黑质通路中的脑啡肽减少,这些改变是本病舞蹈动作的生化基础。遗传方式为常染色体显性。本病基因定位于 4 号染色体,准确定位为 4pter – pl6. 2。应用 G8 或 pKpl. 65 探针作 RFLP 分析可对胎儿做产前诊断。

（五）囊性纤维化

囊性纤维化（CF）是一种常染色体隐性遗传性疾病,多见于儿童和青年,发病率为 1/2 500。CF 病变相关基因定位于第 7 号染体上,称为 CF 跨膜传导调节因子基因。患者中约 70% 是 CF 基因 508 位置上的苯丙氨酸缺失（F508）所造成的。

五、肿瘤基因检查

能参与或直接导致正常细胞发生恶性变的任何基因序列均称为癌基因。而存在正常细胞内,发生恶变后转变为癌基因的基因序列称为原癌基因。原癌基因或细胞癌基因本质是一类控制细胞生长分化的基因组。可抑制细胞生长并能潜在抑制癌变作用的基因群称为抑癌基因,并必须具备以下条件:在该癌的相应正常组织中必须有正常的表达;在该种恶性细胞中,该基因理应有所改变,如点突变、DNA 片段或全基因的缺失或表达缺陷;导入该基因缺陷的恶性肿瘤细胞可部分或全部抑制其恶性表型。

（一）p53 基因检测

导致细胞转化或肿瘤形成的 p53 基因突变产物,是一种肿瘤促进因子,它可以消除正常 p53 的功能;而野生型 p53 是一种抑癌基因,它的失活对肿瘤形成起重要作用。

p53 基因突变主要是点突变,另有少量插入或缺失突变。点突变约 83% 为能引起蛋白改变的错义突变,其余为引起蛋白质合成过早终止的无意义突变以及不影响蛋白质合成的同义突变。迄今已发现许多恶性肿瘤中存在 p53 基因的突变,如肺癌、乳癌、肝癌、胃癌、卵巢癌、鼻咽癌、脑瘤、肉瘤、白血病和淋巴瘤等,而且存在突变位点。肺癌中,10% 为 p53 缺失和插入;淋巴瘤和白血病的 p53 突变大部分为 CpG 位点的转换,G – T 置换较低,A:T – G:C 在 A:T 位点突变较高;结肠癌 G:C – A:T 转换占了 9%,而且多数在 CpG 二核苷酸位点,50% 以上转换突变发生在第 3 ~ 5 结构域的 CpG（位于密码子 175、248、273）;应用 PCR – SSCP 技术在乳腺癌中检测到的 p53 突变率达到 46%。

（二）视网膜母细胞瘤基因检测

视网膜母细胞瘤基因（Rb）定位于人类染色体 13q14,全长约 200kb,有 27 个外显子,26 个内含子,转录为 1 条约 4.7kb 的 mRNA,编码具有 928 个氨基酸残基的 Rb 蛋白,其分子量约为 1.1×10^5。85% 的 Rb 蛋白质产物存在于细胞核中,约 10% 在细胞膜上,在胞质和间质中几乎没有 Rb 蛋白质。

Rb 蛋白磷酸化是 Rb 基因调节细胞分化的主要形式,在细胞周期的 GⅠ期 Rb 基因蛋白为去磷酸化状态,在 GⅡ期、S 期、M 期为磷酸化状态,细胞 GⅠ/S 期 Rb 蛋白磷酸化受周期调节激酶 cdc2 调节,并可能与白介素-2 和某些病毒癌基因产物相结合。细胞在 S、GⅡ、M 期,在低离子强度细胞裂解的细胞质上清液中发现磷酸化的 Rb 蛋白;相反,在 GⅠ期,Rb 蛋白同某些核结构紧密结合,在肺癌细胞突变的 Rb 蛋白失去了同核酸体结合的功能。

Rb 基因的抗癌性有两层含义,一是在正常细胞中 Rb 基因具有抑制细胞生长的作用,二是在肿瘤细胞内 Rb 基因具有抑制其生长及致瘤性作用。正常人体组织 Rb 基因的结构及表达均正常,而相应的肿瘤组织中的基因常缺失突变,缺乏正常的 Rb 蛋白。Rb 基因可以完全抑制视网膜母细胞瘤的致瘤性,表明基因功能失活是视网膜母细胞瘤发生的主要机制;而 Rb 基因只能部分抑制前列腺癌、膀胱癌及乳腺癌细胞的致瘤性,说明 Rb 基因失活在这些肿瘤的发生、发展中起着一定作用。

(三)结肠多发性腺瘤样息肉病基因检测

结肠多发性腺瘤样息肉病基因(APC)的突变在遗传性结直肠癌的形成中起着关键的作用。APC 基因定位于染色体 5q21～5q22,共有 15 个外显子,编码具有 2 843 个氨基酸的蛋白质。APC 基因存在于细胞质 K ,参与 c-myc 基因表达的调节,它没有信号肽、穿膜区和核靶信号。APC 基因在正常结肠黏膜、胎儿肌肉、肝、皮肤、成人外周血白细胞、结肠癌及部分其他肿瘤细胞系中表达。

APC 基因的突变主要包括点突变和框架移动突变。前者包括无义突变、错义突变和拼接错误,后者包括缺失和插入。两种突变率在胚系和体细胞中没有显著性差异。点突变似乎分散在整个基因中,而且半数以上表现在核甘酸 C 向其他核苷酸的改变,大部分集中在 CpG 和 GpA 位点;大部分缺失发生在外显子 15,所有的缺失都改变了阅读框,且形成了下游的终止密码子。在大肠肿瘤细胞中,除存在 APC 位点杂合性丢失外,还有体细胞突变,结果与胚系突变的情况类似。未分化性胃癌 APC 基因的点突变和缺失均位于第 15 外显子,而在食管癌中的 APC 等位基因呈杂合性丢失。

(四)nm23 基因检测

Nm23 基因是一种与恶性肿瘤转移有关的基因,人类基因组中有 2 个 nm23 基因,nm23-H$_1$ 和 nm23-H$_2$,分别编码核苷二磷酸激酶(NDPK)的 A、B 两种亚基,分子量均为 17 000。这两种亚基随机地组合成等电点不同的系列同工酶,广泛存在于机体内。NDPK 通过一种乒乓机制将 5NTP 的磷酸基因转移到 5NDP 上。因此,它能使 GDP 还原为 GTP,激活 G 蛋白,并以此方式调节大量 G 蛋白介导的细胞信号传导反应。此外,NDPK 提供的 GTP 可直接影响微管、细胞骨架蛋白的生物活动,通过参与调节细胞内微管系统的状态而抑制癌的转移。

(五)肾母细胞瘤易感基因检测

肾母细胞瘤易感基因(WT1)定位于染色体 11p13,DNA 大约占 50kb 范围,转录成了 3kbmRNA,编码 345 个氨基酸的蛋白,该蛋白含 4 个锌指纹簇。显示与特异性 DNA 结合的特性,同 EGR-1 的同源性超过 60%,锌指纹显示其为 DNA 结合蛋白,同 CGCCCCCGC

结合的共同序列,EGR - 1 为具有这种序列启动子的强转录活性物。当 WT1 结合在同一序列时,抑制了 EGR - 1 的活性,WT1 表达有组织特异性,在胚胎肾上皮、胎儿睾丸和卵巢、一些造血细胞中有表达,但在成人肾中不表达,在纯合性丢失的 11p13 的肾母细胞瘤无 WT1mRNA 表达,但在绝大多数肾母细胞瘤中有高表达。

六、产前诊断

产前诊断又称宫内诊断,是现代医学遗传学与临床医学相结合而发展起来的一门新兴学科,它是通过直接或间接方法了解胎儿在子宫内健康状况,有无遗传病和先天缺陷,因此,它是预防性优生学的重要组成部分。

产前诊断的途径有:①直接采取绒毛或从羊膜腔抽取羊水、脐带血或胎儿组织;②羊膜腔外、子宫外如超声、羊膜镜;③取孕妇外周血或尿检查。

产前诊断的手段有:①物理学手段;②生物化学方法;③细胞遗传学,包括细胞培养、染色体分析;④分子遗传学,即 DNA 分析。近年来,随着医学遗传学、临床医学,尤其是分子生物学技术的兴起,使产前诊断变得准确、敏感、无创伤性。

(一)适应证

(1)高龄孕妇,尤其是 40 岁以上孕妇。

(2)曾有异常新生儿或胎儿的孕妇。

(3)无症状异常基因携带或基因缺失的夫妻。

(4)易患某种遗传病的特殊人群,如 β - 珠蛋白生成障碍性贫血多见于我国南部。

(5)曾有接触、暴露或服用致畸物质的孕妇。

(6)监测胎儿发育是否正常。

(二)产前诊断的方法

1. 羊膜腔穿刺 羊膜腔穿刺作为产前诊断的技术始于 20 世纪 50 年代,70 年代中晚期以后利用羊水进行多项遗传检测及生化分析的产前诊断迅猛发展,现国内外羊膜腔穿刺也大量应用于临床。

(1)羊膜腔穿刺的应用指征:羊水细胞可用于染色体分析、生物化学分析、DNA 分析、胎儿性别判定、胎儿宫内感染的检测、胎儿成熟度的评价、胎儿血型、免疫因素测定等。

(2)羊膜腔穿刺的时间:以妊娠 16 ~ 20 周为宜。此时羊水量相对多,胎儿漂浮羊水中,在胎儿周围有较宽的羊水带,穿刺进针时不易扎及胎儿,且易成功,一次取材 15 ~ 20mL,就能满足细胞培养需要的活细胞数。近年来,国外有妊娠早期(妊娠 10 ~ 14 周)羊膜腔穿刺进行产前诊断的研究,但目前尚不成熟。

(3)羊膜腔穿刺方法:术前查体确定妊娠周数、子宫大小、有无并发症,进行血常规、出凝血时间等化验,先俯卧并左右摇摆腹部后翻身取仰卧位。B 型超声探及胎儿、胎盘、羊水后,避开胎盘胎体,选择羊水池较深处作穿刺点。

手术在无菌条件下进行,穿刺用带针芯的 7 号长腰穿刺针垂直刺入皮肤后经过两次阻力(腹壁及宫壁),刺入羊膜腔有一透空感。取出针芯。用小针管抽,见有清亮浅黄色的羊水,抽取 2 ~ 4mL 送查 AFP、β - hCG 及 E$_3$ 等生化项目。换接另一注射器,抽取 15 ~ 20mL 羊水,进行羊水培养。

（4）羊膜腔穿刺的并发症及可能遇到的问题。

1）穿刺失败：文献报道，羊膜腔穿刺失败率为 0.5% ～1%。失败的原因主要有以下几点：子宫太小，穿刺部位太低误穿了膀胱内的尿液；腹壁太厚，进针不够深；因穿刺了胎盘附着部位，抽出血液后未敢再抽等原因。

2）自然流产或早产：文献报道，羊膜腔穿刺可引起 0.1% ～1% 流产的危险，穿刺后 1 周内引起的流产或早产与穿刺有关。晚期妊娠因穿刺部位距宫颈近，有时穿刺不久即可引起胎膜早破，导致早产。

3）羊水带血：穿刺时如果抽出血性羊水，可能因为进针浅，刺入宫壁或胎盘血窦，应立即插入针芯加深进度。此时若出现羊水，应待遇有血部分自然溢出，羊水变清时接清洁无菌注射器抽吸羊水。若全部为血性羊水，可能胎盘血已进入羊膜腔，应拔针压迫，停止手术。必要时 10 日至 2 周后第二次取材。

4）对孕妇及胎儿的损伤：文献报道，羊膜腔穿刺一般是安全的。也有报道，羊膜腔穿刺时伤及孕妇腹壁下动脉，形成腹壁大血肿而休克，穿刺在胎盘上形成胎盘后血肿而流产。穿刺伤及致使胎儿一下肢坏死；穿刺伤及出生后胎儿身上有点状凹痕等。因此，穿刺应由有经验的医师进行，最好能做胎盘定位，并避开胎儿头部，以免伤及胎儿眼和面部。

5）感染：羊膜腔穿刺虽然操作简单，但由于针直接进入宫腔和羊膜腔，如果带进细胞，会引起宫腔感染及胎儿死亡等严重并发症，因此要严格无菌操作，注意避免感染。

2. 绒毛取材　绒毛细胞是由受精卵发育分化的滋养层细胞及绒毛间质中的胚外中胚层细胞组成，绒毛细胞与胎儿组织同源，它们具有相同的遗传特性。因绒毛组织以活细胞为主，而且量多，对基因诊断比羊水细胞更有利。绒毛细胞还可以不经培养直接制备染色体。

取材时间以停经 55 ～65 日最合适，B 型超声下确定胎囊位置后再进行盲取。使用一带有韧性金属管作为内芯的塑料套管（可高压消毒），直径约 2mm，按腹部手术常规消毒，严格无菌操作，拭去颈管外口黏液，再以生理盐水消除宫颈消毒液。将塑料管按宫腔方向轻轻自宫口进入宫腔，遇阻力后将套管内芯抽出，塑料套管仍停留在原位置；外接一 5mL 注射器抽吸压力为 2 ～3mL，边抽边退，可见针管内有少许组织，注入生理盐水中，在解剖显微镜下观察确定为绒毛组织送检。

吸取绒毛量很少，不会影响胎儿的发育，是比较安全的，但有时可以造成流产、感染，也可造成胎儿母体血交换，对母儿血型不合者加重其免疫对抗。绒毛取材一定要由有经验的妇产科医师操作。

3. 抽取胎儿脐血　经母腹抽取胎儿脐静脉血进行产前诊断，对有些遗传病如珠蛋白生成障碍性贫血及血友病可省去复杂的基因诊断方法，直接用胎血查Ⅷ、Ⅸ及进行血红蛋白电泳进行诊断。用胎血测酶活性查病毒感染及染色体检查，比用羊水细胞或绒毛细胞更简便可靠。

取脐血时间从妊娠 18 ～24 周为宜，严格无菌，在 B 型超声指引下在脐带附着胎盘的根部找到脐静脉，穿刺。先抽出 0.2mL 血检测确属胎儿血继抽血 1 ～3mL 送检。

取脐血比较安全可靠。偶有报道，穿刺引起脐血管痉挛而出现胎儿心动过缓，甚至死亡或子宫过度敏感收缩压迫胎盘，使胎儿供血不足而窒息死亡。子宫敏感者不要勉强行穿刺。

4. 胎儿镜　胎儿镜又称羊膜腔镜或宫腔镜,从子宫颈口插入妊娠 14～18 周的子宫腔内及羊膜腔内观察胎儿体表、五官等方面有无畸形,或取脐血进行染色体分析、血型分析、酶的测定,还可以取胎儿肌肉、皮肤进行活检。但技术要求精良、设备昂贵,且有一定的并发症,目前国内尚不能普及。

5. 超声检查　超声诊断是 20 世纪 70 年代以后发展起来的一门新兴学科,近 30 年来超声技术飞速发展,使超声检查内容不断拓宽,尤其高分辨率的二维超声及彩色多普勒的出现使检查范围更加广泛。1958 年,Lan Donald 将超声应用于产前检查,获得了良好的效果,从此超声检查在产前诊断中成为主要组成部分,也是产前检查的首选方法。实时超声可动态地观察胎儿的生长发育、胎儿活动、胎心搏动呼吸及吞咽等,应用彩色多普勒可以检查胎儿先天性心脏病及脐带血流动力学的改变,对胎儿的畸形与异常、胎盘疾患、脐带缠绕、胎儿宫内发育迟缓等均可做出诊断。

(1)中枢神经系统缺陷:胎儿中枢神经系统缺陷是最多见的畸形,因受累部位不同在声像图上表现也不同。

1)无脑儿:本病为严重的先天性畸形,表现为胎儿颅骨未形成,脑组织发育不全或未发育,颅底面裸露在外。超声检查无颅骨光环而代以"瘤节"状及反光强结构,此为颅底骨及颜面骨。

2)脊柱裂:指脊柱背面未愈合面形成。因病变轻重不同声像图表现多样化,超声检查脊柱纵切面两排整齐光带被打乱,可见外带中断型、隆起型、凹陷型、分叉型等。横切面可见脊柱如"U"形。

3)脑积水:脑室率 >0.5 应疑有脑积水的存在。重度脑积水时胎儿双顶径明显大于孕龄,胎儿头围大于腹围,颅内绝大部分为液性暗区占据,脑中线漂浮在脑积水中,脑组织被压成薄层。

4)脑膜、脑膨出:胎儿颅骨愈合不全,在颅缝某处骨质缺损,多发生在后枕部,脑组织连同脑膜从骨质缺损处突出。超声可见后枕部突出一包块,有包膜,包块与颅骨连接处有骨质缺损,颅骨光环小于孕周。

(2)消化系统畸形:胎儿消化道某处梗死,声像图表现不同。

1)十二指肠闭锁:胎儿十二指肠闭锁,胃泡扩大,十二指肠闭锁近端扩大。超声表现:胎膜横断面时可见"双泡"征。两泡可相距略远或靠近,且在某切面有贯通。

2)小肠闭锁:小肠梗阻,超声可见胎腹扩大,腹腔内可见许多含液肠环。肠蠕动亢进。

3)脐疝:本病是胎儿发育期脐部腹壁未能闭合,内脏可由此处突出疝囊,脐疝可大可小。超声可见胎腹皮肤有缺损,由此突出一包块,在包囊内含内脏。分娩时疝囊常被挤破而内脏外翻。

(3)胸腔积液、腹腔积液:胎儿胸腔积液、腹腔积液在超声中可显示胎腹壁与内脏之间有不同程度液性暗区存在:胎胸壁与肺之间有大量液性暗区,胎肺被压缩。

(4)胎儿泌尿系统异常:泌尿系统有肾缺如、多囊肾、肾积水等异常。肾缺如在声像图上看不到肾与膀胱;多囊肾可见肾增大含多囊,一侧或双侧受累;肾积水可见肾盂内积存液体并扩大。

（5）胎儿骨骼系统畸形：胎儿短肢畸形近年多有发现，B型超声检查时应仔细认真测量骨骼各径线；致死型软骨发育不全在超声影像图上也有其特殊的表现。

（6）胎儿水肿：原因很多，如 Rh 因子不合、ABO 溶血、药物中毒、先天性心脏病、糖尿病等。超声可见胎儿头、颈部、躯干上部被一大囊性肿物所包围，囊壁清晰，内含放射形隔及液体，常伴有全身水肿。

（7）其他：如囊性畸胎瘤、恶性畸胎瘤、双胎的畸形、联体双胎、胎儿先心病等，都可在超声中有其独有的表现。尤其对发病率较高的胎儿先心病，随着二维超声分辨率的提高及彩色多普勒频谱技术应用于临床，将对产前诊断胎儿先心病开展展现一美好的前景。

6. 产前血清学筛查唐氏综合征及神经管缺陷

（1）血清学筛查唐氏综合征：在临床实践中，人们发现孕妇血清中低含量的甲胎蛋白（AFP）与唐氏综合征胎儿有一定的相关性。AFP 是胎儿的一种特异性球蛋白，在妊娠期间具有糖蛋白的免疫调节功能，可能预防胎儿被母体排斥。母血 AFP 的来源是羊水和胎血，妊娠早期母血中 AFP 浓度最低，随妊娠月份的增加逐渐升高，妊娠 32 周时达高峰，以后又下降。妊娠中期，唐氏综合征孕妇血清 AFP 浓度比正常低 25%。

人绒毛膜促性腺激素（hCG）是由胎盘合体滋养层细胞分泌的一种糖蛋白激素，由 α 和 β 两个亚基合成。α 亚基与 LH 和 FSH 及 TSH 等激素的 α 亚基氨基酸顺序几乎完全相同，并与 LH 有较强的免疫交叉反应。而 β 亚基具有特异性的氨基酸顺序。故检测 β - hCG 可以避免交叉反应。受精卵植入后 hCG 就进入母血循环，并逐渐上升，至 34 周达到高峰，以后维持在这一水平。在妊娠中期，唐氏综合征孕妇血清 hCG 浓度比正常至少高 2 倍。

游离雌三醇（μE_3）是由胎儿肾上腺皮质、肝脏和胎盘合成，妊娠加唐氏综合征的母亲血清在妊娠中期时 μE_3 水平低于正常约 25%。

SPPA 是一种大分子糖蛋白，是由合体滋养层和蜕膜产生，可以进行妊娠早期产前筛查。

目前发达国家已较普遍地应用 AFP、μE_3、β - hCG 对孕妇血清进行筛查唐氏综合征，国内也正在推广应用。

（2）神经管缺陷的产前筛查：超声检查对神经管缺陷儿的意义很大，B型超声对无脑儿诊断准确率可达 100%，妊娠 14~16 周为最佳诊断时间。脊柱裂的最佳诊断时间在妊娠 7~18 周，准确率 80%。孕妇血清 AFP 在妊娠 6~18 周，高于标准时要怀疑有神经管缺陷的可能，可进一步 B 型超声诊断。

7. 孕妇外周血富集分离细胞进行产前诊断　从孕妇外周血中分离胎儿细胞进行胎儿宫内诊断是一种无创伤的产前诊断，但因母血循环中胎儿细胞太少，故有假阳性及假阴性的可能。如何从母血中富集分离胎儿细胞是该项研究的关键，目前常用的分离手段为荧光激活细胞分离技术、磁性细胞分离技术，近年来用 Ficoll - Hypagul 梯度法分离等技术，但都要排除母源细胞的干扰。

8. 植入前遗传学诊断　近年来，人工授精、试管婴儿、显微授精等技术的发展，使得植入前进行行遗传学诊断成为可能。其方法可采用卵细胞或极体分析、囊胚细胞活检、胚胞滋养外胚层细胞活检等。但由于技术性强,诊断费用昂贵,目前尚不能普及。

（三）羊水采集及细胞培养

羊水细胞培养及其染色体制备技术,是染色体病产前诊断必不可少的手段。方法是抽取 16～24 周孕妇的少许羊水进行培养,使胎儿脱落于羊水中的少量活细胞,在体外培养的条件下,繁殖增多,然后收集分裂的细胞,制成染色体标本,以分析胎儿染色体有否畸变的一种产前诊断方法。

1. 羊水的采集与细胞的分离　采取羊水前,应对孕妇进行腹部 B 型超声检查确定胎儿胎盘位置,以确定穿刺羊水的进针部位。抽取羊水之前,先令孕妇俯卧,转动腹部数次,以使羊水内的脱落细胞均匀悬浮,便于采到较多细胞。最初采到的 1～2mL 羊水应丢弃不用,以减少穿刺时母体细胞污染的可能性。

羊水抽取后,存放于 10mL 灭菌的刻度离心管内,一般每例采羊水 10～20mL,以每 10mL 羊水一份分装于离心管内。此时应观察记录羊水的颜色。正常羊水为清亮淡黄色。如果羊水呈粉红色,则表示已被胎血或母血污染。如果羊水浑浊不清,则表示可能已有微生物污染。

将采取的羊水以 1 200r/min 离心 5min,在无菌条件下,去上清液,保留 0.5mL 羊水—细胞层,以滴管打匀,加入含有 5mL 培养液的小培养瓶中,羊水上清液部分可供甲胎蛋白（AFP）等生化分析检查。

2. 羊水细胞的培养及制片　在 37℃恒温箱中静置培养 5～7 日,换液前先在倒置显微镜下观察,这时可见到许多羊水细胞贴壁,7 日后每日需观察细胞生长情况。若细胞生长旺盛,有丝分裂细胞增多,见到许多圆形透亮的小圆细胞时,即可进行收获与制片。收获前,在培养终止前 4 小时加入秋水仙素,最终浓度为 0.25μg/mL。收获的细胞,经胰酶消化,低渗液处理,按常规做各种染色体显带染色。

需注意的是,羊水细胞比较娇嫩,细胞经低渗后离心速度不能超过 1 000r/min,否则染色体容易丢失,低渗开始后滴管吸打动作必须很轻微。

羊水细胞染色体制备过程中,室温超过 30℃以上时染色体易丢失,因此室温控制在 25℃以下,可获得良好的效果。其他如低渗液的多少,固定液的多少,固定时间长短,均直接影响到分裂相中染色体的扩散及制片质量。

（四）结果分析

1. 羊水色泽　羊水的来源随妊娠期不同而有变化。母体、胎儿和羊水三者之间保持动态平衡。正常妊娠,在早期,羊水主要是由母体血清通过胎膜进入羊膜腔的透析液,羊水的组成除蛋白质和钠的浓度稍低外,与母体血清以及其他部位组织间隙液相似;在中期之后,羊水的主要来源为胎儿尿,但脐带、羊膜和胎儿胃肠道和肺呼吸道成分也与羊水的构成有关。在妊娠早期,羊水量相对较少,无色透明;至妊娠晚期,羊水量逐渐增多,稍浑浊,呈乳白色而不透明,有时可见含脂肪和上皮细胞等片状物混悬于羊水中。羊水的主要功能是保护母体和胎儿,羊水检查可了解胎儿的成熟程度以及可能的病理情况。

（1）参考值:早期妊娠,无色或淡黄色,透明度清晰;晚期妊娠,乳白色,透明度清晰或轻度乳白色。

（2）临床意义:水外观的改变,可有:①黄绿色或浓绿色,表示混有胆粪,是胎儿窘迫的现象;②深黄色,表示胆红素增加,可能有出血症或遗传性红细胞异常;③红色,表示有出血,或胎儿出血,或胎盘剥离;④棕红色或褐色,表示宫内陈旧性出血,多为胎儿已死亡;⑤羊水呈黄色且黏稠可拉丝,表示妊娠过期或胎盘功能减退;⑥羊水浑浊呈脓性或带有臭味,表示宫腔内已有明显感染。

2. 羊水脂肪细胞　羊水中的细胞有两类:一类来自胎儿,细胞核小而致密,为皮肤脱落的细胞,并伴有无核细胞;另一类来自羊膜,核大。在妊娠 12 周前,羊水中的细胞甚少,而 32 周后源自羊膜细胞减少。胎儿足月时无核多角形细胞增多。羊水中的脂肪细胞出现率随妊娠周数的增加而逐渐增高,本试验是测定胎儿皮肤成熟程度的指标。

(1)参考值:脂肪细胞出现率 >20% 示胎儿皮质激素成熟。

(2)临床意义:羊水脂肪细胞出现率不同,有不同的临床意义。① >20% 表示胎儿皮脂腺成熟;②10% ~20% 为可疑;③ <10% 为未成熟;④ >50% 为过渡型;⑤如羊水脂肪细胞超过 10% ,妊娠期则已在 36 周以上,故本试验有肯定孕龄较高的实际意义。

3. 羊水卵磷脂/鞘磷脂比值　胎儿的器官成熟过程中;肺的成熟相当晚。胎儿肺泡表面的活性物质含有脂类,脂类的大部分是磷脂,即卵磷脂(L)和鞘磷脂(S)。卵磷脂是肺表面活性剂的主要成分,能维持肺泡的稳定性,且可进入羊水中。在妊娠 35~37 周时,卵磷脂的合成达高峰,因而羊水中的含量也上升,而鞘磷脂在整个妊娠期无明显变化,因此通过检测卵磷脂和鞘磷脂及其比值(L/S)可判断胎儿肺的成熟程度。

(1)参考值:L/S >2 时示胎儿肺已成熟。

(2)临床意义:①表示肺不成熟,胎儿呼吸窘迫综合征严重(RDS);②L/S 为 1.5~1.9,表示肺不够成熟,有 RDS;③L/S 为 2.0~3.4,表示肺成熟,一般无 RDS;④L/S 为 3.5~3.9,表示肺肯定成熟;⑤L/S >4.0,表示过熟儿。

4. 羊水泡沫试验　磷脂是羊水中肺表面活性物质,既具有亲水性又具亲脂性。将羊水加乙醇在试管中振荡后,在空气和液体界面可出现稳定的泡沫层。而羊水中的蛋白质和游离脂肪酸,虽也能形成泡沫,但乙醇能排除不饱和磷脂碱所形成的泡沫。

(1)参考值:阳性,试管液面周围出现一层环状泡沫。

(2)临床意义:阳性,表示胎儿肺已成熟;阴性,不出现泡沫或泡沫出现就立即消失,表示胎儿肺不成熟。

5. 羊水肌酐测定　羊水中肌酐水平的高低,代表胎儿在发育中肾脏对肌酐廓清作用的强弱。随着妊娠的进展,胎儿肾脏发育、功能逐渐成熟,自母血的肌酐通过胎盘循环经胎儿肾脏排泄于羊水中。故从妊娠中期起,羊水中肌酐逐渐增加。所以,本试验主要反映胎儿肾小球的成熟度,也是反映胎儿熟度的一种较为可靠的试验。

(1)参考值:176.5μmol/L,临界值 132.4μmol/L。

(2)临床意义: <132.5μmol/L 预示胎儿肾小球不成熟。

6. 羊水淀粉酶测定　羊水中淀粉酶(AMS)主要源于胎儿,不通过胎盘,故不受母体血清淀粉酶的影响。羊水 AMS 是反映胎儿成熟的指标检验方法之一。

(1)参考值:胎儿成熟值: >450(Somogyi)U/L。

(2)临床意义:①AMS <300U/L 为胎儿未成熟值;②AMS 在 301~449U/L 为成熟可疑值。

7. 羊水胆红素测定　羊水中的胆红素多数是非结合型的,由胎儿红细胞破坏所产生。胎儿的肝脏不具有转化结合胆红素的能力,非结合型胆红素可经肾小球由尿液进入羊水,因此早期妊娠时羊水中胆红素含量高。随着胎儿肝脏的成熟,非结合型胆红素逐渐减少,至妊娠晚期胆红素浓度接近于0。所以,羊水中胆红素的量可反映胎儿肝脏成熟情况,以决定分娩时;也可了解因母儿血型不合而致胎儿溶血的程度。

(1)参考值:正常胎儿 < 1.71μmol/L。

(2)临床意义:1.71 ~ 4.61μmol/L 为临界值,胎儿可能有不正常情况;>4.61μmol/L 胎儿安全受到威胁;>8.03μmol/L 多有胎儿窘迫;达到 16.2μmol/L 时,应采取终止妊娠措施,否则胎儿多难存活。

8. 羊水反三碘甲状腺原氨酸测定　羊水中所含有的甲状腺激素主要是三碘甲状腺原氨酸,与一般 3,5,3' – 三碘甲状腺原氨酸不同,为反 3,5,3' – 三磺甲状腺原氨酸。胎儿大脑发育的最后几周与体内甲状腺激素的水平有很高的相关性。检测方法与血清 rT_3 相同,采用放射免疫双抗体测定法。

(1)参考值:2.62 ~ 8.31nmol/L。

(2)临床意义:胎儿甲状腺功能减退时,羊水 rT_3 水平低下。因此,妊娠期及早检测出胎儿甲状腺功能低下并及时治疗则很有意义。妊娠 15 周以后羊水中 rT_3 测定可以很灵敏,也能很准确地反映甲状腺功能是否低下。

9. 羊水细胞的染色体及分子生物学检测结果分析　羊水细胞经培养、制片、染色等步骤,对染色体的数量、结构进行分析。也可通过分子生物学的方法分析羊水细胞中 DNA 或 RNA。具体原理和临床意义参照本章前面部分。

七、遗传筛查

遗传筛查是预防遗传性疾病发生的重要步骤。

(一)遗传携带者的检出

患者表型正常,带有致病遗传基因,主要为隐性遗传病杂合体和染色体平衡易位者。一般无临床症状,但能将携带的致病基因或易位的染色体传给子代,可发病;携带者检出是遗传病诊断的重要内容。人群中隐性遗传病发病率虽不高,数千至数万分之一,但人群中隐性致病基因携带者的比例较高;如白化病群体发病率为 1/20 000,而人群中携带者频率为 1/10;苯丙酮尿症群体发病率为 1/10 000 ~ 1/20 000,携带者频率为 1/50。携带者频率均比该病发病率高数十或数百倍;染色体发病率为 5‰,平衡易位携带者,每 250 对夫妇有 1 名携带者。检出携带者是指导婚姻、生育、产前诊断的必要前提,是防止遗传病的主要措施。

目前国内较常用的携带者检出内容有:①甲型血友病测定血浆第Ⅷ因子,携带者为正常人的 50%,PCR、RFLP 分析 DNA 均可证实;②G – 6 – PD 缺乏症,红细胞组化学测定,携带者为正常红细胞与病态红细胞的嵌合体;③假性肥大型肌营养不良(DMD)携带者有 55% ~ 80% 血清 CPK、LDH、Mb 均高于正常人含量,RFLP、PCR 分析 DNA 也可证实;有学者(1987 ~ 1990 年)对 DMD 携带者(244 例)采用血清联合测定 CPK、LDH、Mb 检出率达 87.3%;④苯丙酮尿症携带者检出,测定肝细胞苯丙氨酸羟化酶活性为正常人的 50%,口服或静脉注射苯丙氨酸负荷试验,血浆苯丙氨酸水平下降缓慢;⑤半乳糖血症携带者红细胞半乳糖－1－磷酸苷转移酶活性为正常人的 50%；⑥α－珠蛋白生成障碍性贫血携带者，分子杂交法体细胞 cDNA（互补 DNA）α－球蛋白结构基因数目减少；⑦糖原代谢病Ⅲ型携带者红细胞脱支酶活性与正常人有差异；⑧异染性脑白质营养不良携带者白细胞芳基硫酸酯酶 A 活性约为正常人的 50%；⑨尼曼—匹克病携带者，白细胞神经鞘磷脂酶活性为正常人的 54%～57%；⑩高雪病携带者，测定白细胞和培养的皮肤成纤维细胞 β 葡糖苷酶活性为正常人的 60%。迄今遗传病携带者检出可检测 40 余种。

（二）遗传筛查的手段

1. 绒毛活检　在妊娠 6～8 周吸取绒毛，可直接涂片观察，也可测定酶活性、染色质检查、或提取 DNA 做基因诊断，也可行绒毛细胞培养，进行染色体核型分析。

2. 羊水检查　在妊娠 16～20 周经羊膜腔穿刺抽羊水，进行细胞培养做染色体核型分析。

3. 羊膜腔胎儿造影　用脂溶性及水溶性造影剂注入羊膜腔内，诊断胎儿体表畸形及消化道畸形。

4. 胎儿镜检查　可直接窥视胎儿体表畸形和胎盘胎儿面，同时可以采集羊水、抽取胎血和胎儿皮肤活检等。

5. B 型超声检查　妊娠 16 周以后，B 型超声能观察到胎儿体表及脏器有无畸形，有无脑积水、无脑儿、大的脊柱裂等。

6. 经皮脐静脉穿刺取胎血检测　在妊娠 18～20 周检查，可确定胎儿血型，诊断 β－珠蛋白生成障碍性贫血、镰状细胞贫血、血友病等。

7. 胎儿心动图　妊娠 18～20 周，胎儿心动图能确切显示胎儿心脏结构和功能，可诊断胎儿先天性心脏畸形。

8. 磁共振成像　能从任何方向截面显示解剖病变。

（贾世英）

第四节　妇产科疾病病理学检查

一、标本的收检

收检标本时必须仔细核对：送检的标本与送检单上所写姓名及内容是否相符，标本是否固定，固定液的量和种类是否合适，送检单填写是否完善。经审核合格后方可签收。如有不符之处，或标本已干涸、腐败，当即与送检医师联系，查询清楚或做适当处理。接收标本后，应逐例进行编号、登记。各类标本可统一编号或分类编号，可按年度逐年分编，也可流水编号。总之，应以便于查找为原则。

二、病理标本的固定

送检标本如为有腔脏器（如食管、胃、肠、子宫等）应予剖开，浸于固定液中。体积较大的实体标本，可做平行剖面，平铺于瓶底，下面垫脱脂棉固定。肺脏在固定液中常上浮，故表面须覆以纱布或脱脂棉，必要时可自支气管灌注固定液。通常在标本固定 12 小时后进行人体检查、取材。

三、常用固定液及其选择

1. 福尔马林 通常用10%溶液,这是较常用的普通固定液。但最好用缓冲液处理使之成为中性福尔马林,否则易产生福尔马林色素沉着现象。

2. 中性福尔马林 用40%甲醛100mL、磷酸二氢钠4g、磷酸氢二钠6.5g加蒸馏水900mL配制而成。与10%福尔马林比较具有更好的染色效果和稳定性,且能有效地保存抗原,用于免疫组织化学染色。

3. 乙醇 无水乙醇固定有利于保存细胞内糖原,但容易使组织收缩,固定不透,胞浆收缩及核变形等情况。有时在特定条件下无其他固定液时,可用80%乙醇固定小标本或组织涂片。

4. 丙酮 用于做某些酶组织化学染色的标本。特别是需做磷酸酶及脂酶等染色时,这种固定也容易使胞浆收缩及核变形。

5. 戊二醛 这种固定适于做电镜检查或酶组织化学,此固定液穿透缓慢,故组织不宜过厚,不能厚于2mm。

6. 醋酸 它的穿透性好,不使核变形,很少单独使用。加至一些易使核变形的固定液中可缓解核的变形作用。在一些胸腔积液或腹腔积液标本中加入少量冰醋酸(约0.1%)很快可以固定核,并溶解红细胞,然后加少量福尔马林(约0.2%)可以起固定细胞作用,特别是胸腔积液、腹腔积液不能及时做涂片时,用此法固定,可缓解核及细胞变性作用。

四、标本肉眼检查及取材

病理标本的检查,常规应包括大体检查和显微镜下观察。一些病理医生重视显微镜下改变,忽视大体形态,认为镜下形态是诊断的主要依据。但是许多标本,特别是手术切除标本的大体形态和取材部位可直接影响诊断正确性。

1. 卵巢肿瘤 应做多个切面观察,在不同色泽和质地的部位取材检查,因卵巢肿瘤经常有混合型,只取少数瘤组织块,不能代表肿瘤的全部成分。

2. 子宫内膜 要注意有无膜状结构、绒毛、水泡状胎块或葡萄水泡以及蜕膜等情况。尽量去除黏液及凝血块,若组织块较多,存留部分,其余送做切片。送检为宫内膜及宫颈内膜者分别以小号注明。

3. 小息肉状组织 送检标本常为宫颈以及其他部位的息肉。按以下顺序检查:是否为息肉,大小,色泽,表面有无渗出,光滑还是粗糙,有无糜烂或溃疡,蒂粗细,是广蒂还是细蒂,切面质地及结构等方面。一般沿中心部位与最大径平行一分为二切开,一半送做切片。

4. 淋巴结 除前述基本要点外,特别要注意包膜完整与否,表面是否光滑,相互间有无粘连融合等。切开取材有2种方法:按与最大径平行或垂直一分为二切开。较大可做多个切面检查结构,并做多面取材;小于1.5cm以下标本可一半送做切片,一半留存。

5. 子宫及附件

(1)检查步序:①描述子宫切除方式(全切或次切)及测量子宫大小,打开宫腔测量子宫壁厚度及内膜厚度;②逐一检查浆膜、子宫壁、子宫腔及黏膜状况,宫颈以及附件;③测量内膜,注意厚度是否均匀,有无息肉,表面有无渗出物及溃疡或结节状增生病变;④宫腔,纵形切开子宫,观察黏膜皱裂是否规则,有无溃疡、增厚或结节及囊肿等;子宫颈外阴道部是光滑还是粗糙,有无糜烂及溃疡,特别是阴道部与颈管交界处;⑤输卵管,首先测量长度、管径及腔径,伞端有无粘连,外口有无粘连,输卵管表面有无结节及渗出,按0.5cm一段切开,逐一检查管壁结构及管腔状况;⑥卵巢,测量卵巢体积,检查表面及切开状况。

(2)取材:①子宫肌瘤多发时,分别取材;②宫颈取材必须包括颈管以及颈管阴道部交界处;③卵巢囊性肿物取材应包括囊壁、囊内壁有乳头增生或较粗糙处,必须取材。

五、常用特殊染色技术在病理诊断中的应用

在病理切片的染色中,除常规的苏木素—伊红染色体方法外,几种常用的特殊染色在病理诊断中仍具有重要的应用价值。细胞中出现色素,是黑色素还是含铁血黄素,用特殊染色区别起来很简便,故特殊染色仍是很有实用价值的技术。下面介绍几种常用的特殊染色技术。

(一)网状纤维染色

1. 网状纤维　网状纤维是构成组织的网状支架,广泛分布于实质性脏器内,其中最丰富的区域是肝、脾、淋巴组织、骨髓、基底膜、血管等部位。

2. 染色方法　网状纤维常用的染色方法有 Gomori 染色法、Foot 法、Wilder 法及 Hortega 染色法等,结果均呈现黑色。

3. 应用

(1)用于显示与鉴别肿瘤的性质、来源:来源于上皮组织的恶性肿瘤仅癌巢周围有网状纤维包绕,巢内癌细胞之间没有网状纤维分布。来源于间胚叶组织的恶性肿瘤,瘤细胞之间往往可见有许多网状纤维分布。

(2)显示及区分血管内皮瘤与血管外皮瘤:用网状纤维染色,显示恶性血管内皮瘤的瘤细胞主要在嗜银纤维鞘结构以内,单个细胞则不围绕着嗜银纤维;恶性血管外皮瘤则瘤细胞均位于小血管之间网状纤维鞘以外,并有丰富的网状纤维,自小血管壁向外呈放射状,并包绕瘤细胞。

(3)骨基质与浓缩的分泌物、血浆或水肿液的鉴别:骨基质内有网状纤维,而后者无。

(4)萎缩性胃炎的诊断:在 HE 染色下胃黏膜有无萎缩有时较难判断,网状纤维染色可较清楚地显示胃黏膜正常结构破坏,网状纤维增生,有助于胃黏膜萎缩的诊断。

(5)癌浸润的诊断:有些上皮性肿瘤是否有早期突破基底膜 HE 染色难以确诊,而网状纤维染色可较清楚地显示基底膜,较易确定基底膜有无早期浸润破坏现象。

(6)脑内原发瘤与转移瘤的鉴别:脑内绝大多数的肿瘤网状纤维很少,只有血管周有少量网状纤维,而转移瘤及肉瘤都有较明显网状纤维。

(7)非干酪性结核与结节病的鉴别:后者结节内及结节周围较早出现较明显的网状纤维,有利于两者的鉴别。

(8)淋巴结病变的判断。

1)良性滤泡性反应增生与滤泡性淋巴瘤鉴别:网状纤维染色显示后者滤泡间网状纤维减少且有受挤压现象,前者网状纤维增多且较紊乱。

2)判断淋巴结的正常结构:有时 HE 切片较难判断正常结构是否完整。网状纤维染色显示皮髓质及窦的结构较清楚,若为炎症或肿瘤性破坏则较易辨认。

（二）胶原纤维染色

1. 胶原纤维　胶原纤维是构成细胞间质的主要成分,是纤维性结缔组织三种纤维中含量最多的一种。它广泛分布于身体的各部。

2. 染色方法　胶原纤维常用染色方法有 VG 法、Gomori 三色染色法等。

3. 应用

（1）用以显示一些器官的硬脂情况:如肝硬变、心肌瘢痕的观察。

（2）瘢痕与淀粉样物质的鉴别:前者胶原纤维染色呈阳性,后者呈阴性。

（3）骨纤维异常增殖症与骨化性纤维瘤:利用胶原纤维染色可较易观察前者胶原结构紊乱,纵横交错;后者较规则。

（4）鉴别肿瘤组织中胶原纤维与平滑机纤维,对于鉴别肿瘤的来源等均有十分重要的意义。

（三）黏液染色

1. 黏液物质　人体各种腺体及其他许多组织、细胞所分泌的黏液类物质,大体上基本相同,统称为黏液。按其他结构和物理状态的不同,从组织化学的角度可将黏液物质分为黏多糖和黏蛋白两大类。黏多糖多为酸性黏多糖附于蛋白,常见于结缔组织液中,PAS 染色呈阴性;而黏蛋白是黏液糖蛋白,故 PAS 呈阳性。

2. 染色方法　黏液染色常用的染色方法有 PAS 过碘酸雪夫反应法、阿尔辛蓝染色法及 Mayer 胭脂红染色法等方法。

3. 应用

（1）用于一般黏液性病变的观察:在病理状态下,结缔组织、心、肾等一些实质性脏器,可出现黏液水肿、黏液变性和黏蛋白增多。用黏液物质染色可鉴别。

（2）黏液细胞癌的诊断及鉴别:在胃活检时有黄瘤细胞与印戒样癌细胞,印戒样癌细胞与其他瘤细胞的鉴别时染阿尔辛蓝有过碘酸雪夫反应,有助于诊断。如细胞内有阳性物质,说明肿瘤细胞内有中性或酸性黏液,是癌细胞而不是黄瘤细胞。

（3）水肿与黏液变性:皮肤真皮水肿与黏液变性有时较难从组织学上区别,黏液物质染色有助于鉴别。

（四）弹力纤维染色

1. 弹力纤维　弹力纤维广泛分布于机体各个部位,其中最丰富的区域是皮肤、血管壁、韧带、气管等处。

2. 染色方法　弹力纤维常用染色方法有 Verhoeff 铁苏木素染色法、Gomori 醛品红染色法、Weigert 间苯二醛品红染色法等方法。

3. 应用

（1）显示皮肤组织中弹力纤维的变化:在皮肤组织病变中,特别是真皮内的弹力纤维出现增生、卷曲、变性等,使弹力纤维形成聚集成堆的束状、团块状及不规则排列的现象。其病变常见于:①弹力纤维症;②弹力纤维增多症;③皮肤疏松;④皮肤环状肉芽肿;⑤肢端角化的弹力纤维变性;⑥硬皮病等。

（2）心血管先天性弹力组织增生:这组疾病有先天性心内膜弹力组织增生及冠状动脉内膜弹力组织增生等症状。弹力纤维染色有助于此类疾病的诊断。

（3）动静脉的辨认：有时对动脉还是静脉以及是否为血管较难辨认，弹力纤维染色有助于辨认。有弹力板者为动脉，有弹力纤维构成血管轮廓者为血管。

（4）用以观察某些病变中的弹力纤维是否增生与破坏：某些组织、器官病变的弹力纤维时常出现增生与破坏，如慢性支气管炎、肺气肿、原发性肾固缩或继发性肾固缩等，均可致弹力纤维纵行、散乱、断裂、破坏和增生，形成碎片或颗粒。

（5）用于显示与鉴别肿瘤组织：①弹力纤维瘤，在弹力纤维瘤体的纤维组织中，有许多球状或颗粒状变化的弹力纤维，在 HE 染色中容易忽略，弹力纤维染色清晰可见瘤体内有丰富的弹力纤维和弹力球，从而确定诊断；②乳腺癌，见于导管和血管壁的周围，这种现象多并发在硬癌和小叶癌上；如弹力纤维染色证明在导管癌上，伴随出现弹力纤维增生，可证明是早期浸润癌。

（五）平滑肌染色

1. 平滑肌　广泛分布于血管壁和许多内脏器官，又称内脏肌。

2. 染色方法　平滑肌常用染色方法有 Masson 三色染色、Gomori 三色染色等染色方法。

3. 应用

（1）残存血管的辨认：染平滑肌呈现血管结构特点，有助于血管辨认。

（2）一些平滑肌细胞增生性疾病的观察：慢性胃肠炎黏膜肌层及黏膜固有层平滑肌增生、缺氧时肌性动脉内膜及中层平滑肌增生以及慢性子宫内膜炎内膜平滑肌增生等疾病。

（3）平滑肌肉瘤与纤维肉瘤或神经纤维肉瘤的鉴别：前者大多数肿瘤细胞平滑肌染色呈阳性，但分化较低的平滑肌肉瘤平滑肌染色可为阴性。

（六）横纹肌染色

1. 横纹肌　心肌和骨骼肌统称横纹肌。因两者肌纤维均有明显的横纹，其基本成分为肌纤维，肌纤维的表面为肌膜。

2. 染色方法　横纹肌常用染色方法有 Mallory 磷钨酸苏木素染色法、Gomori 多色染色法、Masson 三色染色法等染色方法。

3. 应用

（1）横纹肌肿瘤的诊断及鉴别诊断：肌性染色呈阳性，以此鉴别横纹肌性及非肌性肿瘤。有时在 HE 切片难以确定是否有横纹肌分化，Mallory 染色可较清晰显示横纹及纵纹结构。

（2）横纹肌损伤或各种肌病及肌炎的观察或诊断：在特殊染色下横纹及纵纹或肌浆的结构观察更清晰，有利于肌损伤状况的观察。

（3）残存横纹肌与变性肿胀胶原的区别：在一些肿瘤边缘，需要判断是否侵及横纹肌，横纹肌染色有助于判断。

（七）糖原染色

1. 糖原　糖原主要贮存于肝细胞、肌细胞和胞浆内，在肝细胞、心肌细胞、骨骼肌细胞内含量最多。常规 HE 染色观察不到糖原的形态。要观察糖原染色最好用纯酒精或10% 福尔马林液加多量葡萄糖溶液固定。

2. 染色方法 糖原常用染色的方法有 PAS 染色、BEST 胭脂红染色等方法。

3. 应用

（1）用于某些肿瘤的诊断与鉴别：①鉴别肝细胞癌与胆管癌，前者糖原染色为阳性，后者为阴性；②鉴别横纹肌瘤与颗粒细胞肌肌母细胞瘤，前者为阳性，后者为阴性；③骨尤文肉瘤、汗腺瘤、横纹肌肉瘤、脊缩瘤等，糖原染色均为阳性。

（2）肝及心肌糖原沉着症的诊断：用 PAS 或 BEST 染色，如果固定适当，可见到肝或心肌细胞有大量糖原存在。①心肌缺氧的初期变化，用对照组对比观察较易见到缺氧初期心肌内糖原明显减少；②糖尿病性肾小球硬化或血管病的诊断；③高雪病与尼曼—匹克病的鉴别，前者是 β - 糖脑苷脂沉着，后者是神经鞘磷脂。二者虽然都是大量噬脂性组织细胞增生，但前者 PAS 染色为阳性，而后者为阴性，做此染色较易鉴别。

（八）纤维素染色

1. 纤维素 纤维素又称纤维蛋白，是一种可溶性纤维蛋白原的聚合物。纤维蛋白原通过内源性凝血系统（心血管内）或外源性凝血系统（与损伤组织接触时）由溶胶状态转变成凝胶状态，形成弯曲细丝状纤维素而沉着于组织内。纤维素的细丝多呈网状，有的则形成较粗大的纤维素网。

2. 染色方法 纤维素常用染色方法有 Gvam - Weigert 染色、Mallory 磷钨酸苏木素染色法。

3. 应用

（1）用于炎性渗出性病变观察：以纤维素渗出为主的炎症，病变的血管壁渗透性增高，纤维蛋白原和血浆蛋白甚至红细胞都可以渗出而沉着在黏膜、浆膜的表面以及肺泡内和组织的间隙内，如大叶性肺炎、白喉、细菌性痢疾及结核性胸膜炎等，均可出现大量的纤维素渗出。

（2）在全身性弥漫性血管内凝血（DIC）时，全身多处的小血管内均可出现小血栓。因血栓很细小，用常规 HE 染色不易发现。为了便于观察和证实为血栓，需用显示纤维素的染色观察。

（3）风湿性肉芽组织、恶性高血压以及一些胶原性疾病等，用纤维素染色即可在小血管及组织内发现疏松症的纤维素细丝。

（4）全身性结缔组织发生疾病时可出现纤维蛋白样变性。

（5）用于肾小球包氏班内纤维素沉着的观察，沉着量的多少和预后有关。

（九）神经胶质纤维染色

1. 染色方法 神经胶质纤维主要有 Bielschowsky 染色法、Bodian 神经染色、Holzer 胶质纤维染色等方法。

2. 应用

（1）神经损伤的观察：此类染色有利于观察各种神经变性疾病或外伤时神经纤维损伤状况。

（2）神经系统肿瘤的诊断与鉴别诊断：颅内胶质瘤与转移瘤，嗅神经母细胞瘤与未分化癌以及视网膜母细胞瘤与视网膜黑色素瘤的鉴别诊断中，这些染色有利于神经分化的判断。

（十）神经髓鞘染色

1. 神经髓鞘　末梢神经以及中枢的部分有鞘神经外围绕以髓鞘结构。髓鞘主要是脂质，主要为鞘磷脂及脑苷脂。

2. 染色方法　神经髓鞘常用的染色方法有 Woelche 髓鞘染色、Loyez 染色、Weigert 染色等方法。

3. 应用　各种脱髓鞘性损伤的观察，引起脱髓鞘变化的原因很多，此类染色有利于观察髓鞘脱失状况。

（十一）淀粉样物质

1. 淀粉样物质　这是一类特殊蛋白质，主要包括免疫球蛋白、纤维蛋白及补体蛋白等物质。

2. 染色方法　淀粉样物质常用染色法有 Bennhold 刚果红染色、Lieb 结晶紫法及 Sirius 红染色法等方法。

3. 应用

（1）系统性或局限性淀粉样物质沉着症的诊断。

（2）肿瘤样或大团块样淀粉样物质沉着症的诊断。

（3）皮肤或胃肠道的淀粉样物质沉着与硬皮病均一化的玻璃样物质的鉴别：前者淀粉样物质染色呈阳性。

（4）甲状腺髓样癌的诊断：甲状腺髓样癌细胞几乎 100% 分泌淀粉样物质，这些物质常在肿瘤的间质内，也可见于肿瘤细胞内。

（5）淀粉样物质沉着性肾小球萎缩硬化与糖尿病性肾小球硬化的鉴别。

六、免疫组织化学技术

（一）原理

免疫组织化学（免疫组化）技术是利用已知的特异性抗体或抗原能特异性结合的特点，通过化学反应使标记于结合后的特异性抗体上的显示剂，如酶、金属离子、同位素等，显示一定的颜色，并借助显微镜、荧光显微镜观察其颜色变化，从而在抗原抗体结合部位确定组织、细胞结构的一种新兴组化技术。免疫组化是组织化学吸收了免疫学的理论和技术发展起来的一门重要的方法学，在现代生物学领域中广泛应用，对疾病尤其是肿瘤的诊断、鉴别诊断及发病机制的研究提供了强有力的手段。

下面主要介绍免疫组化的基本物质。

抗体是机体受抗原刺激后，在体液中出现的一种能与相应抗原发生特异性结合的球蛋白，它是构成动物及人类体液免疫作用的主要物质。主要分以下 2 类。

1. 多克隆抗体　多克隆抗体是将纯化后的抗原直接免疫动物，并从该动物中所获得血清。它是 B 淋巴细胞克隆所产生的抗体混合物，特异性不强。

2. 单克隆抗体　单克隆抗体是针对一种抗原决定簇的一个 B 淋巴细胞克隆分泌的抗体。特异性强为其优点。

（二）主要方法及应用

1. 主要方法　免疫组化的基本方法是将特异性抗体与切片反应，然后根据标志物的要求以适当方法显示（如酶反应显色荧光激发、胶体金显示）。

（1）直接法：特点为将带有标志的抗体直接与抗原反应，然后检出。

（2）间接法：即将针对抗原的第一抗体反应后以其抗抗体（第二抗体）结合，再检出。

（3）ABC 法：生物素和卵白素为具有高度亲和性的物质，一个卵白素分子可结合 4 个生物素。当将生物素标口特定的标志物质后或与抗体结合后仍能与卵白素结合，因此，将抗体结合生物素，然后与卵白素和带有特殊标志物的生物素的结合物反应，再以适当方法显示。

（4）PAP 法：即以过氧化物酶和抗过氧化物抗体形成的复合物通过第二抗体的桥接与第一抗体结合，然后以酶底物反应检出。

2. 应用　免疫组织化学技术在病理诊断方面有着广泛的用途。

（1）病毒性感染疾病：有人乳头状病毒（HPV）、单纯疱疹病毒（HSV）、EB 病毒、巨细胞病毒、艾滋病病毒、乙肝病毒、丙肝病毒、丁肝病毒等感染引起的疾病。

（2）肿瘤的鉴别诊断：主要应用于以下鉴别。

1）上皮性肿瘤标志：角蛋白、上皮膜抗原（EMA）、癌胚抗原（CEA）、组织多肽抗原（TPA）、前列腺特异性抗原（PSA）、甲胎蛋白（AFP）。

2）间叶组织肿瘤标志：波形蛋白、结蛋白、纤维连接蛋白、第四因子相关抗原、X1 抗胰蛋白酶（X1 – AT）、肌动蛋白、肌球蛋白。

3）神经源性肿瘤标志：胶质纤维酸性蛋白（GFAP）、S – 100 蛋白、神经丝蛋白（NF）、神经元特异性烯化酶（NSE）、髓磷酸酶碱性蛋白（MBP）、碳酸酐酶 C（CA – C）。

4）内分泌肿瘤标志：①脑垂体肿瘤，生长激素、催乳素；②胰岛细胞肿瘤，胰高血糖素、胰岛素、胃泌素、生长抑素等；③甲状腺和甲状旁腺肿瘤，降钙素、S – HT、T_3、T_4 等。

5）淋巴瘤免疫标志：白细胞抗原（CD_{45}）；全 B 细胞单抗（CD_{19}、CD_{20}、CD_{21}、CD_{22}、CD_{26}）；全 T 细胞单抗（C_{132}、CD_5、CD_3、CD_7、CD_{45}）；T 细胞质群单抗：CD_4、CD_8 或 CD_4/CD_8、髓细胞/单核细胞标志物。

6）激素受体：雌激素（ER）、孕激素（PR）。

7）细胞因子：X – 干扰素、IL – 2、IL – 5。

8）生长因子及受体：EGF、FGF 及受体 EGFR、FGFR。

9）细胞外基质：胶原蛋白、层黏连蛋白（LN）等。

七、分子生物学技术

病理诊断除前述常用方法外，近几十年来建立的还有放射自显影技术、显微分光技术、形态测量技术、分析电镜技术、流式细胞仪技术（FCM）、聚合酶链反应（PCR）技术及分子原位杂交技术等一系列分子生物学技术，从而使常规的病理形态学，发展到将形态结构改变与组织、细胞的化学变化结合起来进行研究，而且将定性研究发展到对病理改变进行形态和化学成分的定量研究，从而获得了大量的更新的信息，大大加深了疾病研究的深度。

（一）分子杂交和印渍技术的原理

1. 分子杂交 DNA　双链分子加热解链后，如缓慢降温，两条链之间可以根据碱基互补的方式再重新形成双链。在 DNA 复性过程中，如果把不同的 DNA 单链分子放在同一溶液中，或者把 DNA 与 RNA 放在一起，只要在 DNA 或 RNA 的单链分子之间存在着一定程度的碱基配对关系,就可以在不同的分子间形成杂化双链,这种现象称为核酸分子杂交。这一原理可以用来研究 DNA 分子中某一种基因的位置,两种核酸分子间的相似性即同源性,也可以用于检测某些专一序列在待检样品中是否存在等。

2. 印渍技术　Edwen Southern 在 1979 年提出了分子印迹的概念。他将琼脂糖电泳分离的 DNA 片段在胶中进行变性使其成为单链,然后将一张硝酸纤维素膜放在胶上,上面放上吸水纸巾,利用毛细作用使胶中的 RNA 片段转移到硝酸纤维素膜上,使之成为固相化分子。载有 DNA 单链分子的硝酸纤维素膜就可以在杂交液中与另一种 DNA 或 RNA 分子进行杂交,具有互补序列的 RNA 或 DNA 结合到存在于硝酸纤维素膜 DNA 分子上,经放射自显影技术就显现出杂交分子的区带。目前这种技术已广泛用于 DNA、RNA 蛋白质的检测。

3. 探针技术　将一小段已知序列的多聚核苷酸用同位素、生物素或荧光染料标记它的末端或全链后就可以作为探针,与固定在硝酸纤维素膜上的 DNA 或 RNA 进行结合反应。探针的序列如果与硝酸纤维素膜上的核酸序列互补,就可以结合到膜上的相应区带,经放射自显影或其他检测手段就可以判定膜上相应区带,经放射自显影或其他检测手段就可以判定膜上是否有同源的核酸分子存在。

(二)PCR 技术和 DNA 序列分析

1. PCR 的工作原理　PCR 的中文全称为聚合酶链反应,应用这一技术可以将微量的目的 DNA 片段在体外扩增 100 万倍以上。PCR 的基本工作原理是以拟扩增的 DNA 分子为模板,以一对分别与模板 5'端和 3'端相互补的寡核苷酸片段为引物,在 DNA 聚合酶的作用下,按照半保留复制的机制沿着模板链延伸至完成新的 DNA 合成。重复这一过程,即可使目的 DNA 片段得到扩增。

PCR 的主要用途:①目的基因的克隆;②基因的体外突变;③DNA 的微量分析。

2. 核酸序列分析　DNA 的碱基序列蕴藏着全部遗传信息,测定和分析 DNA 的碱基序列对于了解遗传的本质,即了解每个基因的编码方式是十分重要的。DNA 序列的分析有赖于基因工程技术的发展。在进行序列测定前,一般需要将一段待测 DNA 分子克隆人质粒或噬菌体。目前手工测定或自动化测定基于的技术原理为:ALlan Maxan 和 Walter Gilbert 建立的化学裂解法,Frederick Sangtr 建立的 DNA 链末端合成终止法。

(三)基因诊断的的应用范围

1. 感染因子的检测

(1)细菌:葡萄球菌、军团菌、结核杆菌、淋球菌。

(2)病毒:轮状病毒、风疹病毒、肠病毒、柯萨奇病毒、乙型肝炎病毒(HBV)、丙型肝炎病毒(HCV)、EB 病毒、HPV、HIV 等。

2. 肿瘤性疾病

(1)癌基因:如 *ras*、*myc CerbB*$_2$ 等基因。

(2)抑癌基因:P_{53}、*RB*、P_{16}(*MTS*)、*ABC*、*WT* 等。

(3)生长因子及受体:EGKP 或 EGFR、FGF 或 PDGF 等。

(4)与肿瘤相关的某些染色体位点的改变。

3. 遗传性疾病

（1）单基因遗传性疾病：血友病、地中海贫血、血红蛋白病、肌萎缩营养不良、丙酮酸尿症等。

（2）多基因遗传性疾病：高血压、糖尿病、动脉粥样硬化等。

4. 个体基因型分析

①性染色体检查；②DNA 指纹；③HCA 基因型分析。

八、小活检、细胞学和冰冻切片

（一）小活检

随着医学的发展，病理医生收到的标本越来越小。现在医院除病理科手术切除的标本和手术切除活检外，大量的是各种内镜活检、粗针穿刺活检和细针吸取活检（FNAB）的标本。越来越小的标本就要求病理医生仔细检查和病理技术人员高水平的制片技术。遇到有些小的内镜活检，首先要核对"块数"，如内镜医生注明 8 块，则应核实送检瓶内是否有 8 块。小的标本如内镜活检应用纱布、滤纸或袋装茶叶的纸裹起来固定、脱水和浸蜡。特别小的标本应用伊红或苏木素染色后再包裹、固定、脱水、浸蜡，否则浸蜡后小标本与蜡混在一起不易辨认。这种小活检的切片要求技术人员用快刀切，并在载玻片上捞数个至十数个蜡片。病理医生看片时每一切片上的组织片均仔细观察，有时在某几个组织片中有具诊断意义的病变。

（二）细胞学

细胞学又称诊断细胞学，现在越来越广泛地用于诊断。除各种脱落细胞学外，细针穿刺吸取细胞学检查已广泛开展。细针是指针的外径为 0.6～0.9mm。由于针细，损伤小，吸出的细胞是存活的，所以制成涂片后较脱落细胞学更易诊断。目前 FNAB 几乎已能用于穿刺全身所有部位的肿瘤，它的阳性率高，假阳性少，所以很受临床和病理医生欢迎。FNAB 的成败取决于：①穿刺医生能否击中目标；②能否制成一张薄而均匀的涂片；③病理医生对细胞学的经验是否丰富。三者缺一就可影响诊断。

（三）冰冻切片

手术中做冰冻切片的目的是决定下一步的治疗方案，如子宫肿块的良恶性，决定是否做根治术；又如肢体肿瘤的性质，决定是否要截肢等因素。对病理医生来说，冰冻切片要求快、准确、可靠。但是冰冻切片的质量一般不如石蜡切片，另外取材有限，因此并不是所有的冰冻切片都能得到快、准确和可靠的诊断。所以遇到不能做明确诊断时应请临床医生再取有代表性的组织或请临床医生等待石蜡切片的结果，切勿勉强诊断，以免造成误诊或事故。

九、妇科疾病病理诊断

（一）外阴上皮内非瘤样病变

外阴皮肤和黏膜硬化性苔癣和鳞状增生过去称为外阴色素减退疾病，是女阴皮肤和黏膜组织发生变性及色素改变的一组慢性疾病。因病变部位皮肤和黏膜多呈白色，故又称为外阴白色病变。

1. 外阴硬化性苔癣　是一种外阴皮肤病，主要以外阴及肛周皮肤萎缩变薄为特征。

（1）临床特点：该病可发生在任何年龄的妇女甚至包括幼女，但以 40 岁左右妇女患病率最高。主要症状是轻度皮肤痒感,病变常发生在大、小阴唇,阴蒂、阴唇后联合及肛周,多呈对称性。早期皮肤红、肿、胀,出现白色、粉红色小丘疹,进一步发展为皮肤变白变薄、干裂、粘连,晚期皮肤菲薄皱缩、阴道狭窄,影响性生活。

幼女患者瘙痒多不明显,可仅有便后外阴及肛周不适感。检查时,该部可见锁孔状珠黄色花斑样或白色病损坏。年龄增长至青春期时,多数患者的症状可自行消失。

(2)病理形态:表皮萎缩、变薄,表层上皮过度角化,常可见到毛囊角质栓,上皮脚变钝或消失,基底层细胞液化、变性;真皮浅层早期水肿,晚期胶原纤维玻璃样变,形成均质化带,均质化带下方有淋巴细胞及浆细胞浸润。此外,上皮黑素细胞减少。表皮过度角化及黑素细胞减少使皮肤外观呈白色。

2. 外阴鳞状上皮细胞增生　外阴鳞状上皮细胞增生是以病因不明的鳞状上皮细胞良性增生为主的外阴疾病,可能与外阴潮湿、分泌物长期刺激导致外阴瘙痒而反复搔抓有关。

(1)临床特点:该病多见于50岁以前的中年妇女,也可见于绝经后的老年妇女。主要症状为外阴瘙痒,其瘙痒程度远较硬化性苔癣严重,患者多难耐受而搔抓,搔抓又可加重皮损使瘙痒加剧,结果越抓越痒,越痒越抓,形成恶性循环。病损主要累及大阴唇、阴唇间沟、阴蒂包皮及阴唇后联合等处。病变可呈孤立、局灶性或多发、对称性。病变早期皮肤呈暗红或粉红色,角化过度部位呈白色。病变晚期则皮肤增厚,色素增加,皮肤纹理明显突出,出现苔癣样变,并可见搔抓痕迹。本病可与外阴浸润癌并存。

(2)病理形态:具体如下。

1)大体:表现为散在红色或白色斑片,常伴有隆起或结痂。

2)光镜:主要是苔癣样棘细胞层和颗粒层增生,上皮脚延长、增粗,可有融合,表层有不同程度的角化过度,真皮无明显纤维化或明显炎症细胞浸润。增生的细胞虽然有明显的核仁,但仍保留有各层的分化极向,细胞成熟,无异型性。真皮乳头表面的上皮不萎缩,其下可见纵行的胶原样物质。

诊断须首先除外其他因素如各种感染继发的上皮增生,并注意与表皮内肿瘤鉴别。

3. 扁平苔癣　扁平苔癣是一类常见的病因不明的丘疹性病变。36~60岁高发,男性和女性均可发生。病变通常出现在四肢和躯干屈面。虽然这是一种皮肤疾病,但有25%的患者病变仅出现在黏膜表面。皮肤和黏膜的病灶一般会同时出现,在外阴、阴道、口腔的皮肤黏膜交界处会出现糜烂和脱屑。典型的扁平苔癣表现为瘙痒、紫色的扁平丘疹,丘疹表面有特征性的被称为Wickham沟的白色纹理。丘疹经过数月到数年会自然消退,消退后留有色素沉着。外阴部位也可能出现相同病变伴剧烈瘙痒,一般也会在2年内消退。

病理形态:从阴唇白色网状病变区域所取的活检一般会有典型的扁平苔癣组织学特征。但长期患病的患者不易与鳞状细胞增生相鉴别。上皮增生不规则,上皮层与固有层交界处有淋巴细胞带状浸润及基底层出现沉着物都是扁平苔癣的组织学特点。另外,可见上皮全层增厚伴过度角化。表皮—真皮交界处的带状(苔癣样)淋巴细胞浸润可向基底层发展,呈锯齿状改变。表皮层和真皮层表层可见角化细胞坏死形成的胶样小体。越是陈旧的病变,淋巴细胞的浸润越少,相反,巨噬细胞和成纤维细胞增加。溃疡性病变的上皮层可完全缺失,仅留有一薄层纤维素样物质覆盖于炎性增厚的黏膜下层。

阴道涂片可见因过氧化氢缺乏产生的大量乳酸菌,还可见未成熟基底细胞、副基底细胞和原始多形核淋巴细胞。基底细胞可见胞质空泡化,有时可见分裂。

（二）外阴良性肿瘤

外阴良性肿瘤较少见,有平滑肌瘤、纤维瘤、脂肪瘤、乳头瘤、汗腺瘤、血管瘤、淋巴管瘤等。临床上以外阴局部肿块为主要表现,有蒂或突出在皮肤表面,或位于皮下组织内。需活组织病理检查确诊。

1. 软垂疣　软垂疣是一种息肉状纤维上皮病变,常发生在外阴和邻近外阴的股内侧或肛周。这种病变通常被称为皮赘。软垂疣原因未明,一般不会恶变。

软垂疣被覆轻微角化过度的成熟鳞状上皮形成的柔软皱襞,其疣茎和疣体由包含毛细血管的疏松纤维组织组成,间质内偶见轻度慢性炎症反应。

2. 脂溢性角化病　脂溢性角化病是乳头状瘤的一种形式,常见于躯干、颜面、颈部和手臂,仅在偶然情况先可出现在外阴。外阴病灶可孤立存在,也可与生长在其他部位的病变并发。

脂溢性角化病可表现为明显的角化过度、棘层肥厚及乳头状瘤样变。病变部位的上皮细胞向上生长,瘤体的底边位于瘤体两侧正常皮肤线之上。瘤体由围绕结缔组织的片状或团块状上皮细胞组成。病变部位的角质层趋于向病变内部返折;病变部位可见含有角质化物质的囊性结构。有时,病变内可见双排细束状基底细胞呈管状延伸到表皮深层,然后分支延展,与深部组织融合。这种结构可使肿瘤结构呈现出腺体样外观。

3. 痣　色素痣有发展成黑色素瘤的可能。50%以上的黑素瘤是在色素痣的基础上进展而成的;肿瘤死亡病例的1%缘于黑素瘤。外阴黑素瘤并不多见,约占外阴浸润癌总数的7%。痣被分为3大类:交界型、真皮内型和混合型。

交界痣的特点是表皮基底层的细胞形成活跃,这些细胞可形成边界清晰的"巢"。这种细胞组成的巢看似正在自表皮"掉落",却又似与表皮相连。虽然这类痣是最容易恶变的痣类型,但只要巢的界线清晰,其恶变的危险就很小。

混合痣也表现出类似交界痣的细胞形成活动,但痣细胞形成的"巢"状结构存在于真皮层内。这类肿瘤也有恶性的可能。真皮内痣的病变细胞完全位于真皮层。精心准备的组织切片通常可以揭示一些呈交界痣活动的病灶,但常规的组织切片一般难见这类组织变化。

痣细胞形态为椭圆形或立方形,细胞膜清晰,胞质均匀。散在细胞的胞质内含暗褐色黑色素。细胞核或为圆形或为椭圆形,体大色淡。位于真皮深层的痣细胞可呈纺锤形,嵌入纤维组织。此外,真皮层内可包含多核痣细胞。

外阴黑变病很容易与交界痣和黑色素瘤相混淆。外阴黑变病通常表现为扁平光滑的着色斑,外观可表现为局限性着色区,或为大而弥散的黄斑着色区。类似的色素沉着偶尔也可见于阴道内。组织病理学检查可显示典型黑色素细胞数目的增多,这些黑色素细胞以独立单元形式排列于色素过度沉着表皮的真皮表皮结合部。

4. 乳头状汗腺瘤　乳头状汗腺瘤是一种向大汗腺分化的良性汗腺腺瘤,罕见于外阴,但却是外阴部最常见的腺体肿瘤,见于中年以上妇女,好发于大阴唇、唇间沟、小阴唇侧面、会阴或肛周,偶见于乳头或眼睑。乳头状汗腺瘤多为单个质硬的球形小结节,常无症状,偶可有压痛及刺激症状。肿瘤直径一般为0.1~1cm,略高出皮面,坚实、柔软或呈囊样,个别病例直径可达8cm。

镜下观察,肿瘤位于真皮内,与表皮不相连,界限清楚。瘤体内可见管状或囊状空腔,囊腔壁有复杂的乳头状突起,相互交织和吻合。囊壁及乳头状突起均由两层上皮细胞组成,内层为分泌型细胞,高柱状或立方状,胞浆弱嗜酸性,常呈顶浆分泌,组织化学显示细胞内含有对PAS阳性的耐淀粉酶的颗粒。外层细胞为未成熟的圆形或立方形肌上皮细胞。

5. 透明细胞汗腺瘤　本瘤又称结节性汗腺瘤、小汗腺末端汗管瘤或透明细胞肌上皮瘤等,是一种不常见的来源于小汗腺的良性肿瘤。多见于中年妇女,常单发,偶多发,呈单叶或多叶状结节,直径1~2cm,质地坚实生长缓慢,皮面光滑,正常肤色或浅褐色。有些较表浅,可破溃并排出浆液性物。

镜下观察肿瘤位于真皮内,与表皮相连或不相连,呈实性结节或分叶状结构,可有囊腔或管状腔。瘤细胞有两种类型:一种类型为较大的胞浆透明的上皮细胞,胞界清楚,胞浆内含丰富的糖原呈空泡化,核小、深染,位于边缘;另一种类型为嗜碱性小细胞,常呈多边形或梭形,核圆或细长。两种类型细胞比例在不同的病例可不一致,其间可见过渡形细胞。免疫组化CK、EMA、CEA、S-100和Vimentin阳性。

6. 皮脂腺瘤　外阴皮脂腺瘤通常位于小阴唇皮下,形态为隆起的黄色或棕黄小结节,直径1~3mm。这种腺瘤由成群或成簇的成熟皮脂腺组成。真正的赘生性肿瘤仅在极少情况下才会自这些皮脂腺形成。皮脂腺瘤与发生于这一部位的其他实性肿瘤的区别只有通过组织学检查才能鉴别。

外阴皮脂腺瘤为单发的光滑、坚硬、隆起的圆形或椭圆形小结,直径通常小于1cm。有些病变有蒂。这种腺瘤与汗腺瘤、表皮包涵囊肿、胚胎起源的小囊肿及混合瘤极其相似。

显微镜检查显示这种肿瘤包含大小及形状差异很大的很多小叶。小叶由两种形态的细胞组成,一种与可见于正常皮脂腺周围的细胞完全一致,另一种则是自生殖细胞发育而来的成熟皮脂分泌细胞。每个小叶中每种细胞的相对数量差异明显。处在自生殖细胞向成熟脂质分泌细胞转化中的移行细胞随处可见。瘤体与周围组织的界限分明,瘤体周围一般均有结缔组织包囊围绕。

7. 基底细胞癌　基底细胞癌是一种原发性局部浸润性病变,但妇科医生对这种病变一直采用更具破坏性的治疗手段予以处理,并对其扩散和复发能力给予了更高的关注。

基底细胞癌的主要临床表现有瘙痒、烧灼感及慢性溃疡。较大的病变常伴有出血和分泌物。出现肿块往往是患者的唯一主诉。许多患者没有任何症状,仅在常规妇科检查时被发现肿瘤。大阴唇是最常见的外阴基底细胞癌发病部位。

基底细胞上皮瘤由致密排列的形态一致的椭圆形或梭形细胞堆积而成的"细胞巢"组成。成簇的细胞看似自表皮的基底层、毛干或皮肤腺器单个或多发生长。许多细胞簇带有由呈放射状排列的单层细胞构成的"边框"(外周栅栏样结构)。这些细胞的细胞核呈深嗜碱染色,周围绕以由难以分辨的细胞质构成的边框。病变细胞形态类似上皮基底细胞,但光学显微镜下看不到细胞间桥。

8. 平滑肌瘤　来源于外阴的平滑肌、毛囊的立毛肌或血管平滑肌。多见于生育年龄，主要位于大阴唇、阴蒂及小阴唇。呈有蒂的或突出在皮肤表面，形成质硬、表面光滑的块物。镜下见平滑肌细胞排列成束状。与胶原纤维束交错纵横或形成旋涡状结构，常伴退行性变。

9. 乳头瘤　乳头瘤常见于围绝经期和绝经后妇女，多发生于大阴唇上方。其呈指状突出皮肤表面，其大小由数毫米至数厘米。表面见多数小乳头状突起，覆有油脂性物质，大乳头瘤表面因反复摩擦可破溃、出血、感染。镜下见由复层鳞状上皮围绕树枝状纤维、血管为其结构特点，表皮增厚以棘细胞层和基底细胞层为主。2%~3%有恶变倾向，应手术切除。术时做冰冻切片，若有恶变应及时扩大手术范围。

10. 纤维瘤　纤维瘤由成纤维细胞增生而成，多位于大阴唇，初起为皮下硬结，继而可增大，形成有蒂实质包块，大小不一，表面可有溃疡和坏死。切面为致密、灰白色纤维结构。镜下见波浪状或相互盘绕的胶质束和成纤维细胞。肿瘤恶变少见。

11. 脂肪瘤　脂肪瘤来自大阴唇或阴阜脂肪组织，生长缓慢，质软。位于皮下组织内，呈分叶状，大小不等，也可形成带蒂肿物。镜下见成熟的脂肪细胞间有纤维组织混杂。

12. 横纹肌瘤　生殖道横纹肌瘤是一种很少见的良性肿瘤，有骨骼肌分化特点。多见于青年妇女。均发生在阴道及外阴，生长缓慢，呈息肉状或菜花状、界限清楚的孤立性肿物，直径很少超过3cm，表面覆盖上皮。镜下肿瘤由分化相对成熟、卵圆形或带状的横纹肌细胞散布在含有多少不等的黏液样间质及胶原纤维中构成，横纹肌细胞中可见清晰的横纹。无核分裂活性和细胞的异型性。免疫组化和电镜可证实瘤细胞为横纹肌细胞。局部切除后无复发的报道。

13. 神经纤维瘤　神经纤维瘤起源于神经鞘。由于其缺乏临床症状且形态稳定，临床常不做切除处理和显微镜下检查，因此妇科和病理学所述及的病例远没有实际的发生率高。孤立性神经纤维瘤常被称为"神经痣"或"真皮内痣"。

神经纤维瘤外观为饱满而松软的粉褐色息肉状小肿块。瘤体很少长大。由于缺乏症状，肿瘤一般是偶然被发现的。如果外阴病变与神经纤维瘤病（von Recklinghausen 病）有关，在身体其他部位发现同种肿瘤可确定诊断。正确的诊断通常是由能够意识到这类肿瘤可能出现于外阴的临床医师做出的。

神经纤维瘤虽无包膜但界限清楚。瘤体由淡蓝染色并趋于旋涡状排列的细胞所形成的疏松的波纹状纤维构成。典型的细胞核呈栅栏状排列。S-100 免疫组化染色通常显示阳性。

14. 颗粒细胞瘤　颗粒细胞瘤几乎可发生在身体的任何部位。通常为单发且生长缓慢并趋向于向相邻组织浸润的孤立的良性结节。

颗粒细胞瘤很少长到外形巨大，瘤体直径一般为1~4cm。虽然颗粒细胞瘤的外阴病变一般都比较浅表并隆起，但病变有时也会生长在组织深部。临床偶见瘤体上覆盖的皮肤褪色和外形类似乳头状瘤的具蒂肿瘤。有时，瘤体表面可出现溃疡，并因此被误诊为癌症。颗粒细胞肿瘤常会被误诊为纤维瘤、皮肤囊肿或其他良性外阴赘生物。

患者通常的就诊主诉是大阴唇出现生长缓慢、无触痛的坚硬小结节。若瘤体表面皮肤溃疡，患者会主诉局部疼痛和有分泌物。

颗粒细胞瘤质地坚硬,包膜不完整。肿瘤断面呈灰白色或浅黄色。

显微镜观察显示,肿瘤内部主要为不规则排列的体积较大的束状淡红染色的弯曲形多面体细胞,细胞间边界不清。细胞束被带状胶原纤维分隔。由于细胞边界不清,镜下看似大量多核细胞散在于肿瘤实质内。细胞质内含有大量 $0.1\sim3\mu m$ 直径的嗜酸性颗粒,这些颗粒某种程度上也正是这种肿瘤得此命名的原因。细胞核深染,大小不等,核中心结构中包含 $1\sim2$ 个核仁。肿瘤边缘不规则,肿瘤细胞呈带状伸入到附近组织。仔细观察可以看到,距瘤体一定距离的末梢神经鞘内可见成串的颗粒肿瘤细胞。瘤体上被覆的鳞状上皮或正常或萎缩,或表现为一种增生性反应,从而造成"假癌样增生"现象。

虽有局部浸润,但颗粒细胞瘤几乎都是良性肿瘤。这种肿瘤发生恶变的情况极其少见,占这类肿瘤的 $1\%\sim2\%$。

15. 血管瘤 血管瘤实际上是血管起源畸形,而非真正的肿瘤。血管瘤的实际发生数量远比贫乏的病例报道资料所公布的发生数更高。我们所观察到的外阴血管瘤有不同类型,如毛细血管瘤(草莓样胎记)、海绵状血管瘤、绒毯样血管瘤、血管角质瘤及化脓性肉芽肿。

不同类型的血管瘤的临床意义和治疗方法取决于其大体解剖结构和组织学特征,以及其位置与大小。

16. 脓性肉芽肿 脓性肉芽肿是毛细血管瘤的一种形式,偶见于外阴。有关这种病变究竟是血管瘤还是机体对化脓性细菌存在的一种特异性反应仍然存争议。

脓性肉芽肿常单发,可无蒂,也可有蒂,色泽从暗红到浅棕红。肿瘤生长迅速,可很快达到直径 $0.5\sim2cm$。之后,肿瘤可保持稳定。虽然肿瘤表面常有一层硬壳覆盖,但多数病例的瘤体表面光滑。病变受到外伤后极易出血。这种肿瘤的一个变异是发生于孕妇牙龈上的妊娠肉芽肿。实际上,许多发生在外阴的脓性肉芽肿是在妊娠期首先被发现的。这类肿瘤的诊断最重要的是与黑色素瘤鉴别。

显微镜检查显示,病变边界清晰,高出皮肤,表面由变薄的表皮覆盖。肿瘤基质内含有大量不同程度扩张的新生毛细血管,其周围是疏松而水肿的基质。早期病变很少显示炎症反应,但陈旧性病变常可因其表皮变薄糜烂而发生炎症或溃疡。有蒂病变颈部的上皮向内生长,使上皮细胞呈"围巾状"排列。

17. 淋巴管瘤 淋巴管瘤是一种发生于淋巴管的肿瘤,与发生于血管的肿瘤类似。淋巴管由许多薄壁腔管组成,腔管内空,或包含嗜伊红均质物质和淋巴液,但没有或仅有极少的红细胞。淋巴管瘤很容易与血管瘤相鉴别,鉴别的依据是淋巴管瘤管腔内红细胞缺乏、固定标本所显示的管腔形状及内皮细胞周围的肌层缺乏。淋巴管瘤的固定标本显示管腔形状不规则,而血管瘤的固定标本显示管腔为均匀的环形,肌膜或有或无。

18. 其他

(1)前庭大腺腺瘤:外阴前庭大腺腺瘤极少见,临床表现为外阴后外侧部持续性或间歇性肿胀,与前庭大腺囊肿和脓肿不易鉴别。镜下肿瘤由紧密排列的腺体和小管组成,呈小叶状结构,上皮细胞柱状或立方状,有黏液分泌物,核小,位于基底,核仁不明显,无病理性核分裂。

(2)外阴混合瘤:皮肤混合瘤又称多形性腺瘤及软骨样汗管瘤,发生于外阴较少见,可能来源于外阴前庭大腺,汗腺和特化的肛门生殖器腺体的多潜能肌上皮细胞。一般见于 60 岁以上妇女,临床表现为无痛性皮下坚实结节,常位于大阴唇。肿瘤直径一般不超过 2.5cm,表面呈圆凸状,切面可呈软骨或黏液样外观。肿瘤的组织学形态与涎腺混合瘤相似,由排列呈腺管状、梁状、索状或巢状上皮细胞成分和间质成分混合构成,间质可纤维化、黏液样、透明化、软骨样或骨化。

（三）外阴恶性肿瘤

1. 鳞状细胞癌　外阴鳞状细胞癌是最常见的外阴癌,占外阴恶性肿瘤的 85% ～ 90%,占妇科恶性肿瘤的 3.5%。

（1）临床特点:外阴癌患者最常见的症状是外阴瘙痒,在外阴癌发生前数年即可出现,并伴有癌前病变如萎缩性外阴炎、外阴干枯病。早期在外阴部可发现小而硬的结节或溃疡,但不痛不痒。晚期可发生继发性感染、破溃、疼痛,分泌物增多,呈脓样或脓血样。肿瘤侵犯尿道可出现尿频、尿痛、排尿困难。直肠括约肌受累则出现大便失禁。局部肿物呈菜花状者质脆,易出血,常伴有继发感染,形成质硬、深而不规则的溃疡。结节状肿物的质地硬,且向深部浸润。一侧或双侧腹股沟淋巴结可肿大,质硬、固定。侵及淋巴道使股静脉或下肢淋巴回流受阻,可引起一侧或两侧下肢肿胀。

（2）病理形态:大体呈实性结节状、疣状或形成边缘僵硬隆起的溃疡。

1）典型鳞癌:典型鳞癌又称角化鳞癌,分高、中、低分化。高分化者以大小不等的鳞状细胞巢为特点,表面常覆以大致正常的鳞状上皮。细胞巢略呈圆形,常可见桥粒结构;巢中心有角化株,有时呈洋葱皮样,几乎取代整个细胞巢。中分化者的细胞巢内角化物较少,细胞分化略不成熟。低分化肿瘤的细胞呈实性片状、梁索状、小簇状分布,异型性明显,角化很少。癌周上皮可见分化型 VIN(simplex VIN)、硬化性苔藓、上皮增生或萎缩等改变,但也可正常无变化。

2）与 HPV 相关的鳞癌:该病主要为 Bowen 样或湿疣样癌。肿瘤表面为平坦、钝圆或毛刺样突起的乳头结构,乳头由角化过度的鳞状上皮和纤维血管轴心构成。瘤细胞巢内常见单细胞角化、角化株或大的轮状角化物;细胞异型性明显,有挖空细胞、双核或多核细胞。肿瘤基底部不规则插入周围组织。

2. 外阴恶性黑色素瘤　外阴恶性黑色素瘤占外阴恶性肿瘤的 2% ～3%,常来自结合痣或复合痣。任何年龄的妇女均可发生,多见于小阴唇、阴蒂,特征是病灶稍隆起,有色素沉着,结节状或表面有溃疡;患者常诉外阴瘙痒、出血、色素沉着范围增大。

3. 外阴基底细胞癌　外阴基底细胞癌很少见,多见于 55 岁以上妇女。可能来源于表皮的原始基底细胞或毛囊。临床表现为大阴唇有小肿块,发展缓慢,很少侵犯淋巴结。镜下见肿瘤组织自表皮基底层长出,细胞成堆伸向间质,基底细胞排列呈腺圈状,中央为间质,有黏液变性。本病很少转移。若在外阴部仅见一个病灶,应检查全身皮肤有无基底细胞瘤。本病也常伴其他原发性恶性肿瘤如乳房、胃、直肠、肺、子宫颈、子宫内膜及卵巢癌等。须与前庭大腺癌相鉴别。

4. 外阴湿疹样癌　外阴湿疹样癌又称佩吉特病(Paget 病),本病少见,多发生于绝经后妇女,主要症状为长期慢性外阴瘙痒和疼痛。病变局限于一侧阴唇或累及全部外阴皮肤。表现为红色糜烂状,湿疹样渗出改变。表皮粗糙、增厚,伴白色病变或小颗粒,略突出,可形成浅溃疡及结痂。镜检见棘细胞层增厚,上皮脚增宽延长,在基底层中可见到大而不规则的圆形、卵圆形或多边形佩吉特细胞,胞浆空而透亮,核大小、形态、染色不一。一般无淋巴转移。治疗为局部较广泛切除或单纯外阴切除即可,如切缘发现癌细胞,可再度手术切除。出现浸润或并发汗腺癌时,需做外阴根除术和双腹股沟淋巴结清除术。

5. 前庭大腺癌　前庭大腺癌占外阴癌的比例不到 5%,发生于生育年龄和绝经后的妇女;最大一组病例的平均年龄是 50 岁。在鳞状细胞和移行细胞型前庭大腺癌中发现有 HPV。Chamlian 和 Taylor 提出的诊断标准是:①正常腺体和肿瘤之间有移行区域;②肿瘤累及前庭大腺区域,组织学上符合前庭大腺来源,而且没有其他部位原发性肿瘤的证据。

显微镜下检查,最常见的组织学亚型大致发生率是鳞状细胞癌(少数是原位癌) 40%、非特异性腺癌 25%、腺样囊性癌 12%。

罕见的类型包括腺鳞癌、移行细胞癌和未分化癌,包括小细胞神经内分泌癌。Merkel 细胞癌、透明细胞腺癌和涎腺型基底细胞腺癌也有个案报告。

(四)子宫颈癌

近 60 年来,以宫颈脱落细胞涂片为主要内容的子宫颈癌筛查的普及和推广使子宫颈癌的发生率和死亡率在世界范围内普遍下降了 70%,但近年来其稳居不降。与发达国家相比,发展中国家常因为缺乏经济有效的筛查,仅有少数妇女能够得到子宫颈癌筛查服务。因此,子宫颈癌仍是一种严重危害妇女健康的恶性肿瘤,在发展中国家尤其如此。

1. 临床特点

(1)症状:原位癌与微小浸润癌常无任何症状。子宫颈癌患者主要症状是阴道分泌物增多、阴道流血,晚期患者可同时表现为疼痛等症状,其表现的形式和程度取决于临床期别、组织学类型、肿块大小和生长方式等。

1)阴道分泌物增多:是子宫颈癌最早出现的症状,大多为稀薄、可混有淡血性的分泌物。若并发感染,可有特殊的气味。

2)阴道流血:是子宫颈癌最常见的症状。早期患者大多表现为间歇性、无痛性阴道流血,或表现为性生活后及排便后少量阴道流血。晚期患者可表现长期反复的阴道流血,量也较前增多。若侵犯大血管,可引起致命性大出血。由于长期反复出血,患者常可并发贫血症状。

3)疼痛:是晚期子宫颈癌患者的症状。产生疼痛的原因主要是癌肿侵犯或压迫周围脏器、组织或神经所致。

4)其他症状:主要取决于癌灶的广泛程度及所侵犯脏器。癌肿压迫髂淋巴、髂血管使回流受阻,可出现下肢水肿。侵犯膀胱时,可引起尿频、尿痛或血尿,甚至发生膀胱阴道瘘。如两侧输尿管受压或侵犯,严重者可引起无尿及尿毒症,是子宫颈癌死亡的原因之一。癌肿压迫或侵犯直肠,可出现里急后重、便血或排便困难,甚至形成直肠阴道瘘。

(2)体征:子宫颈原位癌、微小浸润癌和部分早期浸润癌患者局部可无明显病灶,子宫颈光滑或轻度糜烂。随子宫颈浸润癌生长发展可出现不同体征,外生型者子宫颈可见菜花状赘生物,组织脆,易出血。内生型者由于癌细胞向周围组织生长,浸润子宫颈管组织,使子宫颈扩张,从而表现为子宫颈肥大、质硬和颈管膨大。无论是外生型还是内生型,当癌灶继续生长时,其根部血管被浸润,部分组织坏死脱落,形成溃疡或空洞。阴道壁受侵时可见赘生物生长。子宫旁组织受侵时,盆腔三合诊检查可扪及子宫旁组织增厚、结节状或形成冰冻骨盆。

晚期患者可扪及肿大的锁骨上和腹股沟淋巴结,也有患者肾区叩痛阳性。

子宫颈活组织病理检查:是诊断子宫颈癌最可靠的依据。适用于阴道镜检查可疑或阳性、临床表现可疑子宫颈癌或子宫颈其他疾病不易与子宫颈癌鉴别时。子宫颈活检应注意在靠近子宫颈鳞柱交界的区域(SCJ)和(或)未成熟化生的鳞状上皮区取活检可减少失误,因为这常常是病变最严重的区域。溃疡的活检则必须包括毗邻溃疡周边的异常上皮,因为坏死组织往往占据溃疡的中心。取活检的数量取决于病变面积的大小和严重程度,所谓多点活检通常需要 2~4 个活检标本。一般子宫颈活检仅需 2~3mm 深,约绿豆大小,当怀疑浸润癌时,活检应更深些。

2. 病理形态

(1)子宫颈微小浸润癌(microinvasive cervicalcancer,MIC):子宫颈微小浸润癌是指处于最早期的浸润性子宫颈癌,与深度间质浸润的子宫颈癌相比,其转移的概率非常小,故预后也好得多。

1)浸润方式:对于病理医师来说,通过显微镜观察微小浸润癌的形态特征,并根据不同的浸润方式来判断预后,可能要比测量浸润深度更为直观。微小浸润癌常见的浸润方式有芽状浸润、迷芽状浸润和舌状浸润。芽状浸润是可以辨认的最早期的浸润癌,是从子宫颈上皮内肿瘤的病变基底部发出的芽状癌细胞巢,像出芽一样,突破基底膜,浸润间质。单个芽状浸润最多见,可以占到微小浸润癌总数的 1/3,多发性芽状浸润也很常见。

2)淋巴管是否受累:淋巴管是否受累是 FIGO 与 SGO 在界定早期癌时存在的分歧之一。按照 FIGO 分期, Ⅰ Al 期癌(即微小浸润癌)可以出现淋巴管受累,然而按照 SGO 的定义,微小浸润癌应该是一种几乎无转移潜能的肿瘤,因此在诊断时是不能出现淋巴管和血管受累的。一般来说,并发淋巴管受累的浸润癌很有可能有淋巴结的转移,也就意味着预后较差。

3)切缘情况:研究显示,检查子宫颈锥形切除标本的切缘状况对于临床分期及确定下一步的治疗有帮助。对于锥形切除的子宫颈标本,应该测量基底宽度及高度,在手术切缘用墨水标记,同时在子宫颈前唇,即 12 点处平行于颈管纵轴的方向切开颈管,然后做连续取材,每 2~3mm 厚度一个蜡块,每一个蜡块在 3 个不同的平面上切片,以观察切缘情况。

4)微小浸润性癌的测量:从上述内容中,已经了解到浸润的深度与宽度在早期子宫颈癌的分期、病理诊断一级预后判断上至关重要,因此准确地测量浸润的深度和宽度就非常重要,但是在实际操作中却存在着许多问题,尤其是在侵犯为多灶性时,应该如何测量,也是病理医师非常关注的。由于最常见的鳞状细胞微小浸润癌,浸润或从表层鳞状上皮基底膜发生,或从表层鳞状上皮和子宫颈内膜腺体同时发生,因此对于深度的测量,公认的方法是在这样的病例中,采用显微镜测微尺,从浸润病灶旁的 CIN 病变的基底膜处开始,向下测量基底膜距离实际浸润病灶最深处之间的垂直距离,而对于一些浸润仅限于几个子宫颈内膜腺体周围,并不累及表层上皮的病例,测量则从腺体的基底到浸润的最深点,当出现多灶微小浸润时应该测量最深处。同时横向测量浸润病灶的最宽径。对于多个浸润灶,深度的测量与单一病灶相同,但应以浸润最深病灶作为此例的浸润深度。宽度的测量,单一病灶较为简单,直接测量浸润病灶的最宽径即可,而对于多灶浸润的病灶,测量较为复杂,可分为三种情况进行计算。第一种情况:浸润灶与 CIN 病变上皮相延续(芽状浸润),分别测量浸润灶的宽度,进行累加得出浸润宽度,此时病灶之间的正常间质成分不计算在内;第二种情况:既有芽状浸润灶,也有迷芽状浸润灶出现在间质中,测量应该从最边缘一侧的浸润灶开始至另一边缘的浸润灶结束,其中包括浸润癌巢及其正常的间质;第三种情况:浸润灶出现在多张切片上,此时每张切片上的浸润灶都应该分别测量,同时需要测量切片间的距离。其过程相当复杂,因此有专家指出当侵犯灶见于 3 个或更多个切片时,其侵犯宽度有可能已超过 7mm。

(2)子宫颈浸润性鳞癌:子宫颈浸润性鳞癌简称为子宫颈鳞癌,是女性器官中最常见的恶性肿瘤,绝大多数为中老年妇女,年龄在 40 岁以上。从目前的诊断来看,鳞癌占 70%,腺癌占 20%,腺鳞癌占 8%~10%,腺癌的发病率增高除近 30 余年来腺癌的发生确实增多外,还由于在常规染色中增加了黏液染色(主要为 AB/PAS)。应用黏液染色后 20%~30%在 HE 染色的切片中为鳞癌的组织实际上为分化差的腺癌或腺鳞癌。这一重新分类不仅纠正了癌的诊断、组织发生和不同类型子宫颈癌的比例,更重要的是指出了预后;因黏液阳性的低分化腺癌和腺鳞癌恶性度高,其预后要比纯鳞癌差得多,而且这种隐蔽的黏液分泌性癌常发生在 40 岁以下的年轻妇女,是年轻妇女预后差和转移快的子宫颈癌的重要组成部分。由于上述情况,鳞癌的定义不再仅仅是肿瘤像复层鳞状上皮,而应该明确为:鳞癌是指一种癌,该癌具鳞状上皮分化即角化和(或)有细胞间桥,而无腺体分化或黏液分泌。无腺体分化或黏液分泌很重要,根据这两点可除外分化差的腺癌和腺鳞癌。

1)临床特点:得益于子宫颈癌筛查的普及,大多子宫颈癌患者能够被较早的发现并得到治疗,据统计约 50%的患者在诊断时为Ⅰ期癌。浸润性子宫颈癌早期可以没有临床表现;随着肿瘤的进展,常出现阴道出血和排液;肿瘤浸润生长累及子宫旁组织和周围邻近器官时,则会引起相应的症状,如累及或压迫输尿管或膀胱则导致血尿、尿痛、输尿管梗阻的表现;肿瘤累及盆腔的神经则引起疼痛。

2)病理形态。

大体特征:早期子宫颈浸润癌可以表现为粗糙、隆起、肉芽肿样、红色的颗粒样外观。阴道镜下需要与子宫颈糜烂相鉴别。晚期子宫颈癌大致可以分为外生型和浸润型两种。外生型表现为子宫颈口质脆、外生性生长的新生肿物呈息肉样,多数鳞状细胞癌具有这样的生长方式,有时可累及阴道穹隆;浸润型是指黏膜表面没有明显突起,肿瘤向间质浸润性生长,使子宫颈质地变硬,形成"桶状子宫颈",表面黏膜改变轻微,肉眼难以判断有无肿瘤。两种生长方式均可因肿瘤坏死而形成溃疡。

组织学类型:目前,最常用的子宫颈鳞状细胞癌组织学分类是主要参照肿瘤细胞的类型及分化程度来制定,如 Reagan 建立的分类系统,它将鳞状细胞癌分为三类:大细胞非角化型鳞状细胞癌、大细胞角化型鳞状细胞癌及小细胞非角化型鳞状细胞癌,但实际上此分类方法对预后提示作用不大。此外,被大家所熟知的 Broder 分类方法主要根据肿瘤细胞的分化程度分为三级:高分化是指肿瘤由分化成熟的鳞状细胞构成,胞质丰富,可见细胞间桥,有角珠形成;中分化是指肿瘤细胞界限不清,胞质中等,细胞核异型性明显,有细胞角化现象,但无典型的角珠形成;低分化是指肿瘤细胞较小,呈卵圆形,胞质稀少,细胞核深染,核分裂象多见,无细胞角化。高、中、低分化大致对应 Reazan 分类系统的大细胞角化型、大细胞非角化型及小细胞非角化型,其预后意义也不大。

(3)子宫颈腺体上皮肿瘤:近几十年来子宫颈腺体病变的发病率不断升高,主要的原因有以下几个:子宫颈脱落细胞涂片的广泛推广,使子宫颈鳞状上皮病变得以早期发现、早期治疗,而造成腺上皮病变发病率相对升高;随着免疫组化技术的发展,以往被误诊为鳞癌的部分低分化或未分化的子宫颈腺癌得以正确诊断;此外,腺癌的发病与内分泌紊乱及口服避孕药的应用相关,此类人群有增加的趋势,也在一定程度上增加了腺癌的发生。

1)HPV 感染与子宫颈腺上皮病变的发生:子宫颈鳞状上皮病变与人乳头瘤病毒(HPV)之间的密切关系已得到证实。其中 HPV 16 是高级别 CIN 及鳞状细胞癌中最常见的 HPV DNA 类型。随着宫颈腺癌发病率的增加,HPV 与其关系也越来越受到关注。推测子宫颈腺癌可能具有与鳞状细胞癌相似的发病机制。使用敏感的 PCR 技术可以在超过 80% 的宫颈腺癌及腺鳞癌中检测到 HPV 16、18 及 31 型 DNA。

2)非浸润性子宫颈腺体病变:1953 年,由 Friedell 和 McKay 提出的原位腺癌(adeno-carcinoma in situ, AIS)的命名,而子宫颈腺体异型增生(endocervical glandulardysplasia, EGD)的提出是基于一种假设,即子宫颈腺体肿瘤类似于鳞状上皮肿瘤,是由一系列连续进展的病变构成。WHO 分类采用了这种命名,将子宫颈腺体的增生性非浸润性病变分为 EGD 和 AIS,这种命名在美国和许多国家及地区普遍使用。而在英国将这类病变称为宫颈腺体上皮内肿瘤(cervical glandular intraepithelial neoplasia,CGIN),并分为两个级别:低级别 CGIN(low grade CGIN,LCGIN)和高级别 CGIN(high grade CGIN,HCGIN)。

AIS 的定义为子宫颈表层黏膜及腺体出现细胞学恶性特征的上皮,但不伴有间质浸润。组织学表现为病变保持正常腺体结构,累及全部或部分表面或腺腔上皮,核增大,染色质粗糙,有小的单个或多个核仁,核分裂活性增加,有不同程度的细胞核复层化。胞质黏液量可以减少或丰富。

3)浸润性子宫颈腺癌:浸润性子宫颈腺癌的临床表现与子宫颈鳞癌类似,因为肿物从颈管腺体发生,呈膨胀性生长,所以临床常见子宫颈状态为增粗的硬韧的桶状子宫颈,或从内向外生长的癌肿。

早期浸润性腺癌(EIA):是指浸润性腺癌最早期的形式,浸润间质非常微小,没有淋巴结转移的危险,以致可以忽略。EIA 又称为微小浸润性腺(microinvasive adenocarcino-ma,MIA)。

浸润性腺癌:WHO 分类中子宫颈腺癌分为以下组织学类型:黏液性腺癌、子宫内膜样腺癌、透明细胞腺癌、浆液性腺癌、中肾腺癌,其中黏液性腺癌包括子宫颈型、肠型、印戒细胞型、微小偏离型、绒毛状腺性乳头状型共 5 种亚型。

子宫颈黏液性腺癌:是指至少一些肿瘤细胞中含有中等到大量胞质内黏液,其中又分为一些不同的亚型。①子宫颈型:是最常见的类型,约占子宫颈腺癌的 70%。大多数肿瘤中到高分化,类似于子宫颈腺体,由中等大小的腺腔构成,有密集的、不规则的、复杂的分支,并有乳头突入腺腔,局部区域可形成筛状结构。肿瘤细胞胞质黏液卡红染色阳性,间质中可以出现多少不等的黏液,并可以形成黏液湖。细胞大多复层,细胞核位于基底,排列拥挤,极向紊乱,异型性明显,核分裂象活跃,可见凋亡小体。细胞核圆形或卵圆形,染色质粗糙,可见核仁。低分化时细胞胞质几乎消失,但仍可辨认出腺样结构。②肠型腺癌:由类似于结肠腺癌的肿瘤细胞构成,通常具有腺样结构。杯状细胞是其特征性的表现,偶有神经内分泌细胞和 Paneth 细胞。肠型腺癌可以呈弥漫性改变,也可以是黏液腺癌的局部改变。③印戒细胞型:在子宫颈原发性印戒细胞癌非常少见,通常印戒细胞腺癌只是低分化黏液腺癌和腺鳞癌的局部表现。在子宫颈发现印戒细胞腺癌首先要除外转移癌。④微小偏离性腺癌:又称恶性腺瘤。是一类少见的腺癌,约占子宫颈腺癌的1%。镜下肿瘤分化极好,与正常子宫颈腺体无法区别,细胞呈柱状,黏液丰富,核位于基底。其具有诊断意义的形态学特征:腺体排列杂乱无章,超出宫颈正常腺体所在的范围,并可以侵犯血管和神经,偶见核分裂,肿瘤腺体形状多样,大小不一,并可有乳头状结构凸向腺腔。⑤绒毛状腺性乳头状腺癌:是类似于结肠的绒毛状腺癌,通常分化较好,肿瘤细胞呈柱状,单层或复层,部分含有黏液,通常呈绒毛状结构,有纤维性轴心,肿瘤可以没有浸润或仅在基底处有微小浸润,淋巴结转移非常少见,所以该亚型预后很好。仅有个别病例有结节状扩散。

子宫颈子宫内膜样腺癌:组织学形态与子宫内膜发生的内膜样腺癌相同。肿瘤常排列成紧密的腺腔,也可见乳头状和筛状结构,部分区域可呈实性,肿瘤细胞复层,细胞核垂直于基底膜呈栅栏状排列,极少有胞质内黏液。由于部分子宫颈型腺癌在缺乏黏液时可能被诊断为子宫内膜样腺癌,因而各家报道的此型宫颈腺癌的比例差距较大,为7%～50%。就实际工作中来看,真正原发于子宫颈的子宫内膜样腺癌比较少见,所以仅在排除子宫内膜腺癌侵犯宫颈之后,诊断才成立。

子宫颈透明细胞腺癌与女性生殖道其他部位发生的透明细胞腺癌一样,由透明细胞或鞋钉样细胞构成实性、囊性、管状或乳头状结构,或其中几种结构混合而成。透明细胞胞质含有丰富的糖原,鞋钉样细胞常出现在管状结构,细胞核大,多形性,凸向管腔。

子宫颈浆液性腺癌:是近年来提出的子宫颈腺癌的一个亚型,预后与普通型子宫颈型腺癌明显不同。肿瘤形态学表现与发生在卵巢或子宫的浆液性腺癌相同:由分支复杂的乳头状结构构成,可见实性乳头形成,肿瘤细胞异型性明显,常可见砂粒体。原发于子宫颈的浆液性腺癌非常少见,因此诊断时一定要除外卵巢、输卵管及子宫内膜原发的浆液性腺癌播散累及子宫颈。

子宫颈中肾腺癌:非常少见。中肾腺癌起源于子宫颈壁深部的中肾残件,常发生于子宫颈后壁两侧。肿瘤通常由被覆立方上皮的小管状腺腔组成,细胞不含有黏液或糖原,管腔内可见嗜酸性或玻璃样的分泌物。也可以为实性、乳头状、管状或筛状结构。现已明确中肾管腺癌起源于子宫颈壁深部的中肾残件,常在肿瘤周围能找到增生的中肾残件可以证实这一点。有文献报道,中肾管腺癌可以表达 CD_{10},但不表达 ER、PR,这有助于与子宫内膜样腺癌区别。

(王 俭)

第五节 妇产科影像学检查

骨盆与盆底之间的空腔称为盆腔。骨盆为不规则的圆筒状骨性结构,由骶骨、尾骨及左右两块髋骨组成,每块髋骨又由髂骨、坐骨及耻骨联合而成。两耻骨间有纤维软骨形成耻骨联合。以耻骨联合上缘、髂耻缘及骶岬上缘的连线为界,将骨盆分为大骨盆和小骨盆。大骨盆内主要为肠道,后方有骶髂腰肌。小骨盆腔前部主要为膀胱,中部正中为子宫、宫颈、阴道,两侧为输卵管和卵巢,后部为子宫直肠陷凹和直肠、乙状结肠。

女性内生殖器为小骨盆内主要器官,包括阴道、子宫、输卵管及卵巢,输卵管、卵巢合称子宫附件。

小骨盆内有闭孔内肌和肛提肌,还有深部的梨状肌及尾骨肌,盆腔内的主要血管为髂内、外静脉及分支。髂内动脉行经卵巢及子宫的外后侧。卵巢动、静脉行经卵巢的外侧。

女性生殖系统常见的疾病包括肿瘤、炎症和先天性畸形。影像学检查对于发现这些疾病,确定其位置、大小、范围及性质,均具有重要价值。此外,影像学检查还常用于评估妊娠和胎儿异常以及节育环异常。

一、检查技术

（一）X线检查

1. X线透视 X线透视仅适用于子宫输卵管造影。方法:在透视下经子宫颈口注入40%碘化油或76%泛影葡胺,观察子宫腔有无畸形、占位,输卵管是否通畅。适用于不孕症,子宫、输卵管结核,输卵管炎,了解子宫输卵管通气术后、绝育措施后输卵管通畅情况。子宫输卵管造影应于月经后5~7日进行,生殖器急性炎症、月经期、子宫出血和妊娠期禁用。

2. X线平片 女性内生殖器呈软组织密度,与周围结构缺乏天然对比,不能显影。X线平片主要用于了解:①骨盆大小和形态异常,如骨软化造成的骨盆缩窄畸形;②盆腔内异常钙化;③盆腔软组织肿块影,巨大子宫肌瘤或卵巢肿瘤可表现为软组织肿块,推移周围含气的肠管;④发现胎儿、节育器和腹腔的异常钙化。检查前,需口服缓泻剂,清洁肠道。

3. 子宫输卵管造影 子宫输卵管造影是经子宫颈口注入对比剂以显示子宫和输卵管内腔的检查方法。对比剂为40%碘化油或有机碘制剂。在透视下注入对比剂,子宫和输卵管充分显示后即摄片,并需间隔一定时间重复摄片,以观察输卵管通畅情况。

4. 盆腔动脉造影 经皮穿刺行股动脉插管,将导管顶端置于腹主动脉分枝处、髂总或髂内动脉内,注入对比剂,行造影检查,可显示子宫动脉。若导管顶端置于肾动脉起始稍下方,则能显示卵巢动脉。

（二）超声检查

常用线阵实时超声显像仪及扇形实时超声显像仪。线阵显像能动态观察器官、病变的图像变化。由于盆腔内器官位量深在,复合扫描B型超声仪能显示记录较大范围的切面图像。旋转型阴道探头,扫描角度240°,直接贴近生殖器官,图像更加清晰。多普勒超声仪用于胎儿心脏的监护。

探头频率多用 3.5MHz,对新生儿扫描采用 5MHz。

检查前适当充盈膀胱,排空大便,形成盆腔探测区"透声窗"。将肠管推开,排除气体干扰,受检者常取平卧位,在经下腹部直接扫查时,根据局部解剖结构及病变特点,探头做纵向、横向、斜向和多种角度的扫查。

1. 经腹直接探测

(1)充盈膀胱法:检查前 4 小时停止排尿或检查前 1 小时饮水 500~800mL,使膀胱充盈,能清晰显示宫底。

(2)直肠充液法:①水囊法,在导尿管前端套入阴茎套,用线扎紧,排气后插入肛门内深 25~30cm,注入液体 250~300mL,使水囊充液,能清晰显示子宫;②用 37℃温水 50~100mL 灌肠代替水囊充液。

2. 阴道内探头直接探测　不需充盈膀胱,将套有阴茎套的探头自阴道直接贴近子宫颈向宫体底及卵巢做放射状的扫查,直接观察子宫及卵巢。

3. 子宫输卵管声学造影　用 1.5% 过氧化氢 10mL,缓缓注入子宫、输卵管产生微气泡,显示强回声,了解输卵管是否通畅。

扫查时探头应沿腹壁滑动作连续扫查,判明器官、方位及与子宫及周围脏器的关系,注意作两侧对比观察,必要时变换患者体位明确诊断,或触诊了解肿块的活动度、性质以及与子宫附件的关系。适当充盈的膀胱作透声窗可清晰地显示子宫及附件的图像,以及肿块的形态、轮廓、内部回声、大小、位置及与周邻的关系。

(三)CT 检查

盆腔 CT 检查主要用于了解盆腔较大肿物与周围组织的关系,提示恶性肿瘤的分期,有无粘连、转移等情况,而对发现盆腔较小占位病变及淋巴结肿大不如 USG 敏感。

1. 平扫检查　检查前一日需口服缓泻剂清洁肠道,检查前 2~3 小时,需分次口服 1% 泛影葡胺 1 000mL 以充盈盆腔肠管,并充盈膀胱,扫描范围自髂嵴水平至耻骨联合,层厚 5~10mm 连续扫描。

2. 增强检查　有占位病变时需进行增强扫描,帮助了解占位的性质及血供状态。方法:静脉内快速推注对比剂 60% 泛影葡胺或非离子型对比剂 50~100mL,随即对病变区进行扫描。

(四)MRI 检查

1. 平扫检查　常规行 SE 序列 T_1WI 和 FSE 序列 T_2WI 检查。其中 T_2WI 检查非常重要,不但能显示子宫各部解剖结构,而且能显示卵巢,从而有助确定盆腔病变的起源部位和范围。常用体部表面线圈,应用相阵列多线圈技术能够获得高信/噪比图像。检查层厚 10mm 或 5mm。

2. 增强检查　平扫发现病变后,通常需行增强 MRI 检查。方法:静脉内快速注入顺磁性对比剂 Gd-DTPA,剂量为每千克体重 0.1mmol,注毕后即对病变区行脂肪抑制前、后的 T_1WI 检查。

二、正常影像学表现

(一)X 线检查

1. 子宫输尿管造影　正位观察,子宫腔呈倒置三角形。底边在上,为子宫底;底的两侧为子宫角,其与输卵管相通;下端则与子宫颈管相连,后者由于黏膜皱襞存在而呈羽毛状表现。两侧输卵管由子宫角向外下走行,管腔纤细,呈迂曲柔软的线状影。输卵管在子宫壁的部分为间质部;近子宫部分细而直,为峡部;远端粗大,为壶腹部;壶腹部末端呈漏斗状扩大,为伞端。由于输卵管有蠕动,因而充盈可不连续。注入碘油后 24 小时或注入水溶性碘剂后 1 ~ 2 小时摄片,显示输卵管内对比剂全部排空并进入腹腔,呈多发弧线状或波浪状致密线影,提示输卵管正常通畅。

2. 盆腔动脉造影 正常子宫动脉先向内下行,发出分支供应宫颈和阴道,其后在子宫侧缘转向上行,并不断发出螺旋状小分支进入子宫肌和内膜,这些小分支在肌层内形成丰富血管网。卵巢动脉起于腹主动脉的肾动脉起始部稍下方,迂曲下行,供应卵巢。

(二)超声检查

正常子宫:纵向扫查时,前倾或水平位子宫一般呈倒置梨形,位于充盈膀胱的后方。子宫体为均质中等回声,轮廓光滑;宫腔呈线状强回声;内膜为低回声或较强回声,其回声与厚度、月经周期有关。宫颈回声较宫体回声稍强且致密,内可见带状强回声的宫颈管。阴道内因有少量气体而呈片状强回声带。横断扫查,子宫底部呈三角形,体部为椭圆形。正常子宫大小随发育、未产、经产、绝经及体型而异。子宫体与子宫颈长度之比,在青春期约为1:1,生育期约为2:1,老年人又成为1:1。

正常卵巢与输卵管:卵巢通常位于子宫体两侧外上方,但有较多变异。位置也不一定对称。卵巢断面呈杏仁状,大小在成人为 4cm×3cm×1cm,内部回声强度略高于子宫,所含卵泡呈圆形液性无回声区,成熟的优势卵泡直径可达 1.5 ~ 2.0cm。双侧输卵管呈边缘强回声的管状结构,内径小于5mm,一般难以分辨。

(三)CT 检查

平扫检查,子宫表现为椭圆形的软组织密度影,CT 值为 40 ~ 80HU,表面光滑,中心低密度区代表宫腔,宫颈显示在子宫体下方层面,呈圆形或椭圆形软组织密度影,外缘光滑,横径小于 3cm。CT 横断面测量,子宫前屈和后屈位时前后径均可增大,常高估子宫大小,故 CT 判断子宫大小应慎重。子宫体前方为膀胱,呈水样低密度;后方为直肠,内常有气体。宫旁组织位于宫体、宫颈和阴道上部的外侧,为脂肪性低密度区,内含细小条状或点状软组织密度影,代表宫旁血管、神经和纤维组织。CT 检查,正常卵巢和输卵管均不易显示。增强检查,子宫肌明显均一强化,中心低密度宫腔显示更为清晰。

(四)MRI 检查

1. 子宫 矢状面最清楚,能辨认子宫内膜及肌层,内膜为低信号,肌层为中等信号,宫颈管为高信号,可以分辨宫颈的前唇与后唇。子宫肌瘤在 SE 序列上信号强度可以低于正常子宫或与子宫的信号相似。由于不同程度的退行性变,肌瘤内信号强度也不均匀,有高信号区,子宫内膜癌往往显示内膜信号强度高,厚而不规则,有时可见肿瘤侵入肌层。

2. 卵巢 从三个截面均可看到卵巢,T_1 加权像呈低或中等信号,T_2 加权像信号强度增加,有时与周围脂肪不易分辨。

三、异常影像学表现

影像学检查时,子宫异常和盆腔肿块是女性生殖系统病变最常见的异常表现。

（一）子宫异常

子宫异常多为大小、形态异常和子宫肿块。

1. 子宫大小、形态异常　超声、CT 或 MRI 检查可发现子宫大小、形态改变。单纯子宫大小、形态异常而不并有回声、密度和信号强度改变者较少见，多为各种类型先天性子宫异常，如幼稚子宫、双角子宫、双子宫等，同时可伴有宫腔改变。更多见的子宫大小和形态异常多合并有子宫肿块。

2. 子宫肿块　表现为子宫内局灶性异常回声、密度或信号强度病变，多并有子宫大小和形态改变，或仅有子宫增大而无形态改变。子宫肿块多见于各种类型良、恶性肿瘤。其中边界清楚，含有钙化，呈低、等回声或低信号的肿块多提示为良性子宫肌瘤；而边界不清，无包膜的混杂性低回声或中等信号的肿块多提示为恶性子宫肿瘤。

（二）盆腔肿块

女性盆腔肿块多来自卵巢，或为盆腔炎性肿块，或为来自其他器官的肿瘤。超声和 MRI 检查对确定盆腔肿块是否来自卵巢有较大帮助，当双侧卵巢显示正常时，可除外肿块来自卵巢，反之，则提示肿块源于卵巢。超声、CT 和 MRI 检查时，可有一些特征性表现，故不仅能进一步确认肿块来自卵巢，还可推断其性质。如类圆形或椭圆形肿块、壁薄而均一、呈均匀液性回声或水样密度或信号强度，多为各种类型的卵巢囊肿；边缘不规则或分叶状肿块，呈多房状表现，同时含有液体和实性成分，为卵巢囊腺瘤或囊腺癌常见表现；肿块呈混杂回声，内有"脂—液"分层，或 CT、MRI 表现肿块密度或信号混杂，其中有脂肪性低密度区或高信号灶，是卵巢囊性畸胎瘤的表现特征。

四、子宫肌瘤

子宫肌瘤又称子宫平滑肌瘤，为最常见的子宫肿瘤，好发于 30～50 岁生育期妇女，大体病理表现为肿瘤组织致密，细胞呈束状交错编织或旋涡状排列。子宫肌瘤的确切原因尚不清楚，可能与长期和过度的卵巢雌激素刺激有关，绝经后肌瘤可萎缩退化。临床特点主要表现为子宫增大、月经过多等，肌瘤较大可扪及下腹部包块，若压迫膀胱、直肠可引起尿频、排尿或排便困难等症状。

（一）临床表现

1. 症状　多无明显症状，仅于盆腔检查时偶被发现。症状出现与肌瘤部位、生长速度及肌瘤变性关系密切，与肌瘤大小、数目关系不大。常见症状如下。

（1）月经改变：为最常见症状。大的肌壁间肌瘤使宫腔及内膜面积增大，宫缩不良等使月经周期缩短、经量增多、经期延长、不规则阴道流血等。黏膜下肌瘤常为月经过多，随肌瘤渐大，经期延长。一旦肌瘤发生坏死、溃疡、感染，则有持续性或不规则阴道流血或脓血性排液等。浆膜下肌瘤及肌壁间小肌瘤常无明显月经改变。子宫肌瘤可伴有子宫内膜增生过长，也可引起月经紊乱。

（2）腹块：患者常自诉腹部胀大，下腹正中扪及块物。当清晨充盈膀胱将子宫推向上方时更易扪及，质地坚硬，形态不规则。

（3）白带增多：肌壁间肌瘤使宫腔面积增大，内膜腺体分泌增多，并伴有盆腔充血致使白带增多；悬吊于阴道内的黏膜下肌瘤，其表面易感染、坏死，产生大量脓血性排液及腐肉样组织排出，伴臭味。

（4）腹痛、腰酸、下腹坠胀：患者通常无腹痛，浆膜下肌瘤蒂扭转时出现急性腹痛。肌瘤红色变时腹痛剧烈且伴发热。常见症状是下腹坠胀、腰酸背痛等，经期加重。

（5）压迫症状：肌瘤压迫膀胱出现尿频、排尿障碍、尿潴留等。压迫输尿管可致肾盂积水。压迫直肠可致排便困难等。

（6）不孕和流产：肌瘤向宫腔内生长或引起宫腔变形可妨碍精子通过、受精卵着床和胚胎发育，因而引起部分患者不孕或流产。

（7）贫血：长期月经过多或不规则阴道流血可导致失血性贫血。

2. 体征　若肌瘤较大可在下腹部扪及质硬、圆形或不规则形实性结节状肿物。妇科检查时可发现子宫增大、表面有单个或多个不规则结节突起或有蒂与子宫相连的实性活动肿物。带蒂的黏膜下肌瘤突出于阴道内，用阴道窥器即可在阴道内见到表面光滑的红色结节。当组织坏死或合并感染时，肌瘤表面有渗出物覆盖并有恶臭味。

（二）影像学表现

1. X线表现

（1）子宫黏膜下肌瘤：子宫造影可见宫腔增大，宫腔内出现大小不等息肉状或豆状的充盈缺损，大的呈小叶状，基底部细，有的内有钙化点。如果肿瘤较大，出现大的充盈缺损，子宫移位变形，周围器官可能受压，缺损边缘光滑。

（2）壁间肌瘤：肿瘤位于肌壁内，周围均由肌层包围，此种最多见，占60%～70%。子宫增大变形，有充盈缺损，有时有指甲大小的指压迹。双侧宫角圆钝，子宫呈球形，松弛状扩张。如果再做盆腔充气造影，形成双对比，可见到子宫外形不规则、肿瘤部位向外突出的包块。

（3）浆膜下肌瘤：子宫造影有时阴性，多由于肿物向外生长。配合盆腔充气造影，发现子宫外形改变，有突出的肿块影。少数有宫腔增大及腔内有受压现象。

2. CT表现　子宫局部向外突出，或不规则分叶状，界限清楚。注入造影剂后，同样与子宫肌层增强，如肌瘤内有低密度区，说明有坏死变性。

3. 超声表现

（1）肌壁间肌瘤：最多见。①子宫增大，其增大的程度与肌瘤的大小和肌瘤的数目成正比。②单发肌瘤多表现为结节状低回声。多发肌瘤可见宫体形态失常，宫壁凸凹不平，宫内出现结节状或旋涡状杂乱回声和竖条状暗影，后方回声多衰减。③如肌瘤压迫宫腔，可见宫腔线偏移或消失。

（2）浆膜下肌瘤：宫体表面有低回声或中等回声的结节状凸起。子宫形体不规则，常与壁间肌瘤合并存在。

（3）黏膜下肌瘤：位于子宫腔内的黏膜下肌瘤。超声图像可显示"宫腔分离征"，其间有中等或低回声团块。位于子宫口的黏膜下肌瘤，瘤体多呈圆形或椭圆形团块，上部与宫腔相连部分逐渐变细，呈"鼠尾状"改变。宫腔线多扭曲不规则，肌瘤回声强弱不等。

（4）宫颈部肌瘤：多在后唇生长。超声图像特征为宫颈区可见到低回声团块影。

（5）阔韧带肌瘤：属于浆膜下类型，超声图像显示瘤体常包绕子宫呈不规则形，内部回声较一般肌瘤低或略高于子宫平滑肌回声。

子宫肌瘤变性的声像图特征：具体如下。①透明性变或玻璃样变：是最常见的一种变性。直径 >4cm 的肌瘤都有不同程度的透明变性,是肌瘤缺乏血液供应所致。变性区没有旋涡状及条纹状结构,而为质地较软的组织,超声显示回声减弱,后方回声增强。②液化或囊性变:为透明性变进一步发展而来,在瘤体内形成更大的空隙,内有液体。当病变继续进行时,可在瘤体内形成囊腔,超声显示肌瘤部位出现液性区,后方回声增强。③钙化:常见于绝经后妇女的肌瘤,极易发生于变性、坏死之后。由于肌瘤血液循环障碍,钙盐被其组织成分以及其他变性的物质所吸收而沉积,即成"营养不良性钙化"。超声图像可见肌瘤周围呈一强回声光环。如钙化形成所谓"子宫石"超声显示为弧形强回声带伴后方回声衰减。

鉴别诊断:具体如下。①卵巢肿瘤:浆膜下子宫肌瘤与实质性卵巢瘤在超声图像鉴别上存在一定困难。鉴别时须注意瘤体与子宫之间的位置关系和活动关系,并细致观察肿瘤内部回声及分布状态,与子宫对照分析,明确诊断。②子宫内膜增生:呈梭形强回声光团。与黏膜下肌瘤相鉴别。无宫腔分离和局部隆起。③子宫肥大症和子宫腺肌病:子宫肥大症显示子宫均匀性增大,但不超过妊娠 2 个月大小。宫体无变形,无结节。子宫腺肌病时宫区回声粗糙,月经期可见出血小囊。子宫后壁增厚较明显。④子宫畸形:双子宫或双角子宫易误认为子宫肌瘤。注意宫腔反射及宫体形态。⑤后位子宫:膀胱充盈后压迫宫体,宫颈宫体间形成夹角,在超声图像上易形成假肌瘤图像。应注意鉴别。

4. MRI 表现　能发现小至 3mm 的子宫肌瘤。典型肌瘤在 T_1WI 上信号强度类似子宫肌,然而在 T_2WI 上呈明显的低信号,边界清楚;具有特征的肌瘤发生变性时,根据变性类型不同,在 T_1WI 和 T_2WI 上,瘤内可有等、高或混杂信号灶。Gd – DTPA 增强检查,肌瘤常为不均一强化。

(三)诊断和鉴别诊断

超声和 MRI 检查,子宫肌瘤常有典型表现,诊断不难,其中 MRI 检查还能确定肌瘤有无变性和变性的类型,因而有助于临床选择合适的治疗方案。

五、子宫颈癌

子宫颈癌是最常见的妇女恶性肿瘤之一。在欧美国家,子宫颈癌在妇科恶性肿瘤中已退居第二、三位,但在我国仍居首位,且主要集中在中部地区,山区多于平原。子宫颈癌的发病年龄呈双峰状,35 ~ 39 岁和 60 ~ 64 岁高发。近 40 年宫颈细胞学筛查的普及使宫颈癌得以早期发现、早期诊断及早期治疗,生存率明显提高,发病率及死亡率已明显下降。

(一)临床表现

1. 症状

(1)早期子宫颈癌常无症状或仅有少量接触性出血,与慢性宫颈炎无明显区别。

(2)阴道流血:表现为性交后或妇科检查后的接触性出血以及阴道不规则流血。病灶较大、侵蚀较大血管时,可出现致命性大出血。年老患者常表现为绝经后阴道流血。一般外生型癌出血较早,血量也多;内生型癌出血较晚。

(3)阴道排液:阴道排液增多,白色或血性,稀薄如水样或米泔样,有腥臭。

(4)晚期癌的症状:根据病灶侵犯的范围而出现继发性症状。病灶波及盆腔结缔组织、骨盆壁,压迫输尿管或直肠、坐骨神经等时,患者诉尿频、尿急、肛门坠胀、大便秘结、里急后重、下肢肿痛等。到了疾病末期,患者表现消瘦、发热、全身衰竭等。

2. 体征　宫颈原位癌、镜下早期浸润癌及极早期宫颈浸润癌,局部无明显改变,宫颈光滑或为轻度糜烂。随着病变的进一步发展,可出现不同的体征。外生型患者可有息肉状、乳头状、菜花状赘生物,常被感染,质脆,触之易出血;内生型则见宫颈肥大,质硬,宫颈膨大如桶状,宫颈表面光滑或有结节。晚期癌组织坏死脱落可形成溃疡或空洞并有恶臭。阴道壁被侵及时则可见赘生物生长;宫旁组织受累时,妇科检查可扪及宫旁组织增厚、结节状、质硬,甚或为冰冻盆腔。

（二）影像学表现

1. CT 表现　宫颈扩大。常为直径大于 3.5cm 的实性软组织肿块。由于坏死或溃疡,50% 可见肿块内低密度区。

Ⅰ期:宫颈周缘完整;未见宫旁软组织肿块或条状影;输尿管周围脂肪间隙存在。

ⅡB 期:宫颈侧缘不规则或模糊;明显宫旁软组织条影;盆腔输尿管旁密度增高和（或）软组织块,周围脂肪层消失;偏心分布的软组织肿块。

ⅢB 期:宫旁融合性或不规则条状软组织影,在侧缘侵犯闭孔内肌,后侧缘累及梨状肌。

ⅣA 期:累及膀胱和直肠。

ⅣB 期:盆腔淋巴结肿大伴腹股沟、腹膜后淋巴结肿大,或其他实质脏器转移。

2. MRI 表现　MRI 检查可明确显示正常宫颈各带解剖及宫颈与阴道的分界,因此对肿瘤范围的显示优于 CT 检查。

Ⅰ期肿瘤:MRI 检查不能识别原位癌和微小肿瘤。当肿瘤明显侵犯宫颈基质时,在 T_2WI 上表现为中等信号肿块,其扩大了宫颈管、中断了低信号的宫颈纤维基质。

Ⅱ期肿瘤:显示肿瘤突入和侵犯阴道上部,或宫颈增大,外缘不规则或不对称,宫旁出现肿块或宫旁脂肪组织内出现异常信号的粗线状影。

Ⅲ期肿瘤:除上述异常表现外,还显示肿块向下侵犯阴道的下部,向外延伸至盆壁,或出现肾积水表现。

Ⅳ期肿瘤:显示膀胱或直肠周围脂肪界面消失,正常膀胱壁或直肠壁的低信号有中断,或这些器官的黏膜信号中断,乃至出现膀胱壁或直肠壁的增厚或腔内肿块。

绝大多数宫颈癌病灶在 DWI 上表现为局限性高信号,易与正常子宫颈以及邻近结构区别,可用于评价宫颈基质受侵情况。DWI 上的高信号是由于肿瘤细胞密度增加、细胞间隙减少和组织间液压力升高等因素,产生水分子运动受限所致,其 ADC 值要显著低于正常宫颈。

宫颈癌治疗后可复发,常见复发部位为阴道上端,在 T_2WI 上呈显著高信号,而放疗后纤维化则呈较低信号。

3. 超声表现　声像特征:宫颈部肿大、有团块,回声强弱不均,周围有正常肌层包绕,子宫颈癌可闭塞子宫颈管或子宫峡部,使分泌物或血液潴留,超声在子宫体中央看到囊肿样图像。

子宫颈癌向宫旁脏器转移,可经直肠超声或经尿道超声诊断。

（三）诊断和鉴别诊断

子宫颈癌早期诊断主要依靠临床检查及宫颈液基细胞学检查。影像学检查主要用于子宫颈癌的分期,判断其侵犯范围,明确有无宫旁侵犯、盆壁或周围器官受侵及淋巴结转移。MRI是子宫颈癌分期首选影像检查方法,此外,还有助于鉴别治疗后肿瘤复发与纤维化。

六、卵巢肿瘤

卵巢肿瘤是女性生殖系统常见肿瘤之一,可发生于任何年龄。卵巢肿瘤组织学类型多,并分为良性、交界性及恶性。由于卵巢位于盆腔深部,卵巢肿瘤早期无症状,又缺乏早期诊断的有效方法。其死亡率已占妇科恶性肿瘤的第一位,严重地威胁着妇女生命和健康。

卵巢恶性肿瘤85%～90%来源于上皮细胞,包括浆液性囊腺癌、黏液性囊腺癌、子宫内膜样癌、未分化癌。来源于生殖细胞的肿瘤有无性细胞瘤、内皮窦肿瘤和胚胎癌。来源于间质的肿瘤以颗粒细胞癌常见,多具有内分泌功能。转移癌多来源于胃肠道和乳腺。卵巢恶性肿瘤早期多无症状,待出现症状就诊时往往有腹腔广泛转移。

(一)临床表现

1. 症状

(1)腹部包块:早期肿瘤较小,腹部不易扪及,往往在妇科检查时偶然发现。随着肿瘤的增大,患者自己在腹部扪及包块,并逐渐由下腹一侧向上生长,可活动,如发生恶变,则迅速增大。

(2)腹痛:小肿瘤无腹痛,中等以上大小的肿瘤患者常感到腹胀、隐痛,肿瘤恶变浸润周围组织或压迫神经,可产生腰痛、下腹疼痛。如发生蒂扭转、破裂、继发感染,则可发生急性剧烈腹痛。

(3)压迫症状:大的或巨大肿瘤占满盆腔,可出现压迫症状,如尿频、便秘、气急、心悸、行动不便。

(4)月经改变:良性肿瘤发展慢,肿瘤小,一般不影响月经。恶变或浸润子宫内膜,或功能性肿瘤分泌激素,则可出现月经不调。

(5)全身症状:晚期恶性肿瘤可产生明显的消瘦、严重贫血及恶病质等。

2. 体征

(1)腹部隆起:肿瘤增大时,可出现腹部隆起,如球形,表面光滑,有囊性感,界限清楚或凹凸不平,多偏一侧,叩诊为实音,无移动性浊音。

(2)腹腔积液:良、恶性肿瘤均可出现腹腔积液,但以恶性者为多,恶性肿瘤以血性腹腔积液多见,叩诊有移动性浊音。大量腹腔积液时可扪及肿块在腹腔积液中浮动。

(3)妇科检查:在子宫一侧或两侧扪及球形囊性或实质性肿块。良性者为囊性,活动好,表面光滑,与子宫无粘连;恶性者为实质性,双侧或单侧,表面高低不平,固定。

晚期,在腹股沟、腋下、锁骨上可扪及肿大的淋巴结。

(二)影像学表现

1. X线表现　腹部平片对卵巢成熟囊性畸胎瘤,常可显示牙齿及骨质等。静脉肾盂造影可显示输尿管阻塞或移位。

2. CT表现　盆腔肿块是最常见的CT表现,骨盆内不规则软组织块影,多为囊实性,边缘多不规则,少数可见钙化。此外,可有腹腔转移、淋巴结转移、肝转移和腹腔积液等征象。

3. MRI 表现 卵巢畸胎瘤常见,MRI 信号特点,取决于三个胚层组织成分,如脂肪 T_1WI、T_2WI 均为高信号,而骨、钙化、毛发均为低信号。卵巢纤维瘤 T_1WI、T_2WI 较低不超过臀肌信号强度。

卵巢癌 MRI 特点:T_1WI 信号强度类似于肌肉组织。T_2WI 增高超过脂肪。坏死囊变信号不均匀。向周围组织侵犯,肿瘤壁不整齐,出现腹腔积液等。

卵巢平滑肌肉瘤 MRI 特点:卵巢肿块,T_1WI 低于肌肉信号,T_2WI 信号增高且程度不一,并压迫周围组织。

4. 淋巴造影(LAG)表现 诊断标准是以淋巴结缺如和淋巴管梗阻作为 ALG 阳性。可帮助确定卵巢癌的淋巴结受累情况,特别是了解局限的卵巢上皮性癌及无性细胞瘤的淋巴结转移情况,可以帮助临床分期,决定需否对淋巴结进行辅助放射治疗及放射治疗所用的面积范围。

5. 超声表现 各种卵囊肿瘤在声像图上可分为三大类即囊性、混合性和实质性肿瘤。

(1)囊性肿块:呈圆形或椭圆形,轮廓线光滑整齐,壁薄,内部呈无回声液性暗区,或有稀疏弱光点,多房囊性肿块内部有线状光带间隔。局部可有增厚或全部增厚,后壁回声增强。

(2)混合性肿块:囊性为主的混合性肿块,形态多较规则,囊壁回声多光滑完整,无回声区内有局限性的光团或强回声光点。实质性为主的混合性肿块,大部为规则或不规则的光团,小部分为无回声区,肿块边界清晰或模糊,后壁回声增强不明显。

(3)实质性肿块:形态规则或不规则,边界清晰或模糊,内部光点或光团密集,回声均匀或不均匀,有坏死、出血或囊性变时可出现不规则无回声区。

卵巢良、恶性肿瘤的声像图特征:具体如下。①良性肿瘤:肿瘤形态规整,边缘光滑整齐;多数为囊性,较少为实质性肿瘤,多房性囊肿其纵隔薄而规则;内部多呈无回声暗区或均匀的低回声;混合性囊肿中实质性部分的回声规则、均匀。②恶性肿瘤:呈实质性回声的肿瘤一般多为恶性;肿瘤形态不规则,中心有液化、坏死引起的小泡状或较大的无回声区;内部回声强弱不均;囊壁不规则,有向囊腔内突出的突性区,纵隔有不规则增厚;肿瘤边界不清,多伴有腹腔积液。

常见卵巢肿瘤的临床超声特征:具体如下。①浆液性囊腺瘤:约占良性肿瘤的25%,多发生于生育年龄,多数为双侧。可分为单纯性及乳头状两种。单纯性浆液性囊腺瘤:肿瘤呈圆形或椭圆形无回声区,壁薄,光滑;多房性可有间隔细光带回声;后壁回声增强;肿瘤内径一般 5～10cm,也有极大者。浆液性乳头状囊腺瘤:可自行破裂并发腹腔积液。切面呈圆形或椭圆形无回声区,可有多房或单房;囊壁尚光滑,内有大小不一的局限性光斑或乳头状光团结构突出囊内,其轮廓光滑;乳头状突起之间常有砂样钙化小体,产生明显的强回声光点。②浆液性囊腺癌:最常见的卵巢恶性肿瘤,多为双侧,肿瘤直径为 10～15cm,可伴出血、坏死。声像图特点为:一侧或双侧附件区出现圆形或椭圆形无回声区,边界可不规则;囊壁不均匀增厚,有分隔时,隔膜较厚;囊壁或隔膜上可有不规则的实性光团向囊内突起;晚期肿瘤突破被膜可浸润腹腔,引起腹腔积液。③黏液性囊腺瘤:约占卵巢良性肿瘤的20%,囊内有稠厚或为胶冻状黏液。声像图特点为:肿瘤为圆形或椭圆形无回声区,内有细弱散在光点;边界清晰,囊壁厚而均匀;肿瘤多为单侧性,呈多房结构有间隔光带,房腔大小不一;肿瘤体积较大,内径多在10cm以上。④黏液性囊腺癌:多为黏液性囊腺瘤发展而来,为多房性囊壁有较广泛的乳头状突起,穿破囊壁种植于腹腔可伴发腹腔积液。声像图特点为:肿块呈椭圆形或分叶状,边界增厚且不规则;囊腔内有较多的间隔光带,呈不均匀性增厚,并有散在的光点和光团;增厚的囊壁可向周围浸润,有向外伸展的局限性光团,多伴有腹腔积液。⑤囊性畸胎瘤:肿瘤呈圆形或椭圆形,边界光滑清晰,内部回声因肿瘤性质各异。其特异性征像如下。脂液分层征:肿瘤内有一强回声水平分界线,在线上方为脂质成分,呈均质密集的小光点,水平线下方为液性无回声区。面团征:肿物内有光团回声,边缘较清晰,附于囊肿壁的一侧,为发脂裹成团块所致。周围为液性暗区。瀑布征或垂柳征:当肿瘤中的毛发与油脂物呈松散结合未构成团块时,声像图上呈表面回声强,后方回声渐次减弱,而且反射活跃似瀑布状。星花征:其黏稠的油脂物质呈均质密集的小光点,并伴有强回声光点浮游于液性暗区中。壁立性结节征:肿瘤囊壁可见到隆起的结节强回声,似乳头状,其后可伴有声影。多囊征:肿瘤的无回声区内还可见到小囊,又称子囊,即囊中囊。杂乱结构征:囊内如含有牙齿、骨组织、钙化及油脂样物质。在液性暗区可有明显增强的光点、光团、光斑,并伴有声衰减或声影,肿瘤边界清晰。线条征:肿瘤无回声区内可见多条短线状强回声,平行排列,浮于其中。⑥未成熟畸胎瘤:青少年好发,常为单侧实性肿瘤,体积较大,表面呈结节状,切面似脑组织,质腐脆,恶性程度依未成熟组织的比例,分化程度及神经上皮的含量而定,转移及复发率均高,再次手术时发现肿瘤组织有向成熟转化(恶性逆传)现象。声像图具实性或混合性肿瘤特征。⑦卵巢瘤样病变:是一种非赘生性囊肿为育龄妇女卵巢肿大的常见原因。滤泡囊肿和黄体囊肿:声像图特征为囊肿呈圆形无回声区,边缘清晰,光滑。直径多在1~3cm,最大不超过6cm。常为单发性,多突出于卵巢表面。黄体囊肿由黄体持续存在形成。黄素囊肿为声像图特征为囊肿呈圆形或椭圆形无回声区,壁薄,边界清晰。内有多房性间隔光带回声,呈分叶状。多呈双侧性,大小不等,常于滋养细胞瘤伴发。多囊卵巢:声像图特征为双侧卵巢均匀性增大,包膜回声增强,轮廓尚光滑。卵巢切面内可见数个大小不等的圆形无回声区。子宫直肠陷凹和结肠旁沟可有少量无回声区。卵巢子宫内膜异位囊肿(巧克力囊肿):卵巢巧克力囊肿是卵巢子宫内膜异位并种植于卵巢,在卵巢激素的作用下发生周期性增殖、分泌和行经的变化,异位的内膜没有一个自然引流的通路,因此在局部形成囊肿。声像图特征为附件区有圆形或椭圆形肿物,轮廓清楚,后壁回声增强,囊壁显示厚而粗糙。其内有细小密集点状低回声,有时还可见线状分隔。囊肿与周围脏器主要是子宫粘连。⑧卵巢实质性肿瘤:较囊性肿瘤少见。良性的有纤维瘤、纤维上皮瘤、平滑肌瘤、卵泡膜细胞瘤。交界性或低度恶性的有颗粒细胞瘤。恶性的有卵巢腺癌、内胚窦瘤、肉瘤等。卵巢纤维瘤:声像图特征为肿瘤多呈圆形或结节状,边缘较规则,但轮廓不完整。内部为少许细小点状实体回声,后大部呈高度衰减,肿物附近可见少量液体。卵巢癌:声像图特征为一侧卵巢增大,肿物轮廓不规则。边界模糊不清,内部回声不均匀。较大的肿瘤内部可有液化坏死区,表现为边缘不整齐的无回声区。大部分肿瘤边缘回声模糊不整。肿瘤内大部呈弱的回声伴散在点、片状中等回声。伴有腹腔积液时则在肿物周围有液性暗区。颗粒细胞瘤:是一种具有内分泌功能的肿瘤。可产生各种临床症状,颗粒细胞瘤有10% ~ 30%显恶性变,超声显像因肿瘤病理过程不一而产生不同的表现。初期较小肿瘤多是实体回声,较大肿瘤多为囊实性混合回声。部分病例伴腹腔积液。⑨转移性卵巢恶性肿瘤:约占卵巢恶性肿瘤的10%,主要来自胃肠道、乳房及子宫内膜的原发恶性肿瘤。声像图表现为:切面呈肾形,轮廓清晰;边缘欠规则;内部呈均匀分布,强弱不等的回声,有出血坏死时可出现不规则的无回声区;后壁回声无增强效应;多伴有腹腔积液。

输卵管癌较少见,有原发和继发两种。多为继发性癌。原发性输卵管癌多位于卵巢、子宫、宫颈、直肠、乳腺等处。原发性输卵管癌多为单侧,好发于壶腹部及伞部。常与周围粘连。声像图特征:位于子宫一侧,由宫角突出,呈腊肠状,表现凹凸不平,壁厚粗糙不规则,内部呈不均匀质低回声,部分回声增强。晚期病例管腔内潴留液体,呈现局限性透声区,肿块可大于10cm,常伴有腹水。继发性输卵管癌,声像图表现与原发性输卵管癌相似,且图像更复杂。

(三)诊断和鉴别诊断

超声检查根据典型的声像图特征,并结合临床,可以诊断卵巢恶性肿瘤。CT和MRI根据典型的表现诊断多不困难,在评估肿瘤腹腔转移方面价值较高。

需与下列疾病鉴别。①卵巢良性囊性病变:肿块边缘光整,囊壁薄而均匀,无壁结节,增强扫描囊壁环状强化,内容物不强化。②畸胎瘤:肿块可呈囊性,囊壁厚薄不均,如肿块内发现脂肪、牙齿和骨骼,易于诊断。③子宫体癌:早期根据病变的部位不难鉴别,晚期当有广泛的盆腔转移时,形成"冰冻骨盆",鉴别较难,多需结合病史和临床。④子宫内膜异位囊肿:反复出血、粘连及纤维化,CT表现易与卵巢癌混淆。但其MRI具有特征性,结合病史可有效进行鉴别诊断。⑤盆腔炎性包块:形态不规则,与周围有明显牵拉粘连,界限不清,结合病史和临床表现有助于鉴别。

七、盆腔炎症

(一)临床与病理

女性内生殖器及周围结缔组织、盆腔腹膜发生细菌感染时,造成盆腔炎症,可形成炎性肿块,甚至发生脓肿。急性期表现高热、下腹痛、呕吐、腹泻等症状,慢性期则为下腹坠胀不适、痛经及不孕。

(二)影像学检查

1. X线检查 子宫输卵管造影,若盆腔炎症累及输卵管或子宫,则可出现前述相应表现。

2. CT和MRI检查 盆腔炎症早期,多无异常表现。发生盆腔脓肿时,可见盆腔内有单发或多发类圆或椭圆形病变,其内呈水样密度或长 T_1、长 T_2 信号,部分脓肿内可发现气泡影;增强检查病变周边发生明显环状强化,代表脓肿壁。

3. 超声检查

(1)输卵管积水:声像图特征为子宫的左、右外侧上方见多个无回声区,形似腊肠。边界清晰,后壁回声增强。其无回声区的大小不等,但相差不多。

(2)盆腔脓肿:盆腔炎症形成脓肿,主要脓液积聚于子宫周围或宫旁组织间隙。一般以子宫直肠陷凹最常见,脓液可包裹子宫,其顶部为肠曲和大网膜。声像图特征:子宫直肠陷凹内出现椭圆形无回声或低回声区包绕子宫,低回声区形态不规则,内有稀疏光点。子宫等邻近器官可因受压或粘连而变形和移位。

八、宫内节育器

宫内节育器是妇女计划生育常用的节育器具,目前我国常用的宫内节育器有金属环和"V"形、"T"形带铜节育器等种类。超声检查可诊断节育器在宫内的位置是否正常,有无节育器位置下移、脱落、嵌入肌层及异位于子宫外。超声检查无创伤,方法简便,对节育器诊断的准确性优于 X 线检查,但对远离子宫进入到腹腔内节育器超声显示困难,需应用 X 线、CT 检查做出诊断。

(李　雯)

第十九章 妇产科病症的麻醉治疗

第一节 晚期妇科恶性肿瘤的处理

世界卫生组织(WHO)在肿瘤工作的综合规划中确定了预防、早期诊断、根治治疗和姑息治疗四项重点。在姑息治疗中,WHO首先把癌症疼痛提到重要和优先解决的地位。据WHO统计,全世界癌症患者中30%～50%伴有不同程度的疼痛。在我国的调查资料显示,综合医院和专科医院的各期癌症患者中,伴有不同程度疼痛的占51%～61.6%。因此,癌症疼痛是一个普遍问题,在妇科晚期恶性肿瘤的止痛及姑息治疗同样具有十分重要的意义。

一、癌痛分类

(1)根据时间可分为急性和慢性疼痛(疼痛持续时间超过1个月甚至3个月)。慢性疼痛,尤其晚期癌症患者慢性疼痛的处理一直是医护人员所面临的难题,因为它需要对疼痛程度及以情绪变化为特征的痛苦做仔细评价。

(2)根据疼痛的病理生理机制可分为躯体痛、内脏痛、传入神经阻滞痛。共同机制是:外围伤害性感受器和机械性感受器被化学刺激(肾上腺素、缓激肽等)或机械刺激(肿瘤压迫和浸润)所激活和致敏。

(3)从药理学角度看,疼痛可分为:①阿片不反应性疼痛,如肌肉痛和传入神经阻滞痛;②阿片部分反应性疼痛,骨痛、神经压迫痛及其他甾醇类反应性疼痛;③阿片反应性疼痛,但不能使用阿片类药物,如肠痉挛性痛及胃挤压综合征;④阿片反应性疼痛,能用阿片类药物。由此可见,吗啡不是万能的,不是治疗疼痛的"灵丹妙药",尽管吗啡对大多数疼痛患者有很好的效果。

二、癌症疼痛的治疗

治疗时应首先明确癌的病理分类及侵犯范围,疼痛的部位、程度、持续时间,疼痛的加重和缓解的因素,疼痛与活动的关系,疼痛干扰睡眠、食欲、体力、信心和生活情趣,以往治疗情况及效果,患者的精神状态,可能存在的其他疾病等。癌症疼痛的治疗包括抗肿瘤治疗、心理治疗、西医药物治疗、神经阻滞治疗、神经外科止痛治疗及中医中药治疗等。

1. 抗肿瘤治疗 肿瘤所致的疼痛通过适当的抗肿瘤治疗有时可以取得满意的镇痛疗效。晚期恶性肿瘤患者在条件允许下决不应放弃姑息性抗肿瘤治疗。抗肿瘤结果虽不能根治恶性肿瘤,但在肿瘤迅速生长以致疼痛加剧时,抗肿瘤治疗也是止痛有力的措施。如对骨转移所行的局部放疗,针对巨大肿块进行的有效化疗,姑息性手术切除大块肿瘤,都能减除癌症患者的痛苦。

2. 心理治疗 癌症患者的疼痛包括身、心两方面不愉快的感觉,患者不但遭受癌症损害机体和接受检查治疗的痛苦,还有沉重的心理负担,如对患癌症的苦恼、忧郁、绝望和对死亡的恐惧等,影响食欲和睡眠,加重疼痛,形成恶性循环,势必心身衰竭,因此,心理治疗至关重要。医护人员应了解患者的主要思想顾虑,得到患者单位和家属的积极配合,针对性的帮助理解、消除顾虑。让患者认识癌痛是可以克服的,应树立信心,对生活持乐观态度,鼓励患者做适合的体育活动,适当参加亲友聚会,必要时加用抗忧郁药物,使身心都得到平衡,情绪好转,胃肠功能改善,睡眠增加,痛苦解除,延长生存时间,提高质量。

3. 药物治疗 药物治疗适用于各种原因引起的疼痛,具有使用方便、效果确切、安全等优点。单纯使用止痛药物,如果应用正确,可使90%以上的癌痛得到满意缓解,世界卫生组织推荐用阿司匹林、可待因和吗啡治疗癌症疼痛时必须掌握有关原则。①对癌肿本身必须进行合适的抗肿瘤治疗,包括转移性病灶。②对持续性癌症疼痛的治疗,必须按时给药,第二次给药时间应在第一次所给药物的作用尚未完全消失之前给予,这样就可以得到持续缓解疼痛的效果。而不是按患者的要求给予。③按阶梯用药,一般首先使用非阿片类药,如果所有的药物、剂量及用法不能达到止痛效果,可加用弱阿片类药物。④对于中、重度疼痛,最好使用两种以上止痛药物,这样可减少其用量及并发症,增强止痛效果。⑤交替用药,对于长时期反复使用同一种药物,身体会产生耐药性,不应依靠增加剂量实现止痛效果。应及时改用其他止痛药物代替。⑥药物剂量要个体化,镇痛药正确剂量的确定,必须根据癌症的性质、涉及的范围、疼痛程度、患者年龄、营养状况和肝肾功能,以及以前应用镇痛药物史等综合考虑。并在应用中逐步调整剂量,直至患者不痛为准。⑦对于有些患者在控制疼痛有所好转时,仍然处于抑郁状态或非常焦虑,除心理治疗外需用相应的辅助药物才能使疼痛得到更好的控制。此外,由于癌症疼痛往往在夜间更重,影响患者睡眠而使患者更为软弱,对疼痛耐受性差,因此应予以良好的镇静与催眠。⑧现在使用的癌症镇痛药大多是以经验为基础,要安全而合理应用,就要对这些药物的临床药理有所了解,并积极预防和治疗止痛药物的不良反应,包括对药物的依赖、耐药性和成瘾性等。

根据镇痛药物的作用机制可将镇痛药分为非麻醉性镇痛药、麻醉性镇痛药(又分弱效与强效两种)、辅助性镇痛药3类。

(1)非麻醉性镇痛药:这类药物有阿司匹林、扑热息痛、布洛芬、吡罗昔康、萘普生、罗通定等。这类药物可以阻断前列腺素的合成,减少机体对创伤等刺激因素产生的局部出血、肿胀等组织反应,从而减少痛刺激的传入而使疼痛减轻。这类药物常以口服给药,对轻、中度疼痛有效,久用不易产生耐药性与成瘾性。然而本类药物剂量超过一定水平则不再产生更强的镇痛作用,因此其镇痛效果有限。常用非麻醉性止痛药的用法如下:阿司匹林,0.3～0.9g,每日服3～4次;扑热息痛,0.5～1.0g,每日服3～4次;萘普生,0.125～0.25g,每日服3～4次;布洛芬,0.1～0.2g,每日服3～4次。

用这类药物时要注意胃肠道反应、过敏反应、水杨酸样反应,出血、凝血时间延长等不良反应,按时给药,效果好、安全性高的作为首选,每次给药应达到足够剂量,但不必超过常用剂量,因为这样做不能增强止痛效果。此外,两种非麻醉性镇痛药不宜同时使用,因实验证明同时使用两种此类药时,互相竞争与蛋白结合,因而彼此削弱镇痛效果。上述药物无效或不能耐受时,可考虑改用弱麻醉性镇痛药。

(2)麻醉性镇痛药:可直接作用于脊髓丘脑和大脑皮质吗啡受体的药物,其代表性的是可待因和吗啡。由于它们在不同程度上均可与吗啡受体结合,从而使传入的痛刺激不能在大脑皮质产生疼痛兴奋而产生强烈的镇痛作用。麻醉性镇痛药可使患者产生依赖性和耐药性,所以这种药物的使用在世界各国均受到严格管制。

1)可待因:是弱阿片类药物,口服 30mg 的止痛效果相当于 650mg 阿司匹林,如二者合用,止痛效果等于或超过 600mg 可待因。此药用于中、重度癌痛,使用时不论单用还是联用,可待因每 4 小时剂量不得超过 120mg。不良反应有连续应用可发生耐受性及成瘾性,因此应控制使用。治疗量不良反应少,偶见恶心、呕吐、便秘和眩晕。大剂量可引起中枢兴奋和烦躁不安。

2)右旋丙氧吩:为可待因很好的替代药物。常用剂量是 50~100mg 右旋丙氧吩与 250~600mg 阿司匹林或 500mg 扑热息痛联用,优于每一种药单用的止痛效果。大剂量应用有时会出现中枢神经不良反应,如幻觉和精神错乱。

3)安那度:阿片受体激动剂,镇痛作用比吗啡迅速,但持续时间短暂,主要适用于短时间的止痛。成人一次用量为 10~20mg,皮下或肌内注射,给药 5 分钟起效,维持 2 小时。不良反应可见眩晕、无力、多汗。

4)吗啡:为最强阿片类镇痛药物,适合治疗中、重度疼痛,其有效剂量范围从每 4 小时 5mg 一直到每日 100mg。对于未曾用过阿片类镇痛剂的患者,首次口服 5~10mg,每 4 小时 1 次。如果在用药 24 小时后一直不能止痛,可按起始剂量增加 50%~100% 给药,或于 4 小时内重复起始剂量,以达到止痛的目的。吗啡控释片一般每次 10~30mg,每 12 小时 1 次。如果患者在使用第一剂量过分嗜睡而不觉疼痛,第二次给药应减少 50%。对于有肝、肾功能不全或营养不良的患者,吗啡开始剂量宜酌减。强阿片类药可使患者产生依赖性和耐药性。生理依赖特点是,当治疗突然停止时,将出现戒断综合征。耐药性的特点是随着药物的重复使用,其药效降低,必须增加剂量才能维持止痛效果。精神依赖(成瘾)是一种行为表现,其特征是不顾一切地渴望用药。医护人员及患者往往担心长时间应用此类药物会造成精神依赖,因而不敢大胆用药或用量不足。大量经验表明,用阿片类药物治疗慢性疼痛,精神依赖很少发生,但身体依赖和耐药性则难以避免。

5)双氢埃托啡:为一强效镇痛剂,有学者观察了本药新剂型——舌下含片对 50 例晚期肿瘤患者的镇痛效果。方法:舌下含化双氢埃托啡 40μg,止痛有效率达 100%,且无明显成瘾现象。如与镇静催眠药合用,可提高其镇痛效果,明显延长作用的维持时间。不良反应可有恶心、呕吐、头晕。

6)羟氢吗啡酮:是吗啡的同类物,对癌痛患者的作用有限但重要。本药无口服,偶注射用于慢性痛者,目前以栓剂形式在临床使用。

7)美沙酮:治疗癌痛的作用有争议。其生物利用度为 85%,血浆半衰期平均 24 小时(13~50 小时),而镇痛持续时间只有 4~8 小时,故重复给药可导致药物积累而出现镇静、精神错乱甚至死亡,因此有学者建议本药作为二线药物,该药最适用于对吗啡有一定程度耐受或有用麻醉性镇痛药史的患者,口服起始剂量 10~20mg。

8)强痛定:为一种麻醉性镇痛药。其镇痛效价约为吗啡的 1/3。对 36 例肿瘤患者包括上颌窦肉瘤、胃癌、直肠癌、甲状腺癌、肺癌、鼻腔癌、外阴癌等所致疼痛,有效率为88%。本药与其他麻醉性镇痛药比较有用法简便(可口服)、不良反应轻的优点,对晚期癌症患者,用本药缓解疼痛尤为适宜。经多年应用结果证明,本药仍有成瘾性,临床不可滥用。

9)哌替啶:反复用药可使其毒性代谢产物去甲哌替啶积累,导致中枢兴奋作用,特征为开始时情感淡漠,随之震颤,多灶性肌阵挛,偶有癫痫发作。这些症状常见于肾病的患者,但肾功能正常者反复用药也可发生。每次 50~100mg,肌内注射。此药易产生精神依赖性、身体依赖性及耐药性,应减少使用。

10)曲马多:是一种合成的非吗啡类镇痛药,其镇痛机制是作用于中枢神经系统与疼痛相关的阿片受体。临床证明,该药对中、重度癌症疼痛有良好疗效,有效率为82.4%,优于对照药物($P < 0.05$)。此药的不良反应主要为轻度的胃肠道反应。因该药镇痛效果确切,成瘾性极少,不良反应多能耐受,所以是一种较好的非吗啡类镇痛剂。方法:曲马多每次 50~100mg,每日 3~4 次。

11)镇痛新:兼具阿片受体激动剂和弱的受体拮抗剂的作用。被列为非成瘾性镇痛药。镇痛作用弱于吗啡,强于哌替啶,适用于各种慢性剧痛。口服每次 25~50mg,必要时每日 3~4 次,静脉注射、肌内注射或皮下注射每次 30mg。不良反应有眩晕、恶心、呕吐、出汗等,大剂量可引起呼吸抑制、血压上升及心率加速。本药有成瘾现象。

12)芬太尼:为阿片受体激动剂,镇痛作用约为吗啡的 80 倍,静脉注射后 1 分钟即发生作用,4 分钟达高峰,维持镇痛作用 17~30 分钟。与吗啡和哌替啶相比,具有发生作用快、持续时间短的特点。芬太尼镇痛作用强大,适用于各种剧烈疼痛。每次肌内注射0.05~0.1mg,必要时可于 2 小时后重复给药。不良反应有恶心、呕吐、视物模糊、呼吸抑制及成瘾性,本药不宜与单胺氧化酶抑制剂合用。

(3)辅助性镇痛药:包括多种不同种类的药物,如抗惊厥药、抗抑郁药和肾上腺皮质激素等。与麻醉性及非麻醉性镇痛药合用,能加强镇痛作用,减轻疼痛引起的其他症状。

1)镇静催眠药:适用于治疗因疼痛和精神压力引起的焦虑、烦躁和呕吐的患者。该药能加重麻醉性镇痛药对中枢神经的抑制,故以交替应用为宜。常用药物有地西泮、氯丙嗪等。

2)抗抑郁剂:镇痛机制是提高中枢神经系统的 5－羟色胺水平。有报道,丙咪嗪可增强吗啡对癌症患者的镇痛作用。阿米替林用于镇痛时剂量为 10~75mg,开始剂量一般患者用 25mg,老年患者用 10mg,缓慢增至每日 50~75mg,睡前一次服。此外,有学者对 30例晚期癌症患者遭受麻醉止痛剂难于控制的疼痛,给予口服多虑平每日 25~225mg 加吡罗昔康每日 60~120mg。服药前 15 分钟先服用硫糖铝 1g,结果大部分患者能获较好的止痛效果。

3)类固醇药物:文献报道,类固醇药物对急性或慢性癌痛患者的治疗有特异性及非特异性效果。该药可使患者精神愉快、食欲增进和体重增加,可减轻转移性病变的骨痛并被用作某些肿瘤的溶癌剂,可延长晚期癌症患者的生存期,减少麻醉药用量,其益处远超潜在性危险。用量根据临床情况而定,颅内压增高及头痛的患者用地塞米松每日 16mg可改善头痛和其他神经系统症状,周围神经或神经丛有肿瘤浸润的患者,开始用地塞米松

16mg,在放疗期间逐渐减量也可显著缓解疼痛。服用类固醇激素的患者禁用非甾体抗炎药,因为两类药合用可使患者产生溃疡、胃肠道出血等不良反应。

4)苯妥英和痛可定:对神经性疼痛,如臂丛、腰骶丛病最有效,对幻觉性肢痛症,继发于外伤的神经痛和术后神经痛综合征的患者,痛可定也有效。开始剂量为每日 100mg,两药不良反应很大,用药期间要注意查白细胞。

5)甲氧异丁嗪:为有明显镇痛效应的吩嗪类药物,该药 15mg 肌内注射相当于吗啡 10mg 肌内注射,对麻醉性镇痛药的患者有效,本药无麻醉剂的便秘、呼吸抑制作用,故可用于肠梗阻疼痛及呼吸道损伤的患者。开始剂量为 5mg,最常用量 10～20mg,均为注射给药。不良反应有直立性低血压、镇静过度和锥体外系症状。本药不宜长期应用,腹部急性阻塞患者可间歇给药。

6)氟哌啶醇:可与麻醉剂联合应用作为复合镇痛剂,动物研究证实本药有吗啡样抗伤害效应,但作为复合镇痛剂的作用机制未明。

7)利他林:为拟交感中枢神经兴奋药。有学者对 32 例晚期癌性疼痛患者,在常规服用麻醉剂的基础上给予利他林治疗(早晨服 10mg,中午 5mg),持续 3 日。对照组服安慰剂,第 4 日进行交叉,第 6 日停止服药,按随机对照,双盲设计研究。结果观察者和患者将利他林首选为有效止痛剂者为 23 例(83%)和 20 例(70%)($P < 0.05$)。利他林可加强麻醉剂的止痛效果,并能减轻麻醉剂的镇静作用。

8)丁丙诺啡:是长效拮抗性镇痛药,经临床及动物研究验证,其镇痛效果优于吗啡和喷他佐新,成瘾性极低,是缓解晚期癌症疼痛或术后疼痛的理想药物。为了方便口服以及对口腔黏膜切除等不能口服的癌症患者,栓剂最为适用。

4. 神经阻滞治疗　应用药物或其他物理手段暂时或长期地阻断神经传导通路。主要适用于局限性疼痛。可根据患者疼痛、损伤及肿瘤部位,分别采用脊神经阻滞、交感神经阻滞、脊神经和交感神经同时阻滞、脑神经阻滞等方法,有条件的医院可施行。

5. 神经外科治疗　对有剧烈疼痛的晚期癌症患者,可采用外科手术方法,施行末梢神经切断术、内脏神经切断术、脊神经根切断术、颅感觉神经根切断术或神经束切断术(包括脊髓视丘束切断术、开放性神经束切断术、经皮脊髓前侧柱切断术、髓质束切断术、颅脑立位测定术)等。尽管神经外科治疗癌痛有一定效果,但随着现代医学的发展,目前应用越来越少。

(杨　宇)

第二节　人工流产痛

人工流产是指用人工方法终止早期妊娠,可通过人工流产负压吸引术、药物流产和人流钳刮术达到目的,是避孕失败的补救措施。本节所述的人工流产痛即指人工流产手术引起的疼痛及伴随发生的全身不良反应,也包括人工流产综合征。人工流产手术一般是在无麻醉下进行,但常给受术者带来不同程度的疼痛和不适,严重时还可发生人工流产综合征。因此,有必要给予适当的麻醉治疗。

一、病因

（1）人工流产术通常分为吸宫术和钳刮术，两种方法均可对子宫产生刺激。

（2）子宫是内脏器官，由含有交感和副交感神经纤维的骨盆神经丛支配。在子宫受到刺激时，感觉神经冲动可分别经 $S_{2~4}$ 脊神经和 $T_{10} \sim L_1$ 的神经根传入脊髓中枢，经中枢整合后产生痛觉，中枢又可通过子宫运动神经调节子宫收缩，子宫收缩又产生新的感觉传入冲动，引起宫缩痛。

（3）子宫的传入冲动到达中枢后，可兴奋迷走神经背核，引起反射性迷走神经功能亢进，发生一系列心血管反应，出现人工流产综合征。

（4）人工流产痛也受各种心理因素的影响，如受术者的恐惧、紧张和焦虑心情可明显加重人工流产痛反应。

（5）受术者如患有各类心脏病、严重出血、哮喘等疾病，易发生人工流产痛或人工流产综合征。

二、临床表现

（1）下腹痛是人工流产痛的主要症状，呈钝痛且向腰背部放散。患者对疼痛反应不一。

（2）当发生人工流产综合征时，则表现出面色苍白、大汗淋漓、血压下降、心动过缓或心律失常。

三、诊断

根据受术者的疼痛主诉、痛苦表情、全身不良反应及检查结果，可做出人工流产痛和人工流产综合征的诊断。人工流产痛又可分为轻度、中度和重度疼痛。

1. 轻度　人工流产术中出现能忍受的轻度下腹痛，无痛苦表情或全身不良反应，受术者安静与合作。

2. 中度　人工流产术中出现中等程度的下腹痛，有痛苦表情或一定程度的全身不良反应。虽然有时发出呻吟，尚能给予合作。

3. 重度　人工流产术中出现剧烈下腹痛，有明显痛苦表情，常大声叫喊，躁动不安或全身不良反应较重，不能保持安静与合作。

4. 人工流产综合征　人工流产术中出现腹痛、面色苍白、大汗淋漓、恶心、呕吐，血压下降至 $10.7/8kPa(80/60mmHg)$ 以下，心率减慢至每分钟 60 次以下或发生心律失常。

四、治疗

1. 一般治疗

（1）盐酸二氢埃托啡 $20 \sim 40mg$，术前 30 分钟舌下含化；或哌替啶 $50 \sim 100mg$，术前 30 分钟肌内注射。

（2）地西泮 $2.5 \sim 5mg$，或苯巴比妥 $15 \sim 30mg$，术前 1 小时口服。

（3）给予心理安慰，消除思想顾虑，术中播放轻松音乐，可减轻受术者紧张情绪，增强对疼痛的耐受性。

（4）针刺关元、中极、合谷或内关等穴位，对减轻疼痛和不良反应有一定效果。

（5）当发生人工流产综合征时，应立即暂停手术刺激，同时静脉注射阿托品 $0.5 \sim 1mg$，或山莨菪碱，必要时吸氧和静脉输入葡萄糖注射液。

2. 麻醉治疗

（1）宫颈表面阻滞：用 4% 丁卡因棉棒放置宫颈管内，停留 1～2 分钟取出，然后开始手术。

（2）宫颈旁末梢神经阻滞：用 1%～2% 利多卡因 5mL 注入宫颈 4 点、8 点钟位的黏膜内，然后开始手术。

（3）氧化亚氮镇痛：33%～50% 氧化亚氮与氧气混合，术前 2～3 分钟让受术者经密闭面罩或鼻罩吸入。用专门设计的吸入镇痛装置或用麻醉机代替，混合气流量设置为 5～7L/min，镇痛操作者指导受术者调整呼吸，配合好吸入，同时观察治疗反应，并根据个体反应适当调整氧化亚氮吸入浓度。手术结束时，先停吸氧化亚氮，继续吸纯氧 1～3 分钟。

（4）静脉麻醉。

1）1% 氯胺酮 1～2mg/kg，静脉注射，1 分钟后进入麻醉状态，持续 10～15 分钟。如需延长，追加 1/3～1/2 首次量。用药后完全清醒一般需 30～60 分钟。

2）依托咪酯 0.3mg/kg，静脉注射，30 秒后意识消失，麻醉作用维持 7～14 分钟，苏醒较快。

3）异丙酚 2～2.5mg/kg，静脉注射，30 秒起效，麻醉作用维持 4～8 分钟。如需延长，每次追加 30～50mg。异丙酚麻醉后苏醒迅速而完全，不良反应少。

4）神经安定镇痛麻醉：氟哌啶 2.5mg（1/2 量）与芬太尼 0.1mg 混合后静脉注射，2 分钟后可开始手术。如镇痛效果欠佳，配合吸入 50%～60% 氧化亚氮，即为神经安定镇痛麻醉。本法效果较好，苏醒也较快，但苏醒后镇静作用持续较长时间。

（5）椎管内阻滞。

1）硬膜外阻滞：行 $L_{2\sim3}$ 或 $L_{3\sim4}$ 硬膜外穿刺，成功后注入重 1%～1.5% 利多卡因，总量为 10～15mL。要求阻滞平面为 $T_{10}\sim S_4$。

2）骶管阻滞：骶管穿刺成功后，注入 1%～1.5% 利多卡因，总量为 15～20mL。

（杨　宇）

第二十章　妇产科疾病患者的护理

第一节　产褥期妇女的护理

一、可能的护理诊断

1. 疼痛　与会阴侧切伤口、乳房胀痛、产后宫缩痛等因素有关。

2. 活动无耐力　与产后贫血、产程延长、产后虚弱有关。

3. 尿潴留　与会阴伤口疼痛、不习惯床上小便、膀胱肌麻痹等因素有关。

4. 便秘　与产后活动少、饮食不合理、肠蠕动减少、腹压降低等因素有关。

5. 睡眠形态紊乱　与婴儿哭闹、哺乳及照料婴儿有关。

6. 知识缺乏　缺乏产后自我保健及婴儿护理技能知识。

7. 母乳喂养无效　与缺乏母乳喂养知识、母亲产后疲劳及缺乏自信心有关。

8. 焦虑　与担心婴儿健康有关。

二、护理目标

(1)维持身心的舒适。

(2)保持适当的休息与劳动。

(3)获得合理的营养。

(4)学习正常的心理、生理变化知识。

(5)获得正确的产褥期健康生活指导。

三、护理措施

1. 一般护理

(1)环境:产后应有一温度和湿度适宜、安静舒适的修养环境。室温保持 18 ~ 20℃ ，湿度为 55% ~ 60% ,空气新鲜,经常通风换气,保证室内有充足的光线。通风时避免对流风直吹产妇,夏季要注意防暑。

(2)个人卫生:产褥期应每日梳头、刷牙,保持整洁及口腔卫生。产褥期早期,皮肤排泄功能旺盛,排出大量汗液,尤以睡眠和初醒时最明显,这是正常生理现象,称为产褥期汗。一般产后 1 周左右自行好转。因此,产后衣着薄厚要适当,要勤用热水擦身或淋浴,可以洗发,但须注意保暖勿受凉,勤换衣裤及床单等。

(3)生命体征:产后 24 小时内应密切观察血压、脉搏、体温、呼吸的变化,以便及时发现产后出血及其他变化。由于分娩的疲劳可使体温在产后 24 小时内略有升高,如≥38℃应及时通知医生。产后应每日测量体温、脉搏、血压及呼吸 2 次。

（4）活动：产后 24 小时内以卧床休息为主，以后逐渐增加活动量。第一次下床活动要在床边适应片刻再活动，且身边必须有护士陪伴，以防发生意外。产后要鼓励产妇早期下床活动，以增强血液循环，促进子宫收缩，恶露排出，会阴伤口愈合，促进大小便排泄通畅，并可预防盆腔或下肢静脉血栓形成。产后睡眠要充足，2 周后可从事少量家务活动。避免蹲或站立太久，预防子宫脱垂。

（5）营养：正常分娩后稍事休息，孕产妇可进食易消化的半流质饮食，以后可根据产妇具体情况进普食。产后的饮食应营养丰富，易于消化，少时多餐，汤汁类可促进乳汁分泌。

2. 生殖器官的观察与护理

（1）子宫收缩：胎盘娩出后，子宫收缩呈硬球形，宫底约低于脐部居中或偏右侧。回休养室后，严密观察宫缩及恶露情况，每 0.5 ~ 1 小时检查 1 次，共 4 次。如宫底上升，宫体变软，可能有宫腔积血，应按摩子宫排除血块，促使收缩。每日应在同一时间测量子宫底高度，观察子宫复旧情况。检查前先排空膀胱，仰卧床上，测量由耻骨联合上缘至宫底的距离。

（2）恶露：是分娩后经阴道排出的子宫内液体，其中含有血液，坏死蜕膜组织及黏液，共分 3 个阶段。

1）红色恶露：含有大量血液。量多，有时有小血块，脱落的蜕膜组织，血腥味，持续 3 ~ 7 日。

2）浆性恶露：色淡红似浆液。内含少量血液，有较多的坏死蜕膜组织，宫颈黏液，且有细菌。一般持续 2 周。

3）白色恶露：黏稠、色泽较白。内含大量白细胞、坏死退化蜕膜组织、表皮细胞及细菌。一般持续 2 ~ 3 周。

若产后子宫复旧欠佳，血性恶露可增多，持续时间长，有臭味，可能有残留胎盘、胎膜或感染，应仔细观察及时处理。阴道有组织物掉出时，应保留送病理检查。疑有感染时，应查白细胞及中性分类计数，做阴道拭子、细菌培养及药物敏感试验，同时应注意体温和脉搏的变化。

（3）会阴护理：外阴是生殖道的门户，肠道细菌可经肛门感染阴道。分娩后，外阴及阴道可能有伤口，加之宫颈尚未闭合，子宫腔内有较大创面，均可因细菌逆行而造成感染，因此必须做好外阴的清洁卫生。

3. 尿潴留和便秘的处理　产后产妇尿量增多，充盈的膀胱可影响子宫收缩。护士应于产后 4 ~ 6 小时主动送便器并协助排尿，但产妇常因产后会阴伤口疼痛，卧床小便不习惯，产后疲乏以及分娩过程中膀胱受压肌张力减低等原因影响顺利排尿，此时护士应讲明排尿的意义，解除思想顾虑并采取以下方法协助排尿，如协助产妇坐起或下床小便；用温开水冲洗外阴；听流水声音诱导排尿反射。若有尿潴留发生，可按摩膀胱或针刺三阴交、关元、气海等穴位刺激膀胱肌收缩排尿。肌内注射新斯的明 0.5mg 可使平滑肌收缩有助排尿，但效果不显著。用上述方法无效时，应在严格无菌操作下留置导尿管，开放引流 24 ~ 48 小时，使膀胱肌休息并逐渐恢复其张力。

产后产妇因卧床时间长，减少运动，肠蠕动减弱，腹肌松弛等因素均易发生便秘。产后鼓励产妇多饮水,多食蔬菜及水果,尽早下床运动,以防便秘发生。必要时给缓泻剂。因痔疮痛影响排便时,可用安钠素栓置肛门内起到止痛作用。肛门洗净后可涂 20% 鞣酸软膏,有收敛止痛作用。

4. 乳房护理 产妇应穿大小适宜的胸罩,以支持增大的乳房,减轻不适感,每次哺乳前,产妇应洗净双手,用湿毛巾擦净乳房。哺乳时护士应进行喂养方面知识和技能的指导,预防乳房肿胀或乳头皲裂。哺乳后,应将婴儿竖直抱起,轻拍背 1~2 分钟排出胃内空气以防溢奶。

产妇因病或其他原因不能哺乳者,应及时退奶。分娩第二日肌内注射己烯雌酚 4mg,每日 2 次,共 3 日。已泌乳者可外敷皮硝,将皮硝碾碎放薄布袋中敷于乳房,每乳 200g,用乳罩托住,皮硝结块时应更换,直至无乳汁分泌。焦麦芽 60g 水煎当茶饮效果好。

5. 产后锻炼 产后第二日开始可进行产后锻炼,以恢复腹肌及盆底肌肉张力,保持健美体型。产后运动量应逐渐加强。

(1)腹式深呼吸,每日 2 次,每次 20 分钟。

(2)缩肛动作,每日数次,每次 10 下。

(3)抬腿动作,平卧,举一腿与身体垂直,然后慢慢放下,再举另一腿,再放下,如此交换举腿 5 次,每日锻炼 1~2 次。

(4)膝胸卧位,每日 2 次,每次 10 分钟。

(5)抬臀动作,平卧,臂放两侧,屈腿,有规律地抬高臀部离开床面,然后放下,每日 2 次,每次连续动作 10 次。

6. 母乳喂养的护理 纯母乳喂养指婴儿从出生至产后 6 个月,除给母乳外不给婴儿其他食品及饮料,包括水(除药品、维生素、矿物质滴剂外),称为纯母乳喂养。

(1)乳母的心理准备:产后清除紧张心理。因为婴儿是伴着水、葡萄糖和脂肪储存而诞生的,头几日少量初乳完全能满足婴儿需要。只要让婴儿勤吸吮,注意饮食及休息,母乳会分泌很快。

出生最初几日婴儿体重呈生理性下降的趋势,只要坚持频繁吸吮,婴儿体重会很快恢复。但婴儿体重下降不应超过出生体重的 10%。坚持按需哺乳,早期频繁吸吮,有助于尽早下奶,并让婴儿吸吮到营养和免疫价值极高的初乳,以促进胎粪排泄。

注意休息,母婴同室打乱了产妇以往的睡眠习惯,常感到疲劳,产妇应与婴儿同步休息,以保证充足的体力和精力。

(2)母乳喂养的技巧。

1)母亲的体位:母亲可采取坐位或卧位,全身肌肉放松抱好婴儿。母亲的手指贴靠在乳房下的胸壁上,拇指轻压乳房上部,这可改善乳房形态,使婴儿容易含接。注意托乳房的手不要太靠近乳头处,示指支撑着乳房基底部。婴儿的头与身体呈一直线,面部对着乳房,鼻子对着乳头,婴儿身体紧贴母亲,若是新生儿,应托着臀部。

2)婴儿含接姿势:婴儿的下颌接触到乳房,嘴张得够大,下唇外翻,婴儿嘴下方露的乳晕比上方少。

(3)乳头皲裂的护理:婴儿含接姿势不良可造成乳头皲裂,母亲常感到乳头疼痛。发生皲裂后,若症状较轻,可先喂健侧乳房,再喂患侧。如果母亲因疼痛拒绝哺乳,应将乳汁挤出在一消毒容器内,用小勺喂哺婴儿,每 3 小时 1 次,直至好转。每次哺乳后,再挤出数滴奶后涂于皲裂的乳头、乳晕上,并将乳房暴露在新鲜的空气中,有利于伤口愈合。

(4)乳房肿胀的护理。

1)原因:开奶晚,婴儿含接不良,限定喂奶时间,不能经常排空乳房。

2)预防:于分娩后马上开奶,确保正确的含接姿势,做到充分有效的吸吮,鼓励按需哺乳(只要婴儿想吃或母亲乳胀时)。

3)处理:若婴儿能吸吮,应采取正确的含接姿势频繁喂养;若因乳房过度肿胀,婴儿无法吸吮,应将乳汁挤出喂哺婴儿,挤奶前先刺激射乳反射。可采用热敷、按摩、拍打等方法,母亲应精神放松,然后再用手或吸奶器将乳汁挤出,每次挤奶时间一般为 20～30分钟。

4)手工挤奶方法:护士要教会母亲自己做。让母亲把双手彻底洗净,将已消毒的挤奶容器靠近乳房。拇指及示指放在乳晕上,二指相对,其他手指托着乳房。用拇指及示指向胸壁方向轻轻下压,不可压得太深,否则将引起乳导管阻塞。压力应作用于乳晕下方的乳窦上,反复一压一放。第一次挤压可能无奶水滴出,如果射乳反射活跃,奶水还会流出甚至喷出。挤压乳晕的头手指不能滑动或摩擦动作,应依各个方向挤压乳晕,使每个乳窦的乳汁都被挤出。一侧乳房至少挤压 3～5 分钟,待乳汁少了,就可挤另一侧乳房,如此反复数次持续 20～30 分钟。

7. 性生活指导　产褥期生殖器官尚未完全复原,不宜性生活,以免引起感染。排卵可在月经未复潮前即先恢复,故应采取避孕措施,哺乳母亲不宜口服避孕药。正常分娩者产后 3 个月、剖宫产者产后 6 个月可放宫内节育环,此前应选用其他方法避孕。

8. 产后复查　分娩后 6 周进行产后复查,以了解产妇全身及生殖器官恢复的情况,乳房情况,对婴儿进行全身检查,了解喂养及发育状况,进行保健咨询。对有并发症的产妇应及时给予治疗处理,有合并内外科疾患者,督促去内外科随诊,继续治疗。

9. 产后健康指导　产妇住院期间,护理人员应根据产后母体生理、心理变化,适时地在日常护理工作中随时进行健康指导,以使产妇能顺利地度过产褥期并适应角色的转变,承担起母亲的重任。产后健康教育的形式应多样化,如个体指导、小组指导等。组织产妇讲课、看录像、听录音、阅读书刊等方式进行讲解及示范。健康教育的内容包括母乳喂养指导,新生儿护理知识及技能,新生儿常见症状及处理,预防接种,产褥期护理的注意事项等,指导产妇要讲科学,摒弃陋习,以保障母婴的健康。

(徐燕妮)

第二节　异常产褥期妇女的护理

一、产褥感染妇女的护理

1. 护理评估

(1)病史:妊娠期的一般状况;营养及卫生状况;产妇分娩的过程,有无胎膜早破及过多的阴道操作。

(2)临床表现:潜伏期,感染症状一般出现在产后 3～7 日,栓塞性静脉炎症状出现迟,在7~14日,外阴宫颈发炎表现为局部红肿,疼痛,触痛明显,体温<38℃。会阴伤口化脓未切开者会出现高热、寒战。子宫内膜炎,可有轻腹痛,体温不高,恶露增加,子宫复旧慢;炎症侵入肌层,体温较高,在38℃以上,下腹疼痛明显,压痛重。恶露多而臭,多由于厌氧菌感染。溶血性链球菌感染时,恶露少而无臭味,白细胞增多。一般子宫内膜感染或浅肌层感染,经治疗7~10日后基本可痊愈。而肌壁深层感染,中毒症状严重,子宫不缩小,经充分治疗1~2周有时仍不能转为正常。

(3)治疗原则:有感染迹象。常规做阴道拭子培养+药物敏感试验,根据药敏选择合适抗生素。通常炎症由厌氧菌和亲氧菌引起的混合感染,厌氧者可用灭滴灵及林可霉素、氯洁霉素,也可选用广谱青霉素及头孢类抗生素。如用灭滴灵注意暂不母乳喂养,停药方可哺乳。外阴局部感染,可热敷或拆线引流。腹膜炎应注意适当补充体液和电解质。贫血及抵抗力差者,还应多次少量输新鲜血。腹膜炎在用抗生素的同时,做剖腹探查及引流。盆腔脓肿也应根据部位经腹或经阴道引流。栓塞性静脉炎,不仅静脉内有栓子,且周围组织也有炎症,故不宜用肝素治疗。但疑有肺栓塞时,则应在内科血液组指导下,适当用肝素,以免栓子继续形成进入肺部。

2. 可能的护理诊断

(1)体温过高:与产褥感染有关。

(2)舒适的改变疼痛:与产褥感染、高热有关。

(3)营养失调,低于肌体需要量:与发热消耗增多,摄入量降低有关。

(4)体液不足:与发热消耗,摄入降低有关。

3. 护理目标

(1)体温及各项生命体征恢复至正常水平。

(2)增进孕妇身心的舒适。

(3)维持体液容量平衡。

(4)营养摄入量保持正常水平。

(5)复述有关疾病和自我护理的知识。

4. 护理措施

(1)医疗护理过程中严格无菌操作,注意经常洗手,减少不必要的阴道操作,以免感染的播散。对有感染的高危人群注意预防。

(2)指导产妇采取自我护理措施预防感染,如注意保持会阴清洁,使用消毒会阴垫,勤更换会阴垫,便后清洁会阴等。注意观察子宫收缩及伤口情况。

(3)对已发生感染的产妇,应提供舒适的环境,促使产妇休息和睡眠。抬高床头,促进恶露排出。密切观察血压、脉搏、呼吸、体温,发现异常及时通知医生。

(4)饮食应易消化,高营养。注意水分的补充,每日不应低于2 000mL。注意保持水电解质平衡。

(5)协助医生采取措施,遵医嘱使用抗生素,注意定期检查血常规及白细胞总数、分类,了解治疗效果。

(6)观察了解产妇及其家人的精神状态并给予精神安慰,讲解有关的知识及自我监护和自我护理的方法。加强婴儿护理,促进母婴情感交流。主动为产妇提供生活护理,避免患者劳累和精神紧张。

5. 评价　产妇感染症状被及时纠正,心理状况稳定。

二、晚期产后出血妇女的护理

1. 护理评估

(1)病史:分娩过程中胎盘、胎膜娩出情况,产后早期子宫复旧及恶露状况,产妇的心理状态。

(2)临床表现:胎膜残留者,产后即有持续性血性恶露多,伴有子宫复旧差、宫底压痛、低热等感染迹象。出血多发生在分娩数日至十余日。剖宫产之后出血者,发生更晚,可发生于产后20多日至产褥末期,表现为急性大出血,且可反复出现,出血过多可发生休克。胎盘附着面复旧不全常于产后十余日发生阴道出血,胎盘息肉,绒毛膜上皮细胞癌,黏膜下肌瘤可为不规则出血。

(3)处理原则:首先要查血hCG,做盆腔超声,确定有无宫腔胎盘、胎膜残留;用抗生素及宫缩剂,加止血药物。如有宫腔胎盘、胎膜残留,阴道分娩者多能自行排出。若出血多,可在输液下刮宫。刮出物不论是胎盘组织,坏死蜕膜,均应送病理检查。刮宫后仍有多量出血,尤其反复出血者,刮不到胎盘组织更应考虑剖宫产伤口裂开,应迅速在患者情况许可下剖腹探查,做子宫切除。术后仔细检查子宫出血原因。也有报道伤口感染裂开保守治疗痊愈者。

2. 可能的护理诊断

(1)体液不足:与产后出血有关。

(2)感染:与侵入性临床操作、贫血易造成感染有关。

(3)营养失调,低于机体需要量:与出血及摄入量降低有关。

(4)焦虑:与担心自身健康和婴儿喂养有关。

(5)知识缺乏:特定的知识缺乏。

3. 护理目标

(1)维持体液容量平衡。

(2)增进孕妇身心的舒适。

(3)无感染发生。

(4)复述有关疾病和自我护理的知识。

4. 护理措施

(1)注意卧床休息,密切观察血压、脉搏、呼吸、体温,发现异常及时通知医生,做好抢救准备。

(2)密切观察阴道出血情况,有阴道排出物应保留并送病理检查。

(3)加强会阴护理,保持外阴清洁,用消毒会阴垫。注意观察子宫收缩及伤口情况。

(4)协助医生采取止血措施,如按摩子宫,使用宫缩剂,缝合产道损伤处等。遵医嘱使用抗生素,预防感染发生。注意定期检查血红蛋白及白细胞总数、分类,了解治疗效果。

(5)饮食应易消化,富含营养。

5. 评价　产妇出血症状被及时纠正,心理状况稳定。

(赵　丽)

第三节 不孕症患者的护理

一、护理评估

正常的精子和卵子、受精、受精卵的着床是受孕的必备条件,如果其中任何一个环节出现异常,都会影响受孕。造成不孕的因素可能在女方、男方或男女双方。女方因素约占40%,男方因素占30%~40%,男女双方因素占10%~20%。

1. 女性不孕因素 最常见的原因为输卵管阻塞、不通畅,输卵管发育不全或功能异常,排卵障碍。子宫因素如子宫畸形、子宫内膜炎、子宫内膜异位症等。女方检查除询问与不孕有关的病史及进行体格检查外,还需进行女性不孕的特殊检查,如卵巢功能检查、输卵管通畅试验、宫腔镜检查、腹腔镜检查、性交后试验等。

2. 男性不育因素 最常见的原因为生精障碍与输精障碍。不孕夫妇初诊第一步检查是男方精液常规检查,询问与不育有关的病史,如腮腺炎、生殖器结核等疾病,并进行生殖器检查。

3. 男女双方因素 男女双方因素包括缺乏性生活的基本知识及免疫因素、精神因素等。

二、护理问题

1. 知识缺乏 缺乏生育及不孕的相关知识。

2. 疼痛 与不孕相关的检查、治疗有关。

3. 焦虑与绝望 与治疗效果不佳或因不孕遭受家人及社会歧视有关。

三、护理措施

1. 提供心理支持 鼓励患者与护士交流,帮助患者获得家人的关心;帮助不孕妇女进行放松,如认知调整、体育锻炼、情绪的表达等;理解患者的情绪反应,了解患者对治疗方法、预后的知情程度;保护患者的隐私,尊重不孕夫妇的选择。

2. 指导妊娠技巧 护理人员应交给妇女一些增加妊娠机会的方法:保持健康的生活方式,加强营养,增强体质;宣传性生活常识,指导妇女在排卵期(排卵前2~3日至排卵后24小时内)性交,以增加受孕的机会;指导妇女在月经周期正确服药,了解药物的作用及不良反应。

3. 协助患者治疗 尽量选用自然、安全、科学有效的方案,针对不孕症的不同病因进行治疗,如积极治疗生殖道器质性病变,诱发排卵,治疗免疫性不孕等。对于常规治疗无效者,可选择辅助生殖技术。

四、健康指导

护士应协助医生实施治疗方案,提供尽可能多的信息,如向不孕夫妇说明每项检查的目的及意义。向患者解释受孕的机制和不孕的原因,告知诊治过程中的注意事项、配合方法等,以提高受孕率。

(赵　丽)

第四节　妇科手术前后的护理

一、妇科腹部手术的护理

妇科常见的腹部手术有全子宫切除术、次全子宫切除术、全子宫加双侧或单侧附件切除术、剖腹探查术、肿瘤细胞减灭术、输卵管再通术、剖宫产等。

（一）手术前护理

疾病与手术对患者同具有危险性，患者因疾病而实施手术治疗，因而其对手术即抱有极大的希望又有不同程度的担心和害怕。手术前护理人员要对患者进行全面的评估，包括心理、生理、家庭、社会等方面，以实施有效的护理措施，减少患者的紧张、焦虑，使其积极配合手术。

1. 护理评估　护理人员要了解手术前的患者的一般情况（年龄、文化程度、婚姻状况、经济情况等）、现身体状况、心理及精神状态、所患疾病、自理能力、月经史、生育史、药物过敏史等。

2. 可能的护理诊断

（1）知识缺乏：不了解手术前后的注意事项；不了解手术方法；不了解手术对身体及术后生活的影响。

（2）焦虑：与环境和日常生活改变和即将手术有关。

（3）睡眠形态紊乱：与环境改变和担心手术有关。

3. 护理目标

（1）患者能够复述手术前后的注意事项。

（2）患者了解手术及麻醉方法。

（3）患者了解手术对今后的生活及身体的影响，并掌握应对措施。

（4）患者能说出正确应对焦虑的方法。

（5）患者主诉焦虑症状减轻。

（6）患者每日连续睡眠 7～8 小时，醒后无困倦感。

4. 护理措施

（1）心理护理：手术前护理人员要主动接近患者与其交谈，了解患者的心理状态，特别是患者对手术有关问题及手术效果、预后方面知识的了解程度，针对患者的需要有目的地进行心理护理，同时给患者做好术前指导，讲解手术前后的注意事项、手术前各项检查及治疗的目的及方法、麻醉方法的选择及手术方式等，帮助患者消除紧张心理，树立战胜疾病的信心，以良好的心态接受手术。目前，开展手术室护士术前访视患者，有利于消除患者的紧张情绪。

（2）配合术前检查：手术前护士要协助医生为患者准备各项实验室检查，如血尿常规，肝功能，肾功能，血型及出凝血时间，45 岁以上的患者还要做心电图检查。妇科恶性肿瘤伴腹腔积液的患者术前要查白球比值，蛋白过低者要纠正后再行手术。

对肝功能及凝血机制障碍的患者需进行凝血酶原时间及活动度检查，同时还要备血以备术中输血。术前 1 日患者测体温 3 次，当体温超过 37.4℃时要及时通知医生给予相应处理,以免影响手术如期进行。

(3)皮肤准备:患者入院后,护理人员要加强卫生宣教,嘱其每日更换内衣裤并沐浴。手术前1日进行皮肤准备。腹部皮肤备皮范围是上从剑突下缘,下至两大腿上1/3,左、右到腋中线,剃去阴毛。腹部用络合碘棉签清洁后再用酒精棉签擦拭。整个备皮过程中护理人员动作要轻柔,以顺毛、短刮的方式,切忌损伤患者表皮,以免微生物侵入而影响手术,备皮完成后用温水洗净、拭干。有文献报道,手术前皮肤准备时不剃汗毛,并不增加术后感染率。

(4)阴道准备:妇科手术阴道准备是必不可少的。术前1日为患者冲洗阴道两次,在第二次冲洗后在宫颈口及阴道穹隆部涂龙胆紫,为手术切除宫颈标记之用。行次全子宫切除术,卵巢囊肿剥除术及子宫肌瘤剥除术时不需要涂龙胆紫。阴道流血及未婚者不做阴道冲洗。阴道冲洗时护士动作要轻柔,注意遮挡患者。

(5)肠道准备:妇科手术为下腹部手术,涉及肠道的很少,但手术中牵拉易引起患者恶心、呕吐,同时肠道内的粪便和积气也妨碍手术操作,术中麻醉也会使肛门括约肌松弛,患者排便于手术台上而污染手术野,因此妇科手术前要进行肠道准备。

妇科一般手术患者肠道准备于术前1日开始。手术前1日清洁肠道,可口服20%甘露醇250mL加生理盐水250mL导泻,也可用1%肥皂水灌肠,服药或灌肠后护理人员注意观察患者的反应,如服药后8小时左右患者仍无排便时要给予1%肥皂水灌肠1次。

术前8小时禁止由口进食,术前4小时严格禁水。妇科恶性肿瘤患者,特别是卵巢癌的手术,由于肿瘤组织有可能侵犯肠道,术中要剥离癌组织或切除病变部位的部分肠管,肠道准备从术前3日开始。

术前3日进半流食,口服庆大霉素8万U,每日2次,口服20%甘露醇250mL加生理盐水250mL,每日1次。术前2日患者进流食,其他内容同术前3日。术前1日禁食,静脉补液,继续口服庆大霉素及甘露醇,并行清洁灌肠。体质虚弱者清洁灌肠时应该注意防止患者虚脱。

(6)膀胱准备:手术前为患者置保留尿管,导尿时注意无菌操作,有尿液排出后固定尿管。

(7)镇静剂:对情绪紧张的患者,术前1日晚可给予镇静药,以保证患者充分睡眠及休息。

(8)其他:术前要了解患者有无药物过敏史,遵医嘱做药物过敏实验。进入手术室前患者要摘下义齿、发卡及首饰等并妥善保管,遵医嘱给予术前应用药物,核对患者姓名、床号、手术用药及手术名称,将患者及病历交手术室人员。

(二)手术后护理

从手术结束到患者基本恢复的这一段时间为手术后期。手术后期护理的质量是术后患者恢复的关键。护理人员要采取各种有力措施减轻患者的痛苦,密切观察和记录病情变化,及时发现问题并有预见性地防止各种可能出现的并发症,帮助患者在最短的时间内康复。

1. 可能的护理诊断

(1)疼痛:与手术有关。

（2）有感染的危险：与术后肺部、伤口和泌尿系感染有关。

（3）潜在的并发症：出血与手术损伤有关。

（4）自理能力缺陷：与手术及输液有关。

（5）活动无耐力：与手术及贫血有关。

（6）知识缺乏：缺乏术后保健知识。

（7）自我形象紊乱：与切除子宫及卵巢有关。

（8）腹胀：与麻醉导致肠蠕动减少有关。

2. 护理目标

（1）患者主诉疼痛减轻或消失，患者呈现舒适感。

（2）住院治疗期间，患者无感染发生，体温呈现术后正常变化，白细胞计数及分类维持正常范围。

（3）及时发现患者出血征兆，防止发生出血性休克。

（4）患者能适应无法自理的状态，且基本生活需要得到满足；患者自理恢复。

（5）患者能完成日常活动，活动后脉搏、呼吸、血压正常，无不适主诉。

（6）患者能够复述手术后注意事项，了解术后的保健知识，并能主动配合护理人员的各项护理措施。

（7）患者能够正确面对自身形象的改变，能采取措施恢复自身形象。

（8）患者主诉腹胀减轻或消失，有排气、排便。

3. 护理措施

（1）病室及物品准备：手术后患者宜安置于安静舒适的小房间，同室患者不要超过3人，以利于患者的术后恢复及护理人员观察病情变化及必要时各种抢救措施的实施。患者入手术室后，护理人员应进行手术患者单位的准备，铺好麻醉床，床上备有床垫，备好血压表、听诊器、沙袋、弯盘、吸氧用物、引流瓶等，必要时准备胃肠减压器等。

（2）术后：即时护理患者返回病室后，首先让患者去枕平卧，头偏向一侧，防止口腔内唾液及呕吐物吸入气管，造成吸入性肺炎或窒息。全身麻醉患者尚未清醒的，要有护士专人看护；蛛网膜下隙麻醉者，要去枕平卧12小时；硬膜外麻醉者，平卧6~8小时，以防术后头痛。

及时测量血压、脉搏和呼吸，检查静脉输液通路是否通畅、腹部伤口及麻醉穿刺部位敷料有无渗血、阴道有无出血、尿管是否通畅及尿液的量和性质、全身皮肤情况，如有引流管要观察引流管是否通畅、引流液的性状及量，接好引流管及引流瓶。腹部压沙袋6小时，防止出血。值班护士要向手术医生及麻醉师询问术中情况，包括术中出血量、手术范围、术后有无特别护理要求，并做好记录。做胃肠减压的患者，及时接通负压吸引器调节适当的压力。

（3）生命体征的观察：手术后24小时内病情变化快，也极易出现紧急情况，护理人员要密切观察生命体征的变化，及时测量生命体征并准确记录。全麻未清醒的患者还应注意观察瞳孔、意识及神经反射。由于麻醉及手术对循环系统的影响，术后患者血压会有波动，因此要15~30分钟测量1次，直至血压平稳后，改为每4小时1次，以后每日测量体温、脉搏、呼吸、血压3~4次，直至正常后3日。术后24小时内患者出现血压持续下降、脉搏细数、患者躁动等情况,首先应考虑有无内出血的可能,及时通知医生给予处理。手术后 1~2 日患者体温稍有升高,但一般不超过 38℃,此为正常手术反应。如术后持续高热或体温正常后再次升高,则考虑有感染的可能。

(4)尿量的观察:由于解剖位置的关系,妇科手术中输尿管、膀胱受到牵拉、推压,可影响术后排尿功能,在分离粘连时也极易损伤膀胱及输尿管,因此术后观察尿量及尿液性质非常重要。妇科手术患者一般均置保留尿管,术后要保持通畅,勿折、勿压,注意观察尿量及性质,如发现尿液为鲜红色,则考虑有可能损伤输尿管或膀胱;术后尿量每小时在 50mL 以上,如尿量过少,应检查导尿管是否堵塞、脱落、打折、被压,排除上述原因后,要考虑患者是否入量不足或有内出血休克的可能,及时通知医生,及早处理。常规妇科手术于术后第 1 日晨拔除尿管,妇科恶性肿瘤及阴道手术患者保留尿管的时间要根据患者的病情及手术情况而定。在患者保留尿管期间,每天测量体温 3~4 次,每日冲洗会阴并更换尿袋,操作时要注意无菌,防止逆行感染。在拔除尿管的前 1~2 日,将尿管夹闭定时开放,一般每 3~4 小时开放 1 次,以训练和恢复膀胱功能,必要时拔除尿管后侧残余尿。有文献报道,一般妇科手术患者可于手术当日晚输液完成 1~2 小时后即拔除尿管,可减少术后泌尿系统感染的发生。

(5)引流管的观察和护理:妇科手术后多置阴道引流和腹腔引流,目的是引流出腹腔及盆腔内渗血、渗液,防止感染及观察有无内出血和吻合口愈合情况,因此做好引流管的护理对患者术后恢复十分重要。

1)保持引流管的通畅,观察引流液的性质及量:术后腹腔内出血虽不多见,但却是十分严重的并发症,处理不及时可危及患者生命。放置引流管、观察引流液量和性质是判断有无腹腔内出血的直接且可靠的方法之一,因此,要保持引流管通畅,防止引流管打折、堵塞和受压,随时观察引流液的性质及量,术后 24 小时内若引流液每小时大于 100mL 并为鲜红色时,应考虑有内出血,须立即报告医生,同时保证静脉通路通畅,必要时测量腹围,以估计有无腹腔内出血及出血量。

2)保持引流管适宜的长度:引流管不宜过长,以免引流管打折或盘在引流瓶内而影响引流液外流;也不可过短,防止患者活动时引流管脱出而被污染。

3)防止感染:引流管及引流瓶应每日更换并要严格无菌操作,冲洗会阴每日 2 次,同时每日测体温 3 次,以及早发现感染征兆。

4)严格记录引流量:每日应认真记录引流液的量及性状,如患者同时有多支引流,引流管上要有标记并分别记录,切忌混淆。如发现引流液为脓性且患者体温升高,则考虑有感染;如引流量逐渐增加,色淡黄要分析是否有漏尿,报告医生给予处理。一般情况下 24 小时引流液小于 10mL 且患者体温正常,可考虑拔除引流管。

(6)术后止痛:一般术后 4~6 小时患者会出现伤口剧痛。疼痛可影响器官的正常功能,有效的止痛不仅可减轻患者的痛苦,而且为各种生理功能恢复创造条件。一般术后 24 小时内可用哌替啶 50mg 加非那根 25mg 肌内注射,可有效的缓解伤口疼痛,6~8 小时可重复 1 次。随着医学的不断进步,目前临床开始应用患者自控止痛泵,应用的药物主要是吗啡,如能正确使用,术后患者可完全无痛感而且不发生成瘾,有较好的使用前景。

(7)术后恶心、呕吐及腹胀的观察和护理:由于术中牵拉内脏、麻醉及术后使用止痛药物使患者的肠道功能受到影响,患者术后会出现恶心、呕吐及腹胀。一般术后呕吐不需要处理,使患者头偏向一侧,嘴边接好弯盘,及时清理呕吐物,清洁口腔,保持床单干净整齐。待药物作用消失后症状会自行缓解。严重的呕吐,要通知医生给予药物治疗。

(8)饮食护理:一般妇科腹部手术后 1 日可进流食,术后 2 日进半流食,术后 3 日肠蠕动恢复后可进普食。进行胃肠减压的患者均应禁食。术后患者注意加强营养,增加蛋白质及维生素的摄入,促进伤口愈合。

(三)出院患者健康指导

依目前我国情况,一般手术患者于术后 5~7 日伤口拆线后出院。出院前护士应对患者术后情况及心理状态、术后保健知识的了解程度进行评估,对患者在院期间所制订的护理目标进行效果评价。根据其结果给患者做出院宣教。宣教内容主要包括出院后饮食、症状观察以及出现症状后的应对措施、药物使用、活动及锻炼、性生活指导、随诊时间等。

妇科腹部手术患者出院后要注意保持良好的心理状态,适当休息,适当参加体育锻炼,避免受凉、感冒。饮食上,选择高蛋白、多维生素食物,如可适当多食瘦肉、蛋类及新鲜水果、蔬菜等。同时,注意伤口愈合情况。若伤口出现红肿、硬结、疼痛或发热等症状,及时来院就医。

全宫切除术后 7~14 日,阴道可有少量粉红色分泌物,这是阴道残端肠线溶化所致,为正常现象,无须处理,适当休息即可。如阴道出血量多如月经量,应及时就诊。伤口拆线后可淋浴。全宫切除术后 3 个月内禁止性生活及盆浴。子宫肌瘤剔除术、卵巢囊肿剔除术及宫外孕手术后 1 个月内禁止性生活及盆浴。妇科手术患者出院后应在 1~1.5 个月来医院复查。

二、妇科外阴、阴道手术的护理

外阴及阴道手术在妇科应用比较广泛,包括阴道前后壁修补术、宫颈手术和阴道成形术、外阴癌根治术、尿漏修补术、陈旧性会阴撕裂修补术等。

(一)手术前护理

术前可能的护理诊断及护理目标参考腹部手术护理。手术前护理措施如下。

1. 心理护理　由于会阴部特殊的解剖位置且血管、神经丰富,患者对手术有更多的顾虑及思想负担,她们常担心手术的效果、手术对今后生活的影响,特别是对今后性生活的影响等,通常表现为焦虑、紧张甚至恐惧,严重会影响患者的睡眠、休息及日常生活。护理人员要充分了解患者的心理状况,针对其具体情况给予术前指导,消除患者紧张的情绪,使其能够主动配合手术。

2. 肠道准备　由于解剖位置关系,阴道与肛门很近,术后排便易污染手术视野,因此,阴道手术前应认真做好肠道准备。术前 3 日开始进少渣饮食,同时服用肠道抗生素,如庆大霉素 8 万 U,每日 2 次。每日肥皂水洗肠 1 次或口服 20% 甘露醇 250mL 加生理盐水 250mL。术前 1 日进流食并清洁洗肠。

3. 阴道准备　正常人阴道不是一个无菌的环境,为防止术后感染,术前要进行阴道准备。阴道准备从术前 3 日开始,每日冲洗阴道,必要时每日坐浴 1~2 次。术前 1 日冲洗阴道后不涂龙胆紫。

4. 膀胱准备　患者去手术室前不置保留尿管,嘱患者排空膀胱即可,一般将无菌导尿管带至手术室,备手术结束时安置。

5. 皮肤准备 阴道手术患者术前要特别注意个人卫生,每日清洗外阴。手术前 1 日行皮肤准备,备皮范围是上至耻骨联合上 10cm,下到会阴部及肛周,两侧达大腿内侧上 1/3 处。

其他术前准备同妇科腹部手术前准备。

（二）术后护理

手术后可能的护理诊断及护理目标参考腹部手术的术后护理部分。手术后护理措施如下。

1. 导尿管护理 由于解剖位置关系,外阴及阴道手术后保留导尿管时间较长。一般根据手术范围及病情导尿管分别保留 2~10 日。术后要严密观察尿液的量及性质,保持尿管通畅。特别是尿漏修补术的患者,如发现尿量少或尿管不通时,及时查找原因,防止尿管打折或堵塞,必要时遵医嘱冲洗尿管,冲洗时要注意动作轻柔,压力不可过高。为防止感染,在保留尿管期间护士应每日更换尿袋。冲洗尿管及更换尿袋时要严格无菌操作。

2. 局部护理 护理人员要随时观察会阴伤口的情况,注意有无渗血、渗液、肿胀等出现,有异常情况时及时通知医生。注意保持外阴清洁、干燥、勤更换床垫,每日用无菌生理盐水冲洗或擦洗外阴 2 次,患者每次排便后用同法清洁外阴,以防止感染发生。手术时阴道填塞纱布宜在术后 12~24 小时取出,取出时注意核对数目。有引流的患者要严密观察引流的量及性质并保持通畅。外阴癌根治术患者,由于手术范围大,术后要严密观察生命体征及局部伤口情况,腹股沟处伤口需压沙袋 4~8 小时,防止渗血,术后 24~48 小时伤口打开后,要充分暴露伤口,应用支架支起盖被,以利于通风,同时每日用吹风机吹风两次,每次 20 分钟,以保证伤口的清洁、干燥,利于伤口的愈合。

3. 肠道护理 阴道手术后患者进半流食,根据病情也可进普食。手术范围较大或直肠修补术后,患者要进少渣半流食,以控制首次排便的时间,给伤口以愈合的时间,防止感染的发生。患者术后第 5 日给缓泻剂,防止粪便过多而造成排便困难,反而影响伤口愈合。

4. 减轻疼痛 会阴部神经末梢丰富,对疼痛尤为敏感。患者术后 24 小时内疼痛明显,护理人员要充分理解患者,遵医嘱及时足量给予止痛药物,有效地解除患者痛苦。护理工作尽量集中进行,勿过多的打扰患者,特别是夜间要保证患者休息。

阴道手术后护理措施除以上几点外,其他同妇科腹部手术后护理。

（三）出院指导

外阴及阴道手术患者出院前护理人员要给患者进行全面且具体的指导。根据患者手术种类及病情对术后饮食、日常活动量、复诊时间等,特别是有关性生活问题,给予非常详细的讲解,讲解时要注意态度和蔼、语言通俗。

（赵 丽）

参考文献

［1］董国娟．妇产科疾病诊疗与计划生育技术［M］．长春：吉林科学技术出版
社，2019．

［2］王敏，王云霞，尹克春，等．妇产科疾病诊断与治疗技术［M］．北京：科学技术文
献出版社，2019．

［3］徐状，朱爱华，戴煌，等．妇科疾病饮食调养专家谈［M］．合肥：安徽科学技术出
版社，2018．

［4］来永静．产科急症诊断和处理［M］．北京：科学技术文献出版社，2017．

［5］回永中，译．妇产科诊断病理学［M］．北京：北京大学出版社，2007．

［6］陈兆文，张合民，王雪霞，等．临床妇产科疾病诊断治疗学［M］．天津：天津科学
技术出版社，2008．

［7］王建六．子宫内膜癌［M］．北京：北京大学医学出版社，2003．

［8］朗景和，主译．子宫颈学［M］．济南：山东科学技术出版社，2009．

［9］孙衍鹏，刘顺伟，孙丽华，等．临床妇产科疾病药物治疗学［M］．北京：科学技术
文献出版社，2017．

［10］王淑贞．妇产科理论与实践［M］．2版．上海：上海科学技术出版社，1991．

［11］余美玉，金帆．产前诊断技术［M］．北京：人民军医出版社，2003．

［12］石一复．实用妇产科诊断和治疗技术［M］．2版．北京：人民卫生出版社，2002．

［13］刘红．子宫恶性肿瘤的筛查与防治进展［M］．北京：科学技术文献出版
社，2015．